Anatomia Humana
em 20 lições

2ª edição

Anatomia Humana
em 20 lições

2ª edição

Romeu Rodrigues de Souza

Professor de Anatomia Humana (aposentado)
do ICB da Universidade de São Paulo

Professor de Anatomia Humana da
Universidade São Judas Tadeu

Manole

Copyright © 2017 Editora Manole Ltda., por meio de contrato com o autor.

Este livro contempla as regras do Acordo Ortográfico da Língua Portuguesa de 1990, que entrou em vigor no Brasil

Editora-gestora: Sônia Midori Fujiyoshi
Editor: Enrico Giglio
Capa: Daniel Justi
Projeto gráfico: Nelson Mielnik e Sylvia Mielnik

Dados Internacionais de Catalogação na Publicação (CIP)
(Câmara Brasileira do Livro, SP, Brasil)

Souza, Romeu Rodrigues de
 Anatomia humana em 20 lições/Romeu Rodrigues de Souza.
2. ed. – Barueri/SP: Manole, 2017.

 Bibliografia
 ISBN: 978-85-204-5380-3

 1. Anatomia humana 2. Anatomia humana - Manuais
3. Corpo humano I. Título.

17-03642   CDD-611
       NLM-QS 400

Índices para catálogo sistemático:
1. Anatomia humana : Ciências médicas 611

Todos os direitos reservados.
Nenhuma parte deste livro poderá ser reproduzida, por qualquer processo, sem a permissão expressa dos editores.
É proibida a reprodução por xerox.

2ª edição brasileira – 2017

A Editora Manole é filiada à ABDR – Associação Brasileira de Direitos Reprográficos.

Direitos adquiridos pela:
Editora Manole Ltda.
Avenida Ceci, 672 – Tamboré
06460-120 – Barueri – SP – Brasil
Fone: (0__11) 4196-6000 – Fax: (0__11) 4196-6021
www.manole.com.br
info@manole.com.br

Impresso no Brasil
Printed in Brazil

SUMÁRIO

PREFÁCIO IX

AGRADECIMENTO X

LIÇÃO 1   TERMINOLOGIA E ORGANIZAÇÃO DO CORPO HUMANO
Capítulo 1   Introdução à anatomia: conceitos fundamentais e métodos de estudo. . 01

LIÇÃO 2   ESTRUTURA E DESENVOLVIMENTO DO CORPO HUMANO
Capítulo 2   Constituição do corpo humano 17
Capítulo 3   Noções de embriologia 33

LIÇÃO 3   SISTEMA DE SUPORTE I
Capítulo 4   Aspectos gerais sobre os ossos. 45

LIÇÃO 4   SISTEMA DE SUPORTE II
Capítulo 5   Ossos da coluna vertebral, da caixa torácica e da cabeça 59
Capítulo 6   Ossos do membro superior 77
Capítulo 7   Ossos do membro inferior 89

LIÇÃO 5   INTRODUÇÃO AO MOVIMENTO HUMANO
Capítulo 8   Conceitos básicos sobre articulações 101

LIÇÃO 6   SISTEMAS DE SUPORTE E MOVIMENTO – ARTICULAÇÕES I
Capítulo 9   Articulações da coluna vertebral e do membro superior 117

LIÇÃO 7   SISTEMAS DE SUPORTE E MOVIMENTO – ARTICULAÇÕES II
Capítulo 10   Articulações da pelve e do membro inferior 139

LIÇÃO 8 AGENTES DO MOVIMENTO I
Capítulo 11 Aspectos básicos sobre músculos............................. 153

LIÇÃO 9 AGENTES DO MOVIMENTO II
Capítulo 12 Músculos do membro superior.............................. 167

LIÇÃO 10 AGENTES DO MOVIMENTO III
Capítulo 13 Músculos do membro inferior.............................. 185

LIÇÃO 11 AGENTES DO MOVIMENTO IV
Capítulo 14 Músculos do tronco..................................... 205
Capítulo 15 Músculos da cabeça e do pescoço........................... 219

LIÇÃO 12 SISTEMA DE INTEGRAÇÃO E COORDENAÇÃO I
Capítulo 16 Sistema nervoso: divisões e tecido nervoso. Sistema nervoso central . 229

LIÇÃO 13 SISTEMA DE INTEGRAÇÃO E COORDENAÇÃO II
Capítulo 17 Sistema nervoso periférico: nervos espinais. Plexos............... 259
Capítulo 18 Nervos cranianos. Sistema nervoso autônomo 275

LIÇÃO 14 SISTEMA DE INTEGRAÇÃO E COORDENAÇÃO III
Capítulo 19 Órgãos dos sentidos 289

LIÇÃO 15 SISTEMAS DE MANUTENÇÃO DO CORPO I
Capítulo 20 Sistema circulatório: coração 303
Capítulo 21 Vasos sanguíneos: artérias................................ 317
Capítulo 22 Veias e vasos linfáticos 329

LIÇÃO 16 SISTEMAS DE MANUTENÇÃO DO CORPO II
Capítulo 23 Sistema respiratório..................................... 343
Capítulo 24 Mecânica respiratória.................................... 363

LIÇÃO 17 SISTEMAS DE MANUTENÇÃO DO CORPO III
Capítulo 25 Sistema digestório...................................... 375

LIÇÃO 18 -SISTEMAS DE MANUTENÇÃO DO CORPO IV
Capítulo 26 Sistema urinário....................................... 405

LIÇÃO 19 SISTEMAS DE REPRODUÇÃO
Capítulo 27 Sistema genital masculino 415
Capítulo 28 Sistema genital feminino 427

LIÇÃO 20 SISTEMAS DE INTEGRAÇÃO E DE SUPORTE
Capítulo 29 Sistema endócrino 441
Capítulo 30 Tegumento comum (pele e tela subcutânea) 453

Bibliografia 466
Gabarito dos testes 467
Índice remissivo 468

PREFÁCIO

O objetivo desta publicação é oferecer aos estudantes da area da saúde informações indispensáveis sobre a anatomia dos vários sistemas orgânicos.

Pormenores poderão ser obtidos consultando as referências que aparecem ao final do livro.

A nomenclatura utilizada é a constante da *Terminologia Anatômica*.

Esperamos, com este trabalho, contribuir para facilitar o processo de ensino/aprendizagem da Anatomia Humana.

Romeu Rodrigues de Souza

AGRADECIMENTOS

Desejamos registrar nossos agradecimentos à Amarylis Manole e a Enrico Giglio de Oliveira, da Editora Manole, pelo apoio que deram para a realização deste trabalho.

LIÇÃO 1

Introdução à Anatomia: Conceitos Fundamentais e Métodos de Estudo

OBJETIVOS DO CAPÍTULO

- Conceituar anatomia
- Diferenciar anatomia de fisiologia
- Explicar o que é terminologia anatômica
- Explicar a importância da anatomia para a área da saúde
- Explicar a função de cada sistema corporal
- Explicar de onde provem os termos anatômicos
- Explicar os planos anatômicos de referência para localizar estruturas do corpo
- Descrever a posição anatômica
- Explicar os principais termos anatômicos para descrição do corpo humano
- Citar as regiões do corpo e qual sua importância
- Citar as cavidades do corpo e os órgãos que elas contem
- Citar e localizar as membranas do corpo

CONCEITO DE ANATOMIA. MÉTODOS DE ESTUDO DA ANATOMIA

A anatomia humana é a ciência que estuda a forma e a estrutura do corpo humano. O principal método para aprender anatomia humana é a dissecção de peças anatômicas ou o estudo em peças já dissecadas em laboratório. Atualmente, estão sendo utilizados também modelos de material plástico. Conhecimentos de anatomia humana podem também ser obtidos diretamente no corpo humano vivo pela inspeção e palpação ou então pelo exame de radiografias, tomografias e imagens de ressonância magnética. Podemos ainda estudar o corpo humano através de vídeos feitos a partir de endoscopias: esofagoscopia, broncoscopia, oftalmoscopia etc.

> Para que possam ser estudadas, as peças anatômicas devem ser antes tratadas por um processo de fixação e depois dissecção.

MÉTODO DE PREPARAÇÃO DAS PEÇAS ANATÔMICAS

O estudo da anatomia em peças anatômicas cadavéricas necessita que, antes, estas peças passem por processos que visam conservá-las. O método de consevação comumente usado é a *fixação* das peças anatômicas em formaldeído em solução aquosa a 10%. O formaldeído é injetado através de uma artéria calibrosa do sistema arterial, geralmente a artéria carótida, no pescoço ou a artéria femoral, na coxa. Vísceras ou peças isoladas como o cérebro, por exemplo, geralmente são fixadas mergulhando-as diretamente na solução de formaldeído. As peças permanecem no fixador por um certo período de tempo e depois podem ser dissecadas. A principal função do fixador é tornar insolúveis as proteínas dos tecidos dos órgãos pois são as proteínas que mantém a estrutura deles. Depois de dissecadas as peças devem ser mantidas em solução de fixador, para não ressecarem. Isto é feito colocando-as em cubas especiais ou então em recipientes menores, no caso de peças pequenas, contendo o fixador. Os laboratórios de anatomia devem ser dotados de sistema de exaustores para retirar continuamente o formaldeído que evapora das peças em estudo, pois essa substância é muito volátil e irritante para as mucosas, especialmente a dos olhos. As peças assim fixadas não oferecem nenhum perigo de contaminação bacteriana para os alunos, pois o formaldeído é um potente agente bactericida. Mas o formaldeído é também um agente desidratante. Por este motivo, os alunos devem utilizar luvas cirúrgicas ao manusearem as peças no laboratório, a fim de evitar o ressecamento da pele das mãos. Pelo mesmo motivo é necessário o uso de avental branco no laboratório de anatomia para evitar o contato direto da roupa de uso diário do aluno com o formaldeído.

A *dissecção* consiste em rebater a pele e o tecido subcutâneo através de incisões feitas com bisturis adequados e, a seguir, expor músculos, vasos e

> Após a fixação, é feita a dissecção, processo em que se retira a pele e o tecido subcutâneo, para se expor e separar os músculos, vasos e nervos da região.

> O estudo do corpo humano pode ser feito por sistemas ou por regiões.

nervos. Muitas vezes é necessário seccionar e rebater um ou mais músculos superficiais para mostrar outros mais profundamente situados. Para evidenciar as vísceras torácicas e abdominais, é preciso seccionar as costelas e a parede abdominal e retirar uma parte da parede de cada uma destas cavidades.

Peças isoladas como pulmão, fígado, cérebro e outras são dissecadas, isolando-se seus elementos constituintes: vasos, nervos, ductos etc. Ou então através de cortes feitos com instrumentos especiais em planos determinados.

CONCEITOS DE ANATOMIA SISTÊMICA E ANATOMIA REGIONAL

Podemos estudar o corpo analisando os vários sistemas orgânicos que o constituem. A **anatomia sistêmica**, **sistemática** ou **descritiva** estuda os sistemas do corpo humano. Sistema é um conjunto de órgãos que contribuem para uma função específica. Os sistemas do corpo são: a – Sistema esquelético: compreende os ossos, as cartilagens e as uniões entre os ossos, as articulações; b – Sistema muscular: conjunto dos músculos esqueléticos que movimentam os ossos e articulações; c – Sistema nervoso: composto pelo encéfalo, medula espinal, nervos, gânglios e os órgãos dos sentidos; d – Sistema circulatório: compreende o sistema cardiovascular (coração e vasos sanguíneos) e o sistema linfático (órgãos produtores e transportadores de linfa do corpo); e – Sistema respiratório: constituído pelas vias aéreas e pelos pulmões; f – Sistema digestório: composto pelo tubo digestório e glândulas anexas; g – Sistema urinário: constituído pelos rins e vias urinárias; h – Sistema genital ou reprodutor: representado pelos órgãos genitais masculinos e femininos; i – Sistema endócrino: compreende as glândulas sem ducto (endócrinas), órgãos produtores dos hormônios; j – Sistema tegumentar: representado pela pele e tela subcutânea ou hipoderme.

Podemos também realizar o estudo anatômico por regiões. A **anatomia regional** ou **topográfica** é o estudo das particularidades anatômicas e das relações entre os diferentes órgãos em cada região do corpo, como, por exemplo, região do tórax, abdome.

Em qualquer caso, o estudo do corpo humano em laboratório, exige o uso de atlas contendo figuras mostrando os nomes das partes dos órgãos, das artérias, das veias e dos nervos etc. Comparando a peça com as figuras do atlas o aluno consegue identificar as estruturas anatômicas da peça.

> O estudo da anatomia humana permite ao profissional da área da saúde conhecer a estrutura do corpo humano normal.

IMPORTÂNCIA DA ANATOMIA

É fácil compreender que todo profissional que trabalha com o corpo humano, deve conhecer o melhor possível, a estrutura do corpo humano normal. Este conhecimento é fundamental para compreender as técnicas de avaliação do paciente, o mecanismo das doenças e o seu tratamento.

CONCEITOS DE NORMAL E VARIAÇÃO ANATÔMICA EM ANATOMIA

A observação de um mesmo órgão em pessoas diferentes mostra que, embora eles sejam morfologicamente semelhantes, não são exatamente iguais. Os órgãos apresentam pequenas diferenças entre si. O aspecto considerado como *normal* em anatomia, é o aspecto morfológico mais frequente. Os outros órgãos com aspectos um pouco diferentes do mais frequente, mas que funcionam bem, chamam-se *variações anatômicas*. Por exemplo, a artéria do braço divide-se mais frequentemente na altura do cotovelo. Em alguns indivíduos, porém, ela pode se dividir em um nível mais alto ou mais baixo do braço. Em ambos os casos, não há prejuízo para a função. Assim, a divisão da artéria do braço em um nível mais alto ou mais baixo, é um exemplo de variação anatômica. Quando há diferença do normal, mas com prejuízo da função, diz-se que há uma anomalia. Exemplo: a falta de um dos dedos em uma das mãos.

FATORES DE VARIAÇÃO ANATÔMICA

Um aspecto anatômico, diferente do mais frequente, é considerado uma variação desde que comparado dentro de um mesmo grupo. A existência de determinados fatores é que condicionam o aparecimento dessas diferenças. Os fatores de variação anatômica são:
a) idade,
b) sexo,
c) grupo étnico,
d) biotipo.

a) **Idade.** Para cada faixa etária, os órgãos apresentam características próprias. Ou seja, à medida que o indivíduo se desenvolve, suas características anatômicas mudam. Na vida intra-uterina passamos pela fase de: ovo, embrião e feto; depois do nascimento o indivíduo passa pelas fases de: recém-nascido, infância, meninice, puberdade, pós-puberdade, virilidade e velhice. Em cada uma destas fases, o corpo apresenta características anatômicas próprias.

b) **Sexo.** Entre ambos os sexos, masculino e feminino, além das diferenças diretamente relacionadas ao sistema genital, existem outras situadas nos diversos sistemas orgânicos. Assim, por exemplo, a laringe no sexo feminino é geralmente menor que no masculino. A pelve óssea feminina apresenta características diferentes da masculina.

> Um mesmo órgão, em cada pessoa apresenta morfologias discretamente diferentes. É preciso, então, estabelecer qual desses aspectos é considerado normal.

> Para que um aspecto anatômico seja considerado uma variação, é necessário levar em consideração alguns fatores.

c) **Grupo étnico**. Os indivíduos dos grandes grupos raciais – brancos, negros e amarelos – apresentam algumas características anatômicas diferentes entre si e próprias de cada grupo.

d) **Biotipo**. Essa característica refere-se ao tipo constitucional. Há dois tipos extremos de indivíduos, quanto a esse critério, em que as diferenças anatômicas são mais evidentes: os *longilíneos* e os *brevilíneos*. Os longilíneos são indivíduos altos, magros com pescoço longo e membros longos em relação ao tronco. Os brevilíneos são baixos, pescoço curto, atarracados e membros curtos em relação ao tronco. Entre esses situam-se os *normolíneos*. Os normolíneos têm características intermediárias aos longilíneos e brevilíneos. Em cada um desses grupos, os órgãos apresentam características próprias.

Portanto, ao realizar seus estudos, no laboratório de anatomia, o aluno deve sempre ter em mente que um aspecto diferente do mais frequente, observado no cadáver pode ser uma variação, mas dentro do seu respectivo grupo.

TERMINOLOGIA ANATÔMICA

Ao estudar anatomia, o estudante vai se deparar com um grande número de palavras novas. Essas palavras são os termos utilizados em Anatomia para designar as partes do corpo e dos órgãos. Ao conjunto desses termos denominamos *Terminologia Anatômica*.

Há uma terminologia internacional, em latim. Existe também, a Terminologia Anatômica Brasileira, em língua portuguesa. É importante que todos os profissionais da saúde utilizem a mesma terminologia para que haja um melhor entendimento entre eles. Até há pouco tempo, costumava-se designar as estruturas anatômicas por nomes de pessoas. A esses nomes se denomina epônimos. Atualmente, os epônimos não devem mais ser empregados.

Para facilitar a descrição anatômica, pode-se utilizar abreviaturas. As seguintes abreviaturas são mais utilizadas: a. – artéria (aa. – artérias); v. – veia (vv. – veias); n. – nervo (nn. – nervos); m. – músculo (mm. – músculos).

DIVISÃO DO CORPO HUMANO

Em cada uma das partes do corpo humano (fig. 1.1) podemos ainda considerar as regiões. A cabeça compreende o crânio e a face. O tronco compreende o tórax, o abdome e a pelve, onde se situam as cavidades torácica, abdominal e pélvica, respectivamente.

Os membros são os superiores e os inferiores. Cada membro compreende uma parte que fixa o membro no tronco, a cintura do membro e uma parte livre.

Todos os elementos anatômicos do corpo humano, artérias, veias, nervos, músculos etc., têm nomes próprios.

Para facilitar seu estudo, o corpo humano é dividido nas seguintes partes: cabeça, pescoço, tronco e membros.

O membro superior fixa-se ao tronco pelo cíngulo ou cintura do membro superior e a parte livre é dividida em braço, antebraço e mão. Em cada uma dessas partes, consideram-se as regiões anteriores e as posteriores. No caso da mão, a região anterior é a região palmar ou palma da mão e a região posterior é o dorso da mão.

O ombro é a parte de transição entre a cintura escapular e o membro superior. A região do cotovelo é a região de transição entre o braço e o antebraço e o punho entre o antebraço e a mão.

A parte que fixa o membro inferior à coluna é o cíngulo do membro inferior. Este é constituído pelos dois ossos do quadril. A parte livre do membro inferior compreende a coxa, a perna e o pé. No membro inferior, também consideram-se regiões anteriores e posteriores. No pé, temos a planta e o dorso do pé. A região de transição da coxa à perna é o joelho, e da perna ao pé é o tornozelo.

Para descrever a posição e a situação dos órgãos, é preciso: 1) Considerar o corpo humano como estando sempre em uma mesma posição, a posição anatômica; 2) usar planos de referência.

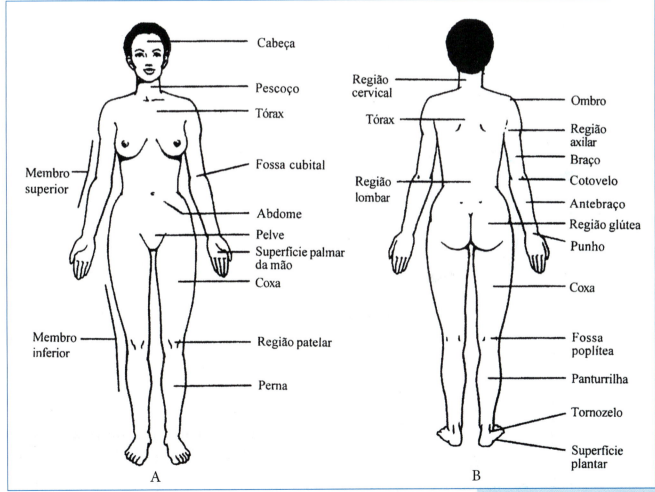

FIG 1.1
Partes e regiões principais do corpo humano. A – Vista anterior; B – Vista posterior.

POSIÇÃO ANATÔMICA

Para descrever a situação e a posição dos órgãos do corpo humano, o corpo deve ser considerado em uma posição chamada *posição anatômica*. Nela, o indivíduo está em pé, olhando para frente, com os membros superiores naturalmente estendidos ao lado do corpo, mas com as palmas das mãos e pontas dos pés voltadas para frente (fig. 1.2). Compreende-se facilmente, que termos como superior, inferior, anterior e posterior só podem ser utilizados se o corpo estiver considerado como estando sempre em uma mesma posição.

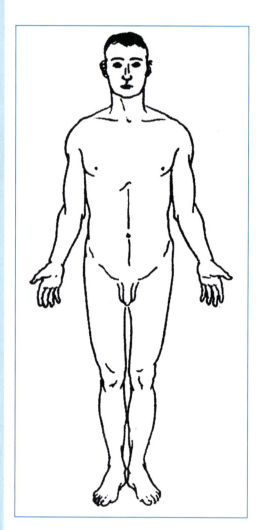

FIG 1.2
Posição anatômica.

Além de considerar o corpo na posição anatômica, ao descrever a situação e a posição dos órgãos, utilizamos planos imaginários no corpo. Estes planos são os seguintes (fig. 1.3):

PLANOS TANGENTES AO CORPO (PLANOS DE DELIMITAÇÃO DO CORPO)

a) **Plano ventral**: é um plano vertical, tangente ao ventre;
b) **Plano dorsal**: também é vertical, mas tangente ao dorso;
c) **Planos laterais** direito e esquerdo: são planos verticais, tangentes aos lados do corpo;
d) **Plano superior ou cranial**: é um plano horizontal, tangente à cabeça;
e) **Plano inferior**: é um plano horizontal, tangente à planta dos pés.

Assim, verificamos que o corpo tem a forma geral de um paralelepípedo.

PLANOS DE SECÇÃO DO CORPO. SÃO PLANOS QUE ATRAVESSAM O CORPO HUMANO

a) **Plano sagital mediano**: é um plano vertical, paralelo aos planos laterais, que divide o corpo em duas metades, direita e esquerda; planos paralelos a esses são chamados planos sagitais;
b) **Plano transversal**: é um plano horizontal que divide o corpo em duas metades, superior e inferior;
c) **Plano frontal**: é um plano vertical; divide o corpo em duas metades, anterior e posterior (fig. 1.4).

Os planos de secção do corpo humano são utilizados para fazer cortes no corpo e são também importantes na interpretação de tomografias computadorizadas e imagens de ressonância magnética.

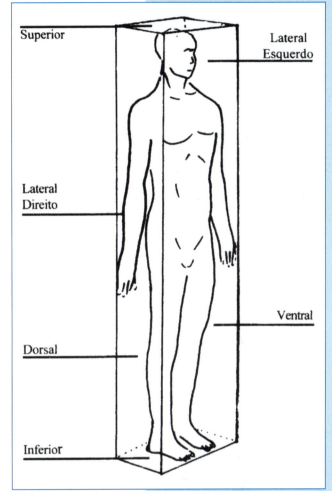

FIG. 1.3
Planos de delimitação do corpo humano.

Os planos citados servem como referência para o uso de termos de posição e direção, ao situar os órgãos e dar nomes às suas partes.

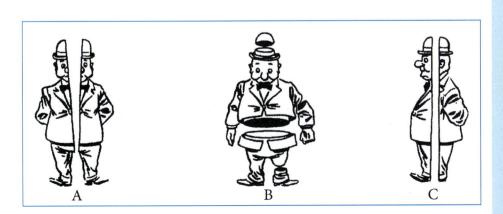

FIG. 1.4
Planos de secção do corpo humano. A – Plano sagital mediano; B – Plano transversal; C – Plano frontal.

TERMOS DE POSIÇÃO E DIREÇÃO

Nos órgãos descrevem-se faces, bordas e extremidades. Para dar nomes a esses elementos, usamos como referência sua posição em relação aos planos de delimitação e de secção descritos. Assim, por exemplo, uma borda voltada para o plano sagital mediano é chamada de borda medial.

Para descrever a posição e a situação de um órgão também utilizam-se esses planos. Assim, para um órgão mais próximo ao plano lateral, dizemos que encontra-se lateralmente, em relação a outro situado mais afastado desse plano. Exemplo: o pulmão situa-se lateralmente ao coração. Medial: o hálux (dedo grande do pé) situa-se medialmente ao dedo mínimo.

Todas as estruturas situadas no plano mediano são designadas como medianas. Exemplos: vértebras, aorta, esôfago.

Um órgão é denominado de intermédio quando está situado entre dois outros órgãos, um lateral e outro medialmente situado.

Utilizam-se também os adjetivos interno, externo, superior, inferior, superficial e profundo, para descrever a situação dos órgãos.

a) **Superior** – Significa acima de ou mais próximo ao plano superior. Exemplo: o nariz é superior à boca.
b) **Inferior** – Quer dizer abaixo de. Exemplo: o joelho é inferior ao quadril.
c) **Anterior** – Significa na frente de. Exemplo: a patela é anterior à articulação do joelho.
d) **Posterior** – Significa atrás de ou para trás. Exemplo: O músculo tríceps da perna situa-se posterior à tíbia.
e) **Superficial** – Significa mais próximo à superfície da pele, porém sempre sobre a fáscia muscular. Exemplo: a veia safena magna é superficial. A fáscia muscular é uma membrana fibrosa que envolve todo o corpo, debaixo da pele.
f) **Profundo** – Estrutura situada profundamente à fáscia muscular. Exemplo: a artéria femoral é uma estrutura profunda.

No caso dos membros, usam-se os termos **proximal** e **distal**, para significar que uma estrutura se encontra mais próxima ou mais afastada do tronco. Exemplo: O joelho é proximal em relação ao tornozelo que é distal em relação ao joelho. **Palmar**, na mão, quer dizer anterior, **plantar**, significa inferior, no pé.

EIXOS DO CORPO HUMANO

Os movimentos dos segmentos (partes) do corpo são considerados como sendo realizados nos planos sagitais, frontais e transversais, em torno

---

No caso da descrição dos movimentos do corpo, além dos planos de referência, utilizamos também eixos imaginários passando pelo corpo.

de eixos. Os eixos que se utilizam para descrever os movimentos são eixos imaginários que passam através do corpo, mais especificamente, através das articulações:

a) **Eixo sagital** ou **ântero-posterior**: vai do plano ventral ao centro do plano dorsal;
b) **Eixo longitudinal** ou **súpero-inferior**: une os planos inferior e superior;
c) **Eixo transversal** ou **láterolateral**: vai de um plano lateral ao outro.

> O corpo humano é construído segundo certos princípios, que denominamos de plano de construção.

PLANO DE CONSTRUÇÃO DO CORPO HUMANO

A construção do corpo humano obedece a alguns princípios (plano de construção), que são os seguintes:

a) **Antimeria**: o corpo humano é formado por metades direita e esquerda, denominadas antímeros. Esses não são simétricos, ou seja, as partes de uma metade, tanto externa como internamente não são imagens especulares das partes correspondentes da outra metade. Externamente por exemplo, os membros superiores têm comprimentos diferentes. Internamente, órgãos pares como rins, por exemplo, diferem em vários aspectos (forma, peso, posição etc.). Além disso, alguns órgãos ímpares, como o fígado, fica em sua maior parte do lado direito e o baço, por exemplo, está presente em um antímero só.
b) **Metameria**: o corpo de certos animais, como os anelídeos, por exemplo, é formado por partes semelhantes, justapostas, denominadas metâmeros. Esse princípio de construção é a metameria. Nesse grupo de animais, o princípio da metameria é perfeito. No corpo humano, a metameria só existe, bem evidente, no embrião. No adulto, restam apenas alguns sinais da existência desse princípio: a coluna vertebral, as artérias intercostais etc.
c) **Paquimeria**: o corpo humano é constituído por duas grandes cavidades, uma anterior, maior onde situam-se as vísceras, denominada paquímero ventral. Essa cavidade é dividida em cavidades torácica, abdominal e pélvica. A outra cavidade é dorsal, menor, compreendendo a cavidade craniana e o canal vertebral, onde está o sistema nervoso central. Esse é o paquímero dorsal. (fig. 1.5).

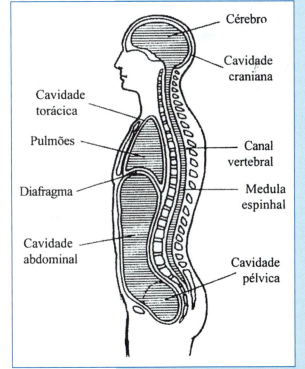

FIG. 1.5
Paquímeros do corpo humano.

d) **Estratigrafia**: as partes do corpo humano são construídas por camadas sobrepostas, da superfície para a profundidade. Este é o princípio da estratigrafia. Em um corte transversal da coxa, por exemplo, notam-se da superfície para a profundidade as seguintes camadas ou estratos: pele, tela subcutânea, fáscia lata (membrana fibrosa), camadas musculares e osso (fig. 1.6). Muitos órgãos também apresentam-se construídos segundo o princípio da estratigrafia: as artérias, os intestinos etc.

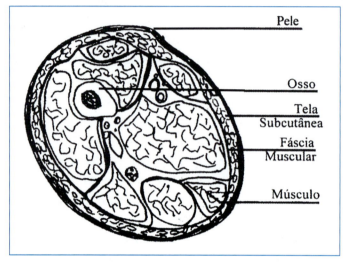

FIG 1.6
Corte transversal da parte média da coxa, mostrando sua constituição em camadas.

Além da dissecção, existem outras técnicas de preparação de peças anatômicas.

OUTRAS TÉCNICAS DE PREPARAÇÃO DE PEÇAS ANATÔMICAS

Existem técnicas mais sofisticadas e trabalhosas para se preparar peças anatômicas para estudo. Para se obter ossos secos, é preciso retirar inicialmente todas as partes moles do corpo e depois fazer a maceração, isto é, deixar o esqueleto em água corrente para eleminar todo o restante dos tecidos. Depois os ossos passam por soluções químicas branquedoras e finalmente são colocados para secar. Podem ainda ser protegidos com uma solução de verniz. Para estudar os vasos sanguíneos de um órgão, pode-se injetar soluções líquidas de plásticos especiais nos vasos que depois secam e endurecem dentro dos vasos. A seguir, pode-se fazer corrosão em ácido, que elimina todo tecido do órgão, menos o plástico. Ou então, pode-se diafanizar o órgão, ou seja, passar por soluções que tornam os tecidos transparentes, menos o plástico, que vai então mostrar toda distribuição dos vasos do órgão.

RESUMO

A anatomia humana é o estudo da forma e da estrutura do corpo humano. O principal método de estudo da anatomia é a dissecção de peças anatômicas. O estudo da anatomia pode ser feito por sistemas ou por regiões. O conhecimento da anatomia humana é fundamental para qualquer profissional da área da saúde para compreender o funcionamento do corpo e o mecanismo das doenças. Em anatomia estuda-se o corpo humano normal. Normal, em anatomia, significa o aspecto mais frequente. Aspectos diferentes do mais frequente são chamados variações anatômicas, desde que não haja prejuízo da função. Para considerar as variações anatômicas é preciso levar em conta a existência de fatores que naturalmente tornam diferentes as pessoas. Estes fatores são: o sexo, a idade, o grupo racial e o biotipo. Estudar anatomia é, em grande parte, aprender nomes de estruturas anatômicas. Ao conjunto de nomes anatômicos denomina-se terminologia. O corpo humano pode ser considerado constituído pelas seguintes partes: cabeça, pescoço, tronco e membros. O tronco compreende o tórax, o abdome e a pelve. A porção livre do membro superior é dividida em braço, antebraço e mão. A porção livre do membro inferior compreende a coxa, a perna e o pé. Toda descrição anatômica é feita com o corpo em uma posição padronizada chamada posição anatômica. Para descrever a posição, a situação e os movimentos do corpo humano e de suas partes, utilizam-se termos como superior, inferior, lateral, medial e outros. Estes termos são designados em função dos planos de referência chamados planos de delimitação e planos de secção do corpo humano. Além destes planos, são utilizados também os eixos do corpo humano, os quais são particularmente importantes para descrever os movimentos das partes do corpo. O corpo humano é construído segundo certos princípios designados, em conjunto, de plano de construção do corpo humano. Estes princípios são: antimeria, metameria, paquimeria e estratigrafia.

TESTE SEUS CONHECIMENTOS

introdução à anatomia humana

1- Um dos seguintes não é um sistema do corpo humano:
   a. endócrino;
   b. circulatório;
   c. medular;
   d. respiratório;
   e. tegumentar.

2- Assinale a alternativa correta. Normal em anatomia é o:
   a. aspecto mais frequente;
   b. aspecto que funciona mal;
   c. que não aparece frequentemente;
   d. que está presente em alguns casos;
   e. aspecto que só existe em uma idade.

3- Assinale a alternativa correta. Variação anatômica é:
   a. um aspecto diferente de um órgão;
   b. diferente do normal mas que não tem função definida;
   c. que é diferente e não funciona bem;
   d. é um órgão com função alterada;
   e. todas estão corretas.

4- O conjunto de termos utilizados para designar as partes do corpo humano e dos órgãos chama-se:
   a. terminologia atual;
   b. nomenclatura fisiológica;
   c. nomenclatura morfológica;
   d. terminologia anatômica;
   e. terminologia padrão.

5- Assinale a alternativa incorreta:
   a. a cabeça óssea compreende o crânio e a face;
   b. a pelve faz parte do tronco;
   c. na mão a região palmar é a posterior e a dorsal é a anterior;
   d. o pé compreende a planta e o dorso do pé;
   e. a fossa poplítea a é a região situada atrás do joelho.

6- Assinale a alternativa correta: Na posição anatômica a pessoa está:
   a. olhando para frente;
   b. com as palmas das mãos voltadas para trás;
   c. com os pés voltados com as pontas para trás;
   d. com a cabeça inclinada para frente;
   e. com o calcanhar afastado do chão.

7- Assinale a alternativa errada: Entre os planos que delimitam o corpo humano temos:
   a. ventral, dorsal e cranial;
   b. dorsal, tangencial médio e inferior;
   c. superior, inferior e laterais;
   d. inferior, ventral e dorsal;
   e. cranial, lateral direito e ventral.

8- Assinale a alternativa errada:
   a. os planos de secção do corpo permitem interpretar tomografias e ressonâncias magnéticas do corpo;
   b. a artéria aorta, o esôfago e a coluna vertebral são estruturas intermediárias mas não medianas;
   c. dizemos que uma estrutura é superficial quando se localiza abaixo da pele mas acima da fáscia muscular;
   d. nenhuma está errada.

9- Assinale a alternativa errada: Os eixos utilizados para descrever os movimentos do corpo são:
   a. sagital, longitudinal e transversal;
   b. sagital, longitudinal e ânteroposterior;
   c. transversal, longitudinal e medial;
   d. supero-inferior e ântero-posterior.

10- Assinale a alternativa correta: O corpo é formado por duas metades direita e esquerda. Este é o principio de construção do corpo humano denominado de:
   a. antigrafia;
   b. estratimeria;
   c. metameria;
   d. antimeria;
   e. estratigrafia.

Questões abertas

1 – Dê o conceito de anatomia humana.
2 – Quais os métodos de estudo da anatomia?
3 – Dê os conceitos de anatomia sistêmica e anatomia regional.
4 – Cite os sistemas do corpo e o que cada um estuda.
5 – Por que é importante estudar e conhecer anatomia?
6 – O que significa normal em anatomia?
7 – O que são variações anatômicas? Dê um exemplo.
8 – Quais os fatores a considerar ao se estudar as variações anatômicas?
9 – O que é terminologia anatômica?
10 – Como se divide o corpo humano?
11 – O que é posição anatômica? Descreva.
12 – Quais os planos de delimitação e de secção do corpo humano e para que são utilizados?
13 – Quais os eixos do corpo humano e qual a principal utilidade de cada?
14 – Cite os principais termos de posição e direção utilizados em anatomia.
15 – Dê o significado dos principais termos de posição e de direção usados em anatomia para localizar os órgãos.
16 – Quais são os princípios de construção do corpo humano?
17 – Explique cada um dos princípios de construção do corpo humano.

LIÇÃO 2

Constituição do Corpo Humano

OBJETIVOS DO CAPÍTULO

- Conceituar célula, metabolismo e citologia
- Explicar os componentes da célula
- Citar as substâncias intercelulares e suas funções
- Explicar as fases da divisão celular
- Definir tecido e dizer quais são
- Citar a função de cada tecido
- Explicar epitélios e o que é uma glândula
- Definir órgão, sistema e aparelho
- Dar os conceitos de víscera e órgão
- Dizer como se classificam as vísceras por sua estrutura com exemplos

PROPRIEDADES DAS CÉLULAS

A **célula** é a unidade morfológica e fisiológica do corpo. As células possuem várias propriedades: irritabilidade, condutibilidade, absorção, respiração, assimilação, excreção, crescimento, reprodução e secreção. A **irritabilidade** é a capacidade que têm as células de reagir, quando estimuladas; pela **condutibilidade**, a célula conduz um estímulo de uma parte à outra da célula; a **absorção** é a capacidade de captar seletivamente substâncias dissolvidas no meio ambiente; a **respiração** é o processo pelo qual a célula obtém energia pela oxidação de substâncias nutritivas; deste processo resultam compostos mais simples que podem ser incorporados à célula, ou substâncias que podem ser eliminadas da célula, no processo denominado **excreção**. O **crescimento** é a capacidade que a célula tem de aumentar seu protoplasma através da síntese de proteínas; pela **reprodução** as células se multiplicam e a **secreção** é o processo pelo qual a célula produz substâncias que serão utilizadas por outras células. Resulta que a célula encontra-se em constante atividade denominada metabolismo; quando está absorvendo e assimilando está na fase **anabólica** do metabolismo, ou quando em desassimilação, na fase **catabólica**.

> O corpo humano é constituído por unidades vivas, as células, e por substâncias intercelulares.

> Uma célula em repouso é constituída por duas partes principais: o núcleo e o citoplasma.

PARTES DA CÉLULA: NÚCLEO E CITOPLASMA. MEMBRANA CELULAR

O núcleo contém os gens, responsáveis pela transmissão dos caracteres hereditários, pelo controle da multiplicação celular e da produção de proteínas, no citoplasma (fig. 2.1).

O citoplasma apresenta-se envolvido por uma membrana, a membrana celular. Esta membrana tem grande importância nos mecanismos de trocas de produtos entre a célula e o meio, permitindo a passagem seletiva de substâncias para dentro da célula e para fora da célula (permeabilidade celular). O citoplasma é constituído por uma substância fundamental, organelas, e inclusões citoplasmáticas. As principais **organelas citoplasmáticas** são representadas pelo **complexo de Golgi**, conjunto de microtúbulos relacionados à síntese de proteínas; **mitocôndrias**, onde se encontra a maior parte das enzimas responsáveis pela produção de energia celular; **centríolos**, importantes para multiplicação celular; **retículo endoplasmático**, conjunto de sáculos e túbulos, onde ocorrem reações químicas importantes; **ribossomas**, partículas ligadas à produção de proteínas e pelos **lisossomas**, vesículas contendo enzimas digestivas, que destroem substâncias. Algumas células possuem elementos especiais no seu citolasma: as células nervosas possuem neurotúbulos e neurofilamentos e as células musculares possuem miofibrilas, responsáveis pela contração muscular.

As inclusões citoplasmáticas são substâncias presentes no citoplasma. Compreendem os **grânulos de secreção** e os **pigmentos** (fig.2.1).

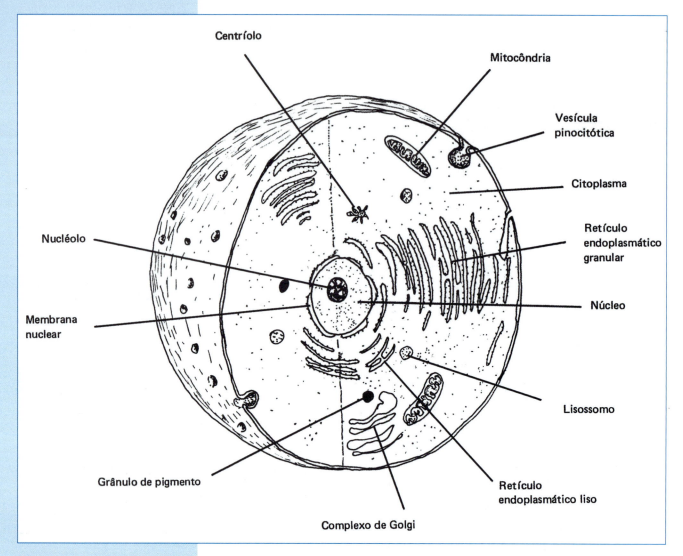

FIG 2.1
Esquema de uma célula padrão mostrando suas principais organelas.

SUBSTÂNCIAS INTERCELULARES: FIBRAS COLÁGENAS E ELÁSTICAS

As **substâncias intercelulares** ficam nos espaços entre as células. São substâncias produzidas pelas células e representadas principalmente por fibras. As **fibras** podem ser de dois tipos: **colágenas** e **elásticas**. As fibras colágenas são constituídas por uma proteína, o colágeno, e são resistentes às trações. Estão presentes em grande quantidade em locais onde se requer suporte a tensões, como nos tendões e ligamentos. As fibras elásticas são constituídas por uma proteína, a elastina, e se caracterizam por possuírem elasticidade. Estão presentes em locais e órgãos onde se requer essa característica, como por exemplo, na parede de alguns tipos de artérias. Entretanto, um dos elementos mais abundantes no corpo é a água: ela está presente no plasma do sangue, nas células e nos espaços entre as células, constituindo o líquido intercelular.

> Muitas células têm a capacidade de se reproduzir; outras, como as células nervosas, não possuem essa habilidade e são chamadas pós-mitóticas.

DIVISÃO CELULAR

As células do corpo, que se reproduzem, o fazem por um mecanismo denominado mitose. A **mitose** (fig. 2.2) é um processo contínuo, mas costumam-se considerar, para facilidade de descrição, quatro fases na mitose: prófase, metáfase, anáfase e telófase. Essas fases serão descritas, resumidamente, a seguir.

a) **Prófase** – Inicialmente, o centro celular divide-se em duas partes que se separam. A cromatina nuclear se dispõe formando filamentos que vão constituir os cromossomos. O número de cromossomos é constante para cada espécie: no homem é quarenta e seis. Os cromossomos dispõem-se no plano equatorial, e a membrana nuclear e o núcleo desaparecem.
b) **Metáfase** – Nessa fase ocorre divisão longitudinal em cada cromossomo, que apresenta assim duas metades iguais, situadas no plano equatorial.
c) **Anáfase** – Os filamentos provenientes dos centros celulares se encurtam e as metades dos cromossomos dirigem-se para os pólos da célula. Aqui estão situados os centríolos, duplos, nessa fase. Ao mesmo tempo inicia-se o estrangulamento do citoplasma.
d) **Telófase** – Reaparecem o nucléolo e a membrana nuclear, os cromossomos se fragmentam e o citoplasma sofre estrangulamento, dando origem a duas células.

A **meiose** é um tipo de divisão celular que ocorre durante a formação das células sexuais ou gametas. Ocorrem duas divisões sucessivas e os cromossomos só se duplicam uma vez. Resulta que o número de cromossomos fica reduzido à metade. O esquema da figura 2.3 mostra uma comparação entre os processos que ocorrem na mitose e na meiose.

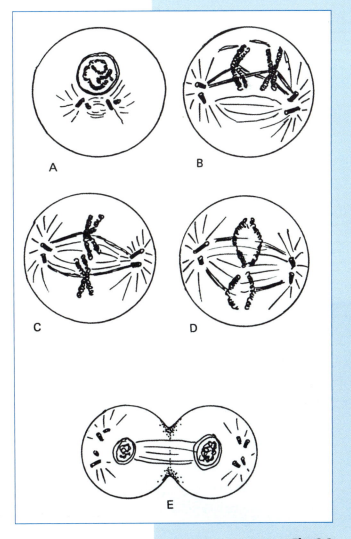

Fig. 2.2
Fases principais da mitose.
A – Interfase; B – Prófase;
C – Metáfase; D – Anáfase;
E – Telófase (início).

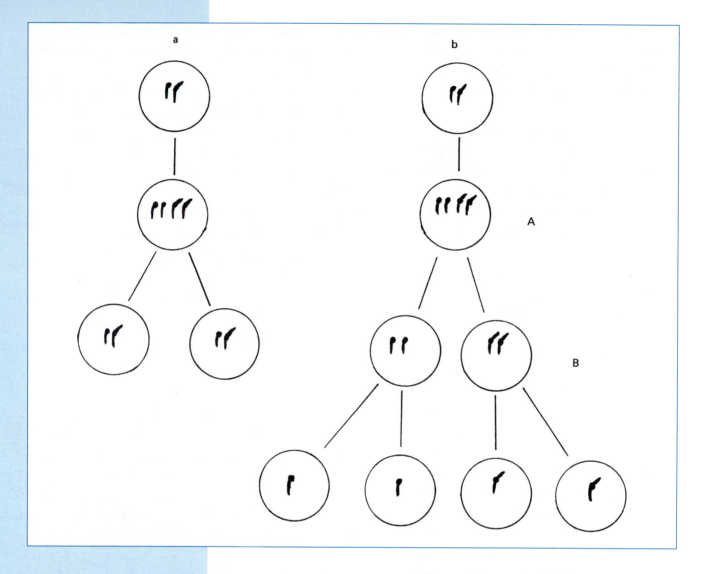

FIG 2.3
Comparação entre mitose (a) e meiose (b). A – Primeira divisão da meiose; B – Segunda divisão da meiose.

Quanto às células pós-mitóticas, ou seja, aquelas que não se reproduzem durante a vida, o indivíduo permanece com elas durante toda a vida. Ou melhor, a partir de uma certa fase da vida, muitas destas células vão morrendo por um processo de morte natural denominado **apoptose**.

CONCEITO DE TECIDO. TIPOS DE TECIDOS

Tecido pode ser definido como um conjunto de células de mesma origem que desempenham uma mesma função. Há quatro tecidos fundamentais: epitelial, conjuntivo, muscular e nervoso. Num tecido sempre distinguimos dois componentes: as células e as substâncias intercelulares. Estes dois componentes apresentam-se em proporções variáveis em cada tipo de tecido. Cada tecido tem características próprias, o que será analisado a seguir.

Células semelhantes se reúnem e formam um tecido. Há quatro tipos de tecidos: epitelial, conjuntivo, muscular e nervoso.

• CONSTITUIÇÃO DO CORPO HUMANO •

Tecido epitelial – Origina-se dos três folhetos embrionários (ectoderma, mesoderma e endoderma). Suas células dispõem-se justapostas, existindo, assim, pouca substância intercelular. Como funções principais do tecido epitelial podemos citar a de proteção (revestimento) e a glandular. O arranjo de suas células depende daquelas funções. As que revestem as cavidades ou a superfície do corpo formam lâminas e constituem o tecido epitelial de revestimento. As que são capazes de elaborar produtos que são lançados próximo ou em local distante ao que se encontram, constituem o tecido epitelial glandular (figs. 2.4, 2.5).

O tecido epitelial de revestimento é representado pela pele, que recobre o corpo, e pelas mucosas, membranas que forram tubos e cavidades do corpo.

As cavidades torácica e abdominal são revestidas por membranas denominadas serosas (pleura e peritônio, respectivamente), que recobrem muitos órgãos contidos nessas cavidades. As membranas serosas são constituídas por um tipo de epitélio denominado, por alguns autores, de mesotélio.

Existe ainda um tipo especial de tecido epitelial que reveste a superfície interna dos vasos sanguíneos, o endotélio. Morfologicamente é semelhante a um epitélio, mas é de origem conjuntiva.

O tecido epitelial glandular forma as glândulas, que são divididas em exócrinas (ou de secreção externa) e endócrinas (ou de secreção interna). As glândulas exócrinas lançam seus produtos para a superfície das mucosas ou para a superfície da pele (fig.2.5). As endócrinas não apresentam ductos e seus produtos (hormônios) são lançados diretamente no sangue. São exemplos de glândulas exócrinas: glândulas salivares, sudoríparas e sebáceas. Algumas glândulas endócrinas são: suprarrenal, hipófise e tiróide. Existem ainda glândulas como o pâncreas, que possuem as duas características: parte de suas células constitui uma glândula exócrina e a outra, uma glândula endócrina. Por este motivo estas glândulas são denominadas mistas.

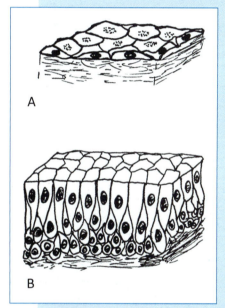

FIG 2.4
Dois tipos de tecido epitelial de revestimento: A – Pavimentoso simples; B – Prismático estratificado.

Tecido conjuntivo – É caracterizado por apresentar poucas células e grande quantidade de substância intercelular, especialmente fibras. São as células que produzem a substância intercelular. De acordo com o tipo de substância intercelular presente, encontramos os seguintes tipos de tecidos conjuntivos:

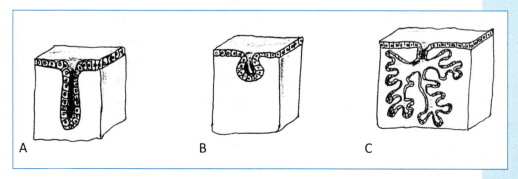

Fig. 2.5
Três tipos de glândulas exócrinas: A – Tubular simples;
B – Acinosa simples;
C – Acinosa composta.

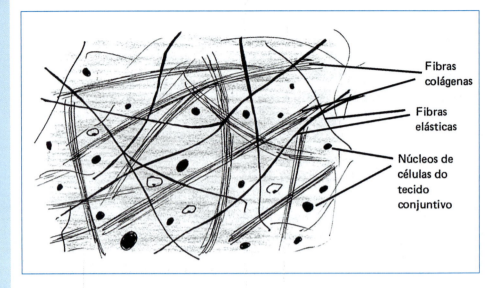

FIG. 2.6
Tecido conjuntivo frouxo.

a) **Tecido areolar** ou conjuntivo frouxo: apresenta-se como uma rede frouxa de fibras colágenas e elásticas, onde estão as células do tecido conjuntivo; o principal tipo de célula do tecido conjuntivo é o fibroblasto. Este tecido serve como preenchimento e está distribuído por todo o corpo (fig.2.6).

b) **Tecido adiposo**: constituído por células adiposas, que acumulam gordura no seu citoplasma, as quais ficam presas em uma rede constituída por fibras colágenas e elásticas.

c) **Tecido conjuntivo fibroso ou denso**: as poucas células desse tipo de tecido ficam nos espaços existentes entre as numerosas fibras colágenas e elásticas, que se dispõe em feixes paralelos. Está presente em tendões de músculos, ligamentos de articulações e fáscias (membranas fibrosas que revestem músculos), entre outros locais.

d) **Tecido cartilaginoso**: as células são denominadas condrócitos e encontram-se no meio de redes de fibras colágenas e elásticas, além de outras substâncias que dão um aspecto homogêneo ao conjunto (fig.2.7).

e) **Tecido ósseo**: as células ósseas (osteócitos) encontram-se em pequenas cavidades ou lacunas no meio de uma substância fundamental, rica em fibras colágenas e sais de cálcio que dão ao conjunto sua grande dureza.

f) **Tecido hematopoético**: presente na medula óssea vermelha dos ossos e de vários órgãos como o fígado e o baço, esse tecido é constituído por células que dão origem às células do sangue (glóbulos vermelhos, brancos e plaquetas).

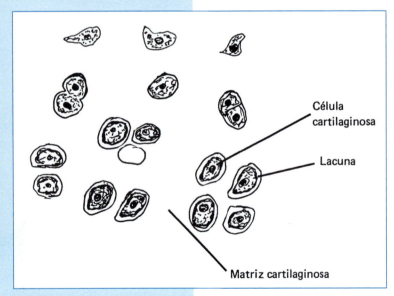

FIG. 2.7
Esquema de tecido cartilaginoso. As fibras não foram representadas mas encontram-se nos espaços entre as células.

Tecido muscular – É constituído por células alongadas, as células musculares, que se agrupam formando feixes. As células musculares são geralmente denominadas de fibras musculares. A principal característica dessas células é que elas podem se contrair, quando devidamente estimuladas. O tecido muscular é geralmente chamado de músculo. Podem-se considerar três tipos principais de músculos: liso, estriado esquelético e estriado cardíaco (fig. 2.8).

a) **Músculo liso** – O músculo liso é constituído por células fusiformes, sem estriação no citoplasma. Estão presentes em vísceras e vasos sanguíneos. São de contração involuntária, ou seja, independem da nossa vontade.
b) **Músculo estriado esquelético** – Nesse tipo de músculo, as fibras musculares são longas e possuem vários núcleos. O citoplasma das células musculares apresenta estriações transversais, e suas contrações são de controle voluntário.
c) **Músculo estriado cardíaco** – É o músculo que constitui o coração. É de contração involuntária.

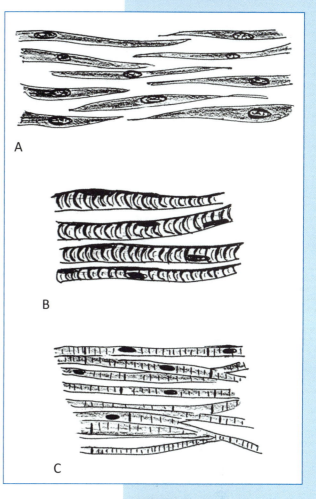

FIG 2.8
Esquemas dos três tipos de músculo: A – Liso; B – Estriado esquelético; C – Estriado cardíaco.

Tecido nervoso – É constituído por células altamente especializadas em receber e transmitir impulsos, denominadas de neurônios e outras células, que em conjunto se chamam neuróglia.

CONCEITOS DE ÓRGÃO, SISTEMA E APARELHO

Vários tipos de tecidos se reúnem e formam os órgãos. Vários órgãos, em conjunto, formam os sistemas ou aparelhos.

Órgãos são unidades constituídas por vários tecidos e que desempenham uma mesma função. Exemplos de órgãos são: osso, músculo, glândula. Esses são órgãos mais simples. O intestino, o fígado e o coração são órgãos mais complexos, cada um também com uma função própria.

Um conjunto de órgãos com características semelhantes e que desempenham uma determinada função, como já vimos, denomina-se sistema. A maior parte dos órgãos de um sistema provém de um único folheto do embrião. Assim, os órgãos do sistema digestório provêm do endoderma. Além disso, os órgãos de um mesmo sistema possuem estrutura semelhante.

Às vezes utiliza-se o termo aparelho para designar um conjunto de órgãos ou de sistemas que se destinam a uma determinada função. Assim, os sistemas esquelético e muscular podem ser reunidos sob o nome de aparelho locomotor. O aparelho lacrimal, por exemplo, compreende os órgãos destinados à produção e eliminação da lágrima. Entretanto, às vezes o termo aparelho é utilizado como sinônimo de sistema, como em sistema digestório e aparelho digestório.

CONCEITO DE VÍSCERA

O termo víscera admite vários conceitos. Segundo o conceito topográfico, vísceras seriam órgãos contidos em cavidades (exceto a craniana e o canal vertebral) e que podem ser retirados facilmente delas. Entretanto, aceitando este conceito, o coração deveria ser considerado como uma víscera, enquanto a laringe e a faringe não seriam, pois não estão contidos em nenhuma cavidade.

Segundo o conceito fisiológico, víscera seria todo órgão inervado pelo sistema nervoso autônomo. Entretanto, a íntima dependência entre esse sistema e o sistema nervoso central torna esse conceito muito artificial, além de ter que considerar, por exemplo, os vasos sanguíneos como vísceras.

Do ponto de vista embriológico, vísceras são órgãos derivados do endoderma, da esplancnopleura ou da porção intermédia do somito (fig. 2.9). Assim, são considerados como vísceras os órgãos dos sistemas: digestório, respiratório, urinário, genital e endócrino. O estudo das vísceras é denominado esplancnologia.

> As vísceras podem ser conceituadas do ponto de vista topográfico, fisiológico e embriológico.

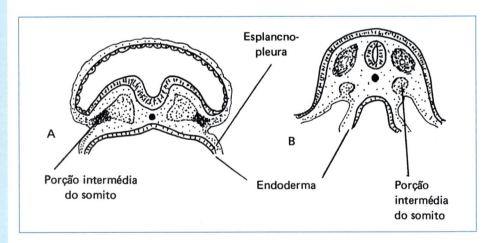

FIG. 2.9
Esquemas de cortes transversais de embriões de 20 dias (A) e 21 dias (B) mostrando a porção intermédia do somito.

> Segundo sua estrutura, as vísceras podem ser classificadas em tubulares, parenquimatosas e pseudoparenquimatosas.

CLASSIFICAÇÃO DAS VÍSCERAS DE ACORDO COM SUA ESTRUTURA

As vísceras podem ser classificadas em (a) vísceras tubulares ou ocas; (b) vísceras parenquimatosas ou maciças; e (c) vísceras pseudoparenquimatosas.

a) As **vísceras tubulares**, como o intestino, por exemplo, têm uma parede constituída por camadas ou túnicas, cada uma com uma função. A túnica muscular produz os movimentos da parede da víscera. Em alguns locais da víscera oca, a túnica muscular constitui dispositivos de controle de trânsito do material que caminha no interior da víscera: são os esfíncteres. Os esfíncteres são anéis musculares que funcionam como válvulas, abrindo e fechando ativamente. Um exemplo é o esfíncter que existe ao nível da transição entre estômago e duodeno. Para realizar tais funções, a musculatura circular e a longitudinal dispõem-se de modo especial ao nível dos esfíncteres.

b) As **vísceras parenquimatosas** como o ovário e a glândula suprarrenal não apresentam qualquer formação tubular como as vísceras ocas. Apresentam um aspecto maciço.

c) As **vísceras pseudoparenquimatosas** são as que possuem uma aparência macroscópica de parenquimatosa mas são constituídas por numerosos túbulos. O rim, o fígado e o testículo são exemplos de vísceras desse tipo. Algumas vísceras pseudoparenquimatosas como os pulmões, rins e o fígado são constituídas por partes independentes entre si, denominadas segmentos. Cada um destes segmentos tem seu próprio suprimento sanguíneo, linfático e nervoso.

RESUMO

O corpo humano é constituído por unidades microscópicas, vivas, denominadas células e por substâncias entre as células, as substâncias intercelulares. As células são capazes de vários tipos de funções, entre as quais, a produção de energia e de substâncias, a secreção e absorção de substâncias, a contração e a condução de estímulos. A célula é constituída por duas partes: o núcleo, onde se situam os cromossomos, com os gens, que controlam todos os processos celulares e o citoplasma, onde estão elementos dispersos, as organelas. O citoplasma é envolvido por uma membrana denominada membrana celular ou citoplasmática, que permite a passagem seletiva de substâncias para dentro e para fora da célula. As principais organelas do citoplasma são as mitocôndrias, onde é produzida a maior parte da energia que a célula utiliza; o aparelho de Golgi, sistema de microtúbulos e sacos intercomunicantes, onde ocorre produção de proteínas; o retículo endoplasmático, sistema de túbulos membranosos; e os lisossomas, vesículas contendo enzimas proteolíticos. Os principais tipos de substâncias intercelulares são as fibras colágenas e as elásticas. As fibras colágenas são filamentos delgados constituídos pela proteína colágeno, presentes em locais onde se necessita resistência a tensões, como em tendões, por exemplo. As fibras elásticas caracterizam-se por sua elasticidade e estão presentes em quase todos os órgãos. É importante ressaltar que a água constitui a principal substância presente tanto dentro como fora da célula. Muitas células do corpo têm a capacidade de reprodução, processo denominado mitose. A mitose pode ser dividida em quatro fases: prófase, metáfase, anáfase e telófase, durante as quais ocorre a duplicação do número de cromossomos do núcleo e dos elementos que constituem o citoplasma, até que finalmente, a célula se divide em duas células filhas, contendo o mesmo material da mãe. A meiose é o tipo de divisão que ocorre nas células sexuais, os gametas masculino (espermatozóide) e feminino (óvulo). Na meiose, cada célula filha contém metade do número de cromossomos da célula mãe. No corpo, células semelhantes se unem para formar um tecido. São quatro os tipos de tecidos: epitelial, conjuntivo, muscular e nervoso. O tecido epitelial é formado por células achatadas, que se dispõe justapostas. Aparecem em órgãos como pele, mucosas de vísceras tubulares, revestimento interno de vasos sanguíneos e serosas, como a pleura e o peritônio. As células epiteliais formam também as glândulas de secreção externa e interna. O tecido conjuntivo tem poucas células e mais elementos intercelulares, especialmente fibras colágenas e elásticas. Há vários tipos de tecido conjuntivo: tecido conjuntivo frouxo, que está presente em quase todos os órgãos, nos espaços entre as células; tecido adiposo, que contém células que acumulam gordura; tecido conjuntivo fibroso, rico em fibras colágenas e elásticas; tecido cartilaginoso, presente nas cartilagens; tecido ósseo, que constitui os ossos; tecido hematopoético, presente na medula de alguns ossos, onde são produzidas as células do sangue. O tecido muscular é constituído por células alongadas, chamadas de fibras musculares, capazes de se contrair quando devidamente estimuladas. Existem três tipos de tecido muscular ou músculo: músculo liso, estriado cardíaco e estriado esquelético. No músculo liso, as células são pequenas, formam feixes, inervados pelo sistema nervoso autônomo e são de contração involuntária. Estão presentes na parede de vísceras como o intestino, por exemplo. O músculo estriado cardíaco está presente na parede do coração, constituindo o miocárdio. As fibras musculares cardíacas apresentam estriações transversais no citoplasma, também são inervadas pelo sistema nervoso autônomo e são de contração involuntária. No tecido muscular estriado, as fibras musculares podem ser muito longas, apresentam estriações transversais no citoplasma mas são de contração voluntária, ou seja, podem ser controladas pela vontade. Vários tipos de tecidos se unem e formam órgãos. Estes são entidades com uma função específica. Vários órgãos, que contribuem para uma mesma função geral, constituem os sistemas ou aparelhos. O termo aparelho pode ser usado de maneira mais ampla para significar um conjunto de sistemas ou de órgãos, como por exemplo, aparelho locomotor (conjunto dos sistemas ósseo, articular e muscular), aparelho lacrimal, aparelho da audição etc. Víscera é um termo que pode ser definido sob vários pontos de vista: topográfico, fisiológico e embriológico. Este último critério é o que parece ser o mais correto. Segundo este critério, víscera é todo órgão derivado do endoderma, da esplancnopleura ou da porção intermédia dos somitos. Assim, seriam vísceras os órgãos dos sistemas digestório, respiratório, urinário, genital e endócrino. Segundo sua estrutura, as vísceras podem ser classificadas em vísceras tubulares ou ocas, como o duodeno e o útero; parenquimatosas ou maciças, como o ovário e a glândula suprarrenal e pseudoparenquimatosas, como o fígado, o pulmão e o baço. Algumas destas últimas, apresentam na sua estrutura, o princípio da segmentação.

TESTE SEUS CONHECIMENTOS

Constituição do corpo humano

1- Assinale a alternativa incorreta:
   a. irritabilidade é a capacidade que as células têm de reagir, quando estimuladas;
   b. pela condutibilidade, a célula conduz um estímulo de uma parte à outra da célula;
   c. a absorção é a capacidade da célula de captar seletivamente substâncias dissolvidas no meio ambiente;
   d. a secreção é o processo pelo qual a célula capta substâncias que serão utilizadas por outras células;

2- Assinale a alternativa incorreta. A membrana celular:
   a. tem grande importância nos mecanismos de trocas de produtos entre a célula e o meio;
   b. permite a passagem seletiva de substâncias para dentro da célula e para fora da célula (permeabilidade celular);
   c. não tem importância para a célula.

3- Assinale a alternativa incorreta. As substâncias intercelulares:
   a. ficam nos espaços entre as células;
   b. são substâncias produzidas pelas células e representadas principalmente por fibras;
   c. as fibras podem ser de dois tipos: colágenas e elásticas;
   d. as fibras colágenas são constituídas por uma proteína, a elastina, e se caracterizam por possuírem elasticidade;
   e. o colágeno, dá resistência às trações.

4- Assinale a alternativa incorreta. As células do corpo que se reproduzem:
   a. o fazem por um mecanismo denominado mitose;
   b. por meiose são as relacionadas à formação das células sexuais ou gametas;
   c. por mitose são as células sexuais.

5- Assinale a alternativa incorreta. Em relação aos tecidos:
   a. há quatro tecidos fundamentais: epitelial, conjuntivo, muscular e nervoso;
   b. num tecido sempre distinguimos dois componentes: as células e as substâncias intercelulares;
   c. o tecido epitelial de revestimento é representado pela pele, que recobre o corpo, e pelas mucosas, membranas que forram tubos e cavidades do corpo;
   d. as cavidades torácica e abdominal são revestidas por membranas denominadas mucosas (pleura e peritônio, respectivamente);
   e. no tecido cartilaginoso as células denominadas condrócitos encontram-se no meio de redes de fibras colágenas e elásticas.

6- Assinale a alternativa errada. Órgãos:
   a. são unidades constituídas por vários tecidos e que desempenham uma mesma função;
   b. exemplos de órgãos são: osso, músculo, glândula;
   c. um músculo não é um órgão mas um osso é um órgão;
   d. um conjunto de órgãos com características semelhantes e que desempenham uma determinada função, denomina-se sistema.

7- Assinale a alternativa errada:
   a. segundo o conceito topográfico, vísceras seriam órgãos contidos em cavidades (exceto a craniana e o canal vertebral);
   b. qualquer órgão do corpo é víscera;
   c. segundo o conceito fisiológico, víscera seria todo órgão inervado pelo sistema nervoso autônomo;
   d. do ponto de vista embriológico, vísceras são órgãos derivados do endoderma, esplancnopleura ou porção intermédia do somito.

8- As vísceras podem ser classificadas em:
   a. tubulares ou ocas;
   b. parenquimatosas ou maciças;
   c. pseudoparenquimatosas;
   d. todas estão corretas.

Questões abertas

1 – Quais as capacidades gerais das células? Explique cada uma delas.
2 – Quais as duas partes da célula? O que é membrana celular e qual sua importância?
3 – Que elementos estão presentes no núcleo e qual sua função?
4 – Quais as principais organelas presentes no citoplasma da célula e qual a função geral de cada uma?
5 – O que é mitose? Quais suas fases? Que fenômenos ocorrem em cada fase?

6 – O que é meiose?
7 – O que é um tecido? Quais os tipos de tecido que existem?
8 – Como é constituído o tecido epitelial? Em que órgãos aparece e quais suas funções?
9 – Como é constituído cada tipo de tecido conjuntivo? Em que locais do corpo aparecem?
10 – Quais as características dos tecidos musculares? Quais seus tipos? Em que órgãos aparecem?
11 – O que caracteriza o tecido nervoso? Quais suas células constituintes?
12 – O que é órgão, sistema e aparelho? Cite exemplos.
13 – Quais os três critérios que se utilizam para conceituar víscera e como é conceituada víscera de acordo com esses critérios?
14 – Quais seriam as vísceras de acordo com o conceito embriológico?
15 – Como podem ser classificadas as vísceras de acordo com sua estrutura? Dê exemplos.
16 – O que significa o princípio da segmentação em vísceras? Dê exemplos de vísceras que apresentam esse princípio na sua construção.

3

Noções de Embriologia

OBJETIVOS DO CAPÍTULO

- Dar os conceitos de célula-ovo, blastocisto e fertilização
- Citar e explicar os folhetos embrionários
- Explicar resumidamente a origem embriológica do sistema nervoso e do tubo digestório
- Citar os derivados dos folhetos embrionários

• Noções de Embriologia •

FERTILIZAÇÃO. CÉLULA-OVO. BLASTOCISTO

A união dos gametas masculino (espermatozóide) e feminino (óvulo) que dá origem a um novo indivíduo é denominada *fertilização*. Esta ocorre no terço distal da tuba uterina (fig. 3.1).

A embriologia é a ciência que estuda o desenvolvimento do indivíduo desde a fertilização até o nascimento.

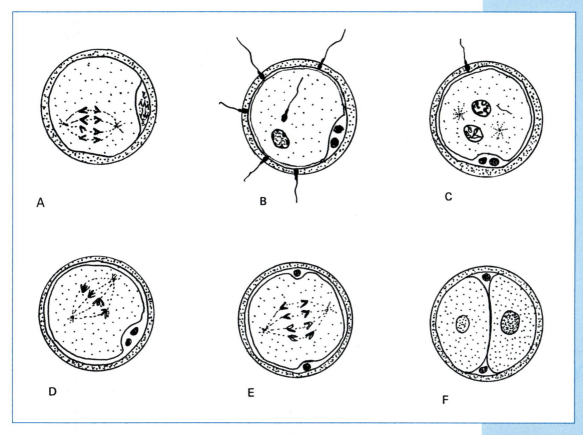

Logo após a fertilização, o óvulo fecundado passa a se chamar ovo; ele vai para o útero, onde se implanta e se desenvolve. A partir daqui, ocorrem sucessivas divisões da célula-ovo, formando-se um aglomerado de células, a mórula (fig. 3.2).

Fig. 3.1
Fertilização. A – Oócito na segunda divisão de maturação; B – Penetração do espermatozóide no oócito;
C – Vêem-se os dois pró-núcleos, o masculino e o feminino;
D e E – Os cromossomos se colocam no fuso e a célula começa a se dividir;
F – Formação de duas células.

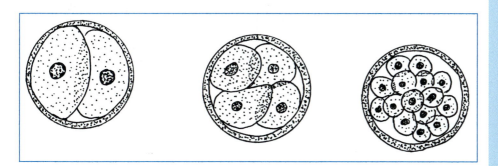

Nessa massa de células, algumas se separam formando uma cavidade, a blastocele, e o ovo recebe agora o nome de blastocisto (fig. 3.3).

Fig. 3.2
Formação da mórula a partir da fase de duas células.

Fig. 3.3
A – Esquema de um corte do blastocisto (quatro dias e meio);
B – Penetração do blastocisto na mucosa do útero.

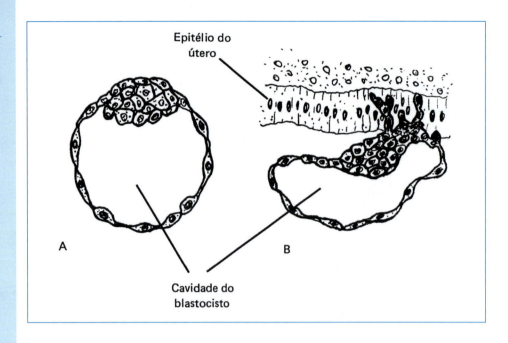

Fig. 3.4
Esquema de um blastocisto de nove dias mostrando a cavidade exocelômica.

Todos esses fenômenos ocorrem até o final da primeira semana. Durante a segunda e a terceira semana do desenvolvimento, parte das células do blastocisto penetra no endométrio e vai formar a placenta, enquanto outra parte das células dá origem aos folhetos do embrião: o ectoderma, o endoderma e o mesoderma (fig. 3.4).

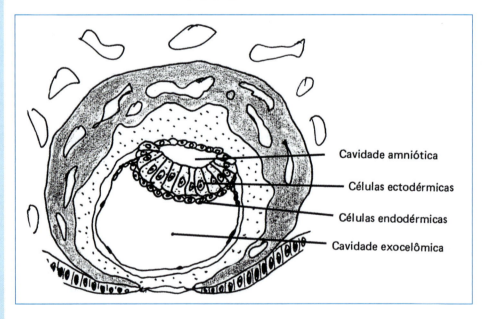

Os dois primeiros folhetos a aparecerem são o ectoderma e o endoderma. O mesoderma aparece depois.

FOLHETOS EMBRIONÁRIOS: ECTODERMA, MESODERMA E ENDODERMA

Inicialmente formam-se duas camadas de células: uma com células achatadas, pequenas, que constituem o folheto endodérmico ou endoderma, e outra com células cilíndricas, altas, o folheto ectodérmico ou ectoderma. Essas camadas encontram-se na forma de um disco, o disco germinativo. Ao lado do endoderma forma-se uma cavidade denominada cavidade exocelômica ou saco vitelino primitivo (fig. 3.4). O conjunto todo encontra-se em uma cavidade maior denominada celoma extra-embrionário (fig. 3.5). O celoma extra-embrionário é revestido por células que constituem o folheto parietal do mesoderma extra-embrionário ou somatopleura, e o mesoderma que reveste o saco vitelino é o folheto visceral ou esplancnopleura.

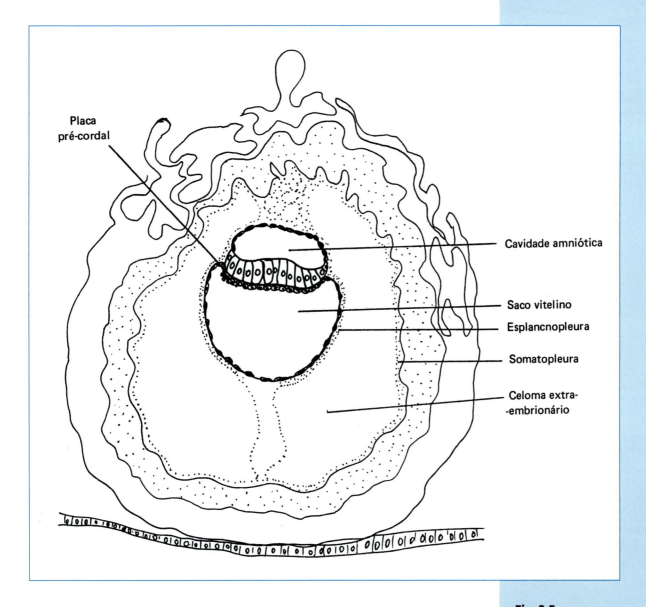

Fig. 3.5
Esquema de um blastocisto com 13 dias mostrando o celoma extra-embrionário.

Na terceira semana de desenvolvimento forma-se um terceiro folheto, o mesoderma, a partir de células do ectoderma que invaginam e vão se situar entre o ectoderma e o endoderma. Na linha mediana, forma-se uma espécie de um bastão de células, a notocorda (fig. 3.6).

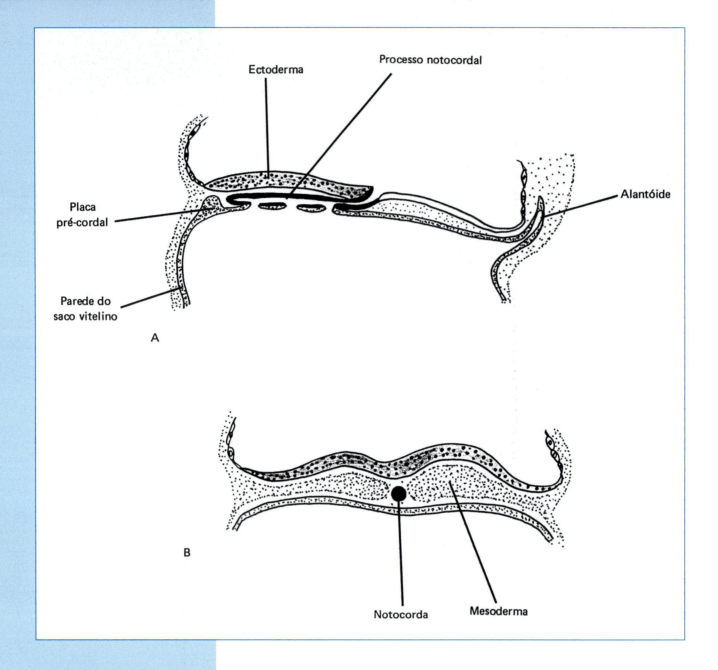

Fig. 3.6
A – Esquema de um corte craniocaudal de um embrião de 18 dias, mostrando os três folhetos embrionários. B – Corte transversal da porção cefálica de um embrião de 19 dias.

ORIGEM DO SISTEMA NERVOSO E DO TUBO DIGESTÓRIO

Em um embrião de 18 dias aparece um sulco na face ectodérmica, o sulco primitivo, que se origina da invaginação de células do ectoderma (fig. 3.7). A partir desse sulco, vai formar-se um tubo, o tubo neural, que origina o sistema nervoso central (encéfalo e medula espinal) (fig. 3.8).

• Noções de Embriologia •

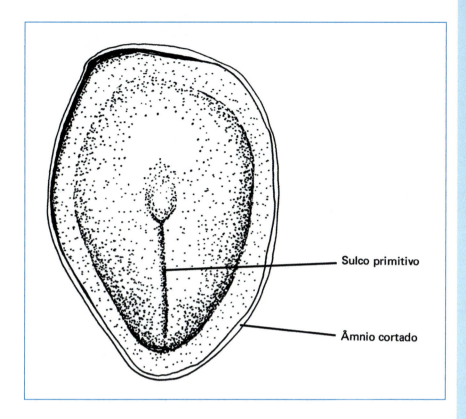

Fig. 3.7
Esquema de um embrião de 18 dias, em vista dorsal, mostrando o sulco primitivo.

Fig.. 3.8
Esquemas de cortes transversais de embriões em vários estágios de denvolvimento. A – 17 dias. B – 19 dias. C – 20 dias. D – 21 dias. Observar a formação do somito e do tubo neural.

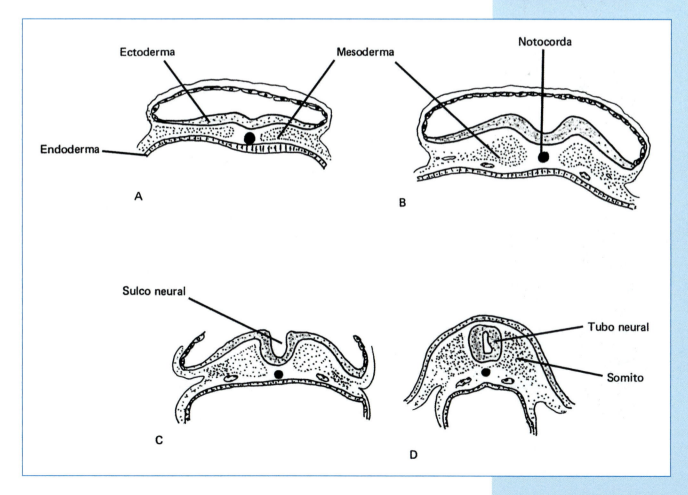

Na região cefálica do embrião, desenvolve-se a chamada placa pré-cordal, que dará origem à membrana bucofaríngea que, mais tarde, vai auxiliar na formação do intestino cefálico (fig. 3.9). Na porção caudal forma-se uma câmara chamada cloaca, que vai participar da formação do intestino posterior primitivo (fig 3.9). A parte posterior do saco vitelino dá origem a um divertículo denominado alantóide (fig. 3.6).

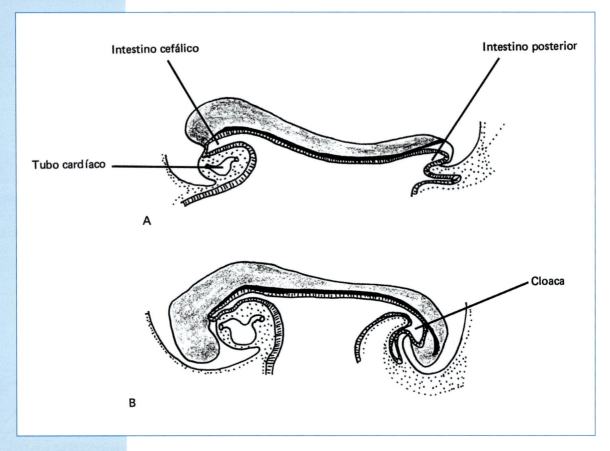

Fig. 3.9
Desenhos esquemáticos de cortes sagitais de embriões com sete somitos (A) e com 14 somitos (B).

O período de desenvolvimento que vai da quarta à oitava semana é chamado período embrionário. Neste período, os três folhetos embrionários se diferenciam e dão origem aos tecidos e órgãos específicos.

DERIVADOS DOS FOLHETOS EMBRIONÁRIOS

O mesoderma se fragmenta e forma os somitos, que darão origem à tela subcutânea, aos músculos e aos ossos (figs. 3.8 e 3.10) do tronco e membros. Parte do mesoderma dará também origem às unidades excretoras do sistema urinário, ao tubo cardíaco primitivo (fig. 3.9), que dará origem ao coração e o restante do sistema vascular. O mesoderma da porção cefálica do embrião vai originar estruturas denominadas arcos branquiais, dos quais se formarão tecido conjuntivo, ligamentos, músculos, cartilagens e ossos da porção cranial do embrião (fig. 3.10).

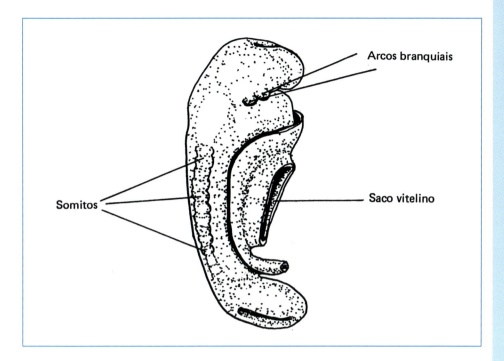

Fig. 3.10
Vista lateral de um embrião com 14 somitos (25 dias), mostrando os arcos branquiais.

O folheto endodérmico forma os intestinos primitivos anterior e posterior, surgindo depois o intestino médio. Estes depois vão originar o tubo digestório, fígado e pâncreas e ainda, parte do sistema respiratório, parte da bexiga, uretra, cavidade timpânica, tireóide, paratireóides e timo.

O folheto ectodérmico dá origem, como já vimos, ao sistema nervoso central, através do tubo neural (fig. 3.8). Origina também o sistema nervoso periférico, a epiderme, a hipófise e o epitélio de vários órgãos, como por exemplo a mucosa das partes cranial e caudal do tubo digestório.

Durante o segundo mês, formam-se os membros, face, orelha, nariz e olhos. O período entre o terceiro e o décimo mês de desenvolvimento é chamado período fetal. O feto flutua em um líquido denominado líquido amniótico, sendo envolvido por membranas denominadas âmnio e córion.

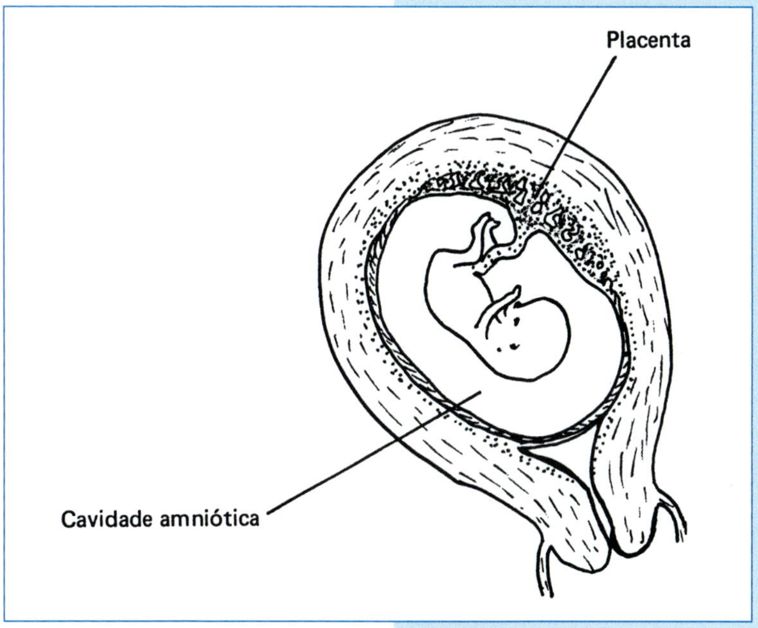

CORDÃO UMBILICAL E PLACENTA

O feto está unido à placenta pelo cordão umbilical (fig. 3.11). O cordão contém vasos sanguíneos que levam sangue do feto à placenta e vice-versa.

Os membros formam-se no segundo mês de vida intra-uterina, como brotos que se projetam do corpo do embrião. Cada broto consiste de uma massa de mesoderma coberta por ectoderma.

Fig. 3.11
Esquema de um embrião no final do terceiro mês.

Na placenta, o sangue do feto coloca-se em contato com o sangue da mãe, sem se misturar com ele. Aqui ocorrem trocas gasosas, alimentares e de excreção.

Aos três meses, o feto mede cerca de 10 cm e pesa aproximadamente 500 g. No quinto mês, o feto começa a movimentar-se com seus próprios músculos. Ao fim da gestação, iniciam-se os fenômenos que se chamam trabalho de parto, no qual o útero expulsa o feto.

RESUMO

A vida do novo indivíduo se inicia quando o espermatozóide penetra no óvulo, dando origem ao ovo, processo denominado fertilização, que ocorre na tuba uterina. A partir daí, o ovo se implanta no endométrio do útero materno. Aí, as células se multiplicam e formam uma massa de células, a mórula. Depois as células se separam e formam uma cavidade. Forma-se o blastocisto. As células do blastocisto vão se separar e formar os três folhetos embrionários: ectoderma, mesoderma e endoderma. Na linha mediana, entre o ectoderma e o endoderma e entre as duas metades do mesoderma, forma-se um bastão de células, a notocorda. As partes cranial, caudal e laterais do endoderma se aproximam e formam um tubo, o tubo digestório primitivo, denominado intestino cefálico, médio e posterior. Estes darão origem ao tubo digestório, fígado e pâncreas, pulmões, além de parte da bexiga urinária, uretra, e, na parte cranial, a cavidade timpânica, a glândula tiróide, as paratiróides e timo. Na parte anterior do embrião, o mesoderma dá origem ao tubo cardíaco, que vai depois originar o coração. Nessa parte ainda, formam-se os chamados arcos branquiais, de onde têm origem músculos, ligamentos, ossos e tecido conjuntivo da porção cefálica do embrião. Ao lado da notocorda, em toda a extensão do embrião, o mesoderma forma duas faixas longitudinais, o mesoderma paraxial. Este depois se fragmenta, formando cerca de 44 massas de mesoderma, os somitos, dos quais provêm a tela subcutânea, os ossos e os músculos do tronco e membros. Na superfície externa do ectoderma do embrião, surge um sulco, o sulco neural, que se aprofunda, fecha-se e forma o tubo neural, que vai originar o encéfalo e a medula espinal. Do ectoderma provêm ainda os gânglios nervosos, os nervos periféricos e a pele do embrião. O ectoderma origina também a retina e a mucosa das partes proximal e distal do tubo digestório. No segundo mês de vida intra-uterina, formam-se os membros superiores e inferiores, como brotos que se projetam do corpo do embrião, contendo uma massa de mesoderma recoberta de ectoderma. Ao fim da gestação, tem início o trabalho de parto que culmina com o nascimento do feto.

TESTE SEUS CONHECIMENTOS

Embriologia

1- Assinale a alternativa correta: A união dos gametas masculino (espermatozóide) e feminino (óvulo) que dá origem a um novo indivíduo é denominada:
    a. conjugação;
    b. fertilização;
    c. ocorre sempre dentro do útero.

2- Assinale a alternativa correta: Durante a segunda e a terceira semana do desenvolvimento:
    a. parte das células do blastocisto penetra no endométrio e vai formar a placenta;
    b. parte das células do blastocisto dá origem aos folhetos do embrião: o ectoderma, o endoderma e o mesoderma;
    c. na terceira semana de desenvolvimento forma-se um terceiro folheto, o mesoderma;
    d. todas estão corretas;
    e. todas estão erradas.

3- Assinale a alternativa errada. Em um embrião de 18 dias aparece um sulco na face ectodérmica:
    a. que se denomina sulco primitivo, originário da invaginação de células do ectoderma;
    b. que se origina do endoderma;
    c. e a partir desse sulco, forma-se o tubo neural, que origina o sistema nervoso central (encéfalo e medula espinal);
    d. todas estão corretas;
    e. todas estão erradas.

4- Assinale a alternativa incorreta:
    a. o mesoderma do embrião se fragmenta e forma os somitos, que darão origem à tela subcutânea, aos músculos e aos ossos;
    b. o folheto endodérmico forma os intestinos primitivos anterior e posterior;
    c. o folheto ectodérmico dá origem ao sistema nervoso central, através do tubo neural mas não ao sistema nervoso periférico.

5- Analisando as afirmações assinale a incorreta:
    a. aos três meses, o feto mede cerca de 10 cm e pesa aproximadamente 500 g;
    b. no oitavo mês, o feto começa a movimentar-se com seus próprios músculos;
    c. ao fim da gestação, iniciam-se os fenômenos que se chamam trabalho de parto, no qual o útero expulsa o feto.

Questões abertas

1 – O que é fertilização? Em que órgão ocorre?
2 – Explique as fases de mórula e de blastocisto do desenvolvimento embrionário.
3 – Como se denominam os três folhetos do embrião?
4 – Explique o que são somitos e que tecidos e órgãos vão originar.
5 – O que é período embrionário e que fenômenos ocorrem durante ele?
6 – Que tecidos e órgãos se originam do ectoderma, do mesoderma e do endoderma?
7 – Explique como se originam o encéfalo e a medula espinal.
8 – O que é período fetal do desenvolvimento?
9 – Qual a função da placenta e do cordão umbilical?
10 – O que é trabalho de parto? Qual seu resultado?

LIÇÃO 3

4

Apectos Gerais Sobre os Ossos

OBJETIVOS DO CAPÍTULO
- Citar as funções dos ossos
- Dar o conceito de esqueleto e sua divisão
- Classificar e exemplificar os ossos quanto à forma
- Explicar o que são acidentes ósseos e citar os principais tipos
- Citar os fatores de variação dos ossos
- Distinguir endósteo, periósteo e canal medular
- Distinguir os tipos de células ósseas
- Explicar como ocorre a formação e o crescimento dos ossos
- Explicar o que é remodelação óssea
- Explicar a estrutura dos tecidos esponjoso e compacto

• Aspectos Gerais Sobre os Ossos •

FUNÇÕES DOS OSSOS

Os ossos são estruturas rígidas que desempenham várias funções: servem como alavancas para os músculos produzirem os movimentos, sustentam as partes moles do corpo, constituem um reservatório de cálcio e no interior de alguns ossos são produzidas as células do sangue. Os ossos, juntamente com as cartilagens e as articulações ou junturas, que são as uniões entre os ossos, constituem o sistema esquelético.

O conjunto dos ossos articulados denomina-se **esqueleto**. Mas esse termo pode também ser aplicado a uma parte do esqueleto total. Por exemplo, pode-se falar em esqueleto do membro superior ou esqueleto da coluna vertebral.

CONCEITO E DIVISÃO DO ESQUELETO

Damos o nome de esqueleto ao conjunto dos ossos unidos uns aos outros. Com finalidade prática e devido ao tipo de funções desempenhadas, podemos considerar no esqueleto duas partes (fig. 4.1):

a) **Esqueleto axial** – É a parte constituída pelos ossos da coluna vertebral, do tórax e da cabeça. É o esqueleto que sustenta e protege os órgãos situados nas cavidades do tórax, do abdome, da pelve e na cavidade craniana.

b) **Esqueleto apendicular** – É formado pelos ossos dos membros superiores e inferiores; estes ossos desempenham o papel de alavancas comandadas pelos músculos que neles se inserem.

O estudo dos ossos chama-se osteologia.

O esqueleto pode ser dividido em esqueleto axial e esqueleto apendicular.

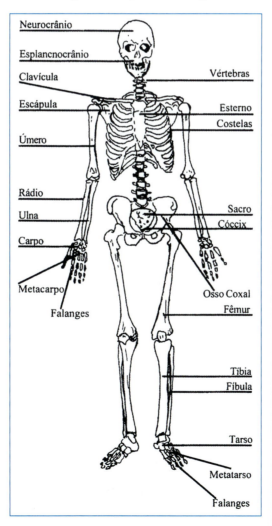

Fig. 4.1
Esqueleto humano. Vista anterior.

Os ossos podem ser classificados de acordo com sua forma.

CLASSIFICAÇÃO DOS OSSOS QUANTO À FORMA

Os ossos possuem formas variadas. Podemos classificar os ossos de acordo com sua forma, em quatro grupos:

a) **Ossos longos** – São aqueles cujo comprimento é maior que a largura e a espessura. São exemplos o fêmur, o rádio, a falange e o osso metatársico. Estes ossos apresentam duas extremidades denominadas epífises proximal e distal e um corpo chamado diáfise. A diáfise é constituída de tecido ósseo compacto (ou osso compacto) e apresenta, em seu interior, o canal medular, que contém a medula óssea. As epífises são constituídas de uma delgada camada de tecido ósseo compacto externamente e um trabeculado ósseo, denominado tecido ósseo esponjoso (ou osso esponjoso). Encontramos medula óssea também nos espaços existentes entre as trabéculas ósseas das epífises.

b) **Ossos curtos** – Estes ossos apresentam dimensões aproximadamente equivalentes entre si. São exemplos os ossos do carpo, do tarso, a patela. São constituídos de osso esponjoso recoberto por uma camada delgada de osso compacto. Contêm medula óssea em seu interior.

c) **Ossos planos** – Têm espessura bastante reduzida, predominando o comprimento e a largura. São exemplos o osso parietal do crânio e o osso esterno, no tórax. Compõem-se de duas lâminas de osso compacto, chamadas tábuas ósseas, aparecendo entre elas uma camada de osso esponjoso, com sua medula óssea correspondente. Nos ossos do crânio esta camada de osso esponjoso denomina-se díploe.

d) **Ossos irregulares** – A forma destes ossos é tal que não se pode estabelecer uma relação entre suas dimensões. São exemplos as vértebras, mandíbula e escápula. São constituídos por tecido esponjoso envolvido por uma fina camada de osso compacto.

Outros grupos de ossos são: ossos pneumáticos, sesamóides e acessórios.

OSSOS PNEUMÁTICOS, SESAMÓIDES E ACESSÓRIOS

Denominamos de **ossos pneumáticos** os ossos irregulares, que apresentam a particularidade de encerrar dentro de si espaços preenchidos por ar. Esses ossos estão presentes na cabeça. São exemplos os ossos maxila, frontal e esfenóide.

Alguns ossos curtos são encontrados na estrutura de tendões nas mãos, pés e joelhos. São denominados **ossos sesamóides**. Alguns são evidenciáveis apenas radiograficamente. O maior osso sesamóide que existe é a patela, osso do joelho que fica no tendão do músculo quadríceps.

Dá-se o nome de **ossos acessórios** a pequenos ossos que não aparecem habitualmente. Podem ser observados apenas em imagens radiográficas.

ACIDENTES ÓSSEOS

As reentrâncias encontradas na superfície dos ossos podem ser classificadas de acordo com sua maior ou menor profundidade ou extensão. Assim, existem as fossas (depressões maiores e mais profundas), as fóveas (reentrâncias pequenas e pouco profundas) e os sulcos (reentrâncias compridas).

As saliências, que existem na superfície dos ossos recebem denominações variadas, como, por exemplo: trocanter (saliência pronunciada), côndilo (saliência arredondada), processo (saliência em ponta), crista (saliência alongada), tubérculo (saliência menor) e outros que serão apresentados no decorrer dos estudos sobre os ossos.

> Os ossos apresentam, em sua superfície, reentrâncias e saliências, que recebem o nome genérico de acidentes ósseos.

VARIAÇÕES ANATÔMICAS DOS OSSOS

Já aprendemos o que são variações anatômicas. Os ossos também estão sujeitos a variações. Estas se dão também segundo os critérios conhecidos: grupo étnico, sexo, idade e biotipo. Assim, ossos de um indivíduo da raça negra apresentam diferenças em relação aos da raça branca. Os ossos da mulher têm diferenças em relação aos ossos do homem.

Mas há também fatores individuais de variação dentre os quais devemos considerar: peso, altura, estado nutricional e até mesmo o tipo de atividade desempenhada pelo indivíduo no decorrer da sua vida. Assim, por exemplo, a solicitação mecânica modifica os ossos. Portanto, os ossos de um atleta são diferentes daqueles de um datilógrafo.

> Os ossos apresentam variações anatômicas de acordo com os mesmos critérios válidos para as variações em geral.

PERIÓSTEO, ENDÓSTEO E CANAL MEDULAR

Existem várias estruturas que, embora não sejam constituídas de tecido ósseo, fazem parte do estudo dos ossos, devido às suas íntimas relações com eles. As diáfises dos ossos longos são envolvidas por uma lâmina de tecido conjuntivo, denominada **periósteo**. Este é constituído por duas membranas: a externa é fibrosa e resistente; a interna é celular, chamada osteogênica ou osteoblástica e fica em contato direto com o osso. Esta camada é responsável pelo crescimento do osso em espessura, durante a sua fase de crescimento.

O periósteo não existe apenas nos ossos longos; encontramos periósteo também nos outros tipos de ossos. O periósteo só não recobre as cartilagens articulares, ao nível das articulações, onde elas estão em contato. As funções do periósteo são: proteger o osso, promover seu crescimento em espes-

> O periósteo, o endósteo e a medula óssea são importantes estruturas relacionadas aos ossos.

sura, fornecer vasos sanguíneos para a irrigação de osso compacto e servir de inserção para ligamentos e tendões. O periósteo é também responsável pela união das partes ósseas no local da fratura.

O **canal medular** e os canais de Havers e de Volkmann na espessura do osso compacto apresentam um tipo de revestimento, de natureza celular: o **endósteo**, derivado da camada osteogênica do periósteo. Portanto, vemos que tanto as superfícies internas quanto as externas do osso compacto possuem um revestimento celular em íntimo contato com o tecido ósseo.

Os canais medulares dos ossos longos, os espaços intertrabeculares de suas epífises, bem como os dos ossos curtos, planos e irregulares, apresentam-se preenchidos de um tecido denominado medula óssea. Em alguns ossos como o esterno, as costelas, as vértebras e a crista ilíaca (parte do osso do quadril), a medula óssea é denominada medula óssea vermelha. A função desta medula é produzir hemácias (células vermelhas do sangue) e algumas células brancas. Trata-se, portanto, de um tecido hematopoiético.

VASCULARIZAÇÃO DOS OSSOS

Os ossos longos recebem uma artéria que penetra na diáfise, denominada artéria nutrícia, através de um forame, o forame nutrício. Esta artéria fornece numerosos ramos que irrigam a medula óssea e o tecido ósseo compacto, percorrendo-o através dos canais de Havers. As epífises recebem várias artérias e daí saem várias veias deixando numerosos forames visíveis nos ossos secos existentes no laboratório. Os ossos curtos recebem geralmente uma única artéria, ou mais de uma se o osso for grande. Do osso curto saem duas ou mais veias. Os vasos linfáticos dos ossos estão no periósteo, mas alguns penetram no tecido ósseo.

> De modo geral os ossos são ricamente vascularizados. Cada tipo de osso recebe suprimento sanguíneo e nervoso de modo característico.

INERVAÇÃO DOS OSSOS

Um número moderado de fibras nervosas penetram no osso. Muitas terminam no periósteo e outras acompanham os vasos dentro do tecido ósseo. As do periósteo são fibras sensitivas, provavelmente relacionadas com a dor. As fibras que acompanham os vasos são fibras eferentes simpáticas, que controlam o fluxo sanguíneo para o osso. A dor que se sente quando há uma fratura vem, na maior parte, dos tecidos que circundam o osso.

FORMAÇÃO E CRESCIMENTO DOS OSSOS

> A maior parte dos ossos tem origem a partir de modelos de cartilagem hialina.

O processo de formação do tecido ósseo, chamado de ossificação, se inicia na vida embrionária. Existem dois processos de ossificação: a ossificação intramembranosa e a endocondral.

a) Ossificação endocondral

A maioria dos ossos se forma pelo processo de ossificação endocondral. Neste processo, os centros de ossificação surgem em modelos de cartilagem preexistentes.

A cartilagem é um tecido conjuntivo resistente, composto de células (os condroblastos) e de fibras colágenas e elásticas implantadas numa matriz intercelular, de aspecto gelatinóide. Dependendo do tipo de fibras predominantemente encontradas na matriz, pode-se classificar as cartilagens em hialinas, fibrosas ou elásticas.

> Há três tipos de cartilagens: hialina, fibrosa e elástica.

- A cartilagem hialina apresenta na matriz fibras colágenas e elásticas aproximadamente em igual proporção. As cartilagens articulares são de cartilagem hialina.
- A cartilagem fibrosa, também denominada fibrocartilagem, apresenta em sua matriz feixes de fibras colágenas em maior quantidade que a cartilagem hialina. O disco intervertebral é constituído de cartilagem fibrosa.
- A cartilagem elástica é semelhante à hialina, porém as fibras que aqui predominam são as elásticas. Exemplo: cartilagens do pavilhão auricular.

No processo de ossificação endocondral, condensações do mesênquima no embrião se diferenciam e formam modelos de cartilagem hialina com as formas semelhantes às dos ossos definitivos. Através de um processo de infiltração, chegam as células chamadas osteoblastos, que depositarão na cartilagem a matriz óssea. A deposição de sais de cálcio na matriz óssea tem origem em pontos mais ou menos bem definidos, isto é, não se dá de maneira difusa. Esses pontos são os *centros de ossificação*.

> Na ossificação endocondral o tecido ósseo se forma sobre um molde de cartilagem hialina.

Nos ossos ditos longos, ou seja, aqueles em que o comprimento é predominante sobre a largura e a espessura, forma-se inicialmente um centro de ossificação na porção média do modelo cartilagíneo, que corresponde à diáfise do osso (fig. 4.2). Esse centro, crescendo em direção às extremidades, dará origem portanto, à diáfise do osso longo.

Enquanto a diáfise está em formação, aparecem nas extremidades do modelo cartilagíneo outros centros ou núcleos de ossificação, que também crescem, estabelecendo a formação das epífises do osso longo. Muitos centros de

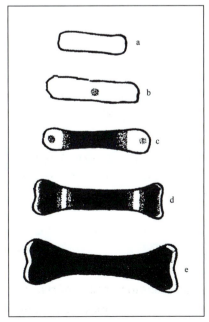

Fig. 4.2
Processo de ossificação endocondral em um osso longo.
a – Modelo cartilaginoso.
b – Núcleo de ossificação da diáfise. c – Aparecimento dos núcleos epifisários. d – Presença dos discos epifisários. e – Osso totalmente desenvolvido do adulto. Nas epífises, observam-se as cartilagens articulares.

ossificação surgem em idades constantes, antes do nascimento e são chamados de *centros de ossificação primários*. Outros centros aparecem após o nascimento. São chamados *centros de ossificação secundários*. Para cada osso, existem as idades certas de aparecimento dos centros de ossificação primários e secundários, as quais constam de tabelas.

Entre as epífises e a diáfise ficam discos cartilagíneos, que não se ossificam por um certo tempo, denominados discos epifisários. Clinicamente, estes discos chamam-se metáfises ou cartilagens de conjugação. Os discos serão os responsáveis pelo crescimento do osso em comprimento, uma vez que seus condroblastos situados na parte epifisária do disco continuam a produzir cartilagem que vai sendo substituída por tecido ósseo na parte diafisária do disco. O crescimento do osso em espessura é feito pelo periósteo que vai depositando tecido ósseo na face externa da diáfise. A forma final do osso é obtida pela deposição contínua de tecido ósseo em certos pontos do osso e reabsorção em outros pontos. Esta é feita por células especiais do osso chamadas osteoclastos. O osso só pára de crescer quando os discos epifisários se ossificam, unindo as epífises com a diáfise. Isto ocorre em idades certas e relativamente constantes, as quais se encontram em tabelas.

A ossificação e o crescimento dos ossos curtos ocorre de maneira semelhante ao que acontece nas epífises dos ossos longos.

b) Ossificação intramembranosa

O processo de ossificação intramembranosa se dá no interior de membranas de tecido conjuntivo. É o caso de vários ossos do crânio, como o parietal, occipital e frontal. Células ósseas primitivas se diferenciam em osteoblastos, constituindo o centro de ossificação primário. Essas células vão produzindo matriz óssea que vai progressivamente substituindo a membrana e formando pequenas traves ósseas que confluem e formam o osso. O crescimento do centro de ossificação se dá em sentido radial (fig. 4.3).

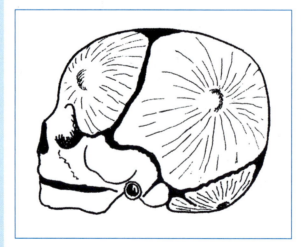

Fig. 4.3
Centros de ossificação e desenvolvimento de ossos planos.

REMODELAÇÃO ÓSSEA

Ao contrário do que se poderia pensar, o osso não é um tecido estável, mas é bastante plástico. Durante todo o resto da vida, depois de formados,

• ASPECTOS GERAIS SOBRE OS OSSOS •

no adulto, os ossos sofrem um processo contínuo de remodelação de sua estrutura, chamado *remodelação* óssea: ocorre contínua destruição e nova formação de tecido ósseo, para atender às contínuas modificações nas forças a que os ossos estão sujeitos.

ESTRUTURA MICROSCÓPICA DOS OSSOS

O tecido ósseo é uma variedade de tecido conjuntivo especializado e em constante modificação. O tecido ósseo é composto de células, de uma substância intercelular densa e de numerosos vasos sanguíneos.

Como vimos, o tecido ósseo se apresenta sob duas formas: tecido ósseo compacto e tecido ósseo esponjoso (fig. 4.4A). No osso esponjoso o tecido ósseo forma numerosas lâminas e trabéculas (pequenas traves) ósseas dispostas com certa orientação em cada osso e que se reúnem entre si formando um emaranhado. É encontrado nas epífises dos ossos longos e também nos ossos curtos, irregulares e planos. Nas epífises de ossos longos, em ossos curtos e irregulares, as trabéculas ósseas dispõem-se com direções preferenciais que seguem as direções das linhas de força a que o osso está sujeito.

> Os ossos são constituídos microscopicamente pelo tecido ósseo.

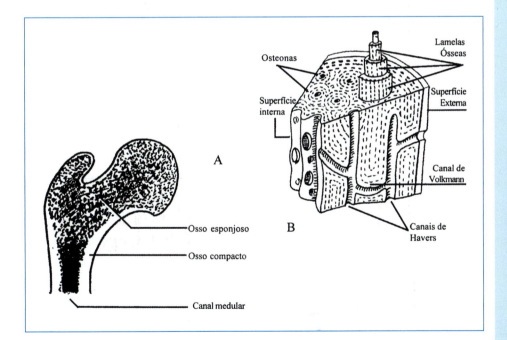

Fig. 4.4
A – Corte frontal da extremidade proximal de um osso longo (fêmur).
B – Estrutura do osso compacto.

O osso compacto adulto é constituído microscopicamente de camadas de elementos conhecidos como lamelas ósseas (fig. 4.4B). Estas lamelas constituem conjuntos chamados osteonas ou sistemas de Havers, cada sistema estando constituído de lamelas concêntricas, como se fossem tubos dentro de outros tubos. O tubo mais interno encerra um canal contendo vasos sanguíneos. Este recebe o nome de canal de Havers. Nas diáfises dos ossos longos, as osteonas apresentam-se direcionadas longitudinal ou obliquamente.

Interligando os canais de Havers, encontramos outro canais, aproximadamente perpendiculares aos de Havers, denominados canais de Volkmann.

Em cada osteona, as células do osso, chamadas osteócitos, estão dispostas em torno do canal de Havers em pequenas cavidades chamadas lacunas ósseas. As lacunas comunicam-se entre si através de numerosos canalículos. Estes comunicam-se com o canal de Havers e é através deles que o plasma chega até os osteócitos. Nos espaços entre as células, o material do osso é constituído por fibras c=olágenas e sais de cálcio. A constituição do osso em sistemas de osteonas é a mais apropriada para o osso suportar as forças a que está sujeito.

Graças à sua constituição em material orgânico (colágeno) e inorgânico (sais de cálcio), os ossos são ao mesmo tempo rígidos e elásticos, podendo, assim, suportar todos os tipos de forças a que estão sujeitos: forças de tração, de compressão, de torção, de flexão e de cisalhamento. Assim, sua arquitetura interna e externa pode ser interpretada mecanicamente. Em 1892, Julius Wolff apresentou uma teoria segundo a qual cada alteração de forma e função do osso, ou apenas de sua função, acarreta uma modificação de sua estrutura trabecular e de forma externa, segundo leis matemáticas. Entretanto, outros pesquisadores levantaram dúvidas quanto à validade total deste processo.

PROCESSO DE RECONSTRUÇÃO DO OSSO APÓS FRATURA

> Quando os ossos sofrem fraturas, são os osteoblastos do periósteo e do endósteo que reconstroem o osso.

Na zona de fratura, depois de removido o coágulo pelos macrófagos, as células ósseas do periósteo e do endósteo produzem tecido ósseo primitivo que une as duas extremidades do osso fraturado. Este é o *calo ósseo*, que envolve e une essas extremidades na área de fratura. Com a volta do indivíduo às atividades normais, as forças que atuam sobre o osso no local do calo ósseo, vão fazendo com que ele seja substituído por tecido ósseo definitivo, ou seja, com a estrutura típica em osteonas.

> Durante o envelhecimento, os ossos vão perdendo massa óssea; este processo é denominado osteoporose.

A partir da idade adulta, no tecido compacto, começa a haver um desequilíbro entre a produção de tecido ósseo e a sua destruição, com predomínio desta última. Assim, vão se formando pequenas áreas de rarefação óssea, poros no meio do tecido. Isto é chamado *osteoporose* fisiológica. Se este processo é muito intenso, caracteriza a doença osteoporose. Da mesma forma, diminuem o número e a espessura das trabéculas ósseas ao nível das epífises. Tudo isto torna o osso mais fraco e sujeito a fraturas, no idoso. Os locais mais comuns destas fraturas são o colo do fêmur e os corpos vertebrais.

• ASPECTOS GERAIS SOBRE OS OSSOS •

RESUMO

Os ossos são órgãos que se caracterizam pela sua rigidez. Têm funções importantes, dentre as quais servir de alavancas para os músculos, nos movimentos. O conjunto dos ossos articulados denomina-se esqueleto. Os ossos do esqueleto têm formas diferentes mas podem ser agrupados em ossos longos, curtos, planos e irregulares, quanto à forma. Os tipos mais frequentes são os ossos longos, que apresentam duas extremidades dilatadas, as epífises, unidas por uma haste, a diáfise. Esta apresenta no seu interior um canal, o canal medular. A superfície dos ossos apresenta vários tipos de saliências e depressões, genericamente chamadas de acidentes ósseos, e que recebem nomes diversos: trocanteres, tubérculos, processos, fossas, fóveas. Os ossos são recobertos por uma membrana fibrosa, exceto nas superfícies articulares, chamada de periósteo, a qual tem várias funções: é responsável pelo crescimento do osso em espessura e pela formação do calo ósseo, que une as partes ósseas em uma fratura. Os ossos em conjunto, articulados, constituem o esqueleto. Este pode ser dividido em esqueleto axial e esqueleto apendicular. O primeiro compreende os ossos da cabeça, da caixa torácica e da coluna vertebral. O esqueleto apendicular é representado pelos ossos dos membros superiores e inferiores. Os ossos têm origem a partir de modelos de cartilagem ou de membranas, constituindo as ossificações endocondral ou intramembranosa. Mesmo no adulto, o tecido ósseo está em um processo contínuo de transformação e remodelação denominado remodelação óssea. O tecido ósseo é composto por células ósseas, os osteócitos, mergulhados em uma matriz rica em sais de cálcio e colágeno. O tecido ósseo se apresenta sob duas formas, o tecido compacto e o esponjoso. O tecido compacto forma a camada externa dos ossos e o esponjoso fica mais internamente. O tecido ósseo compacto é constituído por sistemas microscópicos de lamelas concêntricas, em torno de um canal central, denominados sistemas de Havers ou osteonas. Os ossos longos recebem suprimento sanguíneo por uma artéria diafisária e várias artérias epifisárias, que suprem a medula óssea e o tecido ósseo. As fibras nervosas que penetram no osso e vão para o periósteo são sensitivas para a dor, e há outras que são vasomotoras, acompanhando os vasos do osso.

TESTE SEUS CONHECIMENTOS

Aspectos gerais sobre ossos

1- Analise as afirmações e assinale a correta: São funções dos ossos:
    a. servir como alavancas para os músculos produzirem os movimentos;
    b. sustentar as partes moles do corpo;

c. constituir um reservatório de cálcio;
d. no interior de alguns ossos são produzidas as células do sangue;
e. todas estão corretas;

2- Assinale a alternativa errada:
a. esqueleto axial é a parte do esqueleto constituída pelos ossos da coluna vertebral, do tórax e da cabeça;
b. ossos longos são aqueles cujo comprimento é maior que a largura e a espessura como o fêmur, o rádio, a falange;
c. alguns ossos curtos encontrados na estrutura de tendões nas mãos, pés e joelhos são denominados sesamóides;
d. trocânteres são pequenas saliências que existem na superfície dos ossos;
e. não existem diferenças entre os ossos de um atleta e de um datilógrafo, o qual não faz atividade física.

3- Assinale a alternativa incorreta:
a. as diáfises dos ossos longos são envolvidas externamente por uma lâmina de tecido conjuntivo denominada endósteo;
b. durante toda a vida, os ossos sofrem um processo contínuo de remodelação de sua estrutura, chamado remodelação óssea em que ocorre contínua destruição e nova formação de tecido ósseo;
c. os locais mais comuns de fraturas ósseas em Idosos são o colo do fêmur e os corpos vertebrais.

4- Assinale a alternativa incorreta
a. em alguns ossos como o esterno, as costelas, as vértebras e a crista ilíaca (parte do osso do quadril), a medula óssea é denominada medula óssea vermelha;
b. a função da medula óssea é produzir hemácias (células vermelhas do sangue) e algumas células brancas;
c. em ossos longos, na cavidade medular existe somente medula óssea vermelha.

5- Assinale a alternativa errada:
a. os ossos longos tem uma artéria que penetra na diáfise para irrigar a medula óssea e o tecido ósseo compacto ;
b. as epífises recebem várias artérias;
c. os ossos curtos recebem geralmente uma única artéria;
d. as fibras nervosas do periósteo são fibras sensitivas, provavelmente relacionadas com a dor;
e. a maioria dos ossos se forma pelo processo de ossificação Intramembranosa.

Questões abertas

1 – Quais as funções dos ossos?
2 – Como se classificam os ossos quanto à forma?
3 – Quais as partes de um osso longo? O que é canal medular? Qual sua importância?
4 – O que são ossos sesamóides, pneumáticos e acessórios?
5 – O que são acidentes ósseos? Dê exemplos.
6 – O que é periósteo? E endósteo? Quais suas funções?
7 – O que é esqueleto?
8 – Como se divide o esqueleto?
9 – Que ossos constituem o esqueleto axial e o esqueleto apendicular?
10 – Como se processa a ossificação endocondral nos tipos de ossos quanto à forma?
11 – O que são centros de ossificação primários e secundários?
12 – Que são discos epifisários e qual sua importância?
13 – Que elementos constituem o tecido ósseo?
14 – Quais as duas formas pelas quais se apresenta o tecido ósseo?
15 – Como é constituído microscopicamente o tecido ósseo compacto?
16 – O que determina a direção predominante das trabéculas ósseas no osso esponjoso?
17 – O que são sistemas de Havers ou osteonas e como são constituídos?
18 – Quais os tipos de células presentes no tecido ósseo?
19 – Que é remodelação óssea?
20 – Que elementos do osso são importantes na reparação das fraturas?

LIÇÃO 4

5

Ossos da Coluna Vertebral, da Caixa Torácica e da Cabeça

OBJETIVOS DO CAPÍTULO
- Citar os tipos de vértebra e as regiões da coluna e suas curvaturas
- Citar os elementos anatômicos de uma vértebra típica e suas diferenças nas várias regiões da coluna
- Citar os componentes do esqueleto do tórax
- Citar os ossos do crânio e da face
- localizar cada osso na cabeça
- Descrever as principais características de cada osso do crânio
- Nomear e situar os fontículos do crânio
- Dar a divisão da cavidade craniana e seu conteúdo

• OSSOS DA COLUNA VERTEBRAL, DA CAIXA TORÁCICA E DA CABEÇA •

COLUNA VERTEBRAL: TIPOS DE VÉRTEBRAS. REGIÕES DA COLUNA

Os ossos que formam a coluna vertebral são as vértebras. A coluna vertebral consiste em 33 vértebras, superpostas ao longo do plano mediano. As sete vértebras superiores são denominadas vértebras cervicais (do pescoço), as doze seguintes são chamadas vértebras torácicas. Mais inferiormente há cinco vértebras chamadas lombares, às quais se seguem cinco vértebras sacrais fundidas em um osso único (o sacro). Finalmente, no extremo inferior da coluna há quatro vértebras chamadas coccígeas, fundidas em um osso, o cóccix. Cada um desses grupos de vértebras delimita uma região da coluna vertebral. Há, portanto, cinco regiões na coluna: regiões cervical, torácica, lombar, sacral e coccígea, esta última geralmente denominada de sacrococcígea (figs. 5.1, 5.2).

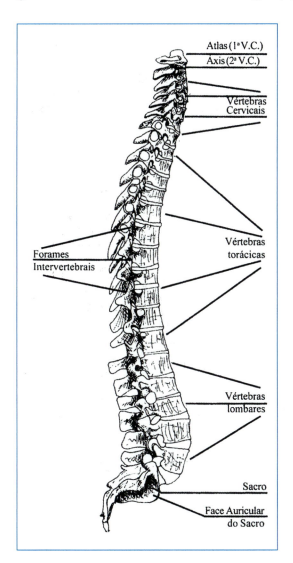

Fig. 5.1
Coluna vertebral, em vista lateral direita.

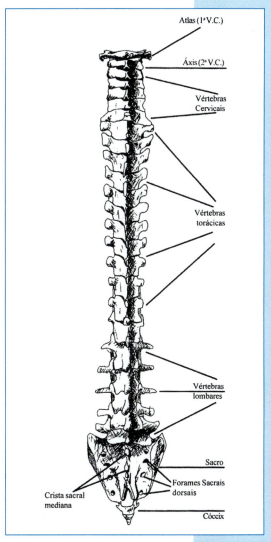

Fig. 5.2
Coluna vertebral, em vista posterior.

> As abreviaturas C, T, L, S e Co são utilizadas para designar as vértebras das regiões cervical, torácica, lombar, sacral e coccígea.

CURVATURAS DA COLUNA VERTEBRAL

Quando observada lateralmente (fig. 5.1), a coluna vertebral apresenta várias curvaturas. Há duas curvaturas de concavidade posterior, uma na região cervical e uma na região lombar. Nas regiões torácica e no sacro e cóccix, as curvaturas são convexas posteriormente. A existência destas curvaturas possibilita maior elasticidade à coluna ao andar e saltar, tornando-a apta a amortecer melhor os choques do que se fosse perfeitamente reta. As curvaturas torácica e sacral são chamadas de curvaturas primárias. Elas se formam já na vida embrionária. As curvaturas cervical e lombar são chamadas de secundárias. Elas surgem mais tarde e se acentuam quando a criança sustenta a cabeça e quando adquire a postura ereta.

A coluna vertebral vista de frente apresenta uma curvatura lateral, bem mais discreta, denominada escoliose. Ocorre na região torácica e sua concavidade geralmente volta-se para a esquerda. Entretanto, em pessoas que usam preferencialmente a mão esquerda, a curvatura é invertida.

> As curvaturas das regiões cervical e lombar são também denominadas de lordose cervical e lordose lombar. A curvatura torácica é também chamada de cifose.

ELEMENTOS DE UMA VÉRTEBRA TÍPICA

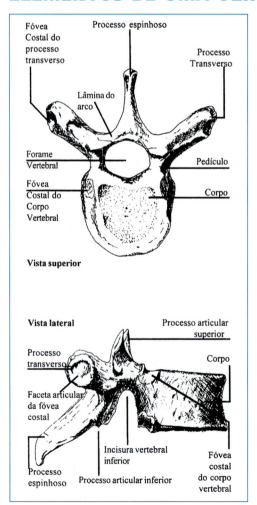

Fig. 5.3
Elementos de uma vértebra típica (vértebra torácica).

Uma vértebra típica (fig. 5.3) consiste em uma parte cilíndrica anterior, o corpo, o qual que se une a uma parte situada posteriormente, o arco. Entre ambas as partes existe um forame denominado forame vertebral o qual, sobreposto aos demais, na coluna, constitui um canal, o canal vertebral. Esse contém a medula espinal.

A união do arco com o corpo é feita pelos dois pedículos do arco. Nesses, encontram-se as incisuras superiores e inferiores. Essas, quando superpostas na coluna, formam os forames intervertebrais, por onde emergem os nervos espinais. (fig. 5.1). No arco de cada vértebra, existem dois processos articulares superiores (direito e esquerdo) e dois inferiores. Um processo pontiagudo, denominado processo espinhoso, projeta-se do arco em direção posterior e dois processos denominados processos transversos, estendem-se lateralmente.

CARACTERÍSTICAS DAS VÉRTEBRAS DAS REGIÕES

a) **Vértebras torácicas** – Os processos transversos e o corpo das doze vértebras da região torácica possuem pequenas depressões que são locais de união com as costelas, denominados fóveas costais. Em cada fóvea encontra-se uma face articular (fig. 5.3).

b) **Vértebras lombares** – As vértebras lombares tem corpos volumosos e não apresentam forames transversos, nem fóveas para fixação das costelas. As faces articulares dos processos articulares superiores estão dirigidas para trás e para dentro (figs. 5.4, 5.5).

> As vértebras apresentam particularidades que permitem identificar a que região elas pertencem.

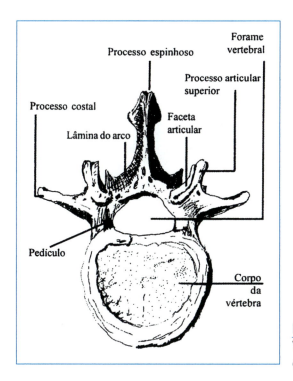

Fig. 5.4
Vértebra lombar, em vista superior.

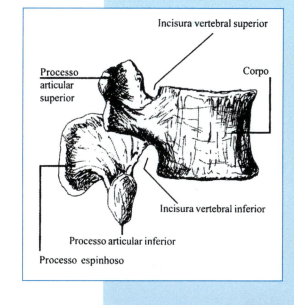

Fig. 5.5
Vértebra lombar, em vista lateral direita.

c) **Vértebras cervicais** – As vértebras cervicais podem ser facilmente identificadas por possuírem, em cada um dos seus processos transversos, os forames transversos, por onde passam as artérias vertebrais (Fig. 5.6). A sétima vértebra cervical caracteriza-se por ter um processo espinhoso proeminente. A primeira e a segunda vértebras cervicais apresentam características próprias, que as distinguem das demais e que serão descritas a seguir.

> As vértebras são denominadas por algarismos romanos: CI, CII... CVIII; TI, TII... TXII; LI, LII... LV; SI, SII... SV e coccígeas I a IV.

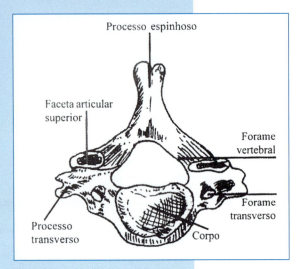

Fig. 5.6
Vértebra cervical. Vista superior.

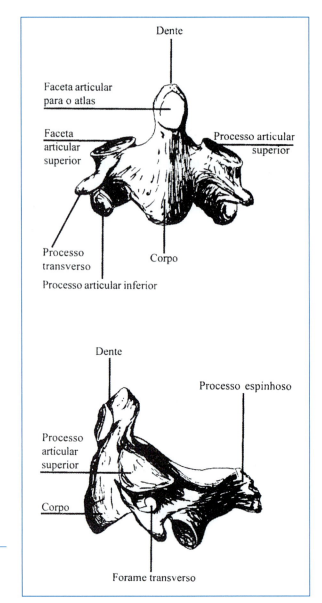

Fig. 5.7
Segunda vértebra cervical (áxis). Acima – Vista anterior. Abaixo – Vista lateral.

A segunda vértebra cervical tem um corpo reduzido e um processo de direção ascendente, denominado dente do áxis (fig. 5.7). Esse articula-se com o atlas (primeira vértebra cervical) e permite a rotação do crânio.

O atlas (fig. 5.8) não tem um corpo, de tal modo que a vértebra assemelha-se mais a um anel. Apresenta dois arcos, um anterior e um posterior, nos quais encontram-se dois tubérculos, um anterior e outro, posterior. Na sua superfície superior, lateralmente, há duas depressões para articulação com os côndilos do osso occipital, denominadas fóveas articulares superiores, onde encontram-se as faces articulares. Na superfície inferior encontram-se duas fóveas inferiores, com suas faces articulares para articulação com os processos articulares superiores do áxis. Essa articulação permite deslizamentos da cabeça para frente e para trás. Ao girar a cabeça de um lado para o outro, o atlas move-se juntamente com o crânio, tendo o dente do áxis como centro de rotação.

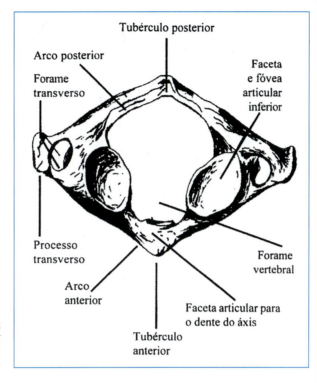

Fig. 5.8
Primeira vértebra cervical (atlas). Vista inferior.

> Os processos transversos da sétima vértebra cervical podem crescer exageradamente, vindo a constituir as chamadas costelas cervicais.

d) Sacro – Situado abaixo da quinta vértebra lombar, este osso tem forma triangular com seu ápice voltado inferiormente (fig. 5.9). É constituído por cinco vértebras fundidas. Apresenta uma face pélvica, onde se encontram quatro forames sacrais anteriores e uma face dorsal, com quatro forames sacrais posteriores (figs. 5.1, 5.2). Esses forames servem para a saída de nervos espinais. Sua parte central é a base do sacro. Lateralmente há duas massas ósseas, as asas do sacro.

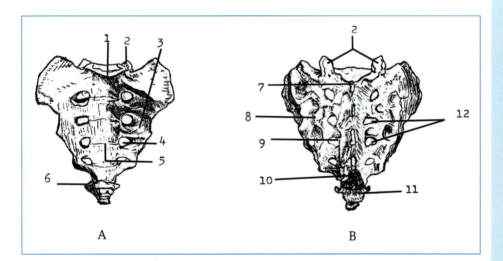

Fig. 5.9
Sacro e cóccix. A – Vista anterior B – Vista posterior. 1 – Promontório. 2 – Processo articular superior. 3 – Parte lateral. 4 – Forame sacral anterior. 5 – Linha transversa. 6 – Corno do cóccix. 7 – Crista sacral mediana. 8 – Crista sacral lateral. 9 – Crista sacral medial. 10 – Hiato sacral. 11 – Cóccix. 12 – Forames sacrais posteriores.

Na face dorsal do sacro, processos espinhosos rudimentares constituem, em conjunto, a crista sacral mediana, a qual termina inferiormente em uma abertura, o hiato sacral. O sacro é percorrido por um canal, o canal sacral, continuação para baixo, do canal vertebral. Neste canal, a medula

> Um anestésico pode ser injetado no hiato sacral, no espaço epidural (por fora do dura-máter), para anestesiar os nervos espinais que por aí passam.

> O arco da vértebra provém de duas metades que se fundem. Quando isto não ocorre, o arco, na parte posterior, fica aberto. Esta condição é chamada espinha bífida.

> As costelas são designadas por algarismos romanos: I, II... XII.

não se encontra mais, mas somente as raízes nervosas dos nervos espinais lombares e sacrais (fig. 5.1). A margem anterior-superior do corpo do sacro é proeminente e é denominada promontório. Na superfície lateral de cada asa do sacro há uma região rugosa denominada face articular, local de união com a face auricular do osso ilíaco.

e) **Cóccix** – É o conjunto de quatro pequenas vértebras coccígeas fundidas (fig. 5.9).

ESQUELETO DO TÓRAX

O esqueleto do torax é constituído pelas costelas, pelas cartilagens costais, pelo esterno e pelas vértebras torácicas unidas pelos discos intervertebrais.

a) **Costelas** – Compreendem 12 pares (fig. 5.10). São ossos compridos e delgados que se fixam, por um lado, à coluna vertebral e por outro, ao esterno. Sua fixação na coluna vertebral se faz por meio de dois pontos: um no corpo da vértebra e outro no processo transverso. A costela apresenta uma cabeça, onde se encontram duas fóveas com facetas articulares, um corpo e uma extremidade esternal. A cabeça une-se ao corpo pelo colo da costela. Na borda inferior da costela há um sulco pouco profundo, o sulco subcostal para os vasos e nervo intercostais.

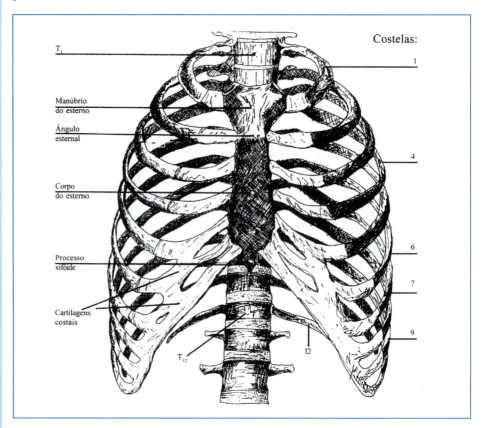

Fig. 5.10
Esqueleto do tórax. Vista anterior.

Cada costela (fig. 5.11), assim que sai de sua união com a vértebra, apresenta uma curvatura abrupta para frente, denominada ângulo da costela. Junto a esse ângulo encontra-se uma saliência, o tubérculo da costela, onde se encontra uma faceta articular para o processo transverso da vértebra correspondente. Além disso, a costela tem uma curvatura que se dirige para frente e para baixo. As primeiras seis costelas fixam-se na frente, diretamente no esterno por meio de cartilagens denominadas cartilagens costais. Da sétima à décima costela a fixação no esterno se faz por meio de uma única cartilagem costal. A décima-primeira e a última costelas não se fixam no esterno, mas tem extremidades livres: são chamadas costelas flutuantes.

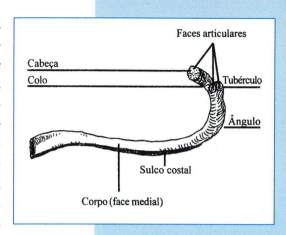

Fig. 5.11
Costela típica. Vista medial.

b) **Esterno** – O osso esterno (fig. 5.10) está situado na linha mediana do tórax. Apresenta uma parte superior, o manúbrio e uma intermediária, o corpo, situado abaixo do manúbrio. As duas partes unem-se formando um ângulo obtuso voltado posteriormente, o ângulo esternal, o qual constitui um ponto de reparo importante para localicar o segundo espaço intercostal e, a partir deste, qualquer outro da caixa torácica. Na extremidade inferior do osso esterno, há uma pequena parte cartilaginosa, chamada processo xifóide. O esqueleto do tórax contém a cavidade torácica, de forma cilíndrico-cônica, de base inferior.

A caixa torácica apresenta uma abertura superior e uma inferior. Inferiormente, os rebordos costais formados pelas cartilagens costais, formam um ângulo, denominado ângulo infra-esternal, com vértice no processo xifóide. O espaço existente entre duas costelas adjacentes é denominado de espaço intercostal (fig. 5.10).

ESQUELETO CEFÁLICO (DA CABEÇA)

O esqueleto cefálico compreende os ossos do crânio e os ossos da face.
Os ossos do crânio formam um arcabouço arredondado que envolve o encéfalo (parte do sistema nervoso central). Os ossos da face estão relacionados com os sistemas respiratório, digestório e sensorial.

OSSOS DO CRÂNIO – (FIGS. 5.12 A 5.17)

a) **Frontal** – Forma a chamada fronte. É um dos ossos pneumáticos pois possui uma cavidade, o seio frontal.

Quando se faz uma cirurgia torácica, pode se retirar um trecho de uma costela, deixando seu periósteo, o que permite que mais tarde a costela cresça novamente.

Devido a sua posição superficial no tórax e sua pequena espessura, o esterno é utilizado para fazer punção para exame da medula óssea (mielograma).

A cavidade torácica contém órgãos importantes como o coração, os pulmões e o esôfago.

A terminologia anatômica não distingue ossos do crânio e ossos da face, denominando-os todos como ossos do crânio.

b) **Parietais** – Direito e esquerdo, formam parte da calota craniana, ou calvária ou abóbada craniana.

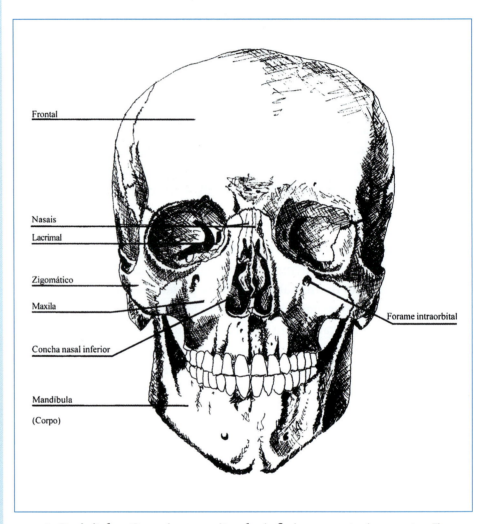

Fig. 5.12
Ossos do crânio e da face. Vista anterior.

c) **Occipital** – Osso ímpar, situado inferior e posteriormente. Forma parte da base do crânio. Possui um amplo forame (o forame magno) para passagem do sistema nervoso central e dois côndilos que se articulam com a primeira vértebra cervical, o atlas. Apresenta uma parte basilar e uma escama.

d) **Temporais** – Direito e esquerdo. Formam as paredes laterais do crânio. Apresentam uma parte alargada, plana, a parte escamosa do temporal e uma parte que auxilia na formação do assoalho da cavidade craniana, a porção petrosa do temporal. Essa porção tem grande importância, pois contém os órgãos da audição e do equilíbrio. Inferiormente apresenta uma depressão, a fossa mandibular, para encaixar a cabeça da mandíbula, formando a articulação temporomandibular (ATM).

• Ossos da Coluna Vertebral, da Caixa Torácica e da Cabeça •

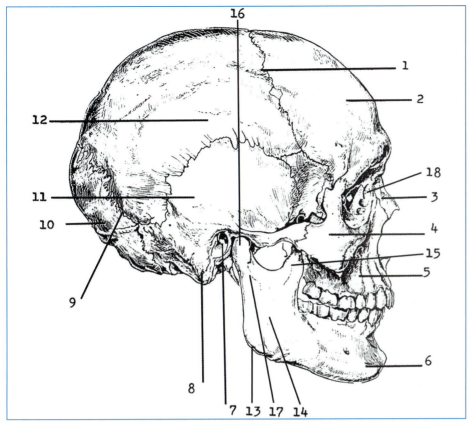

Fig. 5.13
Vista lateral do crânio.
1 – Sutura coronal. 2 – Osso frontal. 3 – Osso nasal. 4 – Osso zigomático. 5 – Maxila. 6 – Corpo da mandíbula. 7 – Meato acústico externo. 8 – Processo mastóide. 9 – Sutura lambdóide. 10 – Osso occipital. 11 – Parte escamosa do osso temporal. 12 – Osso parietal. 13 – Ângulo da mandíbula. 14 – Ramo da mandíbula. 15 – Processo coronóide da mandíbula. 16 – Cabeça da mandíbula. 17 – Colo da mandíbula. 18 – Osso lacrimal.

e) **Esfenóide** – Osso situado centralmente. Apresenta um corpo, no qual existe uma cavidade, o seio esfenoidal, sendo então um osso pneumático. Essa parte apresenta uma depressão, a sela turca, onde se aloja a hipófise. Possui duas expansões laterais de cada lado, chamadas asas maiores e menores do esfenóide.

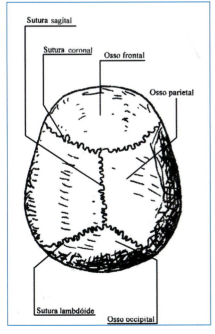

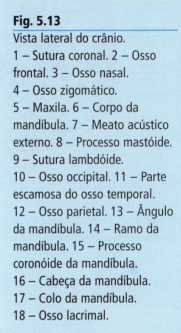

Fig. 5.14
Vista superior do crânio.

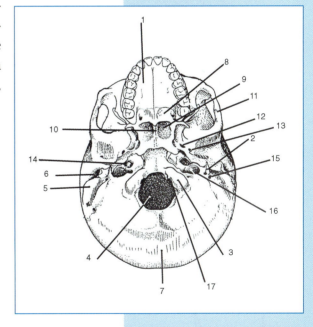

Fig. 5.15
Base do crânio. Vista inferior. 1 – Maxila. 2 – Processo estilóide do temporal. 3 – Côndilo occipital. 4 – Forame magno. 5 – Processo mastóideo. 6 – Meato acústico externo. 7 – Osso occipital. 8 – Osso palatino. 9 – Coana. 10 – Osso vômer. 11 – Arco zigomático. 12 – Forame oval. 13 – Forame espinhoso. 14 – Canal carótico. 15 – Forame mastóideo. 16 – Forame jugular. 17 – Canal do hipoglosso.

• Lição 4: Sistema de Suporte II •

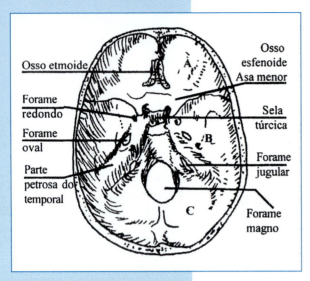

Fig. 5.16
Base do crânio. Vista superior.
A – Fossa craniana anterior.
B – Fossa craniana média.
C – Fossa craniana posterior

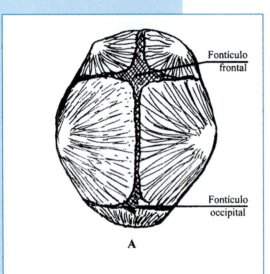

Fig. 5.17
Crânio de recém-nascido. A – Vista superior. B – Vista lateral.

f) **Etmóide** – Situado na linha mediana, possui uma lâmina horizontal, perfurada, chamada lâmina cribriforme, situada entre as órbitas, na parte superior, por onde passam os filetes do n. olfatório. Do centro da lâmina cribriforme projeta-se para cima, uma saliência, a crista etmoidal. Para baixo, projeta-se uma placa óssea, que faz parte do septo nasal, a lâmina perpendicular do etmóide. Lateralmente, encontra-se o labirinto etmoidal, de onde se projetam para cada metade da cavidade nasal, duas peças ósseas denominadas conchas nasais superior e média. O osso etmóide possui pequenas cavidades chamadas células etmoidais, denominadas em conjunto, seio etmoidal.

g) **Conchas nasais inferiores** – Projetam-se das paredes laterais da cavidade nasal, para o interior desta cavidade, uma de cada lado.

h) **Nasais** – Formam o esqueleto ósseo do nariz.

i) **Lacrimais** – São pequenos ossos situados na parede medial de cada órbita.

j) **Vômer** – É uma lâmina óssea que, juntamente com a lâmina perpendicular do osso etmóide entra na formação do septo que divide a cavidade nasal em duas metades (septo nasal).

OSSOS DA FACE – (FIGS. 5.12 A 5.16)

a) **Maxilas** – Situam-se junto à linha mediana, uma de cada lado. Auxiliam a formar a cavidade nasal. Apresentam, inferiormente, duas lâminas horizontais denominadas processos palatinos, formando parte do palato duro, que separa as cavidades nasal e da boca. Cada maxila apresenta uma cavidade, o seio maxilar. Possui pequenas cavidades denominadas alvéolos dentários para o encaixe dos dentes.

b) **Palatinos** – Situados atrás das maxilas, participam junto com as maxilas na delimitação da cavidade da boca e nasal.

c) **Zigomáticos** – Situam-se lateralmente na face. Formam, de cada um dos lados, a chamada "maçã do rosto".

d) **Mandíbula** – É um osso móvel na sua articulação com a fossa mandibular do osso temporal. Possui um corpo e dois ramos. No ramo, superiormente, encontram-se dois processos, um posterior, o processo condilar e um anterior, o processo coronóide. O processo condilar apresenta a cabeça ou côndilo e um colo. A cabeça articula-se com o osso temporal para formar a articulação temporomandibular. Medialmente, o ramo possui um forame, o forame da mandíbula, para a passagem do nervo e da artéria alveolar inferior. A mandíbula apresenta, como a maxila, cavidades alveolares (alvéolos dentários) onde se implantam os dentes.

e) **Osso hióide** – É um osso em forma de ferradura. Situa-se no pescoço, logo abaixo da mandíbula. Não se articula com nenhum outro osso, ficando preso por músculos e ligamentos.

ESQUELETO CEFÁLICO EM CONJUNTO

a) **Vista anterior**
Na vista anterior da cabeça óssea, encontramos na face, lateralmente, duas cavidades de forma cônica, com os ápices voltados para trás, chamadas órbitas. No centro, situa-se a cavidade nasal, dividida em duas partes pelo septo nasal. Inferiormente, localiza-se a cavidade da boca, entre a mandíbula e as maxilas (fig. 5.12).

b) **Vista lateral**
Nesta vista observamos o osso parietal, a parte escamosa do temporal, o osso frontal, o nasal, o zigomático, a maxila, o meato acústico externo (abertura externa do canal auditivo), o processo mastóide do temporal e a mandíbula, com seu ramo, ângulo e corpo (fig. 5.13).

c) **Vista superior**
Nesta vista, observamos a parte abaulada do crânio, denominada calota craniana. Nela, encontram-se linhas de união entre os ossos denominadas suturas. Na calota craniana existem as seguintes suturas: coronal, entre o osso frontal e os parietais; a sagital, entre os ossos parietais; a lambdóidea, entre os parietais e o occipital (fig. 5.14); e a esfenoparietal, entre o esfenóide e o parietal. Muitas suturas podem ser vistas através de radiografias. Às vezes formam-se ossos extras, isolados entre as suturas, denominados ossos suturais.

Na face interna da abóbada do crânio, encontramos vários acidentes (impressões digitais) que correspondem aos giros do cérebro. No plano mediano, existem pequenas cavidades denominadas fovéolas granulares, ou seja, depressões que alojam as granulações aracnoídeas, local onde ocorre reabsorção do líquor.

d) Vista inferior

Na vista inferior do crânio, encontramos a base do crânio, onde há vários forames para a passagem de vasos, nervos e parte do sistema nervoso central. A base do crânio mostra um grande forame, o forame magno, as aberturas da cavidade nasal denominadas coanas e o palato duro, o teto da cavidade da boca (fig. 5.15). Os forames mais importantes da base do crânio são: o canal carótico, para a a. carótida interna; o forame jugular, para a v. jugular e para os nn. glossofaríngeo, vago e acessório; o forame oval, para o ramo mandibular do n. trigêmio; o forame espinhoso, para a a. meníngea média; o canal do hipoglosso, para a passagem do n. hipoglosso e o forame mastóideo para passagem do n. facial (fig. 5.15).

e) Cavidade craniana

O crânio apresenta uma cavidade denominada cavidade craniana. Essa cavidade pode ser dividida em três partes, da frente para trás, denominadas fossas: a anterior, a média e a posterior. A fossa anterior fica sobre o teto das órbitas. A fossa média fica junto à parte petrosa do osso temporal. A fossa posterior é a mais profunda. Nessas fossas alojam-se as partes do sistema nervoso central (fig. 5.16).

f) Crânio do recém-nascido. Espaços suturais e fontículos ou fontanelas

No recém-nascido, os ossos do crânio estão separados entre si por espaços denominados espaços suturais e fontículos ou fontanelas. Os espaços suturais são o sagital, entre os ossos parietais e o coronal, entre os ossos frontal e parietais. Os fontículos são espaços maiores, fechados por membranas. Os mais importantes são o fontículo frontal e o occipital (fig. 5.17). O fontículo frontal ou anterior situa-se entre os espaços suturais sagital, coronal e sutura frontal. Esta encontra-se entre os ossos frontais, pois no feto o osso frontal é dividido em duas metades por uma sutura. O fontículo posterior ou occipital, situa-se entre as suturas lambdóide e sagital. Os fontículos e espaços suturais desaparecem com o crescimento. O fontículo anterior é o último a desaparecer, por volta dos três anos de idade. Às vezes persiste uma linha de separação entre os ossos frontais, no adulto, denominada sutura metópica.

RESUMO

A coluna vertebral é constituída por 33 peças denominadas vértebras. Quando observada lateralmente, a coluna apresenta duas curvaturas de convexidade para trás, nas regiões torácica e sacral e duas curvaturas de convexidade para frente, nas regiões cervical e lombar. Uma vértebra típica apresenta um corpo e um arco. Vários processos projetam-se do arco: tranverso, espinhoso e articulares superiores e inferiores. A coluna vertebral apresenta as regiões cervical, torácica, lombar e sacrococcígea. Cada região possui vértebras com características próprias. Somente as cervicais possuem os forames transversos. As vértebras torácicas apresentam faces articulares no corpo e nos processos transversos. As vértebras lombares não apresentam nenhuma dessas características. O sacro e o cóccix são constituídos pela fusão de vértebras. O forame de cada vértebra, quando superposto aos demais na coluna, forma um canal, o canal vertebral, onde se situa a medula espinal. Lateralmente na coluna articulada, existem forames denominados intervertebrais, por onde passam os nervos que saem da medula.

O esqueleto do tórax é formado pelas vértebras torácicas, pelo osso esterno e pelas costelas, além das cartilagens costais. O osso esterno possui três partes, o manúbrio, o corpo e o processo xifóide. Entre o manúbrio e o corpo existe um ângulo, o ângulo do esterno, localizado ao nível da segunda costela. As costelas são em doze pares. Uma costela típica possui uma cabeça e um corpo. No corpo encontra-se o tubérculo da costela. A extremidade esternal une-se ao esterno, através das cartilagens costais.

O esqueleto da cabeça compreende os ossos da face e os do crânio. Os ossos da face, denominados maxilas, são pneumáticos, ou seja, possuem cavidades. O osso etmóide, possui pequenas cavidades denominadas células etmoidais. O crânio apresenta uma abóboda e uma base. Na base encontram-se vários forames para a passagem de vasos e nervos. Os mais importantes são: o forame magno para o sistema nervoso; o forame oval para o ramo mandibular do trigêmio; o forame espinhoso para a artéria meníngea média; o forame mastóideo para o nervo facial; o forame jugular para os nervos glossofaríngeo, vago e acessório e o canal carótico para a artéria carótida interna.

TESTE SEUS CONHECIMENTOS

Coluna vertebral, caixa torácica e cabeça óssea

1- Assinale a alternativa incorreta:
   a. existem cinco regiões na coluna vertebral: cervical, torácica, lombar, sacral e coccígea, estas duas últimas geralmente denominadas de sacrococcígea;
   b. os forames vertebrais, sobrepostos, na coluna, constituem um canal, o canal torácicolombar;

c. esse canal contém a medula espinal;
d. no arco de cada vértebra, existem dois processos articulares superiores e dois inferiores;

2- Assinale a alternativa correta:
a. quando observada lateralmente, a coluna vertebral apresenta duas curvaturas de concavidade posterior, uma na região cervical e uma na região lombar;
b. nas regiões torácica e no sacro e cóccix, as curvaturas são convexas posteriormente;
c. as curvaturas torácica e sacral se formam já na vida embrionária;
d. as curvaturas cervical e lombar surgem mais tarde e se acentuam quando a criança sustenta a cabeça e quando adquire a postura ereta;
e. todas estão corretas.

3- Assinale a alternativa errada:
a. os processos transversos e o corpo das doze vértebras da região torácica possuem pequenas depressões que são locais de união com as costelas, denominados fóveas costais;
b. com esse dado podemos identificar uma vértebra torácica;
c. as vértebras cervicais podem ser identificadas por possuírem, em seus processos transversos, os forames transversos, por onde passam artérias do membro superior;

4- Assinale a alternativa errada:
a. a sétima vértebra cervical caracteriza-se por ter um processo espinhoso proeminente;
b. o osso vômer é uma lâmina óssea que, juntamente com a lâmina perpendicular do osso etmóide entra na formação do septo nasal;
c. as linhas de união entre os ossos da calota craniana são denominadas de rupturas;
d. em vista superior do crânio, observamos a parte abaulada do crânio, denominada calota craniana.

5- Assinale a alternativa errada:
a. o sacro é constituído por cinco vértebras fundidas;
b. Inferiormente, os rebordos costais formados pelas cartilagens costais, formam um ângulo, denominado ângulo supraesternal;
c. o cóccix é o conjunto de quatro vértebras coccígeas fundidas;
d. as costelas compreendem 12 pares;
e. nem todas as costelas fixam-se no esterno por meio de cartilagens denominadas cartilagens costais.

• Ossos da Coluna Vertebral, da Caixa Torácica e da Cabeça •

6- Assinale a alternativa errada: Os forames mais importantes da base do crânio são:
   a. o canal carótico, para a a. carótida interna;
   b. o forame jugular, para a v. jugular e para os nn. glossofaríngeo, vago e acessório;
   c. o forame oval, para o ramo mandibular do n. trigêmio;
   d. o canal do hipoglosso, para a passagem do n. facial.

Questões abertas

1 – Quantos ossos constituem a coluna vertebral?
2 – Quais as regiões da coluna vertebral? Quais as curvaturas da coluna e quais suas direções? Quais as curvaturas primárias e quais as secundárias?
3 – Cite as diferenças entre as vértebras das várias regiões da coluna.
4 – Cite as partes de uma vértebra típica. O que é canal vertebral e o que contém? O que são forames intervertebrais e o que por aí passam?
5 – Que ossos constituem a caixa torácica?
6 – Cite as características de uma costela típica. Quantas são? Como são denominadas?
7 – Cite as partes do esterno. Que é ângulo esternal? Qual sua importância?
8 – O que são cartilagens costais e onde se situam?
9 – Como se divide o esqueleto cefálico? Que ossos possuem cavidades ou células?
10 – Cite os ossos da face.
11 – Cite os ossos do crânio.
12 – Que elementos se destacam na vista anterior do esqueleto cefálico?
13 – Quais forames importantes se encontram na base do crânio? Que elementos por eles passam?
14 – Como é dividida a cavidade craniana?
15 – Que são e quais são os espaços suturais e fontículos?

Ossos do Membro Superior

6

OBJETIVOS DO CAPÍTULO

- Citar os ossos do cíngulo e de cada segmento da porção livre do membro superior
- Citar acidentes ósseos mais importantes de cada osso do membro superior
- Citar os ossos do carpo, do metacarpo e das falanges e dar suas principais características

VISÃO GERAL DOS OSSOS DO MEMBRO SUPERIOR

> A função do membro superior é a preensão e a manipulação.

O membro superior compreende as seguintes partes: o cíngulo do membro superior e a porção livre, que compreende o braço, o antebraço e a mão.

A mão é o segmento mais importante do membro superior, pois seus movimentos e os dos dedos são dotados de força, precisão e delicadeza, que permitem a execução de tarefas bastante variadas e importantes. Essa importância é atestada pela grande área de representação que a mão tem no córtex cerebral. As mãos passaram a ter grande importância quando o ser humano adotou a posição bípede, pois, com isso, ele liberou as mãos para que elas pudessem realizar todas as suas funções.

Os ossos do membro superior compreendem os ossos do cíngulo do membro superior e os ossos da porção livre. Os ossos do cíngulo são a escápula e a clavícula. O osso do braço é o úmero. No antebraço existem dois ossos: o rádio, lateralmente, e a ulna medialmente. Na mão, temos oito ossos denominados ossos do carpo, cinco ossos, os metacarpais, e nos dedos temos as falanges proximais, médias e distais, com exceção do polegar, que só possui falange proximal e distal (fig. 6.1).

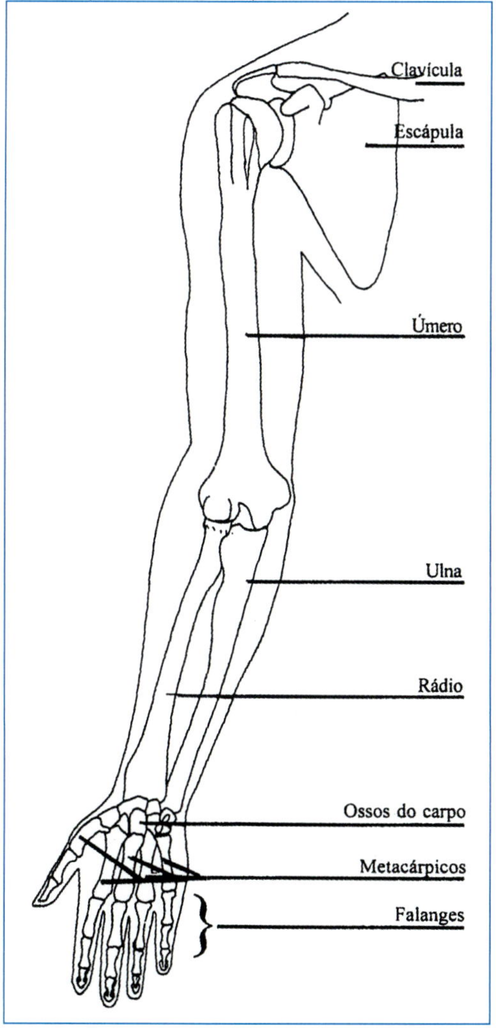

OSSOS DO CÍNGULO DO MEMBRO SUPERIOR

a) **Clavícula** – Une a escápula ao esterno. Tem uma extremidade lateral, *extremidade acromial*, que apresenta uma *face articular*, que se articula com o acrômio da escápula, um corpo e uma extremidade medial, a *extremidade esternal*, com uma *face articular*,

Fig. 6.1
Ossos do membro superior.

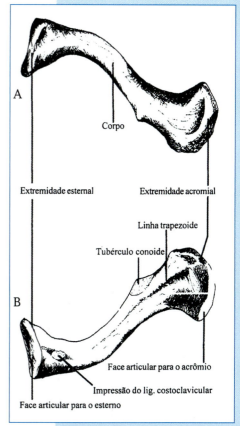

Fig. 6.2
Clavícula direita. A – Vista superior. B – Vista inferior.

> A clavícula é um dos ossos que mais sofrem fraturas no corpo. A criança pode nascer sem clavículas, doença essa chamada disostose cleidocranial.

que se une ao esterno (fig. 6.2). Seus dois terços mediais apresentam uma convexidade para frente e o terço lateral uma concavidade para frente. Este terço é achatado de cima para baixo.

Na borda posterior dessa parte lateral da clavícula, há uma saliência, o *tubérculo conóide*, que se prolonga pela face inferior da clavícula por uma linha rugosa, a *linha trapezoide*. Ambos dão inserção às partes conóide e trapezoide do ligamento coracoclavicular, que une a clavícula ao processo coracóide da escápula. Na face inferior da extremidade esternal, há uma área rugosa para fixação do ligamento costoclavicular, que une a clavícula à primeira costela.

b) **Escápula** – Pode ser classificada quanto à forma como osso irregular, embora alguns a considerem como osso plano (figs 6.3, 6.4). Situa-se na parte superior de cada lado do dorso, ao lado da coluna vertebral. Possui uma *face costal* e uma *face posterior*, *margens* ou *bordas medial, lateral* e *superior* e os *ângulos superior, lateral* e *inferior*.

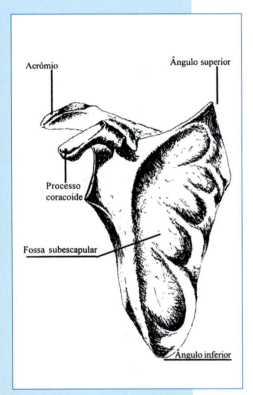

Fig. 6.4
Escápula direita. Vista ventral.

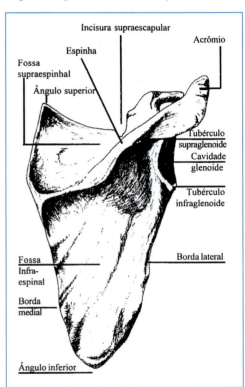

Fig. 6.3
Escápula direita. Vista dorsal.

A *cavidade glenoide* no ângulo lateral recebe a cabeça do úmero, constituindo a articulação do ombro. Acima da cavidade glenóide há uma saliência, o *tubérculo supraglenoide*; abaixo, situa-se o *tubérculo infraglenoide*. Na face dorsal, encontram-se as fossas supra-espinal e *infra-espinal*, divididas pela *espinha da escápula*. Esta termina lateralmente em uma ponta denominada *acrômio da escápula*. Do ângulo lateral projeta-se, anteriormente, uma ponta, o *processo coracoide*.

OSSOS DO BRAÇO, ANTEBRAÇO E MÃO

a) **Úmero** – É um osso longo típico (figs. 6.5, 6.6), possuindo um corpo e *duas extremidades*. A extremidade proximal compreende a *cabeça do úmero* e duas saliências, os tubérculos *maior* e *menor*. Entre estes existe um sulco, o sulco intertubercular.

> No braço, existe um único osso, o úmero.

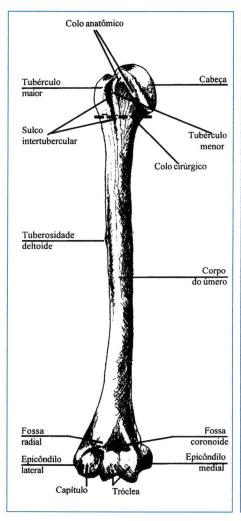

Fig. 6.5
Úmero direito. Vista anterior.

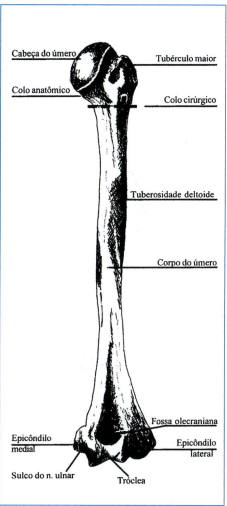

Fig. 6.6
Úmero direito. Vista posterior.

No local em que a cabeça do úmero se une à extremidade superior existe uma constrição, o *colo anatômico*. Mais abaixo, onde a extremidade superior se une à diáfise, há um estreitamento, o *colo cirúrgico*, assim chamado porque é um local de frequentes fraturas. Um nervo chamado axilar passa acompanhando o colo cirúrgico. Na face ântero-lateral da diáfise do úmero há uma saliência rugosa, a *tuberosidade deltóidea*, para a inserção do músculo de mesmo nome. O nervo chamado radial passa junto à face posterior do úmero.

> Devido as suas posições de proximidade em relação ao úmero, os nervos radial, axilar e ulnar podem ser lesados em fraturas do úmero.

> No antebraço, a ulna situa-se medialmente e o rádio lateralmente.

A extremidade distal é achatada ântero-posteriormente e apresenta duas saliências, voltadas para os lados, os *epicôndilos* medial e lateral. Na face posterior do epicôndilo medial há um sulco, o sulco do nervo ulnar, para a passagem deste nervo.

As superfícies articulares constituem o *capítulo* e a *tróclea* que se articulam, respectivamente, com o rádio e a ulna. Logo acima do capítulo e da tróclea existem, anteriormente situadas, duas *fossas*: a *radial* e a *coronoide*. A fossa radial é lateral e a coronoide é medial. Na flexão máxima da articulação do cotovelo, a cabeça do rádio e o processo coronoide da ulna se encaixam nessas fossas. Posteriormente há uma fossa mais profunda, a olecraniana para que o olécrano da ulna se encaixe na posição de extensão máxima da articulação. Esta fossa é também denominada fossa do olécrano.

b) **Ulna** – Situada medialmente no antebraço, apresenta na extremidade proximal dois processos articulares para o úmero: o *olécrano* e o *processo coronoide* (fig. 6.7). Anteriormente, há uma grande incisura, a incisura troclear, que se encaixa na tróclea do úmero.

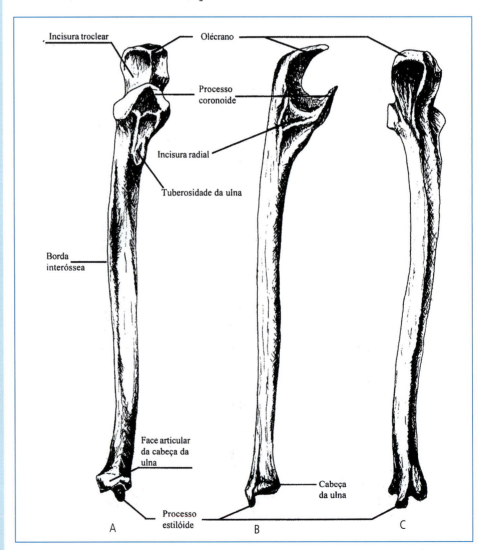

Fig. 6.7
Ulna direita. A – Vista anterior. B – Vista lateral. C – Vista posterior.

Lateralmente ao processo coronoide, há uma pequena incisura, a incisura radial da ulna, para encaixar a cabeça do rádio. O *corpo* ou *diáfise da ulna* tem forma triangular. Lateralmente situa-se a *borda interóssea*. Na extremidade distal localizam-se a *cabeça da ulna*, arredondada e uma ponta, o *processo estilóide*.

c) **Rádio** – Situa-se lateralmente no antebraço (fig.6.8). Na extremidade superior encontram-se a *cabeça do rádio*, em forma de disco e o *colo do rádio*, logo abaixo da cabeça. Superiormente, na cabeça do rádio, há uma pequena depressão, a fóvea articular, onde se encaixa o capítulo do úmero. Mais abaixo, há uma tuberosidade, a *tuberosidade do rádio*. O corpo tem forma prismático-triangular. Apresenta uma borda situada medialmente, a borda interóssea.

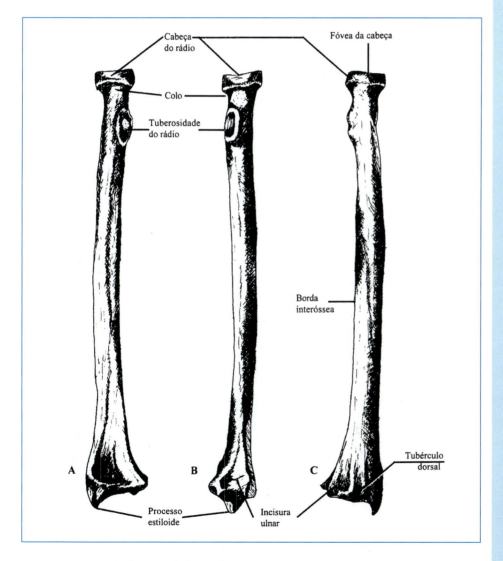

Fig. 6.8
Rádio. A – Vista anterior. B – Vista medial. C – Vista posterior.

A extremidade distal do rádio apresenta também, como a ulna, uma ponta, o *processo estilóide do rádio*. Na face medial da extremidade distal do rádio, encontra-se uma incisura, a incisura ulnar do rádio, para encaixe da cabeça da ulna. Na face posterior da extremidade distal do rádio, há uma saliência denominada *tubérculo dorsal* do rádio, facilmente palpável.

O carpo consiste de oito ossos separados, classificados como ossos curtos. O metacarpo é constituído pelos ossos metacarpais e as falanges formam os ossos dos dedos.

d) **Ossos do carpo** – Os oito ossos do carpo formam duas fileiras: uma fileira proximal que compreende, de lateral para medial, os ossos *escafoide, semilunar, piramidal* e *pisiforme* e uma fileira distal, com os ossos *trapézio, trapezoide, capitato* e *hamato*, também de lateral para medial (figs. 6.9, 6.10). O osso hamato, apresenta um gancho voltado anteriormente, o hâmulo do hamato. Todos esses ossos apresentam facetas articulares cobertas de cartilagens para se articularem uns com os outros. Os ossos do carpo formam na superfície palmar da mão, uma concavidade que é fechada por um ligamento denominado retináculo dos flexores, transformando-a em um túnel chamado *túnel do carpo*. Por aí passam tendões de músculos e um nervo, denominado nervo mediano.

Fig. 6.9
Ossos da mão direita. Vista anterior.

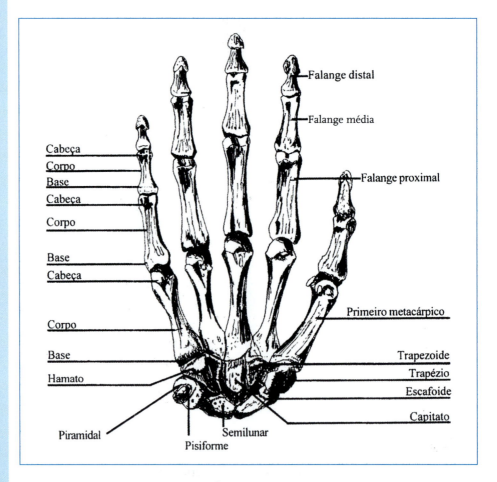

O osso escafoide pode sofrer fratura quando a pessoa cai e se apóia na mão aberta. Neste caso, a artéria que nutre um trecho do osso fraturado pode se romper resultando na chamada necrose asséptica do escafoide. Pode ocorrer também o deslocamento anterior do semilunar por fratura deste osso.

e) **Ossos do metacarpo** – É formado pelos cinco ossos metacarpais numerados de I, II, III, IV e V, de lateral para medial. Cada metacarpal apresenta, na extremidade proximal, a *base*, a *diáfise*, ligeiramente recurvada anteriormente e na extremidade distal, a cabeça, arredondada (fig. 6.10).

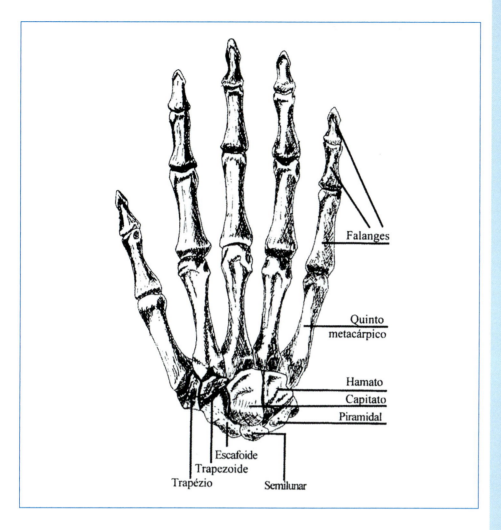

Fig. 6.10
Ossos da mão direita. Vista posterior.

f) **Falanges** – Formam o esqueleto dos dedos. São três para cada dedo e duas para o polegar. São denominadas de *proximal*, *média* e *distal* (figs. 6.9 e 6.10). Sendo ossos longos, as falanges apresentam uma *extremidade proximal* grande, uma *diáfise* e uma *extremidade distal* menor e arredondada, a *cabeça*. As falanges que constituem o polegar são mais curtas e mais largas que as dos outros dedos. As falanges também são ligeiramente curvas anteriormente.

RESUMO

O membro superior compreende ossos que formam o cíngulo do membro superior e ossos da porção livre do membro. Os do cíngulo são a escápula e a clavícula. Eles permitem a fixação do membro superior ao esqueleto axial. Os ossos da porção livre são: o úmero, no braço, a ulna e o rádio, no antebraço, os ossos do carpo, os metacarpais e as falanges, nas mãos. Cada um desses ossos apresenta acidentes ósseos importantes, para encaixes entre si, ou para a fixação de músculos. Os principais são: na clavícula, as extremidades esternal e acromial. Na escápula, a espinha da escápula, o acrômio, o processo coracóide e a cavidade glenóide. No úmero, a cabeça do úmero, os tubérculos maior e menor, os epicôndilos lateral e medial, as fossas coronoide, olecraniana e radial e a tróclea e o capítulo. Na ulna, o processo coronoide, a incisura troclear e a incisura radial, além, da cabeça e do processo estilóide. No rádio, a cabeça do rádio, a tuberosidade do rádio, o tubérculo dorsal e o processo estilóide. Os ossos do carpo são oito. Formam duas fileiras de ossos, uma proximal e uma distal. Os metacarpais são cinco, numerados de I a V, a partir do dedo polegar. Todos os dedos possuem três falanges, a proximal, a média e a distal, com exceção do polegar que só possui as falanges proximal e distal.

TESTE SEUS CONHECIMENTOS

Ossos do membro superior

1- Assinale a alternativa correta.
   a. o osso do braço é o rádio;
   b. no antebraço existem dois ossos: o úmero, lateralmente, e a ulna medialmente;
   c. na mão, temos oito ossos denominados ossos do carpo e cinco ossos denominados metacarpais;
   d. nos dedos temos as falanges proximais, mediais e dorsais;
   e. o polegar, só possui falange proximal.

2- Assinale a alternativa incorreta.
   a. a cavidade glenóide fica no ângulo lateral da escápula;
   b. a cavidade glenóide recebe a cabeça do úmero;
   c. A cavidade glenóide e a cabeça do úmero constituem a articulação do ombro;
   d. todas estão incorretas.

3- Assinale a alternativa incorreta.
   a. no úmero a extremidade proximal compreende a cabeça do úmero e duas saliências, os tubérculos maior e menor;
   b. entre os tubérculos existe um sulco, chamado sulco intertubercular;
   c. a ulna está situada medialmente no antebraço e o rádio situa-se lateralmente;
   d. as falanges são três para cada dedo inclusive para o polegar;
   e. as falanges são denominadas de proximal, média e distal.

4- Assinale a alternativa correta.
   a. os oito ossos do carpo formam uma fileira proximal que compreende, de lateral para medial, os ossos escafoide, semilunar, piramidal e pisiforme;
   b. há uma fileira distal, com os ossos trapézio, trapezoide, capitato e hamato, também de lateral para medial;
   c. o osso hamato, apresenta um gancho voltado anteriormente, o hâmulo do hamato;
   d. os ossos do carpo formam na superfície palmar da mão, uma concavidade chamada túnel do carpo por onde passam tendões de músculos e um nervo, denominado nervo mediano;
   e. todas estão corretas.

Questões abertas

1 – Que ossos formam a cintura escapular? E a porção livre do membro superior? Cite os ossos de cada segmento do membro superior.
2 – O que é colo anatômico e colo cirúrgico do úmero?
3 – Cite os principais acidentes anatômicos de cada um dos ossos do membro superior.
4 – Que posições ocupam a ulna e o rádio no antebraço?
5 – Cite os ossos de cada uma das fileiras do carpo.
6 – Como são numerados os ossos metacarpais?
7 – Quantas e quais são as falanges de cada dedo da mão?

Ossos do Membro Inferior

OBJETIVOS DO CAPÍTULO

- Citar os ossos do cíngulo e da porção livre do membro inferior
- Citar as principais características e elementos anatômicos de cada osso do membro inferior
- Citar a localização de cada osso do membro inferior
- Citar os ossos do tarso, metatarso e falanges
- Explicar o que é seio do tarso

• Ossos do Membro Inferior •

Os ossos do membro inferior são: coxal ou osso do quadril, fêmur, patela, tíbia, fíbula, ossos do tarso, metatarsais e falanges (fig. 7.1). O cíngulo do membro inferior é representado pelos ossos do quadril, que se fixam no sacro.

> Os ossos da cintura pélvica prendem os ossos da parte livre do membro inferior ao tronco.

a) **Osso do quadril** (figs. 7.2, 7.3) – Representa a fusão de três peças ósseas, o ílio, o ísquio e o púbis que estavam separadas por cartilagens na vida fetal. Em vista lateral, vemos que o ílio forma a porção mais larga do osso. O púbis e o ísquio situam-se abaixo do ílio. Limitam um forame, o forame obturado, sendo o púbis anterior e o ísquio, posterior. Na face lateral do osso do quadril há uma cavidade arredondada, o acetábulo, onde se encaixa a cabeça do fêmur. No fundo do acetábulo há uma depressão chamada fossa do acetábulo. A superfície em torno da fossa do acetábulo denomina-se face semilunar. A união dos três ossos, ílio, ísquio e púbis, se dá no centro do acetábulo. A borda superior do ílio é a crista ilíaca. Esta crista termina anteriormente em uma saliência pontiaguda chamada espinha ilíaca ântero-superior. Um plano passando pelos pontos mais elevados das cristas ilíacas, passam no nível da quarta vértebra lombar, entre os processos espinhosos de L3 e L4.

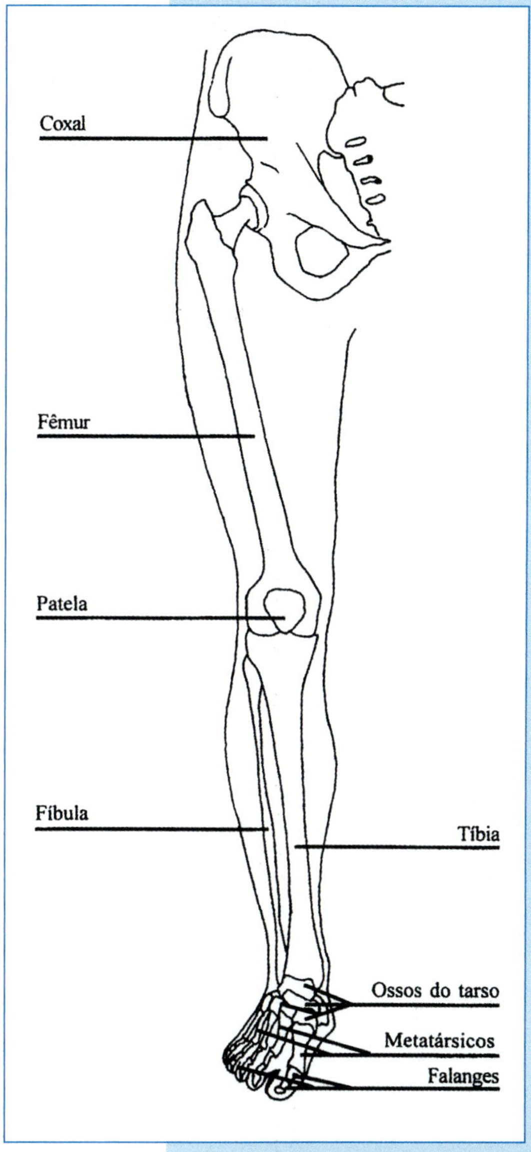

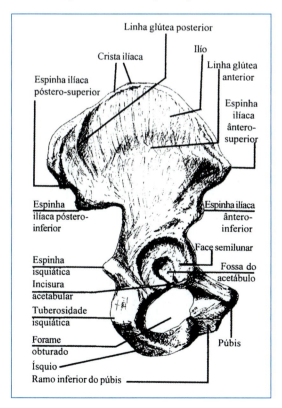

Fig. 7.2
Osso do quadril. Vista lateral.

Fig. 7.1
Ossos do membro inferior.

> O comprimento do membro inferior é medido clinicamente, a partir da espinha ilíaca ântero-superior até a extremidade do maléolo medial.

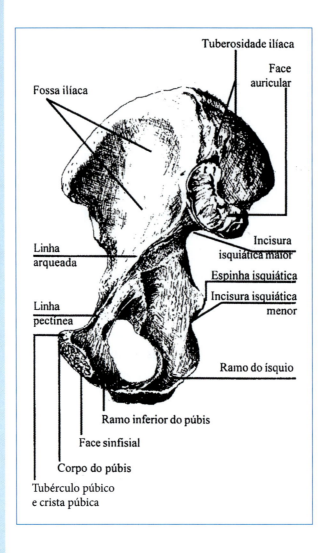

Fig 7.3
Osso do quadril. Vista medial.

> O local das espinhas ilíacas póstero-superiores é marcado na pele por uma covinha de cada lado. A linha que passa por essas covinhas está no nível da segunda vértebra sacral e das articulações sacroilíacas.

Logo abaixo dessa espinha situa-se outra, a espinha ilíaca ântero-inferior. Do lado oposto, na parte posterior do ílio, situam-se duas outras espinhas: a póstero-superior e a póstero-inferior. Na face lateral do ílio encontram-se duas saliências rugosas, em forma de linhas, denominadas linhas glúteas anterior e posterior, onde se originam os músculos glúteos.

O púbis compreende um corpo e dois ramos. Os corpos dos dois ossos unem-se na linha média constituindo uma articulação, a sínfise púbica. A borda superior do corpo do púbis é saliente e constitui a crista púbica.

O ísquio tem um corpo e um ramo. Na face inferior do corpo há uma área rugosa na qual nos apoiamos ao sentar, o túber isquiático. Acima deste há uma projeção, a espinha isquiática.

Em vista medial do osso, no ílio situa-se a denominada fossa ilíaca, limitada inferiormente por uma linha denominada linha arqueada que vai do osso ilíaco ao púbis, passando pela linha pectínea. O tubérculo ilíaco é uma saliência situada na parte posterior do ílio. Logo abaixo desta, existe uma área rugosa denominada face auricular do ílio, local de articulação com o osso sacro.

b) **Pelve óssea** – A pelve é o anel ósseo constituído pelos dois ossos do quadril, mais o sacro e o cóccix (fig. 7.4). Limita uma cavidade denominada cavidade pélvica. A cavidade pélvica pode ser dividida em duas partes, uma superior, maior, a pelve maior ou falsa pelve, e uma inferior, menor, a pelve menor ou pelve verdadeira. A pelve maior situa-se no nível das fossas ilíacas. A linha de separação entre as duas partes da cavidade pélvica corresponde à uma linha denominada linha terminal. Esta linha é delimitada de cada lado, pelo promontório, linha arqueada do ílio, linha pectínea até a crista púbica e a sínfise púbica (figs. 7.2, 7.3). O plano desta linha constitui a abertura superior da pelve menor. A pelve tem também uma abertura inferior, mais irregular que a superior. Abaixo dos dois ossos púbicos e da sínfise púbica, existe um ângulo denominado ângulo subpúbico.

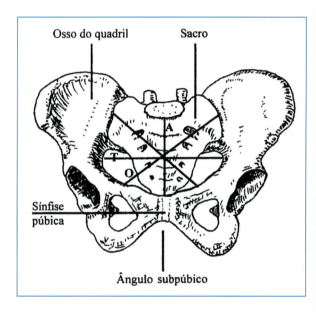

Fig. 7.4
Vista ântero-superior da pelve feminina. Observe os diâmetros do estreito superior da pelve.
A – Ântero-posterior.
T – Transverso. O – Diâmetro oblíquo.

c) **Diferenças entre as pelves masculina e feminina** – No sexo masculino, a pelve menor é mais estreita e mais afunilada, enquanto no feminino é mais larga e mais curta. Os ossos da pelve feminina são mais delicados, com saliências menos pronunciadas e as cristas ilíacas são mais afastadas uma da outra. Na mulher, o ângulo subpúbico é mais aberto que no homem. A abertura superior da pelve menor, na mulher, geralmente tem a forma de um coração, e o promontório é menos saliente. Assim, os diâmetros ântero-posterior, transverso e oblíquo da abertura superior da pelve feminina são maiores (fig. 7.4) que os da pelve masculina. Todas essas características da pelve feminina estão relacionadas com a gravidez e o parto, oferecendo maior espaço para o feto e diâmetros mais amplos para sua passagem durante o parto.

> Ao fazer o toque vaginal, em uma parturiente, se o promontório for palpável, indica uma pelve contraída e inadequada para o parto normal.

> Nas fraturas do colo do fêmur, a artéria que nutre a cabeça do fêmur pode ser lesada e esta pode então ficar sem irrigação.

d) **Fêmur** – É o osso da coxa e o mais longo do corpo (fig. 7.5). Em sua extremidade proximal há uma saliência arredondada, a cabeça do fêmur, que se encaixa no acetábulo do osso do quadril. A cabeça do fêmur une-se ao corpo por uma parte chamada colo do fêmur. Esta parte tem grande importância clínica pois é ela que frequentemente sofre fraturas.

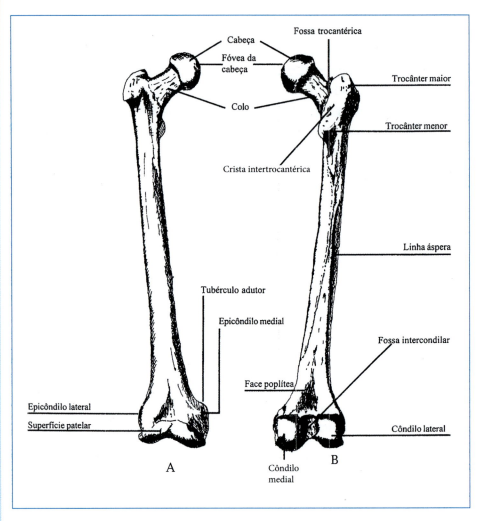

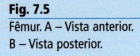

Fig. 7.5
Fêmur. A – Vista anterior.
B – Vista posterior.

Próximo ao colo há duas elevações, os trocanteres maior e menor. O trocanter menor está situado posteriormente no fêmur e o maior, lateralmente. Um plano passando pelos trocanteres maiores do fêmur passa pela articulação do quadril. Na face posterior do corpo há uma linha rugosa, longitudinal, chamada linha áspera do fêmur para inserção de músculos.

Na extremidade distal do fêmur, existem duas massas volumosas, os côndilos medial e lateral que se articulam com a tíbia. Há uma saliência lateral no côndilo de mesmo nome, o epicôndilo lateral. Medialmente existe o epicôndilo medial. Nele há uma saliência pontiaguda, o tubérculo adutor, para inserção do músculo adutor magno. Posteriormente, entre os côndilos há um espaço, a fossa intercondilar. Logo acima desta fossa há uma área denominada face poplítea. Anteriormente, na extremidade distal, há uma área lisa, a face patelar, para articulação com a patela.

e) **Ângulo de inclinação e de torção femoral** – Um plano frontal que passa pelo colo do fêmur não passa pelo plano dos côndilos. O plano do colo é inclinado anterior e medialmente em relação ao plano dos côndilos. Forma-se assim um ângulo entre ambos, o ângulo de torção femoral. A medida deste ângulo tem importância em certas patologias do membro inferior. O ângulo entre o eixo do colo do fêmur e o eixo do corpo é o ângulo de inclinação. Este também tem importância clínica.

f) **Patela** – Também chamada rótula, é um osso pequeno e achatado (fig. 7.6). Situa-se na frente da articulação do joelho. Apresenta uma base, superior, e um ápice, inferior. A face posterior é lisa e apresenta duas faces articulares para a articulação com os côndilos lateral e medial do fêmur (fig. 7.6). A face lateral é maior e a medial é menor.

g) **Tíbia** – Situa-se medialmente na perna (fig. 7.7). Sua extremidade proximal é a cabeça da tíbia, achatada na face superior. Esta face é conhecida em clínica como platô tibial. Ela recebe os côndilos do fêmur. Na cabeça, há uma saliência medial e uma lateral, os côndilos medial e lateral da tíbia. No platô tibial, entre os dois côndilos, há uma saliência denominada eminência intercondilar, que apresenta duas outras saliências, os tubérculos intercondilares medial e lateral. Na face anterior da cabeça há uma saliência facilmente palpável no vivo, a tuberosidade da tíbia. Logo abaixo da cabeça, na face lateral há uma linha rugosa inclinada, a linha do m. sóleo.

No corpo encontra-se uma borda cortante, a margem anterior, também facilmente palpável no vivo e uma margem interóssea, voltada para a fíbula, o outro osso da perna. A extremidade distal amplia-se na face inferior para articular-se com o tálus, osso do tarso. Essa extremidade prolonga-se medialmente como uma proeminência, denominada maléolo medial. Medialmente, na extremidade inferior, há uma depressão denominada incisura fibular, para articulação com a fíbula.

h) **Fíbula** – É um osso longo e delgado situado lateralmente à tíbia, na perna (fig. 7.7). Entre ambos existe uma membrana fibrosa, a membrana interóssea da perna, que se fixa nas margens interósseas dos dois ossos. A extremidade proximal, alargada, é denominada cabeça

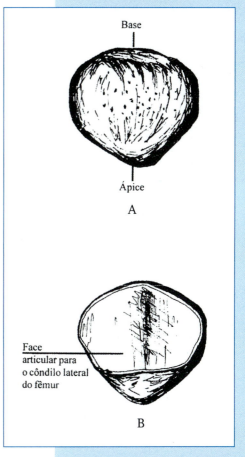

Fig. 7.6
Patela direita. A – Vista anterior.
B – Vista posterior.

Quando a pessoa está ajoelhada, o corpo se apóia sobre a tuberosidade da tíbia, sobre o ligamento da patela, sobre os côndilos da tíbia e sobre a patela.

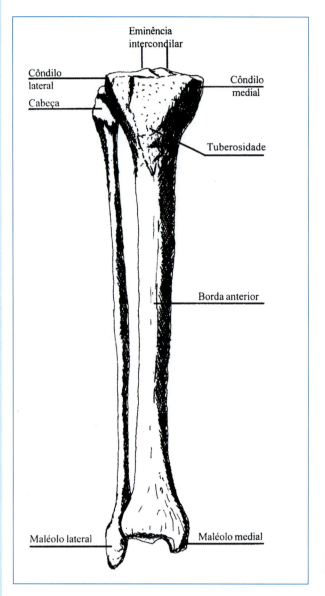

Fig. 7.7
Tíbia e fíbula. Vista anterior.

> Um nervo denominado fibular comum passa atrás da cabeça da fíbula e pode ser palpado nesse local.

da fíbula. Nesta, encontra-se uma saliência voltada para cima, o ápice da cabeça da fíbula. Existe ainda uma face articular para a tíbia.

A extremidade distal da fíbula projeta-se inferiormente como uma saliência, o maléolo lateral. Medialmente, há uma face articular, que se encaixa na incisura fibular da tíbia. Ainda na extremidade distal, encontra-se uma depressão, a fossa do maléolo lateral. Esta depressão é voltada para trás.

i) **Ossos do pé** – O **tarso** compreende 7 ossos de diferentes formas e tamanhos (figs 7.8, 7.9). Todos são classificados como ossos curtos. O tálus articula-se com a face inferior da tíbia. Nele não há inserções de músculos. Apresenta uma cabeça, situada anteriormente. Mais atrás, fica o colo do tálus e depois, o corpo. No corpo, a face superior é a tróclea, que recebe a tíbia. Abaixo e atrás está o calcâneo, que forma a base do calcanhar. Entre o tálus e o calcâneo existe um espaço mais amplo, o chamado seio do tarso. O calcâneo possui medialmente uma saliência denominada sustentáculo do tálus, que pode ser palpada no vivo, logo abaixo do maléolo medial. O navicular situa-se anteriormente ao tálus. Na frente do navicular, ficam os cuneiformes medial, intermédio e lateral. Os ossos tarsais constituem em conjunto, o que em clínica se chama retropé.

O **metatarso** é formado por cinco ossos longos, os metatarsais I, II, III, IV e V, numerados do lado tibial para o fibular (figs. 7.8, 7.9). Cada metatarsal apresenta uma base, proximal, um corpo e uma cabeça, distal. Junto à face inferior dos metatarsais é muito frequente a presença de ossos sesamóides pequenos.

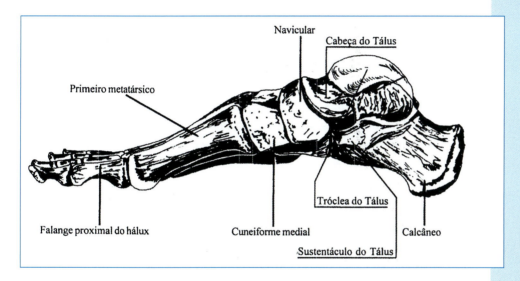

Fig. 7.8
Ossos do pé direito. Vista medial.

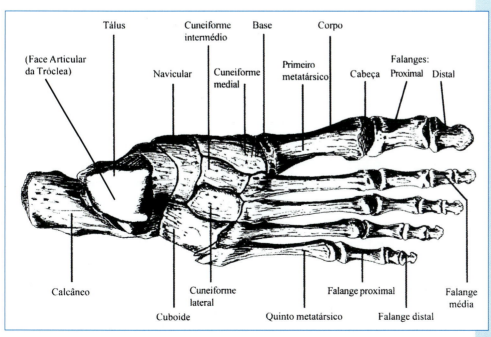

Fig. 7.9
Ossos do pé direito. Vista superior.

As **falanges** formam o esqueleto dos dedos. O primeiro dedo denomina-se hálux. Existem duas falanges (proximal e distal) para o primeiro dedo e três para cada um dos outros dedos: proximal, média e distal. Cada falange apresenta: base, corpo e cabeça (fig. 7.9). A falange proximal do hálux dispõe-se ligeiramente desviada para fora (lateralmente). Os metatarsais e as falanges constituem o que se denomina em clínica, de antepé.

RESUMO

O membro inferior possui dois ossos que formam o cíngulo do membro inferior, que fixa o membro inferior ao esqueleto axial. Os ossos da porção livre do membro inferior são o fêmur, na coxa, a tíbia e a fíbula, na perna, a patela, no joelho, os ossos do tarso, em número de sete, os metatarsais I a V, numerados a partir do hálux (dedo grande do pé) e as falanges, no pé. Os ossos do tarso são o tálus, o calcâneo, o cubóide, o navicular e os cuneiformes medial, intermédio e lateral. Os ossos do cíngulo do membro inferior são os ossos do quadril. Cada osso do quadril é formado por três partes: o ílio, o ísquio e o púbis. Os dois ossos do quadril mais o sacro e o cóccix formam uma anel ósseo denominado pelve óssea. A pelve é dividida em pelve maior ou falsa e pelve menor ou verdadeira. A pelve menor tem uma abertura superior e uma inferior. A superior é denominada estreito superior e é formada pelo promontório do sacro, as asas do sacro, as linhas arqueada e pectínea e a sínfise púbica. Os valores dos diâmetros do estreito superior são importantes, porque são eles que vão dizer se a pelve feminina é apropriada ou não para o parto normal. O ângulo entre os ramos inferiores dos ossos púbis de cada lado, é chamado ângulo subpúbico. Existem diferenças importantes entre as pelves masculina e feminina. Na mulher, a pelve é mais larga, os ossos menos salientes, os diâmetros da abertura superior mais amplos e o ângulo subpúbico mais aberto, entre outras diferenças. Entre os acidentes do osso do quadril, encontramos a crista ilíaca, as espinhas ilíacas ântero-superior e póstero-superior e a face auricular; a cavidade acetabular, o túber isquiático e a espinha isquiática; o forame obturado, a linha pectínea e a linha arqueada. No fêmur, existem dois ângulos importantes, denominados ângulos de torsão e de inclinação. Entre seus acidentes, encontramos a cabeça do fêmur, o colo, os trocanteres maior e menor, a linha áspera, os côndilos e a face patelar. A patela fica na frente do joelho. Possui um ápice e uma base e superfícies articulares, na sua face posterior. A tíbia é medial e a fíbula lateral na perna. A tíbia apresenta dois côndilos, o medial e o lateral; o platô tibial; a tuberosidade da tíbia; a margem anterior e o maléolo medial. A fíbula possui uma cabeça, um corpo e o maléolo lateral. Dos ossos do tarso, o calcâneo apresenta o sustentáculo do tálus; este possui uma cabeça e a tróclea. Cada metatarsal apresenta uma cabeça e uma base.

TESTE SEUS CONHECIMENTOS

Ossos da pelve e do membro inferior

1- Assinale a alternativa correta:
   a. o cíngulo do membro inferior é representado pelos dois ossos do quadril, que se fixam no sacro, o qual pertence à coluna vertebral;
   b. o osso do quadril representa a fusão de três peças ósseas, o ílio, o ísquio e o púbis;
   c. a cavidade pélvica pode ser dividida em duas partes, uma superior, a pelve maior ou falsa pelve, e uma inferior, a pelve menor ou pelve verdadeira;
   d. todas estão corretas.

2- Assinale a alternativa errada:
   a. na face lateral do osso do quadril há uma cavidade arredondada, o acetábulo, onde se encaixa a cabeça do fêmur;
   b. a borda superior do ílio é a crista ilíaca;
   c. um plano passando pelos pontos mais elevados das cristas ilíacas, passam no nível da quarta vértebra lombar, entre os processos espinhosos de L3 e L4;
   d. na vista medial do osso do quadril, no ílio, situa-se a denominada fossa femoral;
   e. a pelve é o anel ósseo constituído pelos dois ossos do quadril, mais o sacro e o cóccix.

3- Assinale a alternativa errada:
   a. no sexo masculino, a pelve menor é mais estreita e mais afunilada, enquanto no feminino é mais larga e mais curta;
   b. os ossos da pelve feminina tem saliências menos pronunciadas e as cristas ilíacas são mais afastadas uma da outra;
   c. na mulher, o ângulo subpúbico é mais aberto que no homem;
   d. na abertura superior da pelve menor, na mulher, o promontório é mais saliente que no homem;
   e. os diâmetros ântero-posterior, transverso e oblíquo da abertura superior da pelve feminina são maiores que os do homem.

4- Assinale a melhor alternativa:
   a. um plano frontal que passa pelo colo do fêmur não passa pelo plano dos côndilos femorais;
   b. o plano frontal do colo é inclinado anterior e medialmente em relação ao plano frontal dos côndilos;
   c. forma-se um ângulo entre os planos frontais do colo e dos côndilos, o ângulo de torção femoral;
   d. todas estão corretas.

5- Assinale a alternativa errada:
   a. o ângulo entre o eixo do colo do fêmur e o eixo do seu corpo é o ângulo de flexão femoral;
   b. o ângulo de flexão femoral não tem importância clínica;
   c. nos dedos do pé, existem duas falanges (proximal e distal) para o primeiro dedo (hálux) e três para cada um dos outros dedos;
   d. os metatarsais e as falanges constituem o que se denomina em clínica, de antepé.

6- Assinale a alternativa errada:
   a. a extremidade distal da fíbula projeta-se inferiormente como uma saliência, o maléolo lateral;
   b. o tarso compreende 7 ossos;
   c. entre o tálus e o calcâneo existe um espaço mais amplo, o chamado seio do tarso;
   d. os ossos tarsais constituem em conjunto, o que em clínica se chama retropé;
   e. o metatarso é formado por cinco ossos, os metatarsais I, II, III, IV e V, numerados do lado fibular para o tibial.

Questões abertas

1 – Que ossos formam a cintura pélvica? E a porção livre do membro inferior?
2 – O que é pelve óssea? Que ossos a formam?
3 – Como é dividida a cavidade pélvica?
4 – o que é estreito superior da pelve? Quais seus diâmetros importantes? Qual a importância destes diâmetros?
5 – Cite as principais diferenças entre a pelve masculina e feminina.
6 – Quais as partes do ossos do quadril?
7 – O que são ângulos de inclinação e de torsão do fêmur? Qual sua importância?
8 – Quantos e quais são os ossos do tarso?
9 – Situe cada um dos ossos do tarso.
10 – Situe a patela.
11 – Cite os ossos da perna e dê a posição de cada um.
12 – Quantos e quais são os metatarsais?
13 – Quais são as falanges dos dedos?
14 – Como se denomina o dedo grande do pé?

LIÇÃO 5

8

Conceitos Básicos Sobre Articulações

OBJETIVOS DO CAPÍTULO

- Conceituar, classificar e explicar como se faz a nomenclatura das articulações
- Citar as características e as divisões das articulações
- Citar os elementos anatômicos das articulações sinoviais e a função de cada um
- Citar os tipos de articulações sinoviais quanto à forma das superfícies articulares, e quanto ao número de eixos, com exemplos
- Explicar como é feita a nutrição e a inervação das articulações sinoviais
- Citar os tipos de movimentos possíveis nas articulações e descrevê-los
- Explicar os fatores que limitam os movimentos nas articulações
- Citar e explicar os tipos de lesões que ocorrem nas articulações sinoviais

CONCEITO E CLASSIFICAÇÃO DAS ARTICULAÇÕES

Articulação é a união entre ossos. É nela que podem ocorrer os movimentos dos ossos. A maior ou menor amplitude de movimento de uma articulação vai depender da maneira como os ossos se unem na articulação. Apesar das várias formas como os ossos podem se unir nas articulações, muitas possuem características comuns e assim, elas podem ser classificadas em três grandes grupos: fibrosas, cartilagíneas e sinoviais.

NOMENCLATURA DAS ARTICULAÇÕES

A nomenclatura das articulações é feita usando os nomes dos ossos que se articulam. Exemplos: articulação entre os corpos das vértebras – articulação *intercorpovertebral*; articulação entre o esterno e a costela – *articulação esternocostal*; articulação entre a última vértebra lombar e o osso sacro – *articulação lombossacral*.

Nos membros, primeiramente vem o nome do osso mais proximal, ou seja, que está mais próximo do tronco, seguido do nome do osso mais distal. Exemplos: articulação entre o esterno e a clavícula, articulação esternoclavicular; articulação entre a escápula e o úmero, articulação escapouloumeral; articulação entre o osso do quadril ou osso coxal e a cabeça do fêmur – articulação coxofemoral. Essas articulações são também denominadas articulação do ombro e do quadril, respectivamente.

> Nos membros, os nomes das articulações são dados pelos nomes dos ossos que se articulam: em primeiro lugar, o osso mais proximal e depois o mais distal.

ARTICULAÇÕES FIBROSAS

As articulações fibrosas são aquelas em que os ossos se unem através de tecido conjuntivo fibroso. Devido a proximidade dos ossos e a natureza do tecido interposto, essas articulações permitem pouquíssimo movimento. Devemos considerar três tipos de articulações fibrosas: *suturas*, *sindesmoses* e *gonfoses* (fig. 8.1).

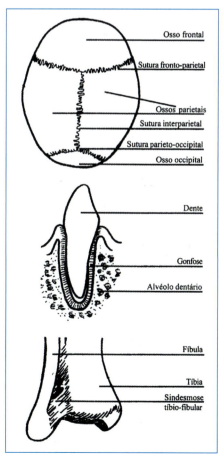

> Nas articulações fibrosas, o movimento entre os ossos é mínimo.

Fig. 8.1
Articulações fibrosas. Acima: suturas. No meio: gonfose. Abaixo: sindesmose.

a) **Suturas** – São articulações fibrosas em que há pequena quantidade de tecido fibroso interposto aos ossos. São as articulações presentes entre a maioria dos ossos do crânio. Essas articulações são temporárias, ou seja, com o passar dos anos, o tecido fibroso entre os ossos se ossifica e elas tendem a desaparecer, ocorrendo fusão entre os ossos.

b) **Sindesmoses** – São articulações em que a quantidade de tecido fibroso é maior, havendo, portanto, maior distância entre os ossos articulados. Um exemplo é a articulação entre a tíbia e a fíbula (articulação tibiofibular distal) ao nível do tornozelo.

c) **Gonfoses** – São as articulações entre os dentes e seus respectivos alvéolos (pequenas cavidades na mandíbula e na maxila). Possibilitam um certo grau de movimento, para amortecer o efeito da pressão originada durante a mastigação.

ARTICULAÇÕES CARTILAGÍNEAS

Neste tipo de articulação, os ossos estão unidos por cartilagem hialina ou fibrosa. Dividem-se em dois tipos: *sincondroses* e *sínfises*. Esse último tipo possibilita certa movimentação entre os ossos.

a) **Sincondroses** – Neste caso, o tecido que se interpõe aos ossos é de cartilagem hialina. Algumas são articulações temporárias, como por exemplo, as articulações entre as epífises e as diáfises dos ossos longos. Neste local existe a cartilagem de crescimento que une as duas partes ósseas, a diáfise e as epífises. Estas cartilagens, serão substituídas por osso no adulto.

b) **Sínfises** – Nestas articulações, os ossos se unem por cartilagem fibrosa. Um exemplo é a articulação entre os corpos das vértebras, que são unidos pelos discos intervertebrais. Estes são constituídos por cartilagem fibrosa. Outro exemplo é a sínfise púbica, que é a união entre os ossos púbicos (partes do ossos do quadril).

ARTICULAÇÕES SINOVIAIS

O terceiro tipo de articulações é o das *articulações sinoviais* (fig. 8.2). São exemplos, a articulação do ombro, do cotovelo, do joelho e do quadril. Estas articulações são diferentes dos outros dois tipos, porque não há um tecido interposto entre os ossos para uni-los. A união entre os ossos é feita de outra forma. Vários aspectos caracterizam estas articulações (fig. 8.2).

a) **Cavidade articular** – Entre os ossos há uma cavidade, praticamente virtual, pois os ossos estão em contato. A cavidade contém um líquido denominado líquido sinovial. A existência desta cavidade permite maior liberdade de movimento dos ossos.

b) **Cartilagem articular** – As superfícies ósseas que se articulam são recobertas por uma camada de cartilagem hialina, que recebe o nome de cartilagem articular. As superfícies destas cartilagens são denominadas de faces articulares. Esta camada cartilagínea é lisa e brilhante. Ela tem a função de diminuir o atrito causado pela movimentação de um osso sobre o outro. A cartilagem articular não possui vasos nem nervos. Ela é nutrida pelo líquido sinovial que penetra na cartilagem e se difunde entre as células.

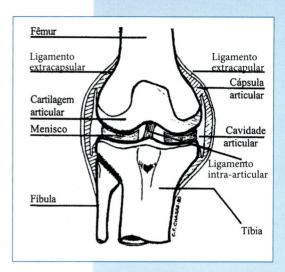

Fig. 8.2
Elementos de uma articulação sinovial.

c) **Cápsula articular** – Compreende uma camada fibrosa que une os ossos, formando uma espécie de manguito resistente em torno da articulação, que mantém a articulação totalmente fechada e a membrana sinovial.

d) **Membrana sinovial** – É uma membrana delgada, que reveste a cápsula articular, exceto no nível das cartilagens articulares. A membrana sinovial é constituída por uma camada interna celular que se apoia em uma camada subsinovial de tecido conjuntivo frouxo, onde existe uma rica rede capilar. A membrana sinovial não envolve os discos e os meniscos, mas envolve os ligamentos intracapsulares, como os ligamentos cruzados do joelho. A membrana sinovial produz o líquido sinovial e também reabsorve alguns de seus componentes.

e) **Líquido sinovial ou sinóvia** – O líquido sinovial das articulações é viscoso, de cor clara ou amarelo pálido e sua quantidade varia nas articulações, mas mesmo em grandes articulações como o joelho não passa de 0,5 ml. O líquido sinovial contém proteínas do plasma, mucina e hialuronatos, além de células como linfócitos, monócitos, macrófagos, células da membrana sinovial e neutrófilos polimorfonucleares. O maior componente lipídico do líquido sinovial é o fosfatidilcolina, que é considerado como o principal lubrificante da cartilagem articular. O líquido sinovial lubrifica as superfícies articulares, praticamente eliminando o atrito resultante da movimentação entre as superfícies das cartilagens articulares. Além disso, é este líquido que nutre as células das cartilagens articulares, visto que elas não são vascularizadas.

f) **Meniscos, discos e orlas** – Em algumas articulações sinoviais, encontramos, interpostos às superfícies articulares, elementos fibrocartilagíneos que, dependendo de sua forma, são denominados meniscos, discos articulares ou orlas. Estas estruturas não são recobertas pela membrana sinovial. Os discos separam a cavidade articular em duas cavidades. Há disco na articulação temporomandibular e na articulação esternoclavicular. Os *meniscos* são anéis incompletos de cartilagem, presentes no joelho. Os discos e meniscos contribuem para a difusão do líquido sinovial na articulação, promovem melhor adaptação das superfícies articulares entre si, absorvem impactos e possibilitam um deslizamento mais suave entre as superfícies articulares. As *orlas* são anéis de cartilagem situados na margem óssea de cavidades articulares. Elas ampliam a profundidade das cavidades articulares e, como são maleáveis, não limitam o movimento. Estão presentes nas articulações do ombro e do quadril.

g) **Ligamentos** – Os ossos das articulações sinoviais são unidos por feixes de fibras colágenas, que se fixam nos ossos, denominados ligamentos. Os *ligamentos* não só permitem uma união mais firme entre os ossos na articulação mas também limitam os movimentos em certas direções, permitindo-os em outras direções. Os ligamentos podem ser, conforme sua localização em relação à cápsula, capsulares, extracapsulares e intracapsulares. Os ligamentos capsulares são espessamentos localizados da cápsula. Exemplo: ligamento glenoumeral, na articulação escapuloumeral. Os extracapsulares estão fora da cápsula, ou seja, são independentes dela. Exemplo: ligamento colateral tibial, no joelho. Os ligamentos intracapsulares também são independentes da cápsula, mas estão dentro da cavidade da articulação. Exemplo: ligamentos cruzados do joelho.

> As articulações sinoviais são classificadas em vários tipos, quanto à forma das superfícies articulares dos ossos que se articulam.

CLASSIFICAÇÃO DAS ARTICULAÇÕES SINOVIAIS QUANTO À FORMA DAS SUPERFÍCIES ARTICULARES

Quanto à forma das superfícies ou faces articulares, as articulações sinoviais podem ser classificadas nos seguintes tipos (fig. 8.3):

a) **Articulação plana** – É assim chamada devido à forma aproximadamente plana das superfícies articulares. Das articulações sinoviais é a que apresenta menor liberdade de movimento entre os ossos, permitindo apenas deslizamento de uma superfície sobre a outra. Exemplo: articulações entre os ossos do carpo (articulações intercarpais).

b) **Articulação gínglimo ou dobradiça** – Comporta-se como uma dobradiça de porta, permitindo movimento somente em um plano. Exemplos: Articulação umeroulnar, articulações interfalângicas.

c) **Articulação trocoide** – Um pivô ósseo gira dentro de um anel osteoligamentar. É, às vezes, denominada articulação em *"pivô"*. É assim chamada, devido à maneira pela qual um dos ossos se movimenta sobre o outro: efetuando uma rotação em torno de seu eixo longitudinal. Exemplo: articulação radiulnar.

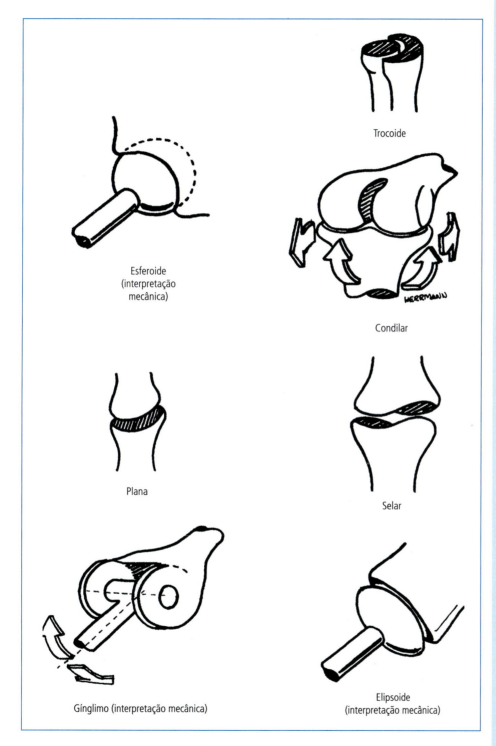

Fig. 8.3
Classificação das articulações sinoviais segundo a forma das superfícies articulares.

d) **Articulação bicondilar** – É a articulação entre duas superfícies arredondadas, convexas, os côndilos, que se encaixam sobre duas superfícies côncavas com movimento em torno de um eixo transversal. Devido ao arredondamento das superfícies articulares, permite também discreto movimento de rotação em torno de um eixo longitudinal. Os dois côndilos podem estar separados, como no joelho, mas com uma única cápsula articular. Ou podem estar totalmente separados, com duas cápsulas articulares, como por exemplo na articulação temporomandibular (ATM).

e) **Articulação selar** – As superfícies articulares se assemelham a selas de montaria, podendo uma deslizar sobre a outra, igualmente sobre dois eixos. Exemplo: articulação carpometacarpal do polegar.

f) **Articulação elipsoide** – Uma superfície articular oval, convexa se encaixa em outra que tem a forma de elipse, côncava. O movimento ocorre principalmente sobre o eixo transversal, orientação da maior dimensão das superfícies articulares, mas também em torno do eixo sagital, aqui em menor grau. Ocorre também circundução imperfeita. Exemplos: articulação radiocarpal e metacarpofalângica.

g) **Articulação esferoide** – As superfícies articulares têm forma de esferas e de cavidade esférica. É o tipo que permite maior liberdade de movimento entre os ossos, os quais se efetuam em torno dos três eixos, devido à forma das superfícies articulares. Exemplos: articulação do ombro e articulação do quadril.

CLASSIFICAÇÃO DAS ARTICULAÇÕES SINOVIAIS QUANTO AO NÚMERO DE EIXOS DE MOVIMENTOS

> As articulações sinoviais podem ser classificadas quanto ao número de eixos, em monoaxiais, biaxiais e triaxiais.

As articulações sinoviais são as que permitem maior movimento entre os segmentos esqueléticos. Cada movimento se realiza sempre em torno de um dos três eixos (longitudinal, sagital e transversal) e passa pela articulação. Assim, de acordo com o número de eixos que a articulação possui, podemos classificar as articulações sinoviais em: *monoaxiais*, *biaxiais* e *triaxiais*, conforme possuam movimentos respectivamente em torno de um, dois ou três eixos. Há ainda, um tipo especial de articulação sinovial que não tem eixo de movimento e é denominada *anaxial*. São exemplos, as articulações entre os ossos do carpo.

As articulações gínglimos e trocoides são articulações monoaxiais. As articulações bicondilares, elipsoides e selares são articulações biaxiais. As esferoides são triaxiais.

INERVAÇÃO E VASCULARIZAÇÃO DAS ARTICULAÇÕES SINOVIAIS

> As articulações sinoviais recebem fibras nervosas vasomotoras e sensitivas. Estas terminam em receptores especiais para movimento e posição e para dor. Ramos de artérias, veias e vasos linfáticos penetram na cápsula e ligamentos.

As articulações sinoviais são inervadas por fibras motoras e sensitivas. As motoras vão inervar os vasos sanguíneos que nutrem a articulação. As fibras sensitivas que penetram na cápsula articular terminam em receptores especiais situados na cápsula e nos ligamentos. Estão encarregadas de informar sobre a avaliação do movimento e sobre a posição da articulação. Este tipo de sensibilidade é chamada propriocepção. Outras fibras nervosas sensitivas terminam em receptores para a dor. Estes receptores estão situados na cápsula e na membrana sinovial. Os receptores para dor são sensíveis à distensão e torção exageradas, bem como a inflamações. A cartilagem articular não tem fibras nervosas e nem vasos sanguíneos. Ela é nutrida pelo líquido sinovial que penetra na cartilagem pela sua superfície. Há uma regra geral que diz que o nervo que envia fibras para cada um dos músculos que atua sobre uma articulação, envia também ramos para a articulação e para a pele ao redor dessa articulação. Em outras palavras, os nervos que suprem a articulação, suprem também os músculos que movem a articulação e a pele em volta. Várias artérias e veias formam redes junto à cápsula articular, de onde saem ramos que penetram na cápsula e ligamentos para nutri-los. Vasos linfáticos os acompanham.

TIPOS DE MOVIMENTOS POSSÍVEIS NAS ARTICULAÇÕES SINOVIAIS

> Nas articulações sinoviais são possíveis movimentos ativos, passivos e acessórios.

– **Movimentos ativos** – Os *movimentos ativos* (fig. 8.4) são aqueles produzidos pelo próprio indivíduo, por ação de seus músculos. Os seguintes movimentos podem ser realizados nas articulações sinoviais:

a) *Flexão e extensão* – Ocorrem no plano sagital, em torno do eixo transversal. A flexão é o movimento em que há diminuição do ângulo entre os segmentos que se articulam. O movimento em que ocorre afastamento dos segmentos entre si é a extensão.
b) *Abdução e adução* – São movimentos que se efetuam no plano frontal, em torno do eixo sagital. No movimento de abdução, o segmento se afasta do plano mediano. No de adução ocorre a aproximação do segmento ao plano sagital mediano do corpo.
c) *Rotação* – Realiza-se no plano transversal em torno do eixo longitudinal do segmento. Nos membros, denomina-se rotação medial ao movimento através do qual a porção ventral do membro volta-se para o plano mediano. Na rotação lateral, a região anterior do membro gira lateralmente. No caso específico do antebraço, a rotação medial denomina-se pronação, e a rotação lateral, *supinação*. O tronco também efetua rotações; neste caso, porém, elas ocorrem para a direita e para a esquerda (rotação direita e esquerda). Nas articulações esferoides e em algumas bicondilares, elipsoides e selares pode ser feito um movimento denominado *circundução* que é resultante de uma combinação de eixos: é o movimento em que a extremidade do osso descreve um

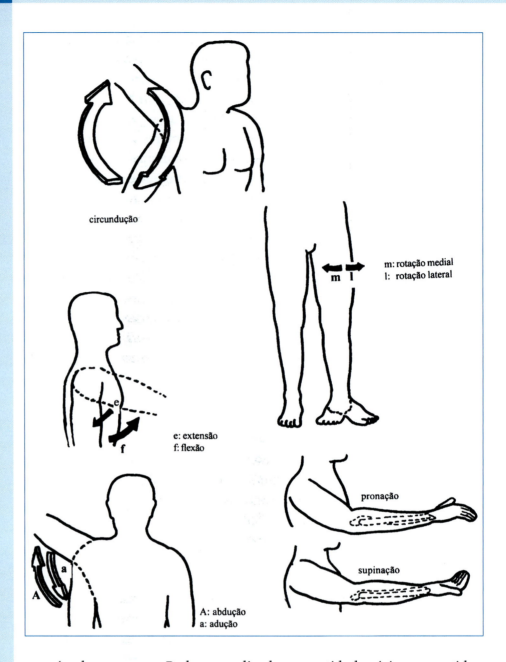

Fig. 8.4
Movimentos das articulações sinoviais.

círculo no espaço. Pode ser realizado no sentido horário e no anti-horário.

– **Movimentos passivos** – Os *movimentos passivos* são produzidos por forças externas ao indivíduo, como a ação exercida por outra pessoa, por exemplo, o fisioterapeuta. Estes movimentos são os mesmos movimentos que podem ser produzidos ativamente pelo indivíduo. A diferença é que eles são produzidos por outra pessoa.

– **Movimentos acessórios** – Os *movimentos acessórios* são movimentos que ocorrem juntamente com outro movimento principal realizado pelo indivíduo. Trata-se, portanto, de movimentos que o indivíduo é incapaz de realizar por vontade própria através da ação muscular.

Embora os tipos de movimentos descritos sejam aplicados às articulações sinoviais, eles servem também para movimentos de articulações entre as vértebras, que não são sinoviais.

FATORES QUE LIMITAM OS MOVIMENTOS NAS ARTICULAÇÕES

Em cada articulação, os movimentos têm sua amplitude. Essas amplitudes são limitadas por vários fatores que são os seguintes:

a) *Forma das superfícies articulares.* As de forma plana são as que possuem menos movimento. As de forma esférica são as de maior número de movimentos.
b) *Cápsula articular e seus ligamentos.* Ao fazer um movimento em uma direção, a cápsula e os ligamentos que se situam na direção oposta, se distendem e limitam o movimento.
c) *Músculos, através de sua contração e distensão máximas.* O motivo é a mesma explicação do item b.
d) *Contato entre partes moles (na flexão de perna, chega um momento em que ela toca a coxa, limitando o movimento).* Um ou vários desses fatores impedem que um determinado movimento seja mais amplo.

> Os movimentos dos ossos nas articulações são limitados por vários fatores.

LESÕES A QUE ESTÃO SUJEITAS AS ARTICULAÇÕES SINOVIAIS

Nas cartilagens articulares sempre existe um desgaste, ainda que muito reduzido, durante a atividade normal da articulação. Alguns movimentos produzem um desgaste mais acentuado dessas estruturas. O desgaste das cartilagens articulares, às vezes, resulta no polimento, erosão ou densificação do osso subjacente. O desgaste por uso pode tornar-se anormal devido a vários fatores, sendo os mais importantes: traumatismos, excesso de uso, certas enfermidades e modificações bioquímicas da cartilagem articular. Estes fatores modificam a geometria da articulação, diminuem a viscosidade da sinóvia, ou ambas ao mesmo tempo.

Estão sujeitos a lesões também outros elementos da articulação, como a cápsula articular e seus ligamentos, podendo sofrer distensões com ou sem rompimento de um certo número de suas fibras colágenas. Essas lesões, com maior ou menor gravidade, resultam de solicitações mecânicas que ultrapassam a resistência daquelas estruturas.

> As articulações sinoviais estão sujeitas a vários tipos de lesões.

> A artrite reumatoide e a osteoartrose são doenças comuns das articulações.

• Lição 5: Introdução ao Movimento Humano •

> Muitas doenças podem afetar as articulações, caracterizando as doenças reumáticas. Duas destas doenças são a artrite reumatóide e a osteoartrose. Na artrite reumatóide ocorre inflamação da membrana sinovial e com o tempo, destruição da cartilagem. Na osteoartrose, a cartilagem articular sofre desgaste excessivo em algumas áreas e o osso fica exposto. A osteoartrose é mais comum no indivíduo idoso.

RESUMO

Articulação é a união entre ossos. Os ossos se articulam de formas variadas, mas é possível uma classificação das articulações em fibrosas, cartilagíneas e sinoviais. Nas articulações fibrosas, há tecido fibroso entre os ossos. Estas articulações compreendem três grupos: suturas, sindesmoses e gonfoses. As suturas do crânio, a união entre a extremidade distal da tíbia e da fíbula e a união entre o dente e seu alvéolo são os respectivos exemplos. Nessas articulações praticamente não há movimento entre os ossos. Nas articulações cartilagíneas, os ossos são unidos por tecido cartilaginoso, que pode ser do tipo fibroso ou hialino, caracterizando os dois grupos destas articulações: sínfises e sincondroses. São exemplos respectivos: a união entre os corpos das vértebras e união entre a epífise e a diáfise, através do disco de crescimento. Em algumas destas articulações são possíveis pequenos movimentos. As articulações mais frequentes no esqueleto são as sinoviais. Caracterizam-se por possuírem uma cápsula fibrosa, ligamentos, que unem os ossos, membrana sinovial, líquido sinovial e cavidade articular entre os ossos, além das cartilagens articulares. As articulações sinoviais são as que permitem maior liberdade de movimento dos ossos que se articulam. Além disso, são as mais importantes porque podem sofrer vários tipos de doenças, como artrites, artrose etc. Algumas possuem ainda elementos cartilagíneos interpostos entre os ossos, que são os discos e os meniscos. As articulações sinoviais podem ser classificadas de acordo com a forma das superfícies articulares, em articulações planas, trocoides, gínglimos, selares, elipsoides, bicondilares e esferoides. Cada um desses grupos de articulações possuem maior ou menor liberdade de movimento e amplitude de movimento entre os ossos. As articulações com maior mobilidade são as esferoides, seguidas das elipsoides, bicondilares e selares, e depois das gínglimos e trocoides. Para descrever os movimentos das articulações utilizamos a posição anatômica, os planos do corpo humano (frontal, sagital e transversal) e os eixos de movimento: transversal, sagital e longitudinal. Em torno do eixo transversal realizamos movimentos de flexão e extensão; no eixo sagital, abdução e adução e no eixo longitudinal, rotação medial e lateral. A maior ou menor liberdade de movimento de uma articulação está relacionada ao número de eixos que ela possui. Daí classificarmos as articulações, de acordo com o número de eixos, em monoaxiais, quando possuem um único eixo de movimento, biaxiais, quando possuem dois eixos e triaxiais, três eixos de movimento. As articulações sinoviais recebem principalmente fibras sensitivas que terminam na cápsula e ligamentos, em receptores para movimento e posição e para a dor. Os movimentos que realizamos nas articulações podem ser ativos, quando realizados pelo próprio indivíduo, passivos, se feitos por um examinador e acessórios, que são movimentos que acompanham os movimentos principais. As articulações em geral, mas especialmente as sinoviais, estão sujeitas a desgaste, especialmente das cartilagens articulares, durante a vida. Podem também sofrer vários tipos de lesões, como distensões dos ligamentos e da cápsula e processos inflamatórios.

TESTE SEUS CONHECIMENTOS

Aspectos gerais sobre articulações

1- Assinale a melhor alternativa:
   a. articulação é a união entre ossos. Elas podem ser classificadas em três grandes grupos: fibrosas, cartilagíneas e sinoviais;
   b. a nomenclatura das articulações é feita usando os nomes dos ossos que se articulam;
   c. exemplos de nomenclatura: articulação entre os corpos das vértebras – articulação intercorpovertebral; articulação entre o esterno e a costela – articulação esternocostal;
   d. todas estão corretas.

2- Assinale a alternativa errada:
   a. as articulações fibrosas compreendem as suturas, sincondroses e gonfoses;
   b. de acordo com o número de eixos que a articulação possui, podemos classificar as articulações sinoviais em: monoaxiais, biaxiais e triaxiais;
   c. as articulações sinoviais são inervadas por fibras motoras e sensitivas;
   d. as fibras motoras vão inervar as cartilagens da articulação;
   e. as fibras sensitivas terminam em receptores situados na cápsula e nos ligamentos.

3- Assinale a alternativa incorreta:
   a. as articulações cartilagíneas dividem-se em dois tipos: sincondroses e epífises;
   b. As sincondroses possibilitam certa movimentação entre os ossos;
   c. nas sincondroses o tecido que se interpõe aos ossos é de cartilagem hialina;
   d. nas sínfises os ossos se unem por cartilagem fibrosa;

4- Assinale a melhor alternativa. Entre os componentes de uma articulação sinovial temos:
   a. cavidade articular;
   b. cartilagem articular;
   c. membrana sinovial;
   d. ligamentos;
   e. todas estão corretas.

5- Assinale a alternativa incorreta:
   a. um exemplo de articulação trocoide é a articulação radiulnar;
   b. a articulação carpometacarpal do polegar é exemplo de articulação selar;
   c. a articulação selar é o tipo de articulação que permite várias formas de movimentos entre os ossos;
   d. a articulação temporomandibular é um exemplo de articulação esferoide.

6- Os seguintes movimentos podem ser realizados nas articulações sinoviais:
   a. flexão e extensão;
   b. abdução e adução;
   c. rotação;
   d. circundução;
   e. todas estão corretas.

7- Assinale a melhor alternativa.
   a. movimentos passivos nas articulações são os movimentos que são produzidos por forças externas ao indivíduo, como a ação exercida por outra pessoa por exemplo;
   b. lesões podem afetar a cápsula articular e seus ligamentos;
   c. lesões de ligamentos podem ser: distensões com ou sem rompimento de um certo número de suas fibras;
   d. todas estão corretas.

8- Assinale a alternativa errada. Entre os fatores que limitam os movimentos normais nas articulações temos:
   a. forma das superfícies articulares;
   b. presença de corpos estranhos no interior da articulação;
   c. músculos;
   d. contato entre partes moles;
   e. liquido sinovial e ligamentos.

Questões abertas

1 – O que são articulações? Como se classificam?
2 – O que são articulações fibrosas? Como se classificam?
3 – O que são suturas? Cite exemplos.
4 – O que são sindesmoses? Cite exemplos.
5 – O que são gonfoses? Dê exemplos.
6 – O que são articulações cartilagíneas? Como se classificam?
7 – O que são sincondroses? Cite exemplos.
8 – O que são sínfises? Cite exemplos.
9 – Quais os elementos que caracterizam as articulações sinoviais?
10 – Quais os meios de união das articulações sinoviais?
11 – Que estrutura produz e absorve o líquido sinovial? Como se dispõe na articulação?
12 – Onde se situam e qual a função das cartilagens articulares?
13 – Quais as funções do líquido sinovial?
14 – O que são discos, meniscos e orlas? Quais suas funções?
15 – O que são as superfícies articulares nas articulações sinoviais?
16 – Como se classificam as articulações sinoviais quanto a forma das superfícies articulares? Dê um exemplo de cada tipo.
17 – Como se faz a nomenclatura das articulações?
18 – Como se classificam as articulações sinoviais quanto ao número de eixos? Dê um exemplo de cada tipo.
19 – Quantos eixos de movimento possuem as articulações planas, gínglimos, trocoides, selares, elipsoides, bicondilares e esferoides?
20 – Que movimentos são possíveis em torno do eixo transversal das articulações? E dos eixos sagital e longitudinal?
21 – Explique os movimentos: flexão, extensão, abdução, adução, rotação medial e lateral e circundução.
22 – O que são movimentos ativos, passivos e acessórios nas articulações sinoviais?
23 – A que tipo de lesões estão sujeitas as cartilagens articulares e os ligamentos e cápsulas articulares?

LIÇÃO 6

9

Articulações da Coluna Vertebral e do Membro Superior

OBJETIVOS DO CAPÍTULO

- Citar os três tipos de articulações que ocorrem entre as vértebras
- Explicar os movimentos da coluna nesses tipos de articulações
- Explicar e citar os movimentos entre as vértebras nas articulações atlantoccipital e atlantoaxial
- Citar as articulações dos ossos do membro superior, explicando ossos que se articulam, dando seus movimentos e classificando-as
- Explicar como se faz cada movimento em cada uma das articulações do membro superior
- Explicar o que é túnel do carpo, seus elementos anatômicos e sua importância clínica
- Explicar o que são bainhas sinoviais dos dedos da mão e qual sua importância

ARTICULAÇÕES DA COLUNA VERTEBRAL

As vértebras se unem em três diferentes pontos, constituindo as articulações entre os corpos vertebrais, entre os processos articulares e entre os processos espinhosos.

a) **Articulações entre os corpos vertebrais (intercorpovertebrais)**

Os corpos vertebrais são unidos por discos fibrocartilaginosos, os discos intervertebrais (fig. 9.1), e pelos ligamentos longitudinais. Os discos intervertebrais atuam também como coxins, amortecendo choques e pressões e permitindo movimentos. Cada disco é constituído por uma parte central, denominada núcleo pulposo e por uma parte periférica, o anel fibroso.

Os corpos das vértebras são unidos também por ligamentos espessos, longitudinalmente dispostos. Existem dois ligamentos longitudinais: o anterior e o posterior, situados na face anterior e posterior das vértebras (fig. 9.2).

Entre os corpos vertebrais são possíveis movimentos de flexão, extensão, flexão lateral e rotação. Estes movimentos podem ser realizados porque os discos são compressíveis e os ligamentos possuem alguma elasticidade. Os movimentos são pouco amplos em cada articulação, mas em conjunto são consideráveis. Na região cervical, podem ser feitos movimentos de flexão, extensão, flexão lateral e rotação da cabeça e pescoço para a direita ou para a esquerda. Na região torácica, são possíveis apenas movimentos de rotação do tronco para a direita ou para a esquerda. Na região lom-

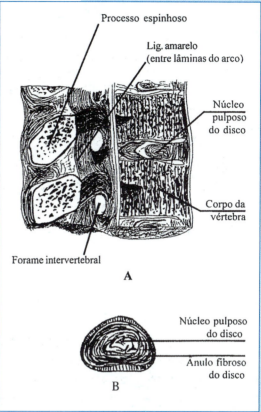

Fig. 9.1
Articulações entre os corpos vertebrais. Discos intervertebrais. A – Corte sagital da coluna vertebral. B – Corte horizontal através de um disco intervertebral.

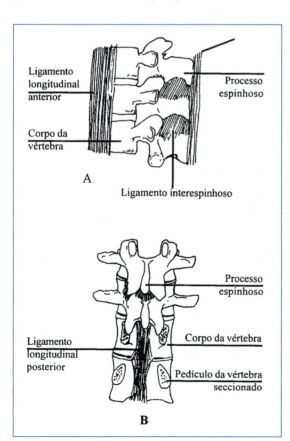

Fig. 9.2
Ligamentos longitudinais da coluna vertebral. A – Vista lateral. B – Vista posterior.

bar podem ser feitos todos os tipos de movimentos: flexão, extensão, flexão lateral direita e esquerda e rotação do tronco para a direita ou para a esquerda. Não há disco entre a primeira e a segunda vértebras. O primeiro disco aparece entre a segunda e terceira vértebra cervical.

b) **Articulações dos processos articulares**

As vértebras articulam-se também através dos processos articulares superiores e inferiores de cada lado. Estas articulações são chamadas articulações dos processos articulares ou articulações apofisárias ou zigoapofisárias. São articulações sinoviais planas. Durante os movimentos da coluna, as facetas articulares dos processos articulares deslizam entre si (fig. 9.2).

c) **Articulações dos processos espinhosos**

Os processos espinhosos são unidos pelos ligamentos interespinhosos, situados entre os processos espinhosos e pelos ligamentos supraespinhosos, que unem as extremidades dos processos espinhosos (fig. 9.2). Estas articulações são classificadas como fibrosas, tipo sindesmose.

Na coluna vertebral, podem ocorrer as chamadas hérnias de disco. Por compressão excessiva, o núcleo pulposo sofre protrusão, rompendo o anel fibroso. Com isso, pode ocorrer compressão dos nervos que saem do canal vertebral da medula espinal. Quando ocorre em discos lombares e sacrais, surgem os sintomas da ciática.

ARTICULAÇÕES ATLANTOCCIPITAL E ATLANTOAXIAL

Na região cervical da coluna existe um grupo de articulações mais complexas, entre o atlas, o áxis e o occipital (fig 9.3). A articulação entre o atlas e o osso occipital é denominada articulação atlantoccipital. É feita entre os dois côndilos do osso occipital e as faces articulares superiores do atlas. São duas articulações, cada uma com sua cápsula articular e ligamentos, mas atuam em conjunto. São consideradas como uma única articulação sinovial elipsóide. Permitem movimentos da cabeça, de flexão e extensão, em torno de um eixo transversal e movimentos de flexão lateral direita e esquerda, em torno de um eixo ântero-posterior. Existe uma membrana atlantoccipital anterior e uma posterior. Elas unem os arcos anterior e posterior do atlas às bordas do forame magno do occipital.

Entre o atlas e o áxis existem duas articulações laterais e uma mediana. As articulações laterais entre o atlas e o áxis são as articulações apofisárias, entre os processos articulares superiores e inferiores. A articulação mediana entre o atlas e o áxis é feita entre o arco anterior do atlas e o dente do áxis. Há um ligamento que se dispõe como uma presilha, que prende o dente do áxis, denominado ligamento transverso do atlas. É classificada

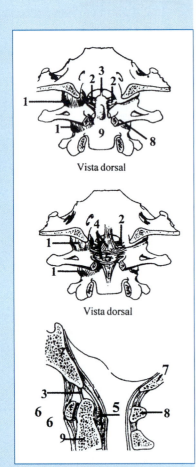

Fig. 9.3
Articulações do atlas, áxis e crânio. 1 – Cápsula articular da art. atlantoaxial.
2 – Ligamento alar.
3 – Ligamento apical do dente do áxis. 4 – Ligamento cruzado.
5 – Ligamento transverso do atlas. 6 – Arco anterior do atlas.
7 – Occipital. 8 – Arco posterior do atlas. 9 – Corpo do áxis.

como sinovial trocóide ou pivô. O grupo das três articulações funcionam como uma unidade, permitindo a rotação direita e esquerda do atlas e portanto, da cabeça sobre o áxis.

As articulações da caixa torácica serão estudadas no capítulo de sistema respiratório. A articulação temporomandibular (ATM) será estudada no capítulo de sistema digestório.

ARTICULAÇÕES DO MEMBRO SUPERIOR

VISÃO GERAL DAS ARTICULAÇÕES DO MEMBRO SUPERIOR

As articulações do membro superior são, na sua maioria, articulações sinoviais e bastante móveis, o que dá grande mobilidade ao membro superior. As articulações do membro superior são: articulação esternoclavicular, entre o esterno e a clavícula; articulação acromioclavicular, entre a clavícula e a escápula; articulação do ombro, entre a escápula e o úmero; articulação do cotovelo, entre o úmero e a ulna e o rádio; articulação radiulnar proximal e distal, entre o rádio e a ulna; articulação radiocarpal, entre o rádio e os ossos do carpo; articulações intercarpais, entre os ossos do carpo; articulações carpometacarpais, entre os ossos do carpo e os metacarpais; articulações metacarpofalângicas, entre os metacarpais e as falanges proximais; articulações interfalângicas proximais, entre as falanges proximais e as médias e articulações interfalângicas distais, entre as falanges médias e as distais.

As articulações do cíngulo do membro supeior são representadas pelas articulações esternoclavicular, em que a clavícula prende-se ao esterno, e acromioclavicular, entre o acrômio da escápula e a clavícula. As articulações da porção livre do membro superior compreendem as articulações entre o úmero e a escápula, articulação do ombro ou glenoumeral, articulações do cotovelo e da mão. A soma dos movimentos de cada uma destas articulações individualmente é que dá a grande mobilidade do membro superior.

a) **Articulação esternoclavicular**

É a união entre a extremidade esternal da clavícula e o osso esterno, em uma incisura deste osso, denominada incisura clavicular (fig. 9.4), constituindo uma articulação bastante móvel. Esta articulação é classificada funcionalmente como sinovial esferóide, possuindo três eixos de movimento, embora morfologicamente suas superfícies articulares sejam planas.

> A cintura escapular apresenta duas articulações importantes: a esternoclavicular e a acromioclavicular.

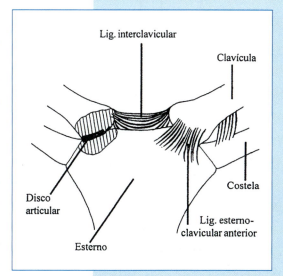

Fig. 9.4
Articulação esternoclavicular.

A superfície articular da extremidade esternal da clavícula é convexa, enquanto que a superfície articular da incisura clavicular do esterno é côncava. A cápsula articular fibrosa envolve toda a articulação. Um disco de fibrocartilagem achatado e redondo está presente dentro da cavidade articular, dividindo-a em duas cavidades. Está preso à cápsula fibrosa. Tem função de acolchoamento entre os ossos, amortecendo as forças transmitidas pela clavícula ao esterno e compensa a incongruência das superfícies articulares. A cápsula articular é reforçada, anteriormente, pelo ligamento esternoclavicular anterior e, posteriormente, pelo ligamento esternoclavicular posterior (fig. 9.4). Superiormente, temos o ligamento interclavicular. Há ainda um outro ligamento extracapsular que une a clavícula à face superior da primeira costela, o ligamento costoclavicular.

Na articulação esternoclavicular, a clavícula movimenta-se em torno do eixo ântero-posterior, de tal maneira que sua extremidade acromial é levada para cima (elevação) ou para baixo (depressão); no eixo longitudinal, ocorrem os movimentos de protração (a extremidade esternal vai para frente) e retração (esta extremidade volta para sua posição); finalmente, no eixo transversal, a face superior da clavícula roda para frente, rotação anterior, ou para cima, rotação posterior.

> Os movimentos da clavícula na articulação esternoclavicular são: elevação e depressão, protração e retração e rotação anterior e posterior.

Fig. 9.5
Articulações do ombro e acromioclavicular esquerdas. Vista anterior.

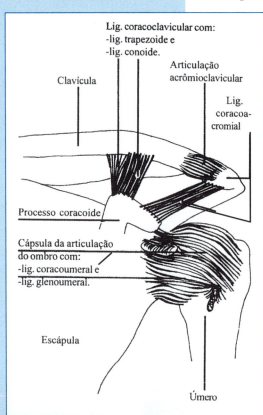

b) **Articulação acromioclavicular**

É a articulação entre a extremidade acromial da clavícula e o acrômio da escápula. Nesses locais há duas supefícies articulares cobertas por cartilagem. Há uma cápsula articular fibrosa, mais espessa superiormente. Internamente, há um disco incompleto de fibrocartilagem, preso à parte interna superior da cápsula. Ele compensa em parte, a pequena incongruência existente entre as faces articulares. A articulação acromioclavicular é classificada como uma articulação sinovial plana (fig. 9.5). Há ainda um forte ligamento extracapsular que une a extremidade da clavícula ao processo coracóide da escápula, o ligamento coracoclavicular (fig. 9.5). Este ligamento estabiliza a clavícula e é dividido em duas partes: o ligamento *conóide*, que é póstero-medial e o ligamento *trapezóide*, que é ântero-lateral. Os ligamentos estão fixos à face inferior da clavícula e à face superior do processo coracóide da escápula. O ligamento conóide limita o movimento da escápula para frente e o trapezóide, para trás.

Os movimentos na articulação acromioclavicular ocorrem quando a escápula é movimentada, por ação de músculos que atuam diretamente sobre ela, ou quando a clavícula se movimenta na articulação esternoclavicular, produzindo movimentos da escápula. Quando a escápula é elevada ou sofre depressão, o eixo de movimento é sagital. Quando a escápula sofre protração, desliza para frente, ou retração, desliza para trás, ocorre discreta rotação da escápula em torno de um eixo sagital na articulação acromioclavicular. Nos movimentos de rotação da escápula (rotação lateral, quando o seu ângulo inferior desliza para fora, e rotação medial, quando este ângulo desliza e se aproxima da coluna), o eixo é ântero-posterior. Estes dados mostram que, em todos os movimentos da clavícula na articulação esternoclavicular, há movimentos da escápula na articulação acromioclavicular.

> Os movimentos do braço ocorrem na articulação do ombro ou glenoumeral.

c) **Articulação do ombro ou glenoumeral**

A articulação escapuloumeral é a articulação entre a cabeça do úmero e a cavidade glenóide da escápula. É uma articulação sinovial esferóide típica (figs. 9.5, 9.6). Apresenta, como as articulações anteriormente estudadas, todos os elementos que caracterizam uma articulação sinovial típica: cápsula articular fibrosa, membrana sinovial, cartilagens articulares recobrindo as superfícies dos ossos que se articulam e líquido sinovial.

A cápsula articular, apesar de espessa e fibrosa confere pouca estabilidade à articulação. A cavidade glenóide é rasa. Um anel de fibrocartilagem fixa-se na borda da cavidade glenóide para aumentar um pouco mais a profundidade da cavidade. A cápsula é reforçada anteriormente, por três ligamentos, considerados como ligamentos capsulares, os ligamentos glenoumerais, o superior, o médio e o inferior, os quais são mais bem vistos pela face interna da cápsula (fig. 9.5). Estes ligamentos saem da margem da cavidade glenóide e vão se fixar no tubérculo menor e no colo do úmero. Há mais dois ligamentos, considerados como acessórios, os ligamentos coracoumeral e coracoacromial. O ligamento coracoumeral sai do processo coracóide, passa superiormente na cápsula e fixa-se nos tubérculos maior e menor do úmero, por duas faixas divergentes. O ligamento coracoacromial não se relaciona diretamente com a articulação glenoumeral. Ele une os processos coracóide e acrômio, formando um arco fibroso acima da cabeça do úmero. Embaixo deste ligamento, entre ele e a cápsula, e o tendão do m. supra-espinal, fica uma bolsa sinovial importante, a bolsa subacromial. A função deste ligamento é suportar a cabeça do úmero, quando forças são aplicadas de baixo para cima, no braço. Na parte superior do sulco intertubercular, existe um ligamento curto, que vai do tubéculo maior para o menor, formando um túnel para a passagem do tendão da cabeça longa do m. bíceps, que por aí penetra na cavidade da articulação para ir fixar-se no tubérculo supraglenóide da escápula. Durante grande parte do seu trajeto, o tendão é envolvido por uma bainha sinovial.

Os movimentos do braço na articulação do ombro são: flexão, extensão, abdução, adução, rotação medial e lateral e circundução.

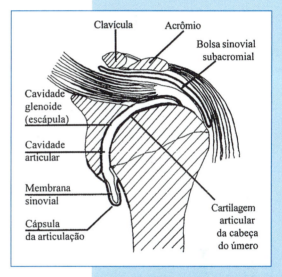

Fig. 9.6
Corte frontal através da articulação do ombro

Flexão – O braço é tracionado para frente até 90°.
Extensão – O braço volta para a posição anatômica.
Abdução – O braço é elevado até 90°, afastando-se do corpo.
Adução – O braço volta à posição anatômica.
Rotação lateral – O braço roda lateralmente (para fora).
Rotação medial – O braço roda medialmente (para dentro).
Circundução – A extremidade do úmero descreve um cone no espaço.

Neste ponto, é interessante analisar o mecanismo de um movimento que fazemos no conjunto de articulações do ombro, chamado de elevação do membro superior. Este é o movimento em que, estando o braço em flexão ou em abdução de 90°, o membro superior é elevado acima da cabeça, até a posição vertical. Até 90°, os movimentos de flexão e de abdução, são realizados na articulação do ombro. A partir deste ponto, a elevação do membro superior não se realiza nesta articulação porque o tubérculo maior do úmero encontra o acrômio da escápula e não pode mais se mover para cima. Assim, o movimento de elevação é feito pela escápula que roda lateralmente, ou seja, seu ângulo inferior roda lateralmente, enquanto que a cavidade glenóide roda para cima, levando o úmero que está fortemente fixado por músculos na articulação glenoumeral. No abaixamento do membro superior, até a posição horizontal, a partir da posição elevada, ocorre o movimento inverso: o ângulo inferior da escápula gira medialmente, tendo a cabeça do úmero presa na cavidade glenóide.

Quando o paciente está na posição supina, com os músculos em torno da articulação do ombro e a cápsula e ligamentos relaxados, podemos produzir movimentos passivos da cabeça do úmero na articulação em várias direções.

> Se a cabeça do úmero se encontra danificada por doenças ou fraturas, é possível substituí-la cirurgicamente por uma prótese. Até o ombro todo pode ser substituído. A articulação do ombro não é muito estável. São relativamente frequentes as luxações da cabeça do úmero (saída da cabeça de seu encaixe na cavidade glenóide). Os fatores que ajudam a estabilizar a articulação são: a presença do lábio glenoidal e o tônus dos músculos em torno da articulação, especialmente dos músculos supra-espinal, redondo menor, subscapular e infra-espinal. Eles se fixam quase junto à articulação e se fundem com a parte lateral da cápsula. Funcionam assim como ligamentos de tensão. Todos os outros músculos em torno da articulação auxiliam na sua estabilidade, especialmente as cabeças longas do bíceps e do tríceps braquial. O ligamento coracoacromial suporta as forças que pressionam a cabeça do úmero para cima. A luxação mais comum da cabeça do úmero é para frente: a cabeça do úmero vem localizar-se embaixo do processo coracóide. A luxação posterior é menos comum. Neste caso, a cabeça do úmero vem situar-se abaixo da espinha da escápula.

d) **Articulações do cotovelo** (figs. 9.7, 9.8)

A articulação do cotovelo é classificada como uma articulação compos-

---

A articulação do cotovelo compreende, na verdade, três articulações: umeroulnar, umerorradial e radiulnar proximal, todas envolvidas pela mesma cápsula articular.

ta, porque há mais de uma articulação envolvida pela mesma cápsula articular. A cápsula articular envolve as extremidades de três ossos, úmero, rádio e ulna. Distalmente, a cápsula se fixa no ligamento anular da cabeça do rádio. A cápsula não tem nenhuma fixação direta no rádio, pois isso limitaria os movimentos do rádio na articulação radiulnar. Na frente, algumas fibras do m. braquial fixam-se na cápsula e a tracionam, para evitar que, durante a flexão, ela e a membrana sinovial sejam pinçadas entre os ossos. Função semelhante exercem algumas fibras do m. tríceps na parte posterior da cápsula, no movimento de extensão. Medial e lateralmente existem feixes fibrosos que reforçam a cápsula: são os ligamentos colaterais ulnar e radial. O ligamento colateral ulnar sai do epicôndilo medial do úmero e vai para a ulna. O nervo ulnar passa junto a este ligamento, no sulco do nervo ulnar, situado atrás do epicôndilo medial do úmero.

Articulação umeroulnar – É a articulação entre a tróclea do úmero e a incisura troclear da ulna. É classificada como sinovial gínglimo, com apenas um eixo de movimento, o eixo transversal. Neste eixo, ocorrem a flexão e a extensão do cotovelo.

Flexão do cotovelo – O antebraço se aproxima do braço.
Extensão – O antebraço volta à posição anatômica.

A articulação umeroulnar é a articulação mais importante do cotovelo porque tem a ver com os movimentos do antebraço. É a articulação umeroulnar que permite levar o alimento à boca, através do movimento de flexão.

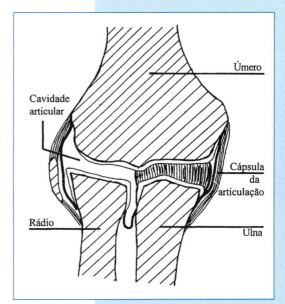

Fig. 9.7
Articulação do cotovelo, em corte frontal.

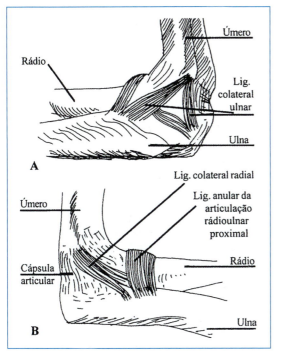

Fig. 9.8
Articulação do cotovelo
A – Vista medial. B – Vista lateral.

Articulações radiulnares – O rádio e a ulna articulam-se nas suas extremidades proximal e distal, por meio de duas articulações sinoviais trocóides, com um eixo longitudinal de movimento. Articulam-se ainda por meio de uma membrana interóssea, nas suas diáfises, constituindo uma articulação sindesmose. Os movimentos são os de supinação e pronação, e é o rádio que se movimenta.

Pronação – O rádio roda, ficando cruzado em X com a ulna, de modo que a palma da mão volta-se para trás.

Supinação – Ocorre o movimento contrário e a palma da mão volta-se para frente, para a posição anatômica.

Estes movimentos ocorrem simultaneamente na articulação radiulnar proximal e na articulação radiulnar distal.

Articulação radiulnar proximal – Nesta articulação, a cabeça do rádio se encaixa na incisura radial da ulna, ambas revestidas pelas cartilagens articulares ficando presa à ulna pelo ligamento anular da cabeça do rádio, como se fosse uma presilha. Este ligamento é uma faixa fibrosa que envolve a cabeça e o colo do rádio e se fixa nas margens anterior e posterior da incisura radial. Ele permite que o rádio gire livremente nos movimentos de pronação e supinação. A cápsula articular é a mesma da articulação do cotovelo. Para reforçar a união entre o rádio e a ulna, existem mais dois ligamentos entre ambos, que são o ligamento quadrado e a membrana interóssea. O ligamento quadrado se fixa no bordo inferior da incisura radial da ulna e vai para a superfície medial do rádio.

A membrana interóssea fixa-se nas margens interósseas do rádio e da ulna. É constituída por feixes de fibras colágenas que se dispõem, a partir do rádio, obliquamente de cima para baixo e de fora para dentro. Graças a esta disposição, durante os movimentos ela transmite as forças do rádio para a ulna. É que o rádio se articula com os ossos do carpo na mão. Assim, ele recebe as forças que atuam sobre a mão e as transmite, pela membrana interóssea, para a ulna, que é um osso grande e forte. A membrana ainda fornece uma área adicional para inserção de músculos, no antebraço.

Acima do bordo livre da membrana interóssea, existe uma faixa fibrosa, que constitui um ligamento denominado corda oblíqua: ela vai da tuberosidade do rádio, para cima medialmente, até a tuberosidade da ulna.

A cabeça do rádio pode sofrer luxação e sair do seu encaixe no ligamento anular, especialmente em crianças, por uma tração vertical violenta. O ligamento anular pode sofrer também ruptura e, assim, a cabeça do rádio ficar solta. O excesso de uso pode produzir as chamadas epicondilites. Nas epicondilites, inicialmente ocorre inflamação e edema e depois lesão dos tecidos nos epicôndilos. Se o estímulo persiste, ocorre também calcificação no local. Na epicondilite lateral, também conhecida como cotovelo de tenista, ocorrem inflamação e microlesões dos tendões de inserção dos músculos extensor radial curto do carpo e do extensor dos dedos no epicôndilo lateral do úmero. Cerca de 30 a 40% dos jogadores de tênis apresentam esta doença. Fatores que favorecem o aparecimento desta doença são o uso de técnicas e equipamento não apropriados. Outros esportes que podem causar epicondilite lateral são o golfe, natação e esgrima. O ato repetido de martelar também pode levar à epicondilite lateral. A epicondilite medial é a inflamação dos tecidos do epicôndilo medial do úmero. Ocorre frequentemente quando a criança é puxada pela mão para cima, ao tropeçar. Ocorre também em esportes com arremesso, pois na fase inicial do arremesso, quando o antebraço e a mão se colocam para trás, a tensão no epicôndilo medial do úmero é grande.

e) **Articulação radiulnar distal**

Nesta articulação, a cabeça da ulna articula-se na incisura ulnar do rádio, ambas revestidas por cartilagens articulares (fig. 9.9). A cabeça da ulna está separada dos ossos do carpo por um disco de fibrocartilagem, o qual é o principal elemento que une o rádio à ulna, nesse local. O disco está fixado ao processo estilóide da ulna e na face inferior do rádio. A cápsula articular é delgada e frouxa, e revestida pela membrana sinovial.

A articulação radiulnar distal é relativamente estável e raramente ocorre luxação nesta articulação. Os fatores desta estabilidade são: o disco articular, a membrana interóssea e o músculo pronador quadrado. Se uma pessoa cai e se apóia sobre a mão e o punho em hiperextensão, ocorre a fratura da extremidade inferior do rádio, que se desvia para trás. Esta é chamada fratura de Colles. A ulna não sofre fratura mas pode ocorrer luxação da articulação radiulnar distal.

f) **Articulações da mão**

A articulação entre o rádio e os ossos da fileira proximal do carpo é a articulação radiocarpal e as articulações dos ossos do carpo entre si são as articulações intercarpais (fig. 9.9).

Embora os ossos do carpo articulem-se entre si através de várias articulações, do ponto de vista funcional, eles se movem como duas fileiras de ossos: uma proximal, representada pelos ossos escafóide, semilunar, piramidal e pisiforme, e uma distal, constituída pelos ossos trapézio, trapezóide, capitato e hamato. Alguns denominam a articulação entre as duas fileiras de articulação mediocarpal. A linha articular entre ambas as fileiras é convexa lateralmente e côncava medialmente. Os movimentos da mão se devem em grande parte aos movimentos desta articulação.

Articulação radiocarpal – É a articulação entre a extremidade distal do rádio e o disco por um lado, e a fileira proximal dos ossos do carpo, por outro lado (fig. 9.9). Esta articulação é classificada como sinovial elipsóide, com dois eixos de movimento. No eixo transversal, ocorrem movimentos de flexão e extensão e no eixo ântero-posterior, ocorrem movimentos de abdução e adução da mão.

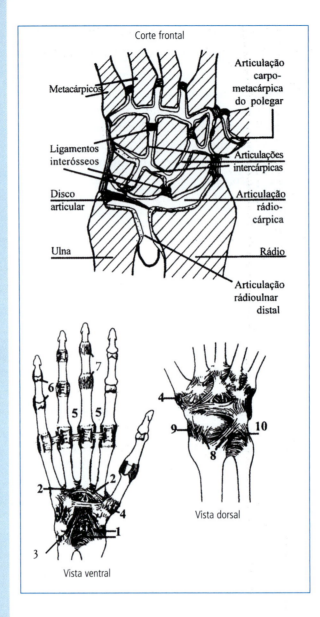

Fig. 9.9
Articulações da mão.
1 – Ligamentos radiocarpais palmares. 2 – Ligamentos carpometacarpais palmares. 3 – Túnel do carpo. 4 – Cápsula articular da articulação carpometacarpal do polegar. 5 – Ligamentos metacarpais transversos profundos. 6 – Ligamentos colaterais. 7 – Cápsula articular. 8 – Ligamentos radiocarpais dorsais. 9 – Ligamento colateral radial. 10 – Ligamento colateral ulnar.

Flexão – A mão move-se para frente e a sua palma volta-se para cima.

Extensão – É o movimento oposto ao de flexão e a mão volta para a posição anatômica. Na hiperextensão, a mão vai para trás e o seu dorso volta-se para cima.

Abdução – A mão movimenta-se lateralmente. É também chamado de desvio radial.

Adução – A mão desvia-se medialmente. Chama-se também desvio ulnar.

A superfície distal do rádio e o disco articular constituem uma superfície elíptica côncava que se articula com a superfície convexa dos ossos da fileira proximal do carpo. Estes são unidos por ligamentos interósseos. O escafóide se articula com o rádio e o piramidal e semilunar com o disco. A cápsula articular fixa-se proximalmente no rádio e na ulna e distalmente nos ossos da fileira proximal do carpo. Ligamentos reforçam a cápsula:

posteriormente, o ligamento radiocarpal dorsal e anteriormente, o radiocarpal palmar e o ulnocarpal palmar. Além destes, os ligamentos colaterais radial e ulnar reforçam a cápsula lateral e medialmente e limitam os movimentos de adução e abdução, respectivamente.

Articulações intercarpais – São as articulações entre os ossos do carpo. São do tipo sinovial plano, permitindo apenas pequenos deslizamentos entre as faces dos ossos do carpo. Os movimentos dos ossos da fileira proximal entre si são mínimos em virtude de estarem unidos por ligamentos interósseos e ligamentos intercarpais dorsais e palmares, que unem um osso ao outro e assim, limitam os movimentos de um osso contra o outro. Os ligamentos interósseos fixam-se nas faces articulares dos ossos. Os ligamentos intercarpais palmares e dorsais formam faixas transversais que unem um osso ao outro nas faces palmar e dorsal da mão (fig. 9.9).

Da mesma forma, os ossos da fileira distal do carpo são unidos uns aos outros por ligamentos interósseos e ligamentos intercarpais palmares e dorsais, na direção transversal, limitando assim os movimentos de um osso contra o outro.

Articulações mediocarpais – São as articulações entre os ossos da fileira proximal e os da distal do carpo. Cada fileira atua como um todo único. O escafóide articula-se com o trapézio, trapezóide e o capitato e o semilunar e o piramidal se articulam com o capitato e o hamato. Esta articulação é fechada por uma cápsula fibrosa representada anterior e posteriormente pelos ligamentos intercarpais palmares e dorsais.

Os movimentos na articulação mediocarpal são os de flexão e extensão e abdução e adução, acompanhando os movimentos da articulação radiocarpal. A amplitude de extensão é maior que a de flexão. Na abdução, a fileira proximal move-se medialmente e a distal, lateralmente. Na adução, ocorre o inverso: a fileira proximal move-se lateralmente e a distal, medialmente.

O retináculo flexor fixa-se medialmente no pisiforme e hamato e lateralmente no trapézio. Forma-se assim, um canal ou túnel nesta região, denominado túnel do carpo, de grande importância clínica. Por este canal, passam os tendões dos músculos flexores superficial e profundo dos dedos, envolvidos por uma membrana sinovial denominada bainha sinovial dos flexores dos dedos. Passa também o nervo mediano para inervar estruturas da mão.

> A bainha sinovial dos flexores dos dedos pode sofrer inflamações repetidas (sinovites) no túnel do carpo, que podem levar à compressão do nervo mediano. Com isso, o paciente perde sensibilidade na região de distribuição do nervo mediano na mão (região tenar) e ocorre enfraquecimento de músculos desta região, podendo haver atrofia muscular. A este conjunto de sintomas denomina-se síndrome do túnel do carpo.

Na região dorsal da mão existe também um retináculo, o retináculo extensor. Este cobre os tendões dos músculos extensores dos dedos e abdu-

---

Os ossos do carpo dispõem-se de tal maneira que formam um arco transverso, com concavidade palmar, o qual é mantido principalmente por um ligamento denominado retináculo flexor.

tor do polegar, ao passarem da mão para os dedos. Ele envia septos fibrosos que vão fixar-se no rádio, na ulna e na cápsula articular. Formam-se assim, compartimentos, um para cada tendão. Estes tendões também são recobertos por bainhas sinoviais individuais.

Articulações carpometacarpais – Os ossos que participam destas articulações são os da fileira distal do carpo e as bases dos metacarpais.

A articulação entre o trapézio e o primeiro metacárpico é a articulação carpometacarpal do polegar e é classificada como sinovial selar. As demais são sinoviais planas.

Articulação carpometacarpal do polegar – Esta articulação permite movimentos de flexão, extensão, abdução, adução, circundução e oposição do primeiro metacárpico e, portanto, do polegar (fig. 9.9). Os movimentos desta articulação são extremamente importantes para a função de preensão normal da mão. Os movimentos são descritos partindo sempre da posição anatômica.

Extensão – O polegar, que estava junto à palma da mão, desvia-se lateralmente.
Flexão – É o movimento de volta, em que o polegar junta-se de novo à palma da mão. O eixo destes dois movimentos é o ântero-posterior.
Abdução – A ponta do polegar vai para frente.
Adução – É o movimento de volta. O eixo destes dois últimos movimentos é o transversal.
Oposição ou oponência – A face palmar do polegar toca a face palmar de qualquer outro dedo da mão.
Circundução – A ponta do polegar descreve um círculo no espaço.
A cápsula fibrosa é reforçada lateralmente pelo ligamento carpometacárpico radial e anterior e posteriormente pelos ligamentos oblíquos anterior e posterior.

Demais articulações carpometacarpais – As demais articulações carpometacarpais são envolvidas por uma cápsula articular comum, a qual é reforçada pelos ligamentos carpometacarpais palmares e dorsais. Estes são várias faixas fibrosas dispostas em diferentes direções.

Articulações intermetacarpais – São articulações entre as faces laterais e mediais das bases dos metacarpais entre si. A mesma cápsula que envolve as articulações carpometacarpais envolve também as articulações intermetacarpais. Os ligamentos metacarpais e os ligamentos interósseos, dispostos transversalmente, unem as bases dos metacarpais adjacentes.

Os movimentos dos ossos metacarpais nestas articulações são mínimos.

Articulações metacarpofalângicas – São as articulações entre as cabeças dos metacarpais e as bases das falanges proximais. São classificadas como sinoviais elipsóides. Cada uma das cinco articulações tem sua cápsula própria reforçada por ligamentos colaterais fortes. Na face anterior, a cápsula é substituída pelo ligamento palmar. Os ligamentos colaterais unem as cabeças dos metacarpais às bases das falanges proximais (fig. 9.9). Existem ainda os ligamentos metacarpais transversos profundos, que unem os ligamentos palmares uns aos outros (fig. 9.9). Portanto atuam como união das cabeças dos metacarpais (com exceção do polegar) e assim limitam seu afastamento. O polegar é livre e independente.

As articulações metacarpofalângicas dos dedos II a V permitem movimentos de flexão, extensão, abdução, adução e circundução. No polegar, a articulação metacarpofalângica tende mais para gínglimo e só permite flexão e extensão.

Flexão – A falange proximal aproxima-se da palma da mão.

Extensão – É o movimento oposto, de volta à posição anatômica. O eixo destes dois movimentos é o transversal.

Abdução – O dedo médio é tomado como referência para os movimentos de abdução e adução. Na abdução dos dedos indicador, anular e mínimo, eles se afastam do dedo médio. Na abdução do dedo médio, ele se afasta do corpo (desvia-se lateralmente).

Adução – Os dedos indicador, anular e mínimo se aproximam do dedo médio. Na adução do dedo médio, ele se aproxima do corpo. O eixo destes dois movimentos é o ântero-posterior.

Articulações interfalângicas – Compreendem as articulações interfalângicas proximais, entre as cabeças das falanges proximais e as bases das médias e as interfalângicas distais, entre as cabeças das falanges médias e as bases das distais. No polegar só existe uma articulação interfalângica. Todas são articulações sinoviais gínglimos ou dobradiças, com apenas um eixo de movimento, transversal. Em cada articulação, há uma cápsula articular, reforçada por ligamentos colaterais e palmar. Os ligamentos colaterais fixam-se aos lados das cabeças e das bases das falanges (fig. 9.9).

Os movimentos permitidos nas articulações interfalângicas são os movimentos de flexão e extensão em cada articulação. Na flexão, os dedos se aproximam da face palmar da mão e na extensão afastam-se, retornando à posição anatômica.

> Quando há uma queda e a pessoa se apóia no punho em hiperextensão, podem ocorrer as chamadas torsões e estiramentos de ligamentos. Pode haver luxação de ossos do carpo ou da extremidade do rádio. Podem haver ainda fraturas

do escafóide e semilunar. Determinados tipos de esportes são mais propensos a produzir lesões na mão. Boxeadores podem fraturar os metacarpais. Lutadores, esquiadores e jogadores de hóquei podem ter lesão do ligamento colateral ulnar pela abdução forçada do polegar. Jogadores de golfe estão sujeitos à síndrome do túnel do carpo (compressão do nervo mediano no túnel do carpo, por inflamações, tendinites e sinovites dos tendões e bainhas sinoviais no túnel do carpo). Outra lesão comum em jogadores de golfe é a tendinite do extensor curto e do abdutor longo do polegar (doença de De Quervain). Quando o jogador de golfe erra a bola e bate com força no chão, pode ocorrer estiramento dos músculos extensores do punho.

O quadro 9.1 resume as características das principais articulações sinoviais do membro superior.

RESUMO

As vértebras se articulam através de seus corpos, dos processos articulares e dos processos espinhosos. Os corpos vertebrais são unidos pelos discos intervertebrais e pelos ligamentos longitudinais. Os discos compreendem duas partes: o anel fibroso e o núcleo pulposo. As articulações entre os processos articulares superiores de uma vértebra com os processos articulares inferiores da vértebra de cima são denominadas articulações apofisárias ou zigoapofisárias. São sinoviais planas. As articulações entre o crânio e a primeira vértebra e entre esta e a segunda vértebra são complexas. São as articulações denominadas atlantoccipital e atlantoaxial. Nas regiões cervical e lombar são possíveis todos os movimentos: flexão e extensão, flexão lateral direita e esquerda e rotação para a direita e para a esquerda. Na região torácica, somente rotação do tronco.

No membro superior, há várias articulações importantes. A clavícula articula-se com o esterno, na articulação esternoclavicular e com a escápula, na articulação acromioclavicular. A primeira é considerada como sinovial esferóide, embora suas facetas articulares sejam quase planas. Elas permitem movimentos em três eixos: elevação da clavícula, depressão, protração e retração e rotação para frente e para trás. A articulação do ombro é sinovial esferóide e triaxial. Nesta articulação podemos realizar movimentos de flexão e extensão do braço, abdução e adução e rotação medial e lateral. No cotovelo, há uma única cápsula articular mas existem realmente três articulações sinoviais: a umeroulnar, umerorradial e radiulnar proximal. Os movimentos possíveis são: flexão e extensão do antebraço e rotação medial e lateral, denominados, respectivamente, de pronação e supinação. As articulações da mão são numerosas. A radiocarpal é sinovial elipsóide, com dois eixos de movimento. Permite flexão e extensão e abdução e adução. Na mão encontram-se as articulações carpometacarpais, intercarpais, metacarpofalângicas e interfalângicas proximais e distais. Entre as carpometacarpais destaca-se a do

• Articulações da Coluna Vertebral e do Membro Superior •

ARTICULAÇÃO	MOVIMENTOS	EIXOS
Do ombro (esferoide)	Flexão – O braço é tracionado para frente Extensão – O braço é levado para trás e retorna à posição anatômica Abdução – O braço se afasta do plano mediano do corpo Adução – O braço se aproxima do plano mediano do corpo, retornando à posição anatômica Rotação medial – O úmero gira medialmente em torno de seu eixo Rotação lateral – O úmero gira lateralmente em torno de seu eixo Circundução – A extremidade distal do úmero descreve uma circunferência	Transversal Transversal Ântero-posterior Ântero-posterior Longitudinal Longitudinal Combinação de eixos
Do cotovelo (umeroulnar) (gínglimo)	Flexão – A face anterior do antebraço é aproximada do braço Extensão – A face anterior do antebraço é afastada do braço	Transversal Transversal
Radioulnar proximal (trocoide)	Pronação – O rádio gira medialmente e a palma da mão volta-se para trás Supinação – O rádio gira lateralmente e a palma da mão volta-se para frente	Longitudinal Longitudinal
Radiocarpal (elipsoide)	Flexão – A palma da mão é voltada para cima Extensão – A palma da mão volta à posição anatômica Abdução – A mão é afastada do plano mediano do corpo Adução – A mão é aproximada do plano mediano do corpo	Transversal Transversal Ântero-posterior Ântero-posterior
Metacarpofalângicas (elipsoides)	Flexão – A face anterior da falange proximal aproxima-se da palma da mão Extensão – A face anterior da falange proximal afasta-se da face palmar da mão Abdução – O dedo afasta-se do eixo do III dedo Adução – O dedo aproxima-se do eixo do III dedo	Transversal Transversal Ântero-posterior Ântero-posterior
Interfalângicas proximais e distais (gínglimos)	Flexão – A face anterior de cada falange aproxima-se da face palmar da mão Extensão – A face anterior de cada falange aproxima-se da face palmar da mão	Transversal Transversal
Carpometacarpal do polegar (selar)	Flexão – Movimento medial do polegar Extensão – Movimento lateral do polegar no plano da palma da mão Abdução – O polegar afasta-se da palma da mão e aponta para a frente	Ântero-posterior Ântero-posterior Transversal

Quadro 9.1 – Articulações do membro superior.

polegar, entre o trapézio e o primeiro metacarpal. Esta articulação é do tipo sinovial selar, com dois eixos de movimento. Permite movimentos de flexão e extensão, abdução e adução e circundução do polegar. A fileira proximal de ossos do carpo constitui com a fileira distal uma articulação denominada mediocarpal. Os movimentos da mão são realizados em parte nesta articulação e em parte, na articulação radiocarpal. As articulações metacarpofalângicas são do tipo sinovial elipsóide com dois eixos de movimento. Permitem flexão e extensão e abdução e adução dos dedos. As articulações interfalângicas constituem dois grupos: as interfalângicas proximais e as distais. Ambas são classificadas como sinoviais do tipo gínglimo, com apenas um eixo de movimento. São possíveis movimentos de flexão e extensão.

TESTE SEUS CONHECIMENTOS

Articulações da coluna vertebral e do membro superior

1- Assinale a melhor resposta:
   a. as vértebras se unem em três diferentes pontos, constituindo as articulações entre os corpos vertebrais, entre os processos articulares e entre os processos espinhosos;
   b. entre os corpos vertebrais são possíveis movimentos de flexão, extensão, flexão lateral e rotação;
   c. estes movimentos podem ser realizados porque os discos são compressíveis e os ligamentos possuem alguma elasticidade;
   d. não há resposta correta;
   e. todas estão corretas.

2- Assinale a melhor resposta:
   a. na região cervical da coluna, podem ser feitos movimentos de flexão, extensão, flexão lateral e rotação da cabeça e pescoço para a direita ou para a esquerda;
   b. na região torácica, são possíveis apenas movimentos de rotação do tronco para a direita ou para a esquerda;
   c. na região lombar podem ser feitos todos os tipos de movimentos: flexão, extensão, flexão lateral direita e esquerda e rotação do tronco para a direita ou para a esquerda;
   d. todas estão corretas;
   e. não há resposta correta.

3- Assinale a melhor resposta:
   a. na coluna vertebral, podem ocorrer as chamadas hérnias de disco;
   b. em caso de hérnia de disco por compressão excessiva, o núcleo pulposo sofre protrusão, rompendo o anel fibroso;

c. com o rompimento do anel fibroso, pode ocorrer compressão dos nervos que saem do canal vertebral da medula espinal;
d. quando os nervos se comprimem nos discos lombares e sacrais, surgem os sintomas da chamada dor ciática;
e. todas estão corretas.

4- Assinale a alternativa errada:
a. a articulação entre o atlas e o osso occipital é denominada articulação atlantooccipital;
b. a articulação entre o atlas e o osso occipital permite movimentos da cabeça, de flexão e extensão, em torno de um eixo transversal e movimentos de flexão lateral direita e esquerda, em torno de um eixo ântero-posterior;
c. a articulação entre o atlas e o osso occipital é classificada como sinovial esferóide;
d. todas estão corretas.

5- Assinale a alternativa correta sobre a articulação esternoclavicular:
a. a articulação esternoclavicular é classificada funcionalmente como sinovial esferóide;
b. ela possui três eixos de movimento;
c. alguns dos movimentos da clavícula nesta articulação são: protração e retração e elevação e depressão;
d. todas estão corretas.

6- Assinale a afirmação errada:
a. a articulação escapuloumeral ou do ombro é a articulação entre a cabeça do úmero e a cavidade glenóide da escápula;
b. a articulação do ombro é uma articulação sinovial esferóide típica;
c. os movimentos do braço na articulação do ombro são: flexão, extensão, abdução, adução, rotação medial e lateral e circundução;
d. o movimento de elevação do membro superior é feito pela escápula que roda lateralmente;
e. a articulação do ombro possui, portanto, 2 eixos de movimento.

7- Assinale a alternativa errada:
a. no movimento de elevação do membro superior, o ângulo inferior da escápula roda lateralmente;
b. a cavidade glenóide roda para cima;
c. a articulação umeroulnar é classificada como sinovial gínglimo, com apenas dois eixos de movimento;
d. na supinação a palma da mão volta-se para frente, na posição anatômica.

8- A articulação radiulnar distal é relativamente estável e raramente ocorre luxação nesta articulação. Os fatores desta estabilidade são:
a. o disco articular;
b. a membrana interóssea;

c. o músculo pronador quadrado;
d. todos estes fatores juntos;
e. não há resposta correta.

9- A articulação radiocarpal:
a. é classificada como sinovial elipsóide;
b. possui dois eixos de movimento;
c. possui movimentos de flexão e extensão em seu eixo transversal;
d. possui movimentos de abdução e adução da mão em seu eixo ântero-posterior;
e. todas estão corretas.

10- Assinale a alternativa errada:
a. na adução da mão, a mão desvia-se medialmente;
b. a adução da mão é também conhecida como desvio radial;
c. a articulação carpometacarpal do polegar permite movimentos de flexão; extensão, abdução, adução, circundução e oposição do polegar;
d. os movimentos da articulação carpometacarpal são extremamente importantes para a função de preensão normal da mão.

11- Assinale a alternativa errada:
a. o retináculo flexor forma um canal ou túnel no punho e palma da mão, denominado túnel do carpo;
b. pelo túnel do carpo, passam os tendões dos músculos flexores superficial e profundo dos dedos, envolvidos por uma membrana sinovial denominada bainha sinovial dos flexores dos dedos e um nervo, o nervo mediano;
c. a bainha sinovial dos flexores dos dedos pode sofrer inflamações repetidas (sinovites) no túnel do carpo, que podem levar à compressão do nervo mediano;
d. a sinovite promove sintomas que constituem a sindrome do túnel do metacarpo.

12- Assinale a alternativa incorreta:
a. as articulações metacarpofalângicas dos dedos II a V permitem movimentos de flexão, extensão, abdução, adução e circundução;
b. no polegar, a articulação metacarpofalângica é trocóide mas permite flexão, extensão e abdução e adução;
c. na região dorsal do punho existe um retináculo;
d. este retináculo chama-se retináculo extensor e cobre os tendões dos músculos extensores dos dedos e abdutor do polegar.

13- Observe as afirmações e assinale a incorreta. Nas articulações interfalângicas:
a. as articulações interfalângicas proximais situam-se entre as cabeças das falanges proximais e as bases das médias e as interfalângicas distais, entre as cabeças das falanges médias e as bases das distais;
b. no polegar só existe uma articulação interfalângica;

c. todas as interfalângicas são articulações sinoviais gínglimos ou dobradiças, com apenas um eixo de movimento, o transversal;
d. as articulações interfalângicas são classificadas como sinoviais hióides.

Questões abertas

1 – Através de quais de suas partes as vértebras se articulam entre si? Como são denominadas essas articulações?
2 – O que são discos intervertebrais e quais suas partes e funções?
3 – Descreva como se unem os ossos nas articulações atlantoccipital e atlantoaxial. Que movimentos permitem estas articulações?
4 – Cite os movimentos possíveis nas regiões cervical, torácica e lombar da coluna vertebral.
5 – Cite e descreva os movimentos da escápula e da clavícula nas articulações esternoclavicular e acromioclavicular.
6 – Classifique as articulações glenoumeral, esternoclavicular, acromioclavicular, do cotovelo, do punho e da mão, de acordo com a forma das superfícies articulares e número de eixos de movimento.
7 – Cite as partes ósseas que se articulam e os ligamentos presentes nestas articulações.
8 – Descreva os movimentos possíveis, citando os planos de movimento, de cada uma destas articulações.

LIÇÃO 7

10

Articulações da Pelve e do Membro Inferior

OBJETIVOS DO CAPÍTULO

- Descrever a estrutura, função e possível importância clínica das articulações da pelve, e do membro inferior
- Descrever os elementos anatômicos das articulações do quadril, do joelho, do tornozelo e do pé e os movimentos possíveis nessas articulações
- Explicar o que são os arcos do pé, quais são e qual sua importância clínica

ARTICULAÇÕES DA PELVE

Os ossos da pelve unem-se em três articulações importantes: as articulações sacroilíacas direita e esquerda, a articulação lombossacral e a articulação denominada sínfise púbica.

a) **Articulação sacroilíaca**

É a articulação entre as faces auriculares do sacro e do osso ilíaco. Os ligamentos sacroilíacos são fortes. Eles unem os dois ossos tanto anterior quanto posteriormente. Existem ainda os ligamentos sacroilíacos interósseos, que são intra-articulares. Esta articulação é classificada como sinovial plana. Ela é importante no mecanismo de transmissão do peso do corpo da coluna vertebral para o osso do quadril de cada lado. Permite apenas discretos movimentos de deslizamento entre os ossos (fig. 10.1).

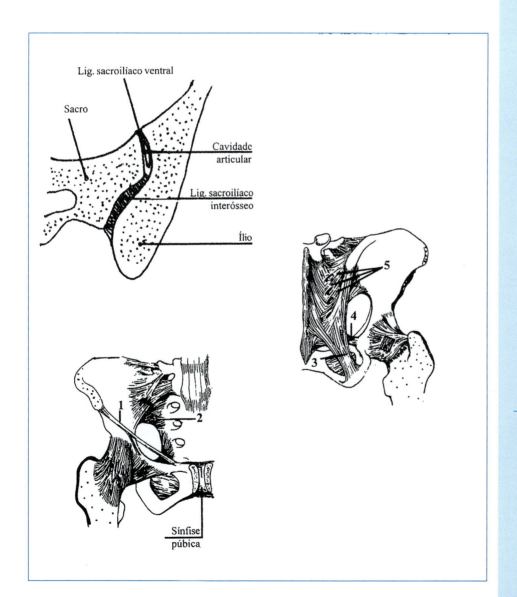

Fig. 10.1
Articulações da pelve, em vistas anterior e posterior. Acima, a articulação sacroilíaca aparece em secção frontal.
1 – Ligamento inguinal.
2 – Ligamentos sacroilíacos ventrais. 3 – Ligamento sacrotuberal. 4 – Ligamento sacroespinal. 5 – Ligamentos sacroilíacos dorsais.

• Lição 7: Sistemas de Suporte e Movimento – Articulações II •

b) **Sínfise púbica**

É uma articulação cartilagínea entre os corpos dos ossos púbicos (fig. 10.1). Entre os ossos existe um disco de cartilagem fibrosa denominado disco interpúbico. Vários ligamentos fortes unem os dois ossos. Estes ligamentos ficam relaxados na gravidez.

c) **Articulação lombossacral**

É a articulação entre a quinta vértebra lombar e o sacro. Inclui a articulação entre o corpo da vértebra lombar e o osso sacro, por meio de um disco intervertebral e as articulações entre os processos articulares. Esta articulação recebe toda a carga do peso do tronco.

Os ligamentos sacrotuberal e sacroespinal são dois ligamentos potentes que unem o osso sacro à tuberosidade isquiática e à espinha isquiática. Eles ajudam a suportar as forças que atuam sobre a pelve.

ARTICULAÇÕES DO MEMBRO INFERIOR

a) **Articulação do quadril ou coxofemoral**

A articulação do quadril assemelha-se à articulação do ombro. O acetábulo recebe a cabeça do fêmur. A cápsula articular é muito resistente. Ela é reforçada por ligamentos espessos. Anteriormente, há o ligamento iliofemoral. Inferiormente, situa-se o pubofemoral. Posteriormente, o ligamento isquiofemoral reforça a cápsula. Internamente há um ligamento, o ligamento da cabeça do fêmur, que vai da cabeça do fêmur ao centro do acetábulo (fig. 10.2).

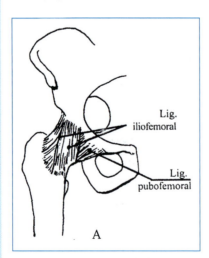
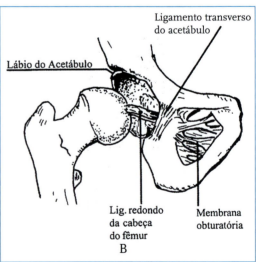

Fig. 10.2
Articulação do quadril.
A – Fechada. B – Aberta.

O lábio acetabular (orla acetabular) é um anel incompleto de fibrocartilagem fixado na borda da cavidade acetabular. Ele é completado inferiormente por um ligamento denominado ligamento transverso do acetábulo. A orla acetabular aumenta a profundidade da cavidade acetabular (fig. 10.3).

A articulação do quadril é classificada como articulação sinovial esferóide, com três eixos de movimento. Permite os movimentos de flexão e extensão, abdução e adução e rotação medial e lateral, além da circundução.

Flexão– A coxa aproxima-se do abdome. Eixo: transversal.

Extensão – A coxa afasta-se do abdome. Eixo: transversal.

Abdução – A coxa afasta-se do plano mediano do tronco. Eixo: ântero-posterior.

Adução – A coxa retorna à posição anatômica, junto à linha mediana. Eixo: ântero-posterior.

Rotação medial – A coxa roda medialmente sobre seu próprio eixo, (eixo longitudinal), fazendo com que a ponta do pé olhe para dentro.

Rotação lateral – A coxa gira para fora (lateralmente).

Circundução – O pé descreve um círculo no espaço. Pode ser no sentido horário ou anti-horário.

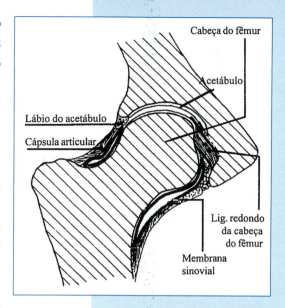

Fig. 10.3
Articulação do quadril em corte frontal.

b) **Articulação do joelho**

A articulação do joelho compreende a articulação femorotibial e a articulação patelofemoral. A articulação femorotibial é classificada como sinovial condilar. Os côndilos do fêmur entram em contato com a face superior achatada da tíbia, o platô tibial (figs. 10.4, 10.5).

Os ligamentos colaterais tibial e fibular e a cápsula fibrosa unem os côndilos do fêmur à tíbia na articulação. Além destes, há outros dois potentes ligamentos, os ligamentos cruzados anterior e posterior, situados internamente à cápsula articular, que reforçam a união entre os dois ossos. Ajustadas entre os côndilos, existem duas cartilagens semilunares denominadas meniscos medial e lateral, que se deslocam para frente e para trás durante a extensão e flexão da articulação (figs. 10.5, 10.6).

Preenchendo o restante da cavidade articular, há coxins adiposos em que a gordura é envolvida pela membrana sinovial. Várias bolsas sinoviais, subcutâneas e sub-

> Os nervos que suprem a articulação do quadril são os mesmos que suprem a articulação do joelho. Por este motivo, uma doença que afete a articulação do quadril pode causar dor referida no joelho.

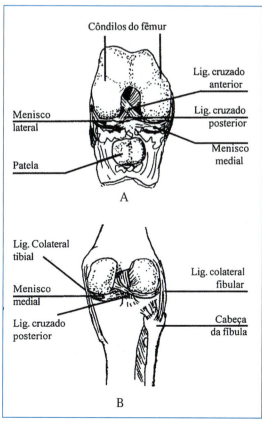

Fig 10.4
Articulação do joelho direito.
A – Aberta, em vista anterior.
B – Vista posterior.

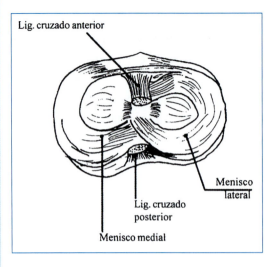

Fig. 10.5
Vista superior da tíbia, mostrando os meniscos do joelho.

tendinosas também estão presentes junto à articulação. Uma destas, é a bolsa pré-patelar, na frente da patela e outra é a bolsa infrapatelar (fig. 10.6).

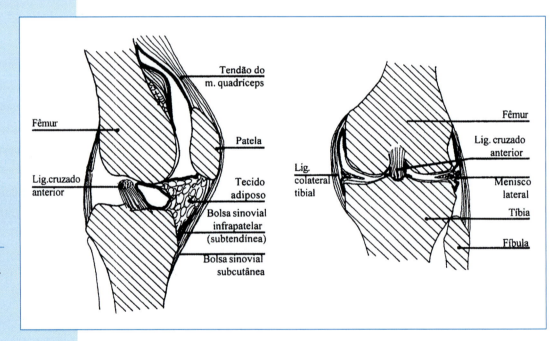

Fig. 10.6
Articulação do joelho. À esquerda – Corte sagital. À direita – Corte frontal.

A articulação femorotibial tem dois eixos de movimento: um transversal, com movimentos de flexão-extensão e outro eixo longitudinal, que permite movimentos de rotação medial e lateral, mas somente quando a articulação está em flexão de 90°. Na flexão do joelho, a perna aproxima-se da coxa. Na extensão, a perna afasta-se da coxa.

A articulação patelofemoral é a articulação entre a face posterior da patela e a superfície patelar do fêmur. É sinovial plana. Nos movimentos de flexão e extensão, a patela desliza para baixo e para cima. Superiormente, a patela está presa pelo tendão do m. quadríceps femoral e inferiormente ela está presa à tíbia pelo ligamento patelar (fig. 10.6).

• Articulações da Pelve e do Membro Inferior •

c) **Sindesmose tibiofibular**

É a união entre as extremidades da tíbia e da fíbula, inferiormente. A união é estabelecida pelos ligamentos tibiofibulares, anteriores, posteriores e interósseos. É uma articulação fibrosa. Não há movimento entre os ossos.

d) **Articulações do pé**

Articulação talocrural – É formada pela tíbia e fíbula, que formam um soquete e pela tróclea do tálus (fig.10.7). É uma articulação sinovial, do tipo gínglimo. Permite os movimentos de flexão dorsal (antigamente chamada extensão) e de flexão plantar. A articulação entre a tíbia e o tálus é chamada de articulação tibiotalar. A cápsula da articulação do tornozelo é reforçada por ligamentos medial e lateralmente. Lateralmente, há vários ligamentos unindo o tálus, o calcâneo e a fíbula. Estes ligamentos são importantes para manter o tálus em posição fixa, nos movimentos do pé. Lateralmente, destacam-se os ligamentos talofibulares anterior e posterior e o ligamento calcaneofibular (fig. 10.8). Medialmente, há um potente ligamento, unindo a tíbia aos ossos calcâneo, tálus e navicular. Seus feixes formam um leque, a partir da tíbia. Ele é denominado em conjunto, ligamento deltóide (fig. 10.9).

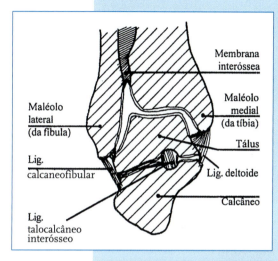

Fig. 10.7
Articulações talocrurais e subtalar em corte frontal.

Existem várias articulações entre os ossos do pé. São articulações entre os ossos do tarso (as intertarsais), entre os ossos do tarso e os metatarsais, as articulações entre os metatarsais e as falanges e as articulações entre as falanges.

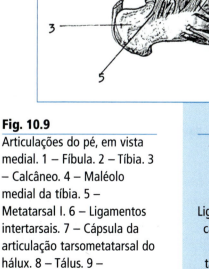

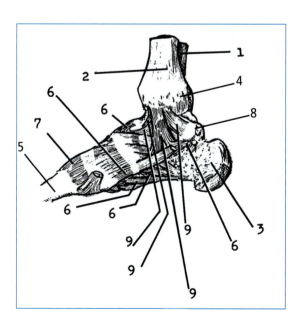

Fig. 10.9
Articulações do pé, em vista medial. 1 – Fíbula. 2 – Tíbia. 3 – Calcâneo. 4 – Maléolo medial da tíbia. 5 – Metatarsal I. 6 – Ligamentos intertarsais. 7 – Cápsula da articulação tarsometatarsal do hálux. 8 – Tálus. 9 – Ligamento deltoide.

Fig. 10.8
Articulações do tornozelo e do pé. Vista lateral. 1 – Fíbula 2 – Tíbia. 3 – Calcâneo. 4 – Sindesmose tibiofibular. 5 – Ligamentos talofibular anterior e calcaneofibular. 6 – Ligamentos intertarsais. 7 – Ligamento tarsometatarsal. 8 – Ligamento intermetatarsal.

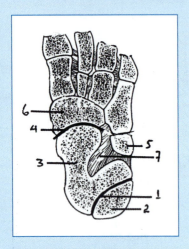

Fig. 10.10
Articulações transversa do tarso e subtalar, em corte horizontal do pé. 1 – Articulação subtalar. 2 – Osso calcâneo. 3 – Osso tálus. 4 – Articulação transversa do tarso (parte talonavicular). 5 – Osso cubóide. 6 – Osso navicular. 7 – Ligamento interósseo no seio do tarso.

Fig. 10.11
Articulações metatarsofalângicas e interfalângicas do pé, em vista inferior (face plantar do pé).
1 – Articulação tarsometatarsal do hálux. 2 – Metatarsal I. 3 – Calcâneo. 4 – Cápsula da articulação metatarsofalângica do dedo I (hálux). 5 – Cápsula articular da articulação interfalângica do dedo I. 6 – Falange proximal do dedo I. 7 – Cápsula articular da articulação interfalângica proximal do dedo II.

Articulações subtalar e transversa do tarso – Dentre as articulações intertarsais, as mais importantes são as articulações subtalar e a transversa do tarso. A articulação subtalar é a articulação entre o tálus e o calcâneo. Como todas as outras articulações intertarsais, ela é uma articulação sinovial plana. Há um ligamento intra-articular entre o tálus e o calcâneo, ligamento talocalcâneo (figs. 10.7, 10.10).

A articulação transversa do tarso é a articulação entre os ossos calcâneo e cubóide (articulação calcaneocubóide) e entre o tálus e o navicular (talonavicular), em conjunto. Estas duas articulações funcionam em conjunto, permitindo os movimentos de inversão e eversão do pé. Na inversão, a planta do pé é dirigida medialmente. Na eversão, ela é dirigida lateralmente. O eixo de movimento destas articulações é oblíquo. Na verdade, tanto o movimento de inversão como o de eversão resulta de uma combinação de movimentos básicos. Os movimentos básicos das articulações do retropé são: pronação, supinação, abdução, adução e flexão plantar e dorsal.

Pronação e supinação – São movimentos de rotação lateral e medial em torno de um eixo ântero-posterior.

Abdução e adução – São movimentos do antepé em direção lateral e medial, em torno de um eixo longitudinal.

Assim sendo, a inversão compreende supinação, adução e flexão plantar. A eversão é uma combinação de pronação, abdução e flexão dorsal.

Articulações tarsometatarsais e intermetatarsais – São as articulações entre os ossos do tarso e os metatarsais e entre os próprios metatarsais. São sinoviais planas. Permitem apenas deslizamentos entre os ossos.

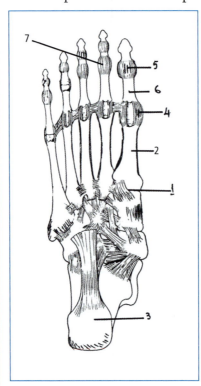

Articulações metatarsofalângicas – São as articulações entre os metatarsais e as falanges proximais. As cápsulas são reforçadas por ligamentos colaterais mediais e laterais. São classificadas como sinoviais elipsóides.

Permitem flexão e extensão e abdução e adução das falanges proximais.

Articulações interfalângicas proximais e distais – Possuem também ligamentos colaterais reforçando a articulação. São sinoviais gínglimos. Permitem flexão e extensão das falanges médias e distais. Na face plantar do primeiro metatársico existem duas faces articulares para dois ossos sesamóides, que se encontram encravados no ligamento plantar.

ARCOS DO PÉ

A face plantar do pé apresenta curvaturas denominadas arcos do pé. São três os arcos do pé: dois longitudinais, o medial e o lateral, e um transversal. O arco medial é mais alto que o lateral. É formado pelo calcâneo, tálus, navicular, cuneiformes, cubóide e metatarsais. O arco longitudinal lateral é formado pelo calcâneo, cubóide e metatarsais. O arco transversal tem direção transversal ao maior eixo do pé. É formado pelo cubóide, navicular, cuneiformes e metatarsais.

Os arcos existem devido à disposição dos ossos do pé. Mas o que mantêm estes arcos são os ligamentos e músculos intrínsecos do pé e inversores e eversores.

O quadro 10.1 apresenta um resumo dos principais aspectos das articulações sinoviais do membro inferior.

RESUMO

As articulações mais importantes da pelve são as sacroilíacas, a sínfise púbica e a articulação lombossacral. Esta última é importante por sua função de absorver a carga do peso do tronco. As articulações sacroilíacas se estabelecem entre as faces auriculares do sacro e do ílio. São classificadas como sinoviais planas. A sínfise púbica, entre os ossos púbicos, é uma articulação cartilagínea. Estas duas últimas quase não permitem movimento entre os ossos.

No membro inferior há várias articulações sinoviais importantes: do quadril, do joelho, do tornozelo e as articulações do pé. A articulação do quadril ou coxofemoral é sinovial esferóide como a do ombro. É a união da cabeça do fêmur com a cavidade do acetábulo. Sua cápsula articular é bem forte e resistente. Tem três eixos de movimento e permite movimentos de flexão e extensão, abdução e adução e rotação medial e lateral da coxa, além da circundução. A articulação do joelho compreende as articulações femorotibial e a articulação patelofemoral. A articulação femorotibial é condilar. Os côndilos do fêmur apóiam-se no platô tibial. Possui dois ligamentos extra-articulares, os colaterais e dois intra-articulares, os cruzados anterior e posterior e dois meniscos de fibrocartilagem. Na articulação femorotibial são possíveis movimentos de flexão e extensão e, quando em flexão de 90°, há possibilidade de movimentos de rotação medial e lateral da perna. Tem portanto dois eixos, nestas condições. A articulação do tornozelo é a articulação entre a tíbia, fíbula e tálus. É sinovial gínglimo. Seus principais componentes são a tíbia e o tálus, na articulação tibiotalar. Possui vários ligamentos mediais e laterais que firmam a tíbia e a fíbula sobre o tálus. Nesta articulação ocorrem movimentos de flexão plantar e flexão dorsal, antigamente chamada de extensão. Logo abaixo da articulação do tornozelo

ARTICULAÇÃO	MOVIMENTOS	EIXOS
Do quadril (esferoide)	Flexão – A face anterior da coxa aproxima-se da face anterior do abdome	Transversal
	Exensão – A face posterior da coxa retorna à posição anatômica	Transversal
	Abdução – A coxa é afastada do plano mediano do corpo	Ântero-posterior
	Adução – A coxa aproxima-se do plano mediano do corpo	Ântero-posterior
	Rotação medial – O fêmur gira medialmente em torno de seu maior eixo	Longitudinal
	Rotação lateral – O fêmur gira lateralmente em torno de seu maior eixo	Longitudinal
	Circundução – A extremidade distal do fêmur descreve uma circunferência	Combinação de eixos
Do joelho (condilar)	Flexão – A face posterior da perna aproxima-se da face posterior da coxa	Transversal
	Extensão – A face posterior da perna afasta-se da face posterior da coxa	Transversal
	Rotação medial (em flexão de 90°) – A perna gira medialmente	Longitudinal
	Rotação lateral (idem) – A perna gira lateralmente	Longitudinal
Talocrural (gínglimo)	Flexão plantar – O dorso do pé afasta-se da face anterior da perna	Transversal
	Flexão dorsal – O dorso do pé aproxima-se da face anterior da perna	Transversal
Intertarsais (planas)	Inversão – A planta do pé é dirigida medialmente	Oblíquos
	Eversão – A planta do pé é dirigida lateralmente	Oblíquos

Quadro 10.1 – Articulações sinoviais do membro inferior.

encontram-se duas outras articulações importantes: a subtalar e a transversa do tarso. A primeira é a articulação entre o tálus e o calcâneo. A segunda é a articulação entre os ossos calcâneo e cubóide e tálus e navicular. É nestas duas articulações que ocorrem os importantes movimentos de inversão e eversão do pé. À frente destas articulações estão as tarsometatarsais, intermetatarsais, metatarsofalângicas e as interfalângicas. Os ossos do pé dispõem-se de tal maneira que a planta do pé apresenta curvas denominadas de arcos do pé. Há dois arcos longitudinais e um transversal. Estes arcos são muito importantes para a função de suporte do pé.

TESTE SEUS CONHECIMENTOS

Articulações da pelve e do membro inferior

1- Assinale a alternativa errada sobre a articulação sacroilíaca:
   a. é a articulação entre as faces auriculares do sacro e do osso ilíaco;
   b. esta articulação é classificada como sinovial esferóide;
   c. ela é importante no mecanismo de transmissão do peso do corpo da coluna vertebral para o osso do quadril de cada lado;
   d. não há resposta correta.

2- Assinale a alternativa errada:
   a. a articulação do quadril é classificada como articulação sinovial esferóide;
   b. na rotação lateral do quadril, a coxa gira para dentro (medialmente);
   c. a articulação do quadril tem três eixos de movimento.
   d. a articulação do quadril permite os movimentos de flexão e extensão, abdução e adução e rotação medial e lateral, além da circundução;
   e. na abdução, a coxa afasta-se do plano mediano do tronco no eixo ântero-posterior.

3- Assinale a alternativa errada sobre o joelho:
   a. a articulação compreende as articulações femorotibial e patelofemoral;
   b. a articulação femorotibial é classificada como sinovial condilar;
   c. a articulação patelofemoral é a articulação entre a face posterior da patela e a superfície patelar do fêmur;
   d. a articulação do joelho é sinovial plana;
   e. inferiormente, a patela está presa pelo tendão do m. quadríceps femoral e superiormente ela está presa à tíbia pelo ligamento patelar.

4- Sobre a articulação subtalar, assinale a resposta errada:
   a. é a articulação entre o tálus e o calcâneo;
   b. como todas as outras articulações intertarsais, ela é uma articulação sinovial plana;
   c. há um ligamento intra-articular entre o tálus e o calcâneo, chamado de ligamento talocalcâneo;
   d. ela não faz parte das articulações intertarsais;
   e. todas estão erradas.

5- Assinale a alternativa errada:
   a. a articulação transversa do tarso é a articulação entre os ossos calcâneo e cubóide (articulação calcaneocubóide) e entre o tálus e o navicular (talonavicular), em conjunto;
   b. com a articulação subtalar, as duas articulações citadas em "a" funcionam em conjunto, permitindo os movimentos de Inversão e eversão do pé;
   c. o movimento de inversão do pé resulta de uma combinação de movimentos básicos que são: flexão e rotação, abdução, adução e flexão plantar e dorsal.

6- Assinale a alternativa errada:
   a. são três os arcos do pé: dois longitudinais, o medial e o lateral, e um transversal;
   b. o arco longitudinal lateral é mais pronunciado que o medial;
   c. o arco transversal tem direção transversal ao maior eixo do pé;
   d. o que mantêm os arcos do pé são os ligamentos e músculos intrínsecos do pé e músculos inversores e eversores.

Questões abertas

1 – Cite as articulações da pelve.
2 – Cite os ossos e os ligamentos que participam das articulações sacroilíacas.
3 – Cite os ossos que participam da articulação sínfise púbica.
4 – Quais ossos e ligamentos estão presentes na articulação lombossacral? Explique sua importância.
5 – Cite as articulações do membro inferior.
6 – Classifique cada uma das articulações do membro inferior de acordo com a forma das superfícies articulares e com o número de eixos de movimento.
7 – Cite os ligamentos da articulação do joelho e os da articulação do quadril.
8 – O que são os meniscos? Qual sua função?
9 – Descreva os movimentos possíveis em cada articulação do membro inferior, começando pela articulação do quadril.
10 – Quais os movimentos da patela?

• Articulações da Pelve e do Membro Inferior •

11 – Qual a diferença entre o tendão do m. quadríceps e o ligamento patelar?
12 – Que articulações existem na articulação do tornozelo?
13 – Explique os movimentos de inversão e eversão do pé. Em que articulações ocorrem? Que movimentos se combinam nestes movimentos?
14 – Que ossos participam das articulações subtalar e transversa do tarso?
15 – Que movimentos ocorrem nas articulações subtalar e transversa do tarso?
16 – O que é seio do tarso? Onde se situa?
17 – Que ossos do pé constituem os chamados antepé e retropé, na clínica?
18 – Classifique as articulações metatarsofalângicas e as interfalângicas do pé e cite os movimentos possíveis.
19 – O que e quais são os arcos do pé? Explique sua importância.
20 – O que é ligamento deltóide? Onde se situa?

LIÇÃO 8

11

Aspectos Básicos Sobre Músculos

OBJETIVOS DO CAPÍTULO

- Definir o termo miologia e descrever as partes e as principais funções dos músculos
- Explicar como são classificados os músculos dando exemplos
- Conceituar origem e inserção dos músculos
- Explicar como é feita a nomenclatura dos músculos
- Descrever a estrutura microscópica das partes de um músculo
- Explicar como é feita a inervação e a vascularização de um músculo
- Explicar o que são músculos agonistas e sinergistas
- Explicar como ocorre a atrofia e a hipertrofia de um músculo
- Citar quais são, descrever e explicar as funções dos anexos musculares

PARTES DO MÚSCULO

Os músculos esqueléticos ou simplesmente músculos são órgãos que se caracterizam pela capacidade de contração, quando devidamente estimulados. O estudo dos músculos denomina-se miologia.

Cada músculo é constituído por uma parte vermelha, o ventre, e uma parte branca, representada por um tendão em cada extremidade do músculo (fig. 11.1). O ventre é a parte ativa, que se contrai, se encurta e produz movimento, enquanto o tendão é parte passiva, que se fixa no osso e transmite a força da contração do ventre para o osso. Nos membros, o tendão que está mais próximo do tronco é o tendão proximal e o mais afastado é o distal. Geralmente, os tendões são cilíndricos ou em forma de fita. Alguns tendões têm forma de lâminas: são denominadas *aponeuroses*. A maior parte dos tendões estão fixados a ossos. Mas alguns tendões prendem-se a órgãos como os olhos ou à pele.

> Qualquer músculo tem sempre duas partes: o ventre e os tendões.

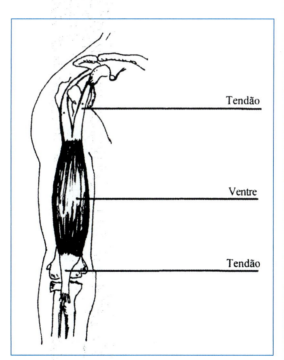

Fig. 11.1
Exemplo de músculo longo e fusiforme (m. bíceps do braço).

CLASSIFICAÇÃO DOS MÚSCULOS

a) **Quanto à forma**

Quanto à forma, os músculos podem ser classificados em **longos** e **largos**. Nos músculos longos predomina o comprimento e nos largos a superfície. Exemplo de músculo longo: m. bíceps do braço. O m. grande dorsal é um exemplo de músculo largo (fig. 11.2). A maioria dos músculos tem um único tendão em cada extremidade do ventre. Mas alguns possuem vários tendões em uma extremidade, cada tendão fixando-se em um osso ou parte óssea diferente.

> Os músculos possuem formas variadas, mas podem ser classificados em longos e largos.

b) **Quanto à disposição das fibras musculares**

Uma outra classificação dos músculos leva em conta a maneira pela qual os feixes musculares se relacionam com o tendão. Segundo este critério, os músculos são classificados em **fusiformes** e **peniformes**. Músculos fusiformes são aqueles nos quais as fibras musculares são paralelas e os tendões ficam nas extremidades. Exemplo: m. bíceps do braço. Nos músculos peniformes, os feixes musculares se inserem obliquamente nos tendões. Quando se inserem de um lado só do tendão, o músculo é **semipeniforme**. O músculo semitendinoso é um exemplo. Se os feixes musculares se inserem de ambos os lados do tendão, o músculo é classificado como **peniforme**. Exemplo: músculo reto femoral. Esses vários tipos de músculos diferem quanto à força máxima que eles podem gerar durante a contração. Músculos fusiformes produzem maior amplitude de movimento, mas os músculos periformes produzem maior força na contração.

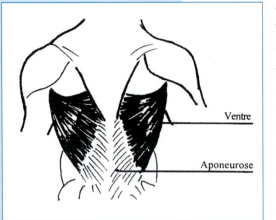

Fig. 11.2
Exemplo de músculo largo (m. grande dorsal).

As inserções musculares são as fixações dos músculos nos ossos.

CONCEITO DE ORIGEM E INSERÇÃO

Inserção do músculo é o local de fixação do músculo no osso, o que é feito pelo seu tendão. Nos membros, pode-se falar de **inserção proximal**, que é a inserção mais próxima do tronco e **inserção distal**, que é aquela mais afastada do tronco. Origem é a inserção proximal, que geralmente fica fixa e inserção é a inserção distal, que geralmente é a que se movimenta.

A extremidade proximal de alguns músculos é denominada cabeça. Assim, o músculo bíceps braquial possui duas cabeças e o tríceps braquial, três. A extremidade distal dos músculos pode ser chamada de cauda. Quando um músculo possui várias extremidades distais, é chamado policaudado. Exemplo: músculo flexor longo dos dedos.

Às vezes o tendão de um músculo é muito curto, aparentando que os feixes do ventre inserem-se diretamente no osso, o que não é verdade. O músculo sempre se fixa no osso por meio de seu tendão. Os tendões geralmente estão nas extremidades do músculo. Entretanto, alguns músculos possuem tendões intercalados ao longo do trajeto das fibras do ventre muscular: são as intersecções tendíneas. Exemplo: músculo reto do abdome (fig. 11.3).

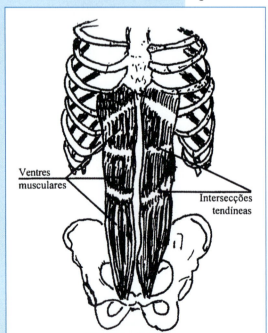

Fig. 11.3
Músculo com intersecções tendíneas (m. reto do abdome).

• ASPECTOS BÁSICOS SOBRE MÚSCULOS •

NOMENCLATURA DOS MÚSCULOS

A seguir, são citados exemplos de nomes de músculos e os critérios utilizados:

1) Forma – Como nos músculos trapézio e deltóide (em forma de trapézio e de uma letra grega, o delta).
2) Número de cabeças – Músculo bíceps (duas cabeças), músculo tríceps (três cabeças).
3) Função – Músculo abdutor longo do polegar (faz a abdução do polegar).
4) Localização – Músculo tibial anterior (localizado na frente da tíbia).
5) União de dois ou mais desses critérios – Músculo pronador quadrado (função e forma).

> Os nomes dos músculos são dados de acordo com certos critérios, tais como: forma, número de origens, função e localização.

ESTRUTURA MICROSCÓPICA DOS MÚSCULOS

a) **Ventre muscular**

O ventre muscular é constituído por feixes de células musculares. Estas, por serem alongadas são também chamadas de fibras musculares, que, por sua vez, estão imersas em uma rede de fibras colágenas e elásticas do tecido conjuntivo. Essas fibras formam membranas delicadas que envolvem o músculo, feixes de fibras musculares e cada fibra muscular. A membrana que envolve o músculo como um todo é denominada de **epimísio**. No interior do ventre, a membrana que envolve feixes de fibras musculares é denominada **perimísio**. Cada feixe de fibras musculares, é chamado fascículo muscular. Uma membrana muito delgada, denominada **endomísio** envolve cada fibra muscular (fig. 11.4). No meio do tecido conjuntivo do ventre muscular correm os vasos e nervos que nutrem e inervam as fibras musculares.

O comprimento das fibras musculares pode variar entre 10 a 30 cm aproximadamente, e determina o grau maior ou menor de movimento produzido pela contração do músculo.

> O ventre muscular contém células musculares alongadas no meio de um arcabouço de tecido conjuntivo.

b) **Tendões**

Os tendões são constituídos por feixes de fibras colágenas que se prendem às extremidades das fibras musculares, de um lado e penetram no tecido ósseo do outro lado. As fibras colágenas do tendão se fixam em parte no periósteo e em parte penetram no osso, constituindo as chamadas fibras de Sharpey.

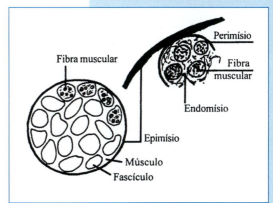

Fig. 11.4
Esquema simplificado de um corte transversal de um músculo.

Cada neurônio motor da medula inerva um grupo de células musculares dentro do músculo: unidade motora.

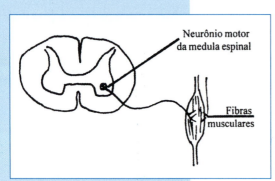

Fig. 11.5
Representação esquemática de uma unidade motora.

Geralmente, músculos que têm funções semelhantes são inervados pelo mesmo nervo.

Dentro do músculo há células musculares especiais, que constituem os fusos neuromusculares, os quais são sensíveis ao estiramento do músculo e envolvidos no chamado reflexo miotático.

INERVAÇÃO DOS MÚSCULOS

a) **Inervação motora**

Cada neurônio (célula nervosa) da medula espinal inerva um grupo de fibras musculares. O conjunto formado pelo neurônio e as fibras musculares inervadas por ele é chamado de **unidade motora** (fig. 11.5). É o neurônio que estimula as células musculares para elas se contraírem. O número de células musculares na unidade motora de cada músculo está relacionado com o tipo de função que o músculo deve desempenhar: músculos que necessitam de movimentos precisos, como os que movem o globo ocular, têm um número muito menor de fibras musculares na unidade motora do que um músculo de força como o adutor magno, por exemplo.

Os neurônios da medula inervam as fibras musculares através de seus prolongamentos que atingem o músculo pelos nervos. Então, cada músculo tem o seu nervo.

O ponto de entrada do nervo no músculo é denominado ponto motor do músculo. Quando se faz estimulação elétrica de um músculo, este ponto é o mais sensível do que qualquer outra parte do músculo para isso. Quando o nervo de um músculo é seccionado, o músculo fica flácido e se atrofia porque as células musculares perdem a conexão com seus neurônios e não podem mais ser estimuladas. Mas, se o nervo foi seccionado e houver nova ligação dos cotos do nervo, háverá regeneração do nervo, e reinervação do músculo. Após tratamento de fisioterapia adequado haverá recuperação das funções do músculo.

b) **Inervação sensitiva**

Nem todas as fibras nervosas que penetram no músculo são motoras. Muitas são fibras sensitivas provenientes de órgãos receptores especiais denominados fusos neuromusculares. Estes são grupos de células musculares pequenas, envolvidas por uma cápsula fibrosa, espalhadas pelo músculo e em paralelo com as fibras musculares de trabalho. Toda vez que o músculo é estirado, os fusos deflagram impulsos nervosos que vão para a medula. Na medula, esses impulsos podem desencadear o reflexo miotático, que é a contração reflexa do músculo em resposta ao estiramento. Este reflexo é importante no controle da postura ereta.

Parte dos impulsos provenientes dos fusos vão subir pela medula para níveis superiores e chegar até o córtex cerebral, informando o córtex sobre o estado de contração do músculo e sobre o movimento. Este tipo de sensibilidade denomina-se propriocepção. Esta informação somada às informações que chegam das articulações permitem ao indivíduo saber, a qualquer instante, com os olhos fechados, a posição das partes do corpo no espaço e

• Aspectos Básicos Sobre Músculos •

as condições do movimento, se o segmento está se movimentando. Pacientes com lesão em feixes de fibras nervosas que levam essas informações para o sistema nervoso central, não são capazes de dizer, com os olhos fechados, o movimento que está sendo feito pelo examinador em uma parte do corpo do paciente. Parte dos impulsos provenientes dos fusos alcançam também o cerebelo. Esses impulsos permitem ao cerebelo exercer o controle dos movimentos, fazendo os ajustes necessários.

O músculo, mesmo quando totalmente relaxado, mantem um certo turgor, denominado tônus muscular, que é mantido também pelos fusos musculares. Na prática, o tônus é pesquisado pela resistência que o músculo oferece à distensão. Em algumas doenças, o tônus muscular fica aumentado: hipertonia. Em outras, fica diminuído: hipotonia. Essas condições são geralmente causadas por distúrbios no sistema nervoso.

VASCULARIZAÇÃO DOS MÚSCULOS

O **suprimento sanguíneo** dos músculos é feito por artérias que penetram no músculo em um ponto do ventre, juntamente com o nervo, e se ramificam intensamente no seu interior, formando, no final, redes capilares em torno das células musculares. Dessas redes formam-se vênulas que desembocam em veias que saem do músculo levando o sangue de volta para o coração.

AÇÃO DOS MÚSCULOS NOS MOVIMENTOS

Quando fazemos um movimento, geralmente ele é produzido pela contração não de um, mas de vários músculos. Contudo, há um músculo ou grupo muscular que é o músculo principal da ação. É o que atua mais intensamente. O músculo principal de um movimento é denominado **agonista** ou **motor primário**. Os outros músculos que auxiliam o motor primário no movimento são chamados **sinergistas**.

Os músculos podem atuar como flexores, extensores, adutores, abdutores, rotatores, pronadores, supinadores, elevadores e abaixadores. Ao se contrair, o músculo gera um potencial elétrico. Este pode ser captado por um eletrodo (agulha) implantado no músculo, analisado e ser transformado em ondas visíveis. O aparelho que registra esse fenômeno é o eletromiógrafo. Através da eletromiografia, têm sido estudadas as ações de cada músculo nos vários movimentos do corpo humano, pois quando um determinado músculo se contrai em um movimento, o eletromiógrafo registra sua ação.

> Em um movimento qualquer, geralmente participam vários músculos. Um deles é o principal, chamado de motor primário. Os demais são chamados sinergistas.

ATROFIA E HIPERTROFIA DO MÚSCULO

O músculo pode sofrer atrofia e hipertrofia.

Os músculos podem sofrer o processo de atrofia, isto é, as células musculares diminuem em número, ou em volume ou ambos. O contrário também é verdadeiro. Quando um músculo é submetido a cargas de maneira apropriada, ele se hipertrofia, devido ao aumento de volume das células musculares. Como a força muscular depende da área de secção transversa do músculo, ao se hipertrofiar, a força máxima que o músculo pode produzir também aumenta.

TESTES DA AÇÃO MUSCULAR

Vários tipos de testes podem ser feitos para saber se um músculo atua em um determinado movimento. Os mais importantes são: palpação, estimulação elétrica, eletromiografia e teste clínico.

a) **Palpação** – O examinador pede para a pessoa fazer o movimento e palpa os músculos que estão atuando. Este método é utilizado em clínica para saber se um músculo está fraco ou paralisado.
b) **Estimulação elétrica** – Estimula-se o ponto motor do músculo e observa-se o músculo se contraindo.
c) **Eletromiografia** – Quando um músculo se contrai, ele gera cargas elétricas dentro dele. Essas cargas podem ser detectadas e gravadas em aparelhos especiais denominados eletromiógrafos. O traçado obtido chama-se eletromiograma. Este método é também usado na clínica para saber se há distúrbios de condução nervosa ou doença muscular.
d) **Método clínico** – Consiste em observar pacientes com paralisia muscular e verificar que movimentos estão prejudicados. Este método exige muita experiência do examinador.

IMPORTÂNCIA DOS MÚSCULOS

Os músculos desenvolvem a força que é usada para realizar trabalhos e atividades diversas. Além disso, são importantes no mecanismo de manutenção de calor do corpo. Sua atividade produz calor.

ANEXOS MUSCULARES

Existem órgãos especiais que auxiliam o trabalho dos músculos: são chamados anexos musculares.

Os órgãos anexos dos músculos são as bainhas fibrosas e sinoviais dos tendões, as bolsas sinoviais e as fáscias de revestimento.

a) **Bainhas fibrosas e sinoviais dos tendões**

Nos dedos das mãos e dos pés, os tendões longos dos músculos flexores e extensores são recobertos por membranas fibrosas, as **bainhas fibrosas** dos tendões. Elas são formadas por tecido conjuntivo fibroso denso e se inserem de um lado e de outro nas falanges (ossos dos dedos) constituindo túneis osteofibrosos, por onde correm os tendões dos músculos citados. Essas bainhas fibrosas são revestidas por membranas delicadas de tecido epitelial, denominadas **bainhas sinoviais**, dispostas em duas lâminas, entre as quais existe líquido semelhante ao sinovial das articulações sinoviais. A lâmina interna é presa no tendão e a externa é presa na bainha fibrosa. Assim, as bainhas sinoviais facilitam o deslizamento dos tendões, diminuindo o atrito e mantendo-os em posição (Fig. 11.6).

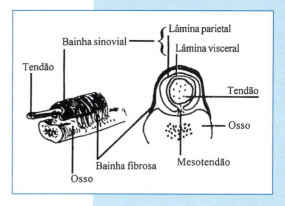

Fig. 11.6
Esquema de uma bainha sinovial de tendão. À direita, em corte transversal.

b) **Bolsas sinoviais**

São pequenos sacos de tecido conjuntivo revestidos internamente por membranas epiteliais lisas e contendo líquido sinovial. São encontradas em pontos onde os tendões estão em contato com ossos, ligamentos ou outros tendões. Diminuem o atrito, facilitando o deslizamento dos tendões nesses locais. Existe, por exemplo, uma bolsa sinovial entre o tendão do músculo tríceps sural (de Aquiles) e o osso calcâneo, no pé.

c) **Fáscias musculares**

São membranas de tecido conjuntivo fibroso situadas logo abaixo do tecido subcutâneo, que envolvem os músculos, em cada segmento do corpo. Nos membros, as fáscias envolvem o membro como um todo e enviam prolongamentos entre os grupos musculares, constituindo os septos intermusculares, separando os músculos em grupos. Formam-se assim lojas que são verdadeiros estojos contendo grupos de músculos (fig. 11.7). Entre suas várias funções, destacam-se as de proporcionar origens e inserções aos músculos, fornecer vias de passagem para vasos e nervos, permitir o deslizamento das estruturas umas sobre as outras e conter os músculos, que, ao se contraírem, poderiam se abaular excessivamente.

As fáscias recebem nomes de acordo com a região em que se encontram: fáscia peitoral, fáscia da coxa, da perna etc. A fáscia da coxa recebe o nome de fáscia lata, por ser espessa e ampla. No pulso e no tornozelo, a fáscia muscular se espessa e constitui uma faixa fibrosa que mantém os tendões em posição e forma túneis para sua passagem, chamada retináculo flexor na face anterior e retináculo extensor na face posterior.

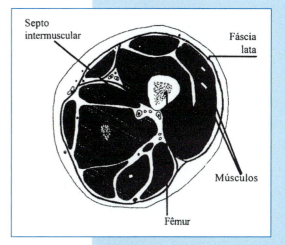

Fig. 11.7
Corte transversal através da coxa para mostrar a fáscia muscular (na coxa, ela é denominada fáscia lata).

Com o envelhecimento, ocorre perda de células musculares por apoptose.

A perda de células musculares que ocorre no envelhecimento se dá por morte natural das células (apoptose). Com isto, os músculos sofrem atrofia e diminui a força muscular. A atividade física regular previne até certo ponto esse fenômeno. Uma condição comum em atletas, é a distensão muscular. Nesse caso, pode haver ruptura de algumas fibras musculares, dentro do músculo. Outra condição patológica, é a contratura muscular, em que o músculo fica túrgido e doloroso ao tentar se contrair. O chamado torcicolo é um exemplo. A câimbra é uma contração contínua e involuntária do músculo, que causa dor intensa. Os calafrios são contrações contínuas dos músculos, visando produzir calor para o corpo.

As bainhas sinoviais dos dedos da mão e do pé, podem se inflamar, no processo conhecido como sinovite. A inflamação das bolsas sinoviais, denomina-se bursite. A que ocorre mais frequentemente é a bursite do ombro. A inflamação de tendões denomina-se tendinite. Os tecidos inflamados geralmente reagem produzindo mais líquido sinovial e desenvolvendo proliferação celular. No caso das bainhas sinoviais dos tendões, essa reação pode produzir aderências entre as membranas sinoviais, restringindo o movimento dos tendões. Todas essas condições causam dor, especialmente à movimentação no local.

RESUMO

Os músculos caracterizam-se pela capacidade de contração. Todos os músculos possuem duas partes, o ventre e os tendões. O ventre é a parte que se contrai. O tendão é a parte que transmite a força gerada na contração para os ossos. O músculo se fixa nos ossos pelo seus tendões, constituindo as inserções musculares. Nos membros, as inserções musculares chamam-se inserção proximal e inserção distal. A inserção que fica fixa é chamada também de origem e a móvel de inserção. Os músculos têm várias formas mas, de modo geral, podem ser classificados, quanto a esse critério, em longos e largos. Outra classificação denomina os músculos de fusiformes e peniformes, de acordo com a disposição dos feixes musculares em relação aos tendões. Nos músculos fusiformes, as fibras musculares são paralelas e nos peniformes, são inclinadas em relação ao tendão. Os músculos recebem nomes de acordo com vários critérios: forma, função, localização, número de cabeças ou combinação desses critérios. O ventre muscular é constituído por feixes de células musculares alongadas, também chamadas de fibras musculares e por tecido conjuntivo, denominado endomísio, perimísio e epimísio. Os músculos são ricamente inervados. Os nervos que penetram no músculo contém fibras nervosas motoras e sensitivas. As fibras motoras são prolongamentos de neurônios situados na medula espinal. Um neurônio mais as fibras musculares que ele inerva denomina-se unidade motora. As fibras sensitivas do músculo estão ligadas aos chamados fusos neuromusculares, que são feixes de fibras musculares especiais, sensíveis ao estiramento do músculo. Os fusos participam do chamado reflexo miotático: sempre que o músculo sofre um estiramento, ele responde se contraindo. Esse reflexo está relacionado ao controle das posturas e ao tônus muscular. Participam também do processo da propriocepção: tipo de sensibilidade que informa aos centros nervosos superiores sobre o estado de contração dos músculos. O suprimento sanguíneo dos músculos é feito por artérias que penetram no ventre muscular, onde se ramificam intensamente, formando redes capilares em torno das células musculares. As veias que saem do músculo levam o sangue de volta para o coração. Os músculos podem produzir todos os tipos de movimentos dos que são possíveis nas diversas articulações: flexão, extensão, abdução, adução, rotação medial e lateral e outros. Durante um movimento, sempre participam vários músculos, cada um contribuindo com uma parcela do movimento. O músculo principal do movimento chama-se motor primário ou agonista. Os demais são denominados sinergistas. O músculo responsável pelo movimento oposto chama-se antagonista. Os músculos podem sofrer atrofia, por redução do número de fibras ou por diminuição do diâmetro das fibras ou ambos. É passível também de hipertrofia, quando devidamente trabalhado. Através de exercícios adequados, pode-se até certo ponto, recuperar um músculo atrofiado, ou pelo menos evitar que se atrofie mais. Existem estruturas que não são músculos mas que auxiliam o seu trabalho. São os chamados anexos musculares. São as bainhas fibrosas e sinoviais, presentes nas mãos e dedos das mãos e nos pés, as bolsas sinoviais, presentes em várias regiões e as fáscias musculares, membranas fibrosas que envolvem os músculos e os contém. As bainhas e bolsas sinoviais diminuem o atrito entre tendões e outros elementos, contra os quais os tendões deslizam nos movimentos. As fáscias musculares, também enviam septos intermusculares que separam grupos de músculos. Formam verdadeiros túneis onde os músculos deslizam nos movimentos. Espessamentos das fáscias musculares no pulso e no tornozelo, são chamados retináculos. Eles mantém os tendões em posição nos movimentos e formam túneis para seu deslizamento. Ao envelhecer, os músculos perdem células, por morte celular natural (apoptose) e com isto perdem força. A atividade física regular ajuda a prevenir este fenômeno.

TESTE SEUS CONHECIMENTOS

Aspectos gerais dos músculos

1- Assinale a alternativa errada em relação aos músculos:
    a. cada músculo é constituído por uma parte vermelha, o ventre, e uma parte branca, o tendão situado em cada extremidade do músculo;
    b. o ventre é a parte passiva, que não se contrai, enquanto o tendão é parte ativa, que se fixa no osso e que faz a contração;

c. nos membros, o tendão que está mais próximo do tronco é o tendão proximal e o mais afastado é o distal;
d. alguns tendões têm forma de lâminas: são denominadas aponeuroses.

2- Assinale a alternativa errada:
a. quanto à forma, os músculos podem ser classificados em longos e largos;
b. nos músculos longos predomina o comprimento e nos largos a superfície;
c. um exemplo de músculo largo é o m. bíceps do braço;
d. o m. grande dorsal é um exemplo de músculo largo.

3- Assinale a alternativa correta:
a. inserção é o local de fixação do músculo no osso, o que é feito pelo tendão;
b. nos membros, pode-se falar de inserção proximal, que é a inserção mais afastada do tronco e inserção distal, que é aquela mais próxima do tronco;
c. origem é a inserção distal, que geralmente fica fixa e inserção é a inserção; proximal, que geralmente é a que se movimenta;
d. a extremidade proximal de alguns músculos é denominada cauda;
e. quando um músculo possui várias extremidades distais, é chamado monocaudado.

4- Assinale a alternativa incorreta. A nomenclatura dos músculos é feita pelos seguintes critérios:
a. número de cabeças: bíceps;
b. função: músculo abdutor longo do polegar;
c. localização: músculo tibial longo;
d. união de dois ou mais desses critérios: m. bíceps braquial.

5- Assinale a alternativa errada:
a. o conjunto formado pelo neurônio e as fibras musculares inervadas por ele é chamado de unidade motora;
b. o ponto de entrada do nervo no músculo é denominado ponto motor do músculo;
c. quando se faz estimulação elétrica de um músculo, este ponto é o mais sensível do que qualquer outra parte do músculo;
d. reflexo miotático é a extensão reflexa do músculo em resposta ao encurtamento;
e. o reflexo miotático é importante no controle da postura ereta.

6- Assinale a resposta errada:
a. os músculos podem sofrer o processo de atrofia, isto é, as células musculares diminuem em número, ou em volume ou ambos;
b. quando um músculo é submetido a cargas de maneira apropriada, ele se hipertrofia, devido ao aumento de volume das células musculares;

c. o aumento de volume do músculo submetido a treinamento é devido ao aumento do número de células musculares;
d. não há resposta correta.

7- Observe as afirmações e assinale a alternativa errada:
a. os chamados anexos musculares são: as bainhas fibrosas e sinoviais dos tendões, as bolsas sinoviais e as fáscias de revestimento;
b. as bainhas sinoviais dos dedos da mão e do pé, podem se inflamar, no processo conhecido como sinovite;
c. a inflamação das bolsas sinoviais, denomina-se bursite;
d. bursite é a inflamação da bainha sinovial.

Questões abertas

1 – Como se denomina o estudo dos músculos?
2 – Quais as partes de um músculo?
3 – Qual a função principal dos músculos e que caracteriza esse tipo de tecido?
4 – Qual a função do ventre muscular?
5 – Qual o papel dos tendões na ação muscular?
6 – Como se classificam os músculos quanto à forma? Dê exemplos.
7 – O que é aponeurose?
8 – Do que é constituído o ventre muscular?
9 – Qual a constituição microscópica dos tendões?
10 – O que é origem e inserção do músculo? Como se costuma designar a origem e a inserção dos músculos dos membros?
11 – Quais os critérios que foram utilizados para dar nomes aos músculos? Dê exemplos.
12 – Como são classificados os músculos quanto à relação músculo-tendão? Dê exemplos.
13 – Que tipos de fibras nervosas estão presentes nos nervos que penetram nos músculos?
14 – Qual a função das fibras nervosas proprioceptivas dos músculos?
15 – O que são fusos neuromusculares e a que funções estão relacionados?
16 – O que é reflexo miotático?
17 – O que são unidade motora e ponto motor de um músculo? Qual a importância deste último?
18 – De que forma os músculos recebem suprimento sanguíneo?
19 – O que é eletromiógrafo? Qual sua utilidade?
20 – Que tipos de movimentos podem ser produzidos pelos músculos?
21 – O que são músculos agonistas, sinergistas e antagonistas? Que métodos se pode utilizar para verificar se um músculo está atuando em um movimento?
22 – O que é atrofia e hipertrofia muscular?

23 – O que ocorre no envelhecimento do músculo?
24 – O que são anexos musculares e quais são?
25 – O que são bainhas sinoviais e fibrosas? Onde aparecem e quais suas funções?
26 – O que são bolsas sinoviais? Onde estão presentes e quais suas funções?
27 – O que são fáscias musculares? Como se dispõe e quais suas funções?
28 – Como se denominam a inflamação das bainhas sinoviais, das bolsas sinoviais e dos tendões e qual seu sintoma principal?
29 – O que são retináculos? Onde se encontram e quais suas funções?

LIÇÃO 9

12

Músculos do Membro Superior

OBJETIVOS DO CAPÍTULO

- Citar a divisão dos músculos que atuam no cíngulo do membro superior
- Citar e localizar os músculos superficiais do dorso, da região peitoral e do ombro e suas ações
- Localizar e explicar o que é manguito rotador, e a bolsa subacromial e sua importância
- Citar, localizar e dar as ações dos músculos do braço, do antebraço e da mão
- Explicar e localizar aponeurose extensora, retináculo dos extensores e tabaqueira anatômica
- Explicar e localizar: retináculo dos flexores, bainhas sinoviais dos tendões flexores e tendinite de De Quervain

VISÃO GERAL DOS MÚSCULOS DO MEMBRO SUPERIOR

Os músculos do membro superior são numerosos e suas contrações possibilitam uma ampla variedade de movimentos dos seus vários segmentos. Muitos músculos do membro superior têm origem na coluna vertebral ou no tórax e vão se fixar na escápula, na clavícula ou no úmero e movimentam estes ossos. No braço, há um grupo de músculos anteriores e um grupo posterior. O mesmo ocorre no antebraço, onde existe um grupo de músculos anteriores e um grupo posterior. Na mão, há vários músculos pequenos denominados, em conjunto, músculos intrínsecos da mão. Alguns estão situados na eminência tenar, a saliência que existe na palma da mão, junto ao polegar. Outros músculos da mão, são da eminência hipotenar, saliência localizada proximalmente ao dedo mínimo, na palma da mão.

MÚSCULOS QUE ATUAM NO CÍNGULO DO MEMBRO SUPERIOR

Neste grupo, podem ser considerados os seguintes subgrupos musculares:

a) **Músculos superficiais posteriores do dorso**

São músculos que se originam na coluna vertebral e se estendem à cintura escapular e ao úmero: músculos trapézio, grande dorsal, rombóides maior e menor e levantador (elevador) da escápula (fig. 12.1). O m. trapézio é constituído por três grupos de fibras, as fibras superiores, as fibras médias e as fibras inferiores. Estes três grupos de fibras, embora pertencendo a um mesmo músculo, possuem ações diferentes sobre a cintura escapular. São também denominados partes ascendente, transversa e descendente.

> Os músculos que atuam na cintura escapular produzem movimentos do braço, da escápula e da clavícula.

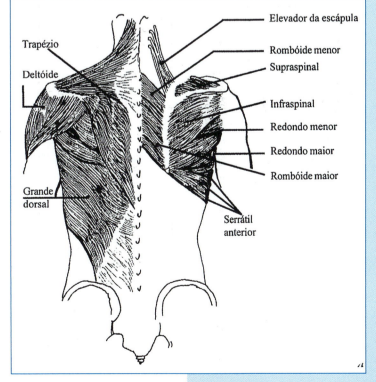

Fig. 12.1
Músculos superficiais posteriores do dorso e músculos do ombro. Alguns músculos mais superficiais foram removidos do lado direito.

b) **Músculos da região peitoral**

São músculos que se originam nas costelas e se estendem à cintura escapular e ao úmero: músculos peitorais maior e menor, subclávio e serrátil anterior (figs. 12.2 e 12.3). O m. peitoral maior tem três partes: clavicular, esternocostal e abdominal.

c) **Músculos do ombro**

São os músculos: deltoide, supra e infra-espinal, redondos maior e menor e subescapular (figs. 12.1, 12.2 e 12.4). O m. deltóide compreende três grupos de fibras, clavicular, acromial e espinal. Cada uma dessas partes tem funções diferentes.

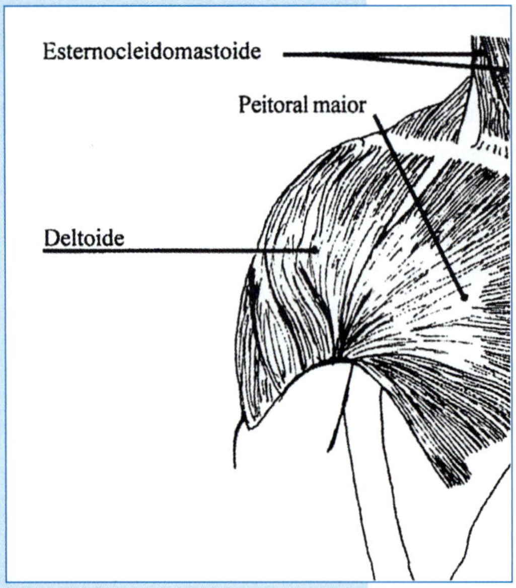

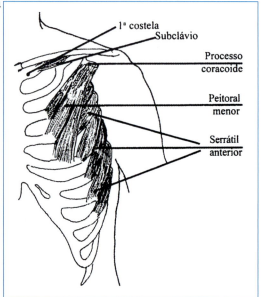

Fig. 12.2
Músculos da região peitoral e do ombro. Está indicado também um músculo do pescoço, o esternocleidomastóideo.

Fig. 12.3
Músculos da região peitoral.

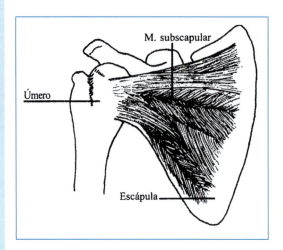

Fig. 12.4
Músculo subescapular

As origens, inserções, inervação e ações dos músculos que atuam no cíngulo do membro supeior encontram-se descritas nos quadros 12.1, 12.2 e 12.3.

QUADRO 12.1 – MÚSCULOS SUPERFICIAIS DO DORSO

Músculo	Origem	Inserção	Inervação	Ação
Trapézio	Processos espinhosos de C_7 e $T_1 - T_{12}$; lig. nucal.	Clavícula, acrômio e espinha escápula	N. acessório e C_3, C_4	Elevação, depressão e retração da escápula
Grande dorsal	Processos espinhosos de $T_7 - T_{12}$, Fáscia toracolombar, costelas, crista ilíaca	Borda do sulco intertubercular	N. toracodorsal (C_7, C_8)	Adução e extensão do braço
Elevador da escápula	Processos transversos de $C_1 - C_4$	Ângulo superior da escápula	Nervos C_3, C_4	Elevação da escápula
Romboides maior e menor	Processos espinhosos de C_7 e $T_1 - T_5$	Borda medial da escápula	N. dorsal da escápula (C_5)	Retração e fixação da escápula

QUADRO 12.2 – MÚSCULOS DA REGIÃO PEITORAL

Músculo	Origem	Inserção	Inervação	Ação
Peitoral maior	Clavícula, esterno, e aponeurose do m. oblíquo externo	Lábio lateral do sulco intertubercular do úmero	Nn. peitorais medial e lateral ($C_5 - C_8$, T_1)	Adução e rotação medial do braço
Peitoral menor	Costelas (segunda a quinta)	Processo coracoide	Nn. peitorais medial e lateral (C_6, C_7, C_8)	Tração da escápula para frente e para baixo
Subclávio	Primeira costela e primeira cartilagem costal	Face inferior da clavícula	N. para o subclávio (C_5, C_6)	Fixação da clavícula
Serrátil anterior	Costelas (primeira a oitava)	Borda medial da escápula	N. torácico longo (C_5, C_6, C_7)	Rotação lateral da escápula

QUADRO 12.3 – MÚSCULOS DO OMBRO

Músculo	Origem	Inserção	Inervação	Ação
Deltoide	Clavícula, acrômio e espinha da escápula	Tuberosidade deltóide do úmero	N. axilar (C_5, C_6)	Flexão, abdução e extensão do braço
Supra-espinal	Fossa supra-espinal da escápula	Tubérculo maior do úmero	N. supra-escapular (C_5, C_6)	Abdução do braço
Infra-espinal	Fossa infra-espinal da escápula	Tubérculo maior do úmero	N. supra-escapular (C_5, C_6)	Rotação lateral do braço
Redondo menor	Face dorsal e borda medial da escápula	Tubérculo maior do úmero	Axilar (C_5, C_6)	Rotação lateral do braço
Redondo maior	Ângulo inferior da escápula	Lábio medial do sulco intertubercular do úmero	N. subescapular (C_5, C_6)	Adução do braço
Subescapular	Fossa subescapular da escápula	Tubérculo menor do úmero	N. subescapular (C_5, C_6)	Rotação medial do braço

MANGUITO ROTADOR

Os tendões dos mm. supra-espinal, infra-espinal, redondo menor e subescapular inserem-se na cápsula da articulação escapuloumeral. Formam aí um espessamento tendíneo denominado **manguito rotador** (figs. 12.1 e 12.4).

BOLSA SUBACROMIAL

O ligamento coracoacromial e o acrômio formam um arco protetor para a cabeça do úmero. Entre este arco e o tendão do m. supra-espinal existe uma bolsa sinovial para evitar o atrito, a bolsa subacromial (fig. 9.6, capítulo 9). Esta bolsa pode se inflamar, produzindo a bursite subacromial.

MÚSCULOS DO BRAÇO

Estendem-se da escápula ao úmero ou aos ossos do antebraço ou então do úmero aos ossos do antebraço. Há um grupo anterior ou flexor e um posterior ou extensor.

a) **Grupo anterior ou flexor**: músculos bíceps braquial, coracobraquial e braquial (figs. 12.5, 12.6). O m. bíceps braquial possui dois tendões de origem, que são denominados cabeças longa e curta do bíceps. O tendão da cabeça longa, sai do tubérculo supraglenóide da escápula, caminha dentro da cavidade

> Os tendões do manguito podem ficar inflamados (tendinite). Neste caso, o indivíduo tem dor na abdução do ombro. Pode haver rompimento do manguito.

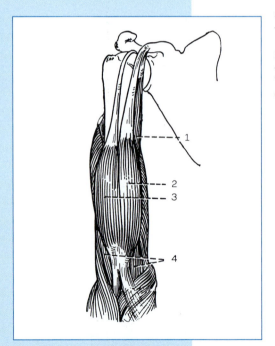

Fig. 12.5
Músculos do braço (grupo anterior). 1 – M. coracobraquial. 2 – M. bíceps braquial (cabeça curta). 3 – M. bíceps braquial (cabeça longa). 4 – M. braquial.

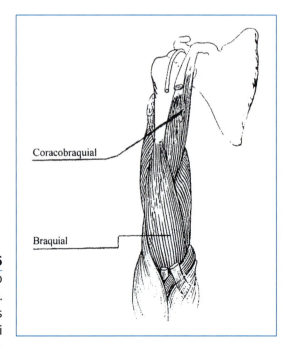

Fig. 12.6
Músculos do grupo anterior do braço. O m. bíceps braquial foi retirado.

articular da articulação do ombro, contorna a cabeça do úmero e perfura a cápsula articular para sair dentro do sulco intertubercular do úmero. Neste sulco ele possui uma bainha sinovial. Esta bainha e o tendão da cabeça longa do bíceps podem se inflamar neste local, produzindo tendinite.

b) **Grupo posterior ou extensor**: músculos tríceps braquial e ancôneo (fig. 12.7).

As origens, inserções e ações dos músculos do braço estão no quadro 12.4.

ESPAÇOS TRIANGULAR E QUADRANGULAR

Entre os músculos redondo maior, redondo menor e o úmero, existe um espaço que é dividido em dois pela cabeça longa do tríceps do braço (fig. 12.1). O espaço medial é chamado espaço triangular e o lateral espaço quadrangular. Neste último encontra-se o nervo axilar.

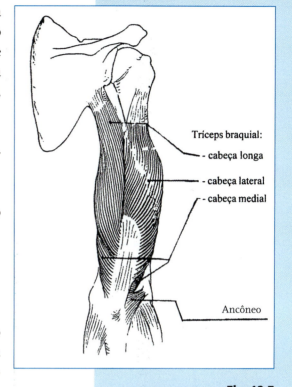

Fig. 12.7
Músculos do braço: grupo posterior.

QUADRO 12.4 – MÚSCULOS DO BRAÇO

Músculo	Origem	Inserção	Inervação	Ação
Deltoide	Clavícula, acrômio e espinha da escápula	Tuberosidade deltoide do úmero	N. axilar (C_5, C_6)	Flexão, abdução e extensão do braço
Bíceps do braço	Tubérculo supraglenoide e processo coracoide da escápula	Tuberosidade do rádio e fáscia do antebraço e ulna	N. musculocutâneo (C_5, C_6)	Flexão, e supinação do antebraço
Coracobraquial	Processo coracoide	Borda medial do úmero	N. musculocutâneo (C_5, C_6)	Flexão do braço
Braquial	Diáfise do úmero	Processo coronoide e tuberosidade da ulna	N. musculocutâneo (C_5, C_6)	Flexão do antebraço
Tríceps do braço	Tubérculo infraglenoide da escápula e diáfise do úmero	Olécrano e fáscia do antebraço	N. Radial (C_6, C_7, C_8)	Extensão do antebraço

MÚSCULOS DO ANTEBRAÇO

Originam-se na maior parte na extremidade distal do úmero e proximal da ulna e rádio e atingem as extremidades distais do rádio e ulna ou ossos do carpo ou falanges.

a) **Músculos anteriores do antebraço**

São os músculos: pronador redondo, flexor radial do carpo, palmar longo, flexor ulnar do carpo, flexor superficial dos dedos, flexor profundo dos dedos, flexor longo do polegar e pronador quadrado (figs. 12,8, 12.9 e 12.10)

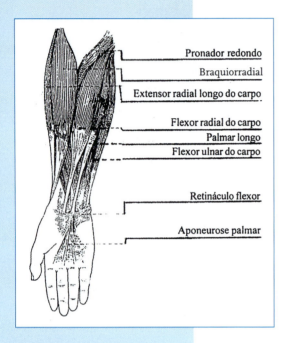

Fig. 12.8
Músculos anteriores do antebraço. Grupo superficial.

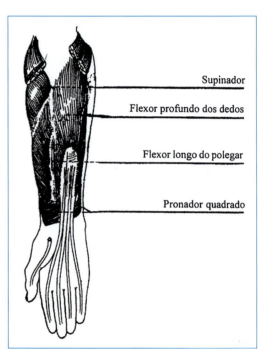

Fig. 12.9
Músculos anteriores do antebraço: grupo profundo.

b) **Músculos posteriores do antebraço**

São os músculos: braquiorradial, extensor radial longo do carpo e extensor radial curto do carpo (fig. 3.19), músculos extensor dos dedos, extensor do dedo mínimo, extensor ulnar do carpo, supinador, abdutor longo do polegar, extensor curto do polegar, extensor longo do polegar e extensor do indicador (figs. 12.11 e 12.12).

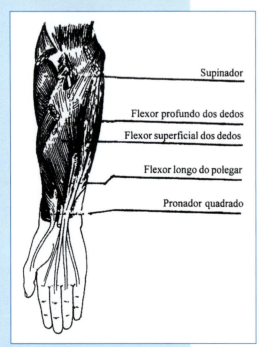

Fig. 12.10
Músculos anteriores do antebraço: grupo profundo.

• Músculos do Membro Superior •

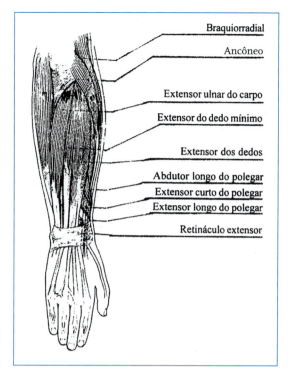

Fig. 12.11
Músculos posteriores do antebraço: grupo superficial.

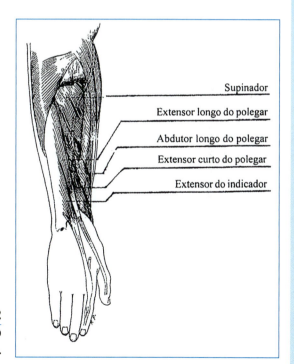

Fig. 12.12
Músculos posteriores do antebraço, grupo profundo.

No local de inserção do m. extensor radial curto do carpo, pode se formar um entumescimento cístico que se comunica com a membrana sinovial dos extensores dos dedos ou com a articulação.

Os quadros 12.5, 12.6, 12.7 e 12.8 mostram as origens, inserções, inervação e ações dos músculos do antebraço.

QUADRO 12.5 – MÚSCULOS ANTERIORES DO ANTEBRAÇO (Grupo superficial)

Músculo	Origem	Inserção	Inervação	Ação
Pronador redondo	Crista supracondilar medial e processo coronóide da ulna	Face lateral da diáfise do rádio	N. mediano (C_6)	Pronação do antebraço
Flexor radial do corpo	Epicôndio medial	Bases dos metacárpicos II e III	N. mediano (C_6)	Flexão e abdução da mão
Palmar longo	Epicôndio medial	Retináculo dos flexores e aponeurose palmar	N. mediano (C_8, T_1)	Extensão da aponeurose palmar
Flexor ulnar do corpo	Epicôndilo medial e olécrano	Pisiforme, hamato e metacárpico V	N. ulnar (C_6, C_7)	Flexão e adução da mão
Flexor superficial dos dedos	Epicôndilo medial e diáfise do rádio	Falanges médias dos dedos II a V	N. mediano (C_7, C_8, T_1)	Flexão das falanges médias

QUADRO 12.6 – MÚSCULOS ANTERIORES DO ANTEBRAÇO (Grupo profundo)

Músculo	Origem	Inserção	Inervação	Ação
Flexor profundo dos dedos	Diáfise da ulna e membrana interóssea	Falanges distais dos dedos II a V	N. mediano (C_8, T_1) N. ulnar (C_8, T_1)	Flexão das falanges distais
Flexor longo do polegar	Diáfise do rádio e membrana interóssea	Falange distal do polegar	N. mediano (C_8, T_1)	Flexão da falange distal
Pronador quadrado	Diáfise da ulna	Diáfise do rádio	N. mediano (C_8, T_1)	Pronação do antebraço

QUADRO 12.7 – MÚSCULOS POSTERIORES DO ANTEBRAÇO (Grupo superficial)

Músculo	Origem	Inserção	Inervação	Ação
Braquiorradial	Crista supracondilar lateral do úmero	Parte distal do rádio	N. radial (C_5, C_6)	Flexão do antebraço
Extensor radial longo do corpo	Crista supracondilar lateral do úmero	Base do metacárpico II	N. radial (C_6, C_7)	Extensão e abdução da mão
Extensor radial curto do corpo	Epicôndilo lateral	Bases dos metacárpicos II e III	N. radial (C_6, C_7)	Extensão e abdução da mão
Extensor dos dedos	Epicôndilo lateral	Falanges médias e distais dos dedos II a V	N. radial (C_7, C_8)	Extensão das falanges proximais dos dedos II a V
Extensor do dedo mínimo	Epicôndilo lateral	Expansão extensora do dedo mínimo	N. radial (C_7, C_8)	Extensão da falange proximal do dedo mínimo
Extensor ulnar do corpo	Epicôndilo lateral e ulna	Base do metacárpico V	N. radial (C_7, C_8)	Extensão e adução da mão
Ancôneo	Epicôndilo lateral	Olécrano	N. radial (C_7, C_8)	Extensão do antebraço

QUADRO 12.8 – MÚSCULOS POSTERIORES DO ANTEBRAÇO (Grupo profundo)

Músculo	Origem	Inserção	Inervação	Ação
Supinador	Epicôndilo lateral	Diáfise do rádio	N. radial (C_5, C_6)	Supinação do antebraço
Abdutor longo do polegar	Membrana interóssea, rádio e ulna	Base do metacárpico I	N. radial (C_6, C_7)	Abdução do polegar
Extensor curto do polegar	Membrana interóssea e rádio	Falange proximal do polegar	N. radial (C_6, C_7)	Extensão do polegar
Extensor longo do polegar	Membrana interóssea e ulna	Falange distal do polegar	N. radial (C_6, C_7)	Extensão do polegar
Extensor do indicador	Membrana interóssea e ulna	Expansão extensora do indicador	N. radial (C_6, C_7)	Auxilia na extensão do indicador

APONEUROSE EXTENSORA OU EXPANSÃO EXTENSORA

Na face dorsal dos dedos da mão, há um arranjo especial junto à inserção dos mm. extensores. Na face dorsal de cada dedo, existe uma membrana fibrosa, com feixes de fibras transversais, denominada expansão extensora ou aponeurose extensora. O tendão do m. extensor dos dedos penetra nesta aponeurose e se divide em três fitas: uma fita central, que vai se inserir na base da falange média e duas fitas laterais, que se fundem com os tendões dos mm. interósseos e lumbricais e prosseguem para se inserir na base da falange distal (fig.12.14B).

RETINÁCULO DOS EXTENSORES

A fáscia do antebraço, na região dorsal do pulso se espessa e se prende no rádio e na ulna. Esta faixa espessada da fáscia é denominada de retináculo dos extensores (fig. 12.11). Da sua face interna, saem projeções que se prendem no rádio e ulna e formam seis compartimentos por onde passam os tendões do m. extensor dos dedos. Cada tendão é envolto por uma bainha sinovial.

TABAQUEIRA ANATÔMICA

Quando o polegar é estendido, o tendão do m. extensor longo do polegar, posteriormente, e os tendões dos mm. abdutor longo do polegar e extensor curto do polegar, anteriormente, delimitam uma depressão chamada tabaqueira anatômica. O assoalho da tabaqueira é formado pelos ossos escafóide e trapézio. A tabaqueira é cruzada pela artéria radial.

MÚSCULOS DA MÃO

São músculos próprios da mão:

a) **Músculos da eminência hipotenar**
A eminência hipotenar é a saliência situada na borda medial da mão.
São os músculos: abdutor do dedo mínimo, flexor curto do dedo mínimo, oponente do dedo mínimo e palmar curto (fig. 12.13).

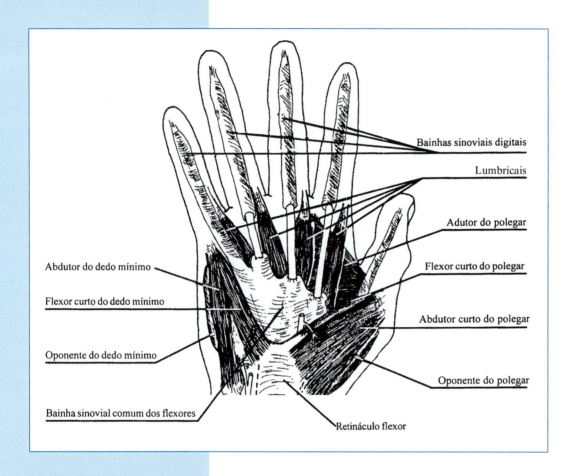

Fig. 12.13
Músculos da mão. São mostradas também as bainhas sinoviais dos dedos e o retináculo flexor.

b) **Músculos da eminência tenar**
A eminência tenar é a saliência situada na borda lateral da palma da mão.
São os músculos: abdutor curto do polegar, flexor curto do polegar, oponente do polegar e adutor do polegar (fig. 12.13).

c) **Músculos intermédios da mão**
Lumbricais e interósseos palmares e dorsais (figs. 12.13 e 12.14A). A figura 12.14B mostra como os músculos lumbricais e interósseos participam da formação da expansão extensora.

• MÚSCULOS DO MEMBRO SUPERIOR •

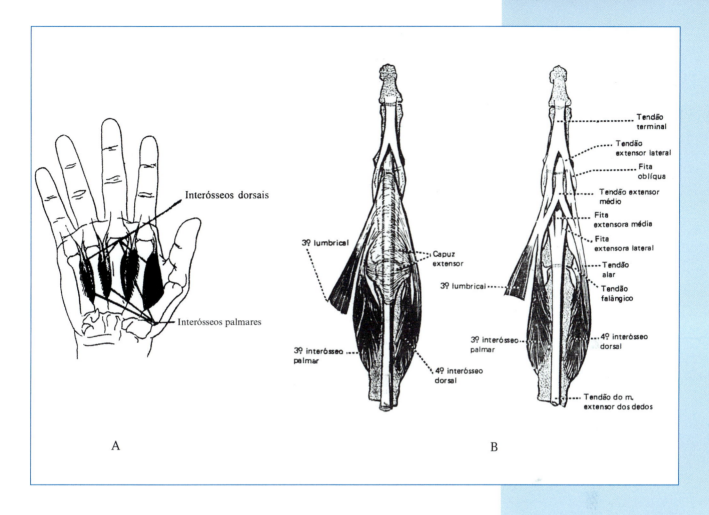

Fig. 12.14
A – Músculos interósseos.
B – Mostra como os músculos intermédios da mão participam da formação da expansão extensora. À esquerda, com o capuz extensor. À direita, sem o capuz.

Os quadros 12.9, 12.10 e 12.11 mostram as origens, inserções e ações dos músculos da mão.

QUADRO 12.9 – MÚSCULO DA MÃO (DA EMINÊNCIA HIPOTENAR)

Músculo	Origem	Inserção	Inervação	Ação
Abdutor do dedo mínimo	Pisiforme	Falange proximal do dedo mínimo	N. ulnar (T_1)	Abdução do dedo mínimo
Flexor curto do dedo mínimo	Hâmulo do hamato e retináculo flexor	Base da falange proximal do dedo mínimo	N. ulnar (T_1)	Flexão do dedo mínimo
Oponente do dedo mínimo	Hâmulo do hamato e retináculo flexor	Corpo do metacárpico V	N. ulnar (T_1)	Movimento de oposição do dedo mínimo
Palmar curto	Aponeurose palmar	Pele do lado medial da mão	N. ulnar (T_1)	Enruga a pele do lado ulnar da mão

QUADRO 12.10 – MÚSCULOS DA MÃO (DA EMINÊNCIA TENAR)

Músculo	Origem	Inserção	Inervação	Ação
Abdutor curto do polegar	Retináculo dos flexores, osso trapézio	Base da falange proximal do polegar	N. mediano (T_1)	Abdução do polegar
Flexor curto do polegar	Retináculo dos flexores, osso trapézio	Base da falange proximal do polegar	N. mediano (T_1)	Flexão do polegar
Oponente do polegar	Retináculo dos flexores, osso trapézio	Metacárpico I	N. mediano (T_1)	Movimento de oposição
Adutor do polegar	Cabeça oblíqua: capitato, trapezóide e base do metacárpico II. Cabeça transversa: corpo do metacárpico III	Base da falange proximal do polegar	N. ulnar (C_8, T_1)	Adução do polegar e oposição do polegar (parte final)

QUADRO 12.11 – MÚSCULOS DA MÃO (LUMBRICAIS E INTERÓSSEOS)

Músculo	Origem	Inserção	Inervação	Ação
Lumbricais 1º e 2º	Tendões dos flexores profundos laterais	Faces laterais de aponeurose extensora	N. mediano (T_1)	Flexão das falanges proximais e extensão das médias e distais dos dedos indicador e médio
Lumbricais 3º e 4º	Tendões dos flexores profundos mediais	Faces laterais de aponeurose extensora	N. ulnar (T_1)	Flexão das falanges proximais e extensão das médias e distais dos dedos anular e mínimo
Interósseos palmares (1º ao 4º)	Diáfise dos metacarpais I, II, IV e V	Aponeurose extensora dos dedos polegar, indicador, anular e mínimo	N. ulnar (T_1)	Adução dos dedos polegar, indicador, anular e mínimo. Auxiliam a flexão das falanges proximais destes dedos
Interósseos dorsais (1º ao 4º)	Diáfise dos metacarpais I a V	Aponeurose extensora e falanges proximais dos dedos indicador, médio a anular	N. ulnar (T_1)	Abdução dos dedos indicador, médio e anular. Adução do dedo médio. Auxiliam os lumbricais na flexão das falanges proximais destes dedos.

A ação dos mm. interósseos e lumbricais é tal que, em conjunto com a hiperflexão da articulação radiocarpal, no pulso, obtém-se a chamada "posição em Z". Quando há lesão do nervo que inerva estes músculos, esta posição não mais pode ser feita.

APONEUROSE PALMAR

Logo abaixo da pele da palma da mão, existe uma membrana fibrosa, a aponeurose palmar (fig. 12.15). Recebe inserção do músculo palmar longo e permite que a palma da mão suporte grandes pressões sem lesar os vasos e nervos, protegendo-os.

RETINÁCULO DOS FLEXORES

Na parte proximal da palma da mão encontra-se uma membrana fibrosa denominada retináculo dos flexores ou retináculo flexor (figs. 12.13 e 12.15). Lateralmente ele se prende ao escafóide e trapézio e, medialmente ao piramidal, pisiforme e hamato. Ele está situado logo distalmente às linhas de flexão da pele do pulso e mede aproximadamente três centímetros de extensão no sentido proximal-distal. A presença do retináculo forma com os ossos do carpo subjacentes um canal chamado túnel do carpo. Por este túnel passam os tendões dos mm. flexores dos dedos e um nervo, o n. mediano. Os tendões são envolvidos por bainhas sinoviais.

BAINHAS SINOVIAIS DOS TENDÕES FLEXORES

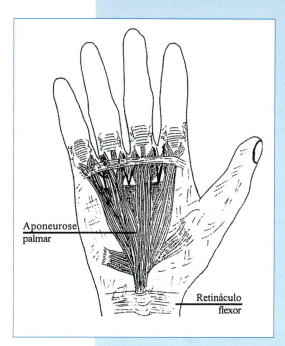

Fig. 12.15
Aponeurose palmar e retináculo flexor da mão.

Na face palmar dos dedos, os tendões dos músculos flexores longos dos dedos são envolvidos por bainhas fibrosas, revestidas também por bainhas sinoviais que formam túneis por onde esses tendões passam. Sua função é manter os tendões junto aos ossos e facilitar-lhes o deslizamento durante os movimentos, com o mínimo de atrito possível (fig. 12.13). As bainhas sinoviais da mão e dedos estão dispostas da seguinte forma: há uma bainha que envolve os tendões dos flexores dos dedos. Ela começa no túnel do carpo e se estende até a o centro da palma da mão. Ela se continua com a bainha do dedo mínimo. Há uma bainha para o tendão do m. flexor longo do polegar. Ela se estende do pulso até a extremidade distal do polegar. Por este motivo, uma infecção das bainhas dos dedos mínimo e polegar podem passar para as bainhas da mão e do pulso. Os dedos indicador, médio e anular possuem uma bainha digital cada. Estas são independentes das outras.

Processos inflamatórios no túnel do carpo (tendinites e sinovites) levam à compressão do nervo mediano, dando sintomas de formigamento, alterações de sensibilidade, podendo ocorrer atrofia muscular na região tenar da mão. Esta condição é conhecida como síndrome do túnel do carpo.

TENDINITE DE DE QUERVAIN

Os mm. extensor curto e abdutor longo do polegar possuem uma bainha sinovial que pode se inflamar. Este processo é chamado tendinite estenosante ou doença de De Quervain.

RESUMO

Os músculos do membro superior estão a serviço das funções importantes do membro superior: preensão e manipulação. Podem ser divididos em quatro grandes grupos: músculos que atuam no cíngulo do membro superior, músculos do braço, músculos do antebraço e músculos da mão. Os músculos que atuam no cíngulo compreendem os músculos superficiais posteriores do dorso, os músculos da região peitoral e os músculos do ombro. Estes músculos produzem os movimentos da escápula, da clavícula e do braço, nas articulações esternoclavicular, acromioclavicular e do ombro. Os músculos do braço compreendem dois grupos: um grupo anterior e um posterior. O grupo anterior é flexor e supinador e o posterior é extensor do antebraço, na articulação do cotovelo. Os músculos do antebraço compreendem um grupo anterior e um grupo posterior. Os músculos do grupo anterior produzem flexão da mão e dos dedos e pronação. Os do grupo posterior são extensores da mão e dos dedos e supinadores do antebraço. Os músculos intrínsecos da mão compreendem músculos da eminência hipotenar, os da eminência tenar e os músculos intermediários da mão. Estes músculos produzem os movimentos dos dedos, nas articulações metacarpofalângicas e interfalângicas. Entre o tendão do m. supra-espinal e o arco formado pelo ligamento coracoacromial existe uma bolsa sinovial importante, a bolsa subacromial. Os tendões dos músculos supra-espinal, infra-espinal, redondo menor e subscapular inserem-se na cápsula da articulação do ombro e constituem o chamado manguito rotador. Na face ventral do pulso existe uma faixa fibrosa, o retináculo flexor, que forma com os ossos do carpo, o chamado túnel do carpo. Por este canal passam tendões dos músculos flexores dos dedos e o nervo mediano. Tanto ao nível do túnel do carpo, como na palma da mão e também nos dedos, os tendões dos mm. flexores são envolvidos por bainhas sinoviais. Na região dorsal do carpo, existe também um retináculo, o retináculo dos extensores, que forma túneis para a passagem dos tendões do m. extensor dos dedos. Neste nível, os tendões possuem também bainhas sinoviais. Ao nível das inserções dos tendões dos mm. extensores do dedos na face dorsal de cada dedo, existe uma membrana fibrosa denominada aponeurose extensora ou expansão extensora. Alguns músculos da mão se inserem nesta aponeurose.

TESTE SEUS CONHECIMENTOS

Músculos do membro superior

Assinale a alternativa correta

1- Um paciente tem problemas de hiperabdução do ombro. Então, se a causa for muscular, o músculo lesado pode ser
   a. serrátil anterior;
   b. bíceps braquial;
   c. redondo maior;
   d. grande dorsal.

2- Se um paciente não faz a abdução do ombro, o músculo lesado pode ser o
   a. deltoide;
   b. bíceps braquial;
   c. tríceps braquial;
   d. grande dorsal;
   e. não há resposta correta.

3- Se há lesão do nervo que inerva o músculo subscapular, o movimento prejudicado será
   a. flexão do ombro;
   b. rotação lateral do braço;
   c. rotação medial do braço;
   d. elevação do braço;
   e. adução do braço.

4- Um dos seguintes músculos flexiona o antebraço estando o indivíduo em pé
   a. braquial;
   b. tríceps braquial;
   c. ancôneo;
   d. extensor longo dos dedos.

5- Assinale a alternativa errada:
   a. o músculo peitoral maior não participa da extensão do ombro;
   b. os músculos bíceps braquial e braquial atuam em conjunto para fazer a abdução do cotovelo;
   c. os músculos responsáveis pela flexão das falanges proximais dos dedos da mão são os lumbricais e interosseos;
   d. o túnel do carpo é um espaço côncavo situado na região anterior do carpo e delimitada anteriormente pelo retináculo dos flexores.

6- O músculo que tem origem na clavícula, esterno e cartilagens costais e inserção no tubérculo maior do úmero e faz a adução horizontal do ombro juntamente com o latíssimo do dorso é:
   a. peitoral maior;
   b. romboide maior;
   c. subscapular;
   d. trapézio;
   e. deltoide.

7- Um paciente teve inflamação na origem dos músculos que fazem a flexão da mão (punho). Para tratar esse paciente precisamos tratar os músculos:
   a. extensores do carpo;
   b. pronador quadrado;
   c. flexor ulnar e radial do carpo;
   d. supinador.

8- Assinale a alternativa incorreta. Se houver paralisia dos músculos flexor radial do carpo e extensor radial do carpo, a pessoa terá problemas:
   a. flexão da mão não ficará enfraquecida;
   b. flexão dos dedos não vai se alterar;
   c. extensão da mão não ficará enfraquecida;
   d. abdução da mão ficará prejudicada seriamente.

9- Uma pessoa tem lesão nos músculos grandes dorsais (latíssimos do dorso). Essa pessoa vai apresentar:
   a. dificuldade para flexionar o antebraço;
   b. dificuldade para estender os braços contra resistência;
   c. a flexão do braço não vai ficar prejudicada;
   d. a flexão do antebraço não vai ficar prejudicada;
   e. todas as afirmações são corretas.

Questões abertas

1 – Quais os grupos musculares que atuam no cíngulo do membro superior?
2 – Cite os músculos que fazem parte de cada grupo.
3 – Cite as origens, inserções e ações destes músculos.
4 – Cite os grupos musculares do braço.
5 – Cite os músculos que fazem parte de cada grupo.
6 – Descreva as origens, inserções e ações destes músculos.
7 – Quais são os grupos musculares existentes no antebraço?
8 – Cite os músculos que participam de cada grupo.
9 – Quais as origens, inserções e ações destes músculos?
10 – Cite os grupos de músculos intrínsecos da mão.
11 – O que é eminência tenar e hipotenar?
12 – Cite os músculos da eminência tenar, hipotenar e os intermediários da mão.
13 – Cite as origens, inserções e ações dos músculos próprios da mão.
14 – O que é bolsa sinovial subacromial, onde se localiza e qual sua importância?
15 – O que é manguito rotador? Qual sua importância?
16 – Descreva os limites dos espaços triangular e quadrangular.
17 – O que é retináculo flexor e onde se situa?
18 – O que é o túnel do carpo, quais seus limites e que estruturas por aí passam?
19 – Qual a importância do túnel do carpo?
20 – O que é aponeurose palmar e qual sua função?
21 – O que é aponeurose extensora e onde se situa?
22 – Como se dispõe as bainhas fibrosas e sinoviais da mão?

LIÇÃO 10

13

Músculos do Membro Inferior

OBJETIVOS DO CAPÍTULO
- Citar a divisão dos músculos que atuam no cíngulo do membro inferior
- Citar e localizar os músculos superficiais da coxa, da região glútea, da perna e do pé e suas ações
- Localizar e explicar as fáscias e bainhas do membro inferior e sua importância
- Explicar o que são, localizar e qual a importância de: trígono femoral e canal dos adutores, reflexo patelar e do tendão de Aquiles.
- Citar e explicar a importância das bainhas sinoviais e da aponeurose plantar do pé
- Citar as fases da marcha e os principais músculos que atuam em cada fase com seus movimentos correspondentes

• Músculos do Membro Inferior •

As partes do membro inferior são: a cintura pélvica, a coxa, a perna e o pé. A região glútea também é comumente descrita com o membro inferior. Em cada uma destas partes, encontram-se vários grupos de músculos. Os músculos do membro inferior estão envolvidos com as funções do membro inferior: suportar o peso do corpo, manter as posturas frente à ação da gravidade e possibilitar a locomoção. Os músculos do membro inferior compreendem quatro grupos: os músculos da região glútea, os músculos da coxa, músculos da perna e músculos do pé.

MÚSCULOS DA REGIÃO GLÚTEA

Estendem-se dos ossos da pelve ao fêmur. São os seguintes: glúteo máximo, tensor da fáscia lata, glúteo médio, glúteo mínimo, piriforme, obturador interno, gêmeo superior, gêmeo inferior e quadrado femoral ou quadrado da coxa (figs. 13.1, 13.2).

No quadro 13.1 estude as origens, inserções, inervação e ações dos músculos da região glútea.

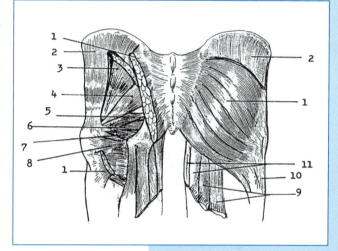

Fig. 13.1
Músculos da região glútea. 1 – M. glúteo máximo. 2 – M. glúteo médio. 3 – M. glúteo mínimo. 4 – M. piriforme. 5 – M. gêmeo superior. 6 – Tendão do m. obturador interno. 7 – M. gêmeo inferior. 8 – M. quadrado femoral. 9 – Mm. semitendíneo e bíceps femoral. 10 – Trato iliotibial. 11 – Mm. adutores

> No trocanter maior do fêmur, existe uma bolsa sinovial. Quando ela se inflama (bursite) o paciente refere dor localizada.

MÚSCULOS DA COXA

Tem origem no osso do quadril, em vértebras lombares e no fêmur. Inserem-se no fêmur ou na tíbia ou na fíbula. Estão dispostos em torno do fêmur, envolvidos pela fáscia lata. Podemos considerar três grupos:

a) **Grupo anterior**: ilíaco, psoas maior, psoas menor (frequentemente ausente), sartório e quadriceps femoral. O m. quadríceps da coxa ou femoral possui quatro origens diferentes (quatro cabeças) que, por serem bem desenvolvidas são chamadas de músculos: o m. reto femoral, o vasto lateral, o vasto intermédio e o vasto medial (figs. 13.2, 13.3, 13.4 e 13.5). Os mm. psoas maior e o ilíaco, formam o chamado m. iliopsoas, pois, ao saírem da pelve, suas fibras se juntam e se inserem no trocânter menor do fêmur.

> Em decúbito dorsal e com o fêmur fixado, os mm. iliopsoas produzem a flexão do tronco ("flexão abdominal"). Para eliminar a ação destes músculos e deixar que os mm. abdominais atuem é preciso fletir os joelhos e o quadril.

QUADRO 13.1 – MÚSCULOS DA REGIÃO GLÚTEA

Músculo	Origem	Inserção	Inervação	Ação
Glúteo máximo	Osso ilíaco atrás da linha glútea posterior, face dorsal do sacro e fáscia glútea	Trato iliotibial e tuberosidade glútea do fêmur	N. glúteo inferior (L5, S1, S2)	Extensão da coxa, Adução da coxa
Glúteo médio	Face lateral do osso ilíaco	Trocanter maior do fêmur	N. glúteo superior (L4, L5, S1)	Abdução da coxa, inclinação da pelve para baixo, do mesmo lado e para cima, do lado oposto
Glúteo mínimo	Face lateral do osso ilíaco	Trocanter maior do fêmur	N. glúteo superior (L4, L5, S1)	Rotação medial da coxa; inclinação da pelve para baixo, do mesmo lado e para cima do lado oposto
Tensor da fáscia lata	Espinha ilíaca antero-superior e crista ilíaca	Trato iliotibial	N. glúteo superior (L4, L5)	Flexão, abdução e rotação medial da coxa
Piriforme	Face pélvica do sacro	Trocanter maior	Ramos do plexo sacral (L5, S1, S2)	Rotação lateral da coxa
Gêmeo superior	Espinha isquiática	Tendão do m. obturador interno	Nervo para o m. obturador interno (L5, S1, S2)	Rotação lateral da coxa
Obturador interno	Membrana obturatória e osso adjacente	Trocanter maior	Nervo para o obturador interno (L5, S1, S2)	Rotação lateral da coxa
Gêmeo inferior	Tuberosidade isquiática	Tendão do m. obturador interno	Nervo para o m. quadrado da coxa (L4, L5, S1)	Rotação lateral da coxa
Quadrado da coxa	Tuberosidade isquiática	Crista intertrocantérica	Nervo para o quadrado da coxa (L4, L5, S1)	Rotação lateral da coxa
Obturador externo	Superfície externa da membrana obturatória	Fossa Trocantérica do fêmur	N. obturatório	Rotação lateral da coxa

b) **Grupo medial**: pectíneo, grácil, adutor longo, adutor curto, adutor magno e obturador externo (figs. 13.4 e 13.5). Este grupo de músculos é conhecido como grupo dos adutores.

• Músculos do Membro Inferior •

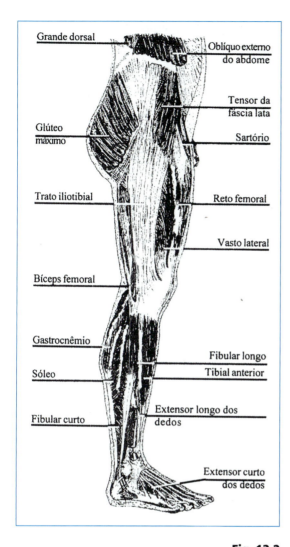

Fig. 13.2
Vista lateral dos músculos da região glútea e da coxa.

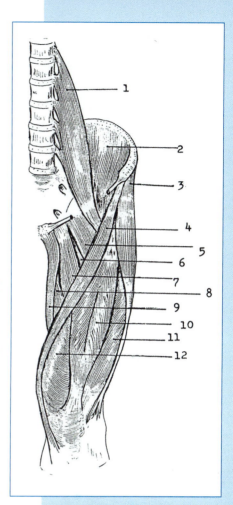

Fig. 13.3
Vista anterior dos músculos da coxa esquerda. 1 – M. psoas maior. 2 – M. ilíaco. 3 – M. tensor da fáscia lata. 4 – M. sartório. 5 – M. pectíneo. 6 – M. adutor curto. 7 – M. adutor longo. 8 – M. adutor magno. 9 – M. grácil. 10 – M. reto femoral (reto da coxa) – 11. M. vasto lateral. 12 – M. Vasto medial.

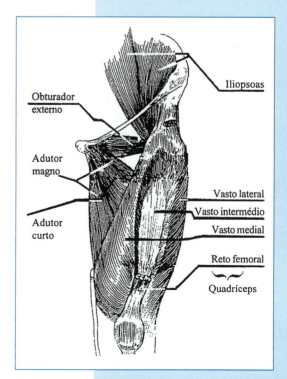

Fig. 13.4
Músculos da coxa. Vista anterior. Vários músculos superficiais foram retirados.

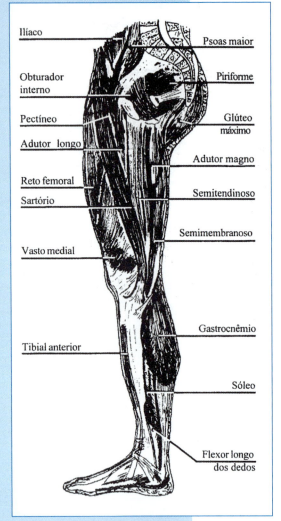

Fig. 13.5
Vista medial dos músculos da região glútea e da coxa.

c) **Grupo posterior**: bíceps femoral, semitendinoso (semitendíneo) e semimembranoso (semimembranáceo) (fig. 13.6). Estes músculos são conhecidos como músculos isquiotibiais ou músculos do jarrete.

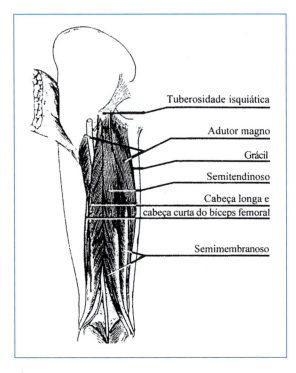

Fig. 13.6
Músculos posteriores da coxa esquerda.

Os quadros 13.2, 13.3 e 13.4 mostram as origens, inserções, inervação e ações dos músculos da coxa.

MÚSCULOS DA PERNA

Podemos classificá-los em três grupos:

a) **Grupo anterior**: tibial anterior, extensor longo dos dedos, extensor longo do hálux e fibular terceiro, este, inconstante (fig.13.7).

b) **Grupo lateral**: fibular longo e fibular curto (fig. 13.8).

c) **Grupo posterior**: tríceps sural, que compreende duas cabeças, uma lateral e outro medial e o sóleo. Estas três cabeças se unem em um tendão comum chamado tendão calcâneo (também conhecido como tendão de Aquiles); flexor longo dos dedos, flexor longo do hálux e tibial posterior (figs. 13.9, 13.10 e 13.11).

QUADRO 13.2 – MÚSCULOS DA COXA (GRUPO ANTERIOR)

Músculo	Origem	Inserção	Inervação	Ação
Iliopsoas Ilíaco	Fossa ilíaca	Trocanter menor do fêmur	N. femoral (L2, L3)	Flexão da coxa. Inclinação da pelve para frente
Psoas maior	Vértebras lombares e discos intervertebrais	Trocanter menor do fêmur	Ramos do plexo lombar (L1, L2, L3, L4)	Flexão da coxa. Flexão do tronco
Quadríceps da coxa Reto da coxa	Espinha ilíaca ântero-inferior e borda do acetábulo	Patela e tuberosidade da tíbia	N. femoral (L2, L3, L4)	Extensão da perna. Flexão da coxa
Vasto lateral	Linha áspera. Linha intertrocantérica	Patela e côndilo lateral da tíbia	N. femoral (L2, L3, L4)	Extensão da perna
Vasto medial	Linha áspera. Linha intertrocantérica	Patela e côndilo medial da tíbia	N. femoral (L2, L3, L4)	Extensão da perna
Vasto intermédio	Faces anterior e lateral do corpo do fêmur	Tendão do reto da coxa e borda medial da patela	N. femoral (L2, L3, L4)	Extensão da perna
Articular do joelho	Face anterior do fêmur	Cápsula articular do joelho	N. femoral (L2, L3, L4)	Eleva a membrana sinovial, impedindo o seu pinçamento na extensão da perna
Sartório	Espinha ilíaca ântero-superior	Face medial da tíbia	N. femoral (L2, L3)	Flete a coxa e a perna e roda a perna medialmente

QUADRO 13.3 – MÚSCULOS DA COXA (GRUPO MEDIAL)

Músculo	Origem	Inserção	Inervação	Ação
Pectíneo	Linha pectínea do púbis	Linha pectínea do fêmur	N. femoral (L2, L3)	Flexão e adução da coxa
Adutor longo	Corpo do púbis	Linha áspera	N. obturatório (L2, L3, L4)	Adução da coxa
Adutor curto	Corpo e ramo inferior do púbis	Linha pectínea e linha áspera	N. obturatório (L2, L3, L4)	Adução da coxa
Adutor magno	Ramo do púbis e tuberosidade isquiática	Linha áspera e tubérculo adutor	N. obturatório (L2, L3)	Adução da coxa Auxilia na extensão da coxa
Grácil	Corpo e ramo inferior do púbis	Face medial do corpo da tíbia	N. obturatório (L2, L3)	Flexão da perna Auxilia na adução da perna

QUADRO 13.4 – MÚSCULOS DA COXA (GRUPO POSTERIOR)

Músculo	Origem	Inserção	Inervação	Ação
Bíceps da coxa	Cabeça longa: túber isquiático Cabeça curta: linha áspera	Cabeça da fíbula	Porção tibial do N. ciático (L5, S1, S2) Porção fibular do N. ciático (L5, S1, S2)	Extensão da coxa Flexão da perna
Semitendinoso (Semitendíneo)	Túber isquiático	Face medial do corpo da tíbia	N. ciático (porção tibial) (L5, S1, S2)	Extensão da coxa Flexão da perna
Semimembranoso (Semimembranáceo)	Tuberosidade isquiática	Face medial do côndilo medial da tíbia	N. ciático (porção tibial) (L5, S1, S2)	Extensão da coxa Flexão da perna

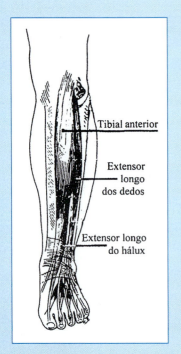

Fig. 13.7
Músculos anteriores da perna.

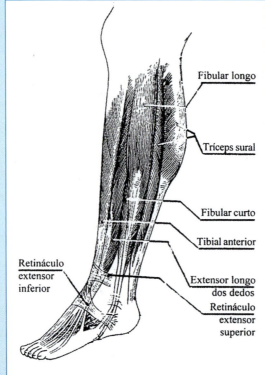

Fig. 13.8
Vista lateral dos músculos da perna. Observar também os retináculos extensores superior e inferior.

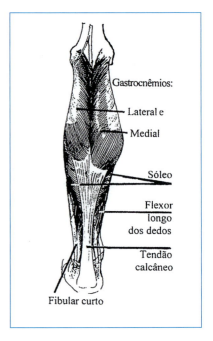

Fig. 13.9
Vista posterior dos músculos da perna.

• Músculos do Membro Inferior •

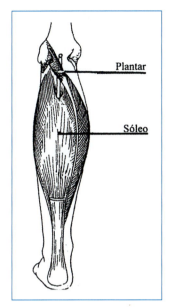

Fig. 13.10
Músculos sóleo e plantar.

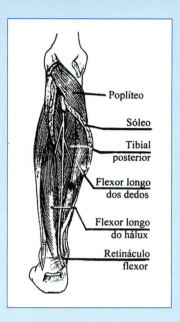

Fig. 13.11
Músculos da perna. Vista posterior. É mostrado também o retináculo flexor.

Os quadros 13.5, 13.6 e 13.7 mostram os músculos da perna, suas origens, inserções, inervação e ações.

QUADRO 13.5 – MÚSCULOS DA PERNA (GRUPO ANTERIOR)

Músculo	Origem	Inserção	Inervação	Ação
Tibial anterior	Côndilo lateral e face lateral do corpo da tíbia	Cuneiforme medial e base do 1º metatársico	N. fibular profundo (L4, L5)	Flexão dorsal e inversão do pé
Extensor longo dos dedos	Côndilo lateral da tíbia e face anterior do corpo da fíbula	Falanges média e distal do 2º ao 5º dedos	N. fibular (L5, S1)	Extensão dos dedos do pé 2º ao 5º
Fibular terceiro	Face anterior do corpo da fíbula	Base do 5º metatársico	N. fibular (L5, S1)	Flexão dorsal e eversão do pé
Extensor longo do hálux	Face anterior do corpo da fíbula	Falange distal do hálux	N. fibular (L5, S1)	Extensão do hálux e flexão dorsal do pé

QUADRO 13.6 – MÚSCULOS DA PERNA (GRUPO LATERAL)

Músculo	Origem	Inserção	Inervação	Ação
Fibular longo	Face lateral da cabeça da fíbula	Cuneiforme medial e base do 1º metatársico	N. fibular superficial (L5, S1)	Eversão e flexão plantar do pé
Fibular curto	Face lateral da cabeça da fíbula	Tuberosidade do 5º metatársico.	N. fibular superficial (L5, S1)	Eversão e flexão plantar do pé

QUADRO 13.7 – MÚSCULOS POSTERIORES DA PERNA (GRUPO SUPERFICIAL)

Músculo	Origem	Inserção	Inervação	Ação
Tríceps sural Gastrocnêmio (cabeça lateral)	Côndilo lateral do fêmur	Face posterior do calcâneo	N. tibial (S1, S2)	Flexão plantar do pé
Gastrocnêmio (cabeça medial)	Face poplítea e côndilo medial do fêmur	Face posterior do calcâneo	N. tibial (S1, S2)	Flexão plantar do pé
Sóleo	Cabeça da fíbula Face posterior do corpo da fíbula Face posterior da tíbia	Face posterior do calcâneo	N. tibial (S1, S2)	Flexão plantar do pé
Plantar	Face poplítea do fêmur	Tendão calcâneo ou face posterior do calcâneo	N. tibial (S1, S2)	Flexão plantar do pé. Flexão da perna

MÚSCULOS DO PÉ

> Os músculos da planta do pé são importantes na manutenção dos arcos do pé.

Podemos considerar os seguintes grupos de músculos próprios do pé: músculos do dorso do pé e músculos da planta do pé. Os da planta dispõe-se em tres camadas, uma superficial, uma camada intermediária e uma mais profunda.

a) **Músculos do dorso do pé**: extensor curto dos dedos e extensor curto do hálux (fig. 13.12).

b) **Músculos da planta do pé**, **camada superficial**: abdutor do hálux, na margem medial do pé; abdutor do dedo mínimo e flexor curto dos dedos na margem lateral (fig. 13.13)

c) **Músculos intermediários da planta do pé**: quadrado da planta e lumbricais (fig. 13.14).

d) **Músculos profundos da planta do pé**: flexor curto do hálux, adutor do hálux, flexor curto do dedo mínimo e interósseos (figs. 13.15 e 13.16).

O quadro 13.8 mostra as origens, inserções, inervação e ações dos músculos próprios do pé.

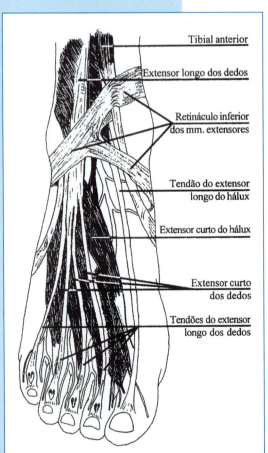

Fig. 13.12
Músculos do dorso do pé.

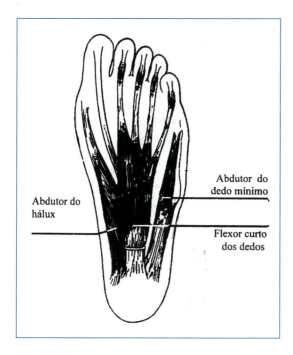

Fig. 13.13
Camada superficial dos músculos da planta do pé.

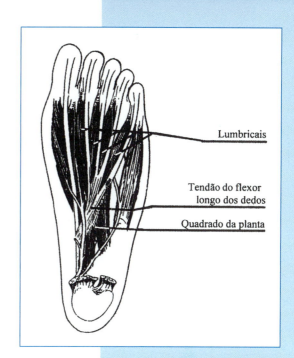

Fig. 13.14
Músculos da planta do pé. Camada intermediária.

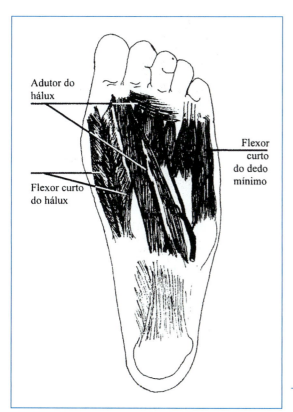

Fig. 13.15
Músculos da planta do pé. Camada profunda.

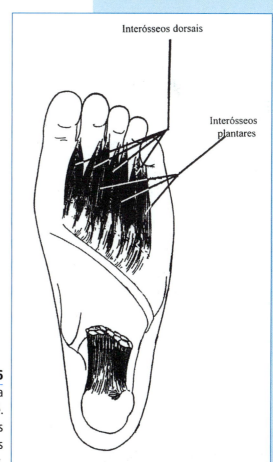

Fig. 13.16
Músculos da planta do pé. Camada mais profunda: músculos interósseos.

QUADRO 13.8 – MÚSCULOS POSTERIORES DA PERNA (GRUPO PROFUNDO)

Músculo	Origem	Inserção	Inervação	Ação
Poplíteo	Côndilo lateral do fêmur e menisco lateral	Face posterior da tíbia	Divisão tibial do n. ciático (L5)	Rotação lateral do fêmur Rotação medial da tíbia
Flexor longo dos dedos	Face posterior do corpo da tíbia	Falanges distais do 2º ao 5º dedos	N. tibial (L5, S1,S2)	Flexão das falanges distais do 2º ao 5º dedos
Flexor longo do hálux	Face posterior do corpo da fíbula	Falange distal do hálux	N. tibial (S1,S2)	Flexão da falange distal do hálux
Tibial posterior	Face posterior da fíbula e da tíbia	Navicular e cuneiforme medial. Expansões para os outros ossos do tarso exceto o tálus	N. tibial (L4,L5)	Inversão do pé

FÁSCIAS E BAINHAS SINOVIAIS DO MEMBRO INFERIOR

a) **Fáscia lata**

É a própria fáscia da coxa, que recebe o nome de fáscia lata. É uma membrana fibrosa bem desenvolvida. Ela envolve os músculos da coxa. A fáscia lata prende-se em cima, aos ossos do quadril. Envia septos intermusculares que se prendem no fêmur, um septo lateral e um medial. Estes septos separam os músculos da coxa em dois compartimentos, um anterior e outro posterior. O anterior contém o m. quadríceps da coxa. O posterior contém os demais músculos. Junto ao m. vasto lateral, a fáscia lata é reforçada por uma faixa fibrosa que é o tendão do m. tensor da fáscia lata. Esta faixa é denominada de trato iliotibial e vai até a tíbia.

b) **Trígono femoral e canal dos adutores**

O **trígono femoral** é um triângulo limitado lateralmente pela borda medial do m. sartório, medialmente pela borda lateral do m. adutor longo e superiormente pelo ligamento inguinal. Este é um ligamento forte que vai da espinha ilíaca ântero-superior até a sínfise púbica. O teto do trígono é a fáscia lata e o assoalho é formado pelos músculos iliopsoas, pectíneo e adutor longo. Este trígono é importante porque contém os vasos e nervos femorais.

O **canal dos adutores** é um túnel fibromuscular, na região medial da coxa. É formado pelos músculos adutor longo, vasto medial e sartório. Ele é inclinado de trás para frente e de cima para baixo. Por ele passam a artéria e a veia femoral quando se dirigem da região anterior da coxa para a fossa poplítea. Neste local é comum a trombose da artéria femoral.

Traumatismos que afetem o trígono femoral podem lesar os vasos e nervos femorais.

QUADRO 13.9 – MÚSCULOS DO PÉ

Músculo	Origem	Inserção	Inervação	Ação
Extensor curto dos dedos	Osso calcâneo	Tendões do extensor longo dos dedos 1 a 4	N. fibular profundo (L5, S1)	Extensão dos dedos 1 a 4
Extensor curto do hálux	Osso calcâneo	Falange proximal do hálux	N. fibular profundo (L5, S1)	Extensão do hálux
Abdutor do hálux	Osso calcâneo	Falange proximal do hálux	N. plantar medial	Abdução do hálux
Flexor curto dos dedos	Osso calcâneo	Falanges médias do 2º ao 5º dedos	N. plantar medial (S2,S3)	Flexão das falanges médias
Abdutor do dedo mínimo	Osso calcâneo	Falange proximal do dedo mínimo	N. plantar lateral (S2,S3)	Abdução e flexão do dedo mínimo
Quadrado da planta	Osso calcâneo	Tendão do flexor longo dos dedos	N. plantar lateral (S2,S3)	Flexão dos dedos 2º a 5º
Lumbricais	Tendão dos flexores dos dedos	Falanges proximais dos 2º ao 5º dedos	N. plantar medial (1º) e n. plantar lateral (2º ao 4º) (S1,S2,S3)	Flexão das metatarso-falângicas e extensão das interfalângicas
Flexor curto do dedo mínimo	Base do 5º metatársico	Falange proximal do dedo mínimo	N. plantar lateral (S2,S3)	Flexão do dedo mínimo
Flexor curto do hálux	Osso cubóide e cuneiforme lateral	Falange proximal do hálux	N. plantar medial	Flexão do hálux
Adutor do hálux • Cabeça oblíqua	Metatársicos 1 a 4 e bainha do m. fibular longo	Falange proximal do hálux	N. plantar lateral (S2,S3)	Adução e flexão do hálux
• Cabeça transversa	Ligamento tranverso profundo do metatarso	Falange proximal do hálux	N. plantar lateral (S2,S3)	Adução e flexão do hálux
Interósseos dorsais	Metatársicos I a V	Falanges proximais do 2º ao 4º dedo	N. plantar lateral (1º ao 4º) (S2,S3)	Flexão e abdução das falanges proximais
Interósseos plantares (1º ao 3º)	Metatársico III a V	Falanges proximais do 3º ao 5º dedos	N. plantar lateral (S2,S3)	Flexão e adução das falanges proximais

c) **Região glútea**

O quadrante superior lateral da região glútea é relativamente desprovido de vasos e nervos. Por este motivo esta região é utilizada para fazer injeções intramusculares, sem o perigo de lesar um nervo espesso situado nessa região, o n. isquiático.

d) **Reflexo patelar**

Quando se dá uma discreta pancada no ligamento da patela, estando a perna em flexão de 90 graus e com os músculos totalmente relaxados, ocorre um estiramento brusco do m. quadríceps da coxa. Com isto, há um estímulo dos seus fusos musculares e ocorre uma resposta reflexa: a contração do m. quadríceps), levando a perna para frente. Este é um reflexo medular chamado reflexo patelar. Ele informa sobre a integridade do segmento L3 da medula espinal.

e) **Fossa poplítea**

É a escavação situada no dorso do joelho. Ela é importante porque contém os vasos poplíteos (artéria e veia), veia safena parva, nervos fibular comum e tibial e linfonodos, além de gordura.

f) **Fáscia da perna. Compartimentos fasciais**

A fáscia da perna, como a da coxa, emite prolongamentos (septos) que penetram entre os músculos e vão se fixar nos ossos. Formam três compartimentos, um lateral ou fibular, um anterior ou extensor e um posterior ou flexor, que contém os músculos da perna.

g) **Reflexo do tendão de Aquiles**

É a contração do m. tríceps sural em resposta a uma pequena pancada no tendão de Aquiles (tendão calcâneo). Informa sobre o segmento S1 da medula espinal.

h) **Retináculos do pé**

No pé encontram-se vários retináculos, ou seja, espessamentos da fáscia muscular. Na frente do tornozelo, há dois retináculos: um retináculo superior e um inferior para os tendões dos mm. extensores. São os retináculos superior e inferior dos extensores. Lateralmente, encontram-se os retináculos superior e inferior dos fibulares, para os tendões destes músculos. Medialmente, também no tornozelo, há um retináculo dos flexores, para os tendões dos mm. tibiais (figs. 13.8 e 13.11).

i) **Bainhas sinoviais**

Vários tendões do pé possuem bainhas sinoviais.

- Na frente do tornozelo: os tendões dos mm. tibial anterior, extensor longo do hálux e extensor longo dos dedos possuem bainhas sinoviais
- Atrás do maléolo medial: os tendões dos mm. tibial posterior, flexor longo dos dedos e flexor longo do hálux também possuem bainhas sinoviais
- Atrás do maléolo lateral: há bainhas para os mm. fibular longo e fibular curto.

Na região dos dedos, na face plantar também há bainhas sinoviais para os tendões dos mm. flexores dos dedos.

j) **Aponeurose plantar**

É uma membrana fibrosa, espessamento da fáscia do pé. Corresponde à aponeurose palmar da mão (fig. Fig. 13.17). Ela estende-se do osso calcâneo para frente, e se divide em cinco partes, cada uma das quais se fixa na articulação metatarsofalângica.

> As bainhas sinoviais do pé, também como as da mão, podem sofrer inflamações denominadas sinovites, que produzem dor, especialmente aos movimentos.

LOCOMOÇÃO (MARCHA)

A marcha é uma habilidade adquirida durante o desenvolvimento do indivíduo. Com o tempo, torna-se automática, mas sempre controlada pelo sistema nervoso voluntário. Alterações na marcha dão informações valiosas sobre a integridade dos sistemas locomotor e nervoso.

Os movimentos do membro inferior durante a marcha podem ser divididos em duas fases, a fase de oscilação e a fase de estação.

a) **Fase de oscilação** (fig 13.18).

Tem início, quando o membro sai do solo. Continua-se com a oscilação do membro para cima e para frente. Termina quando o membro toca o solo. Neste ponto, inicia-se a fase de estação. Que movimentos ocorrem e que músculos atuam nesta fase?

Inicialmente, ocorre flexão do quadril, flexão do joelho e flexão dorsal do pé. Todos estes movimentos visam elevar o membro e tirá-lo do solo. Na flexão do quadril, atua o m. iliopsoas; na flexão do joelho, os isquiotibiais e na flexão dorsal do pé, o tibial anterior e os extensores dos dedos. A seguir, ocorre extensão do joelho, pelo m. quadríceps femoral, com a finalidade de dirigir o pé para o solo. Durante a oscilação, há também rotação lateral da coxa, pelos rotadores laterais. Este movimento ocorre porque, ao levar o membro para frente, na oscilação, a pelve vai para frente, rodando

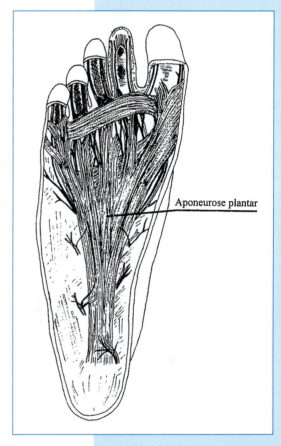

Fig. 13.17
Aponeurose plantar.

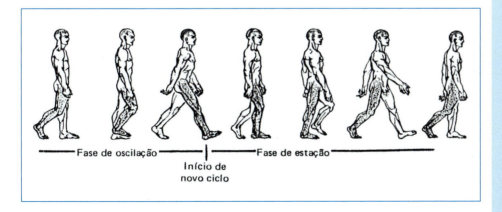

Fig. 13.18
Fases da marcha.

sobre o fêmur que está apoiado, o que tenderia a levar o pé em oscilação a apontar para dentro. Para evitar este movimento, é que ocorre rotação lateral.

b) **Fase de estação**

Esta fase inicia-se quando o membro toca o solo e termina quando ele sai do solo. Enquanto isto, o outro membro está oscilando. Os movimentos e músculos que atuam serão descritos a seguir. Inicialmente, há extensão do joelho, pelo m. quadríceps e extensão do quadril, pelos músculos glúteo máximo e isquiotibiais. A seguir, ocorre flexão plantar do tornozelo, pelo m. tríceps sural e flexores dos dedos. Neste momento, o corpo é lançado para frente. Quando o membro está em oscilação, a pelve tenderia a se inclinar para baixo, perdendo o equilíbrio. Para evitar este problema, o m. glúteo médio do outro lado, lado do membro em estação, se contrai, em contração isométrica e fixa a pelve. O mesmo ocorre com os mm. eretores da coluna do lado do membro em estação, evitando que a coluna se incline para o lado da oscilação. Ao mesmo tempo, ocorrem movimentos de balanço dos membros superiores, para ajustar o equilíbrio. Quando o membro inferior de um lado, está em oscilação, indo para frente, o membro superior do mesmo lado, vai para trás, enquanto que o membro superior do lado oposto vai também para frente.

Portanto, a marcha consiste em uma série contínua de movimentos repetitivos, ou seja cíclicos. Um ciclo da marcha é o período que vai desde o momento em que o pé toca o solo até o momento em que ele toca o solo novamente. Assim, um ciclo engloba uma fase de estação e uma fase de oscilação de cada membro. Durante um ciclo da marcha, o centro de gravidade sobe e desce duas vezes. O corpo sobe na fase de estação, ao dar o impulso para frente. Isto pode ser observado, pelo movimento da cabeça para cima.

RESUMO

O membro inferior, tal como o superior, possui numerosos músculos. Estes músculos estão envolvidos nas funções de suporte, manutenção de posturas e locomoção. Eles podem ser divididos em quatro grandes grupos: músculos da região glútea, músculos da coxa, músculos da perna e músculos do pé. Os músculos da região glútea estão localizados na zona de transição entre tronco e membro inferior. Compreendem músculos situados mais superficialmente e outros mais profundos. Os músculos da coxa compreendem um grupo anterior, um medial e um posterior. O grupo anterior é flexor da coxa e extensor da perna. O grupo medial é representado pelos adutores. O grupo posterior de músculos da coxa são os isquiotibiais ou músculos do jarrete. Eles são flexores da perna, no joelho. Os músculos da perna são divididos em um grupo anterior, um lateral e outro posterior. Os músculos do grupo anterior produzem flexão dorsal e eversão do pé, além de extensão dos dedos. Os músculos laterais da perna são essencialmente eversores do pé. O grupo posterior é o mais numeroso. Estes músculos fazem a flexão plantar e a inversão do pé, além da flexão dos dedos. Os músculos próprios do pé compreendem um grupo dorsal e um plantar. O grupo dorsal auxilia na extensão dos dedos. O grupo plantar de músculos dispõe-se em camadas na planta do pé. São importantes na manutenção dos arcos do pé. Os músculos da coxa são envolvidos por uma membrana fibrosa denominada fáscia lata. Ela envia septos intermusculares que separam os grupos de músculos da coxa. As injeções intramusculares geralmente são feitas no quadrante superior da região glútea, onde se situa o m. glúteo médio. O trígono femoral é uma área triangular situada na região anterior da coxa. Aí se encontram os vasos femorais (artéria e veia). A passagem dos vasos femorais da região anterior da coxa para a fossa poplítea, situada na região posterior do joelho se dá por intermédio de um canal fibromuscular denominado canal dos adutores. A fáscia da perna se espessa na região do tornozelo, constituindo vários retináculos, que auxiliam a passagem dos tendões dos músculos da perna para o pé. Nestes locais, os tendões encontram-se envolvidos por bainhas sinoviais. Uma importante função do membro inferior é a marcha (locomoção). Os movimentos da marcha podem ser divididos em fases de estação e oscilação. A fase de estação é aquela em que o membro está apoiado no solo. A fase de oscilação é a que o membro sai do solo, é elevado e vai para frente. As articulações mais ativas durante a marcha são o quadril, o joelho e o tornozelo. Quase todos os músculos do membro inferior tem participação nos movimentos da marcha. Os mais importantes são o iliopsoas, o quadríceps, o glúteo médio, o tríceps sural e os isquiotibiais.

TESTE SEUS CONHECIMENTOS

Músculos do membro inferior

1- Um jogador teve lesão no músculo quadríceps femoral. Portanto ficará com dificuldade para fazer movimentos de:
   a. flexão e abdução do joelho;
   b. flexão do joelho;
   c. extensão do joelho;
   d. flexão e adução do joelho;
   e. rotação medial e lateral da perna.

2- Quando um paciente não consegue fazer a extensão do quadril o músculo lesado é o:
   a. glúteo médio;

b. glúteo máximo;
c. glúteo mínimo;
d. reto femoral;
e. quadríceps femoral.

3- Na marcha, se o paciente cai para o lado esquerdo, ao retirar o pé esquerdo do solo, é porque ele tem lesão do músculo:
a. glúteo máximo esquerdo;
b. glúteo médio esquerdo;
c. glúteo médio direito;
d. quadríceps direito.

4- Assinale a alternativa correta. Na marcha:
a. o músculo tibial anterior dá o impulso para frente através de uma flexão dorsal do pé;
b. o impulso a que se refere o item "a" é feito por uma flexão plantar do pé;
c. o músculo tibial anterior não participa deste movimento.

5- Os músculos semimembranáceo, semitendíneo e bíceps femoral são os músculos isquiotibiais. Na contração destes músculos em conjunto ocorre o movimento de:
a. flexão do joelho;
b. extensão do joelho;
c. abdução do joelho;
d. adução do joelho;
e. não há resposta correta.

6- Um potente flexor plantar do pé é o músculo:
a. flexor do tarso;
b. flexor anterior do pé;
c. tríceps sural;
d. bíceps sural;
e. tríceps anterior.

7- A ação dos músculos do compartimento anterior da perna é:
a. flexionar a perna;
b. flexionar dorsalmente o pé;
c. fazer a flexão plantar do pé;
d. extensão da perna.

8- O músculo que na fase de estação da marcha, impulsiona o corpo para frente ao fazer a flexão plantar do pé é o músculo:
a. extensor longo do hálux;
b. tríceps sural;
c. bíceps sural;
d. flexor plantar sural.

9- Assinale a alternativa errada sobre as fases da marcha:
   a. na fase de oscilação atua o músculo iliopsoas fazendo flexão do quadril;
   b. na fase de oscilação atua o quadríceps femoral fazendo a extensão do joelho;
   c. na fase de estação atua o músculo glúteo máximo fazendo a flexão do quadril;
   d. na fase de estação o músculo glúteo médio atua fazendo a estabilização do quadril do lado em estação.

Questões abertas

1 – Quais as funções do membro inferior, nas quais seus músculos estão envolvidos?
2 – Quais os grandes grupos musculares do membro inferior?
3 – Cite os músculos da região glútea.
4 – Cite as origens, inserções e ações de cada músculo deste grupo.
5 – Cite os grupos de músculos da coxa.
6 – Cite as origens, inserções e ações dos músculos de cada grupo da coxa.
7 – Cite os grupos de músculos da perna.
8 – Cite as origens, inserções e ações dos músculos de cada um destes grupos.
9 – Cite os músculos intrínsecos (próprios) do pé.
10 – Em quantas camadas estão dispostos?
11 – Cite os músculos de cada camada.
12 – Cite as origens, inserções e ações dos músculos do pé.
13 – Que músculo geralmente é utilizado para aplicação de injeções? Qual sua localização?
14 – O que é trígono femoral? Quais seus limites? Qual sua importância?
15 – O que é canal dos adutores? Quais seus limites? Qual sua importância?
16 – O que é fossa poplítea? Que elementos importantes ela contém?
17 – Quais os retináculos presentes na região do tornozelo e do pé?
18 – Como se denomina a fáscia da coxa? O que é trato iliotibial?
19 – Onde se localizam as bainhas sinoviais dos tendões no pé?
20 – Quais as fases da marcha? Em que ponto começa e em que ponto termina cada uma?
21 – Que movimentos ocorrem e que músculos atuam nesses movimentos em cada fase da marcha?
22 – Qual a participação do m. glúteo médio na marcha?
23 – Conceitue um ciclo da marcha.
24 – Explique o que ocorre com o centro de gravidade durante as fases da marcha.

LIÇÃO 11

14

Músculos do Tronco

OBJETIVOS DO CAPÍTULO
- Citar e localizar os músculos da parede do abdome e do tórax e dar suas ações
- Explicar o que são, localizar e qual a importância de: bainha dos músculos retos do abdome e canal inguinal
- Explicar a estrutura e as aberturas do diafragma e os elementos que passam por essas aberturas
- Citar e explicar as ações dos músculos do assoalho pélvico e próprios do dorso

MÚSCULOS DO TRONCO

Os músculos do tronco compreendem os músculos da parede do abdome, os da parede do tórax, o diafragma, os músculos do assoalho pélvico e os do dorso. Esses músculos estão relacionados a funções importantes como aumento da pressão intra-abdominal, nos atos de tossir, espirrar, defecação e micção, movimentos do tronco, movimentos da respiração e sustentação das vísceras pélvicas.

MÚSCULOS DA PAREDE DO ABDOME

São cinco pares de músculos que se estendem do tórax à coluna vertebral e à pelve. São os músculos: reto do abdome, oblíquo externo, oblíquo interno, transverso do abdome e quadrado lombar. Os quatro primeiros fazem parte da parede ântero-lateral do abdome. O m. quadrado lombar faz parte da parede posterior do abdome. Os músculos retos do abdome situam-se de cada um dos lados da linha mediana, anteriormente (figs. 14.1, 14.2). Lateralmente aos mm. retos do abdome, estão situados os mm. oblíquo externo, oblíquo interno e o transverso do abdome (figs. Figs 14.1, 14.2, 14.3 e 14.4).

a) **M. reto do abdome**

O músculo reto do abdome insere-se na crista do púbis e nas cartilagens costais inferiores (figs. 14.1 e 14.2). Cada músculo está envolvido por uma bainha fibrosa, a bainha do reto, formada pelas aponeuroses dos músculos oblíquos interno e externo e tranverso do abdome. As bordas mediais destas bainhas unem-se na linha mediana. Aí forma-se um sulco longitudinal chamado linha alba (figs. 14.1 e 14.3).

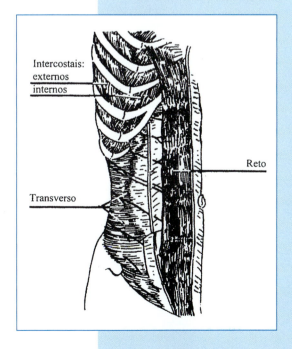

Fig. 14.2
Músculos da parede ântero-lateral do abdome. São mostrados também os músculos intercostais.

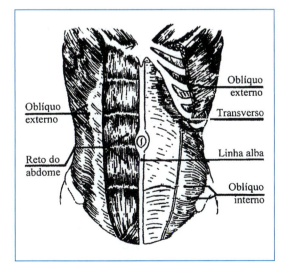

Fig. 14.1
Músculos da parede ântero-lateral do abdome. O m. reto do abdome do lado esquerdo foi removido.

b) **M. oblíquo externo do abdome**

O músculo oblíquo externo do abdome tem origem nas costelas inferiores. Suas fibras dirigem-se para baixo e para dentro. Insere-se, em parte, na crista ilíaca e, medialmente, na linha alba por meio de uma ampla aponeurose (fig. Fig. 14.3). As fibras tendinosas dessa aponeurose cruzam-se na linha mediana com as do lado oposto. Inferiormente, suas fibras juntam-se a outras que se estendem da espinha ilíaca ântero-superior à margem superior do púbis. Participam assim, da formação do denominado ligamento inguinal (fig. Fig. 14.4).

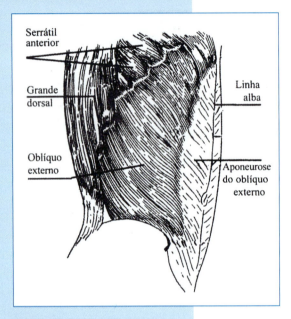

Fig. 14.3
Músculo oblíquo externo do abdome em vista ântero-lateral direita.

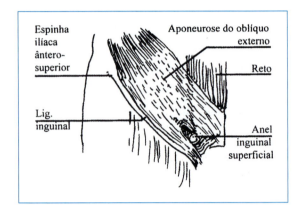

Fig. 14.4
Parede ântero-lateral do abdome, mostrando o ligamento inguinal e o anel inguinal superficial.

c) **M. oblíquo interno do abdome**

O músculo oblíquo interno do abdome (fig. Fig. 14.5) situa-se em plano profundo, sob o oblíquo externo. Origina-se da crista ilíaca e do ligamento inguinal. Suas fibras dirigem-se para cima e para dentro em direção à linha mediana. Antes de atingirem a linha mediana, forma-se uma aponerose ampla, que se dirige para a linha mediana onde suas fibras cruzam-se com as do lado oposto.

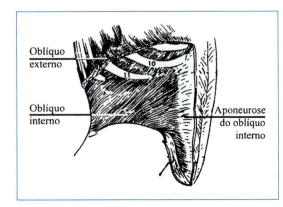

Fig. 14.5
Músculo oblíquo interno do abdome.

• MÚSCULOS DO TRONCO •

d) **M. transverso do abdome**

O músculo transverso do abdome (fig. 14.2) situa-se abaixo do oblíquo interno. Suas fibras têm origem nas costelas, nas vértebras lombares, na crista ilíaca e no ligamento inguinal. Desses pontos, as fibras seguem com direção transversal. Próximo à linha mediana, forma-se uma aponeurose, a qual atinge a linha alba, onde as fibras tendinosas cruzam-se com as do lado oposto. Participam da formação da chamada bainha do músculo reto do abdome.

BAINHA DO MÚSCULO RETO DO ABDOME

As aponeuroses dos mm. oblíquo externo, oblíquo interno e transverso do abdome formam uma bainha (uma espécie de estojo) para cada músculo reto. Acima da cicatriz umbilical, a aponeurose do oblíquo externo passa pela frente do m. reto. A aponeurose do oblíquo interno, ao atingir a borda lateral do m. reto divide-se em duas lâminas: uma das lâminas passa na frente do m. reto juntamente com a aponeurose do oblíquo externo. A outra lâmina passa atrás do m. reto. A aponeurose do m. transverso também passa atrás do m. reto. Portanto, a parte anterior da bainha do m. reto é formada pela aponeurose do oblíquo externo mais uma lâmina da aponeurose do oblíquo interno. A parte posterior da bainha do reto é formada pela aponeurose do transverso mais uma lâmina da aponeurose do oblíquo interno. Abaixo da cicatriz umbilical, todas as aponeuroses dos três músculos passam na frente do m. reto. Atrás do m. reto fica somente uma membrana delicada denominada fáscia transversal, que nada mais é do que a fáscia do músculo transverso do abdome.

CANAL INGUINAL (FIGS. 14.4, 14.6).

Esse canal situa-se acima do ligamento inguinal, com direção oblíqua de dentro para fora (figs 14.4 e 14.6), em uma região denominada região inguinal. Possui dois orifícios: um superficial e um profundo. O superficial (anel inguinal superficial) é delimitado pela aponeurose do músculo oblíquo externo, próximo ao corpo do púbis. O orifício profundo (anel profundo) está situado mais lateralmente e abre-se na cavidade abdominal. Pelo canal inguinal passa, no homem, o funículo espermático, contendo, entre outros elementos, o ducto deferente,

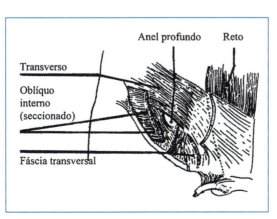

Fig. 14.6
Região inguinal, mostrando o anel inguinal profundo.

> Os músculos da parede ântero-lateral do abdome são conhecidos na prática como os abdominais.

> A região do canal inguinal é um dos pontos fracos da parede do abdome. Nesse local podem ocorrer as chamadas hérnias inguinais. Quando o indivíduo faz força, aumentando a pressão intra-abdominal, uma alça intestinal força a parede e se projeta para fora, como uma saliência.

que leva os espermatozóides para a uretra, na ejaculação. Na mulher, o canal inguinal contém o ligamento redondo do útero.

e) **M. quadrado lombar ou quadrado do lombo**

O músculo quadrado lombar (fg. 14.7) faz parte da parede posterior do abdome. Situa-se lateralmente à coluna vertebral. Estende-se da crista ilíaca às vértebras lombares e décima segunda costela.

Sob o músculo transverso do abdome, existe ainda uma lâmina fibrosa, a fáscia transversal, que reveste internamente esse músculo. Internamente a esta, está o peritônio, lâmina serosa que reveste por dentro, a parede do abdome.

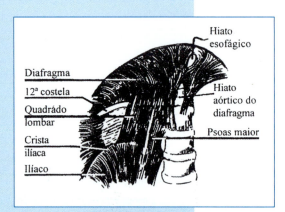

Fig. 14.7
Músculo quadrado lombar. São mostrados também o m. diafragma e a origem do m. psoas maior.

AÇÕES DOS MÚSCULOS DA PAREDE DO ABDOME

Os músculos da parede abdominal protegem as vísceras abdominais, participam de vários movimentos do tronco e atuam na manutenção da postura e sobre a pressão intra-abdominal.

Os músculos **retos do abdome** atuam na flexão do tronco, a partir do decúbito dorsal e principalmente com os joelhos e quadris fletidos (para impedir a participação do músculo iliopsoas).

Os músculos **oblíquos externo** e **interno** e **transversos** do abdome tornam tensa a parede abdominal, durante a tosse e os esforços físicos em geral. São importantes também na respiração, defecação, micção, no parto e no vômito, aumentando a pressão intra-abdominal. Os músculos oblíquos auxiliam também os músculos do dorso a realizar a rotação do tronco, sendo que o oblíquo interno de um lado trabalha em conjunto com o oblíquo externo do outro lado. Assim, ao rodar o tronco para a direita, por exemplo, atuam o oblíquo externo do lado esquerdo e o oblíquo interno do lado direito. As origens, inserções e ações dos músculos da parede do abdome encontram-se no quadro 14.1.

MÚSCULOS DA PAREDE DO TÓRAX

Os músculos próprios da parede do tórax mais importantes são os intercostais internos e externos. Situam-se nos espaços intercostais e atuam nos movimentos respiratórios (fig. 14.2). Os músculos intercostais externos fixam-se nas bordas superior e inferior das costelas, com direção para baixo e para frente (fig. 14.13). Os músculos intercostais internos estendem-se obliquamente para baixo e lateralmente (fig. 14.8).

QUADRO 14.1 – MÚSCULOS DA PAREDE ÂNTERO-LATERAL DO ABDOME

Músculo	Origem	Inserção	Inervação	Ação
Oblíquo externo	Face externa das costelas 5 a 12	Linha alba, tubérculo púbico e crista ilíaca	Nervos torácicos T7 a T12	Flexão do tronco. Rotação do tronco, para o lado oposto. Flexão lateral
Oblíquo interno	Fáscia toracolombar e crista ilíaca	Linha alba, púbis e costelas 10 a 12	Nervos torácicos T7 a T12 e nervo lombar L1	Flexão do tronco. Rotação do tronco para o mesmo lado. Flexão lateral
Transverso do abdome	Cartilagens costais 7 a 12, fáscia toracolombar e crista ilíaca	Linha alba e púbis	Nervos torácicos T7 a T12 e nervo lombar L1	Aumento da pressão intra-abdominal
Reto do abdome	Crista púbica e sínfise púbica	Cartilagens costais 5 a 7 e processo xifóide	Nervos torácicos T7 a T12	Flexão do tronco
Piramidal	Corpo do púbis	Linha alba	Nervo subcostal	Tensiona a linha alba

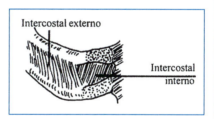

Fig. 14.8
Músculos intercostais, em vista anterior.

> Os músculos intercostais são importantes nos movimentos das costelas, na respiração.

MÚSCULO DIAFRAGMA

É um músculo em forma de cúpula de concavidade inferior. Separa a cavidade torácica da abdominal. Compreende uma parte central, tendínea, o centro tendíneo, e uma parte periférica, carnosa. Suas fibras têm origem, por meio de tendões curtos, nas costelas, no esterno e na coluna vertebral (figs. 14.7 e 14.9) por meio de dois tendões espessos, os chamados pilares direito e esquerdo do diafragma (fig. Fig. 14.9).

O diafragma apresenta três aberturas por onde passam o esôfago, a aorta e a veia cava inferior, entre outras estruturas. Essas aberturas chamam-se hiato esofágico, hiato aórtico e forame da veia cava inferior, respectivamente.

Lição 11: Agentes do Movimento IV

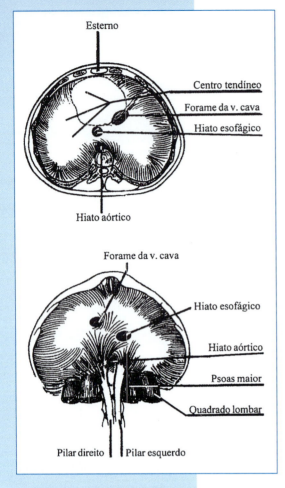

Fig. 14.9
Músculo diafragma. A – Vista superior. B – Vista inferior.

FUNÇÃO DO M. DIAFRAGMA

O diafragma é o principal músculo da inspiração. Além disso, ele pode atuar também na defecação, micção e parto, pelo aumento da pressão intra-abdominal.

O m. diafragma será abordado com mais pormenores no capítulo sobre o Sistema Respiratório.

MÚSCULOS DO ASSOALHO PÉLVICO

São os músculos elevador do ânus e coccígeo, ambos pares. Com suas fáscias superior e inferior constituem o denominado diafragma pélvico (figs. 14.10, 14.11 e 14.12). O diafragma pélvico separa a cavidade pélvica, acima, de uma região, abaixo, chamada de períneo.

a) **M. elevador do ânus**

O músculo elevador do ânus origina-se no corpo do púbis, na espinha isquiática e na parede interna da pelve, no denominado arco tendíneo, um cordão fibroso, espessamento da fáscia interna da pelve. Suas fibras dirigem-se para baixo, para trás e em direção à linha mediana. As fibras mais posteriores inserem-se no cóccix, enquanto outras unem-se com as do lado oposto, em frente ao cóccix. Entre os músculos elevadores do ânus de um lado e de outro, existe uma fenda por onde passam a uretra e o canal anal no homem e a uretra, o canal anal e a vagina, na mulher.

b) **M. coccígeo**

O músculo coccígeo comporta-se como a continuação posterior do músculo elevador do ânus. Origina-se na espinha isquiática e dirige-se para trás, onde se insere no sacro e cóccix.

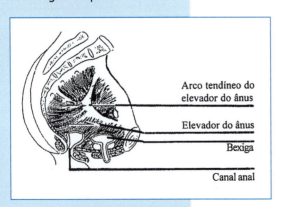

Fig. 14.10
Músculo elevador do ânus, em corte sagital da pelve.

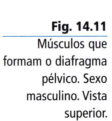

Fig. 14.11
Músculos que formam o diafragma pélvico. Sexo masculino. Vista superior.

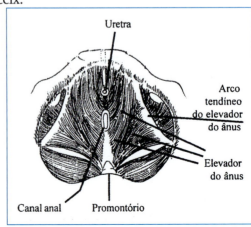

• MÚSCULOS DO TRONCO •

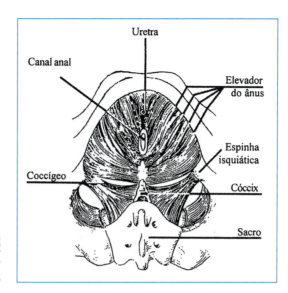

Fig. 14.12
Músculos do diafragma pélvico, sexo masculino, vista inferior.

O períneo é a região situada abaixo do diafragma pélvico, entre a sínfise púbica, as tuberosidades isquiáticas e o cóccix.

MÚSCULOS PRÓPRIOS DO DORSO

Damos o nome de músculos próprios do dorso, a um grupo de músculos situados de cada lado da coluna vertebral, posteriormente (fig. 14.13). Esses músculos estendem-se desde a nuca até a região sacral. Os músculos do dorso são numerosos. Destacamos, dentre eles, os músculos: esplênio da cabeça, esplênio do pescoço, eretor da espinha ou eretor da coluna e o transverso-espinal. Este último é constituído por vários músculos dentre os quais, o semiespinal da cabeça, semiespinal do tórax e os multífidos. Os músculos do dorso são também conhecidos como músculos antigravitários, músculos posturais e músculos paravertebrais. Esses músculos são muito importantes na manutenção da postura ereta e nos movimentos da coluna vertebral e da cabeça (Veja as origens, inserções e ações dos músculos do dorso nos Quadros 14.2 e 14.3).

RESUMO

Os músculos do tronco compreendem os músculos da parede do abdome, músculos da parede do tórax, músculo diafragma, músculos do assoalho pélvico e músculos próprios do dorso. Os músculos da parede ântero-lateral do abdome (os chamados músculos abdominais) formam uma parede resistente e protetora para as vísceras do abdome. Na região inferior do abdome, de cada lado, na chamada região inguinal, os músculos da parede do abdome são atravessados por um canal denominado canal inguinal. O canal inguinal serve para a passagem do funículo espermático no homem. Este funículo contém, entre outros elementos, o ducto deferente, um tubo que leva os espermatozóides do testículo para a uretra prostáti-

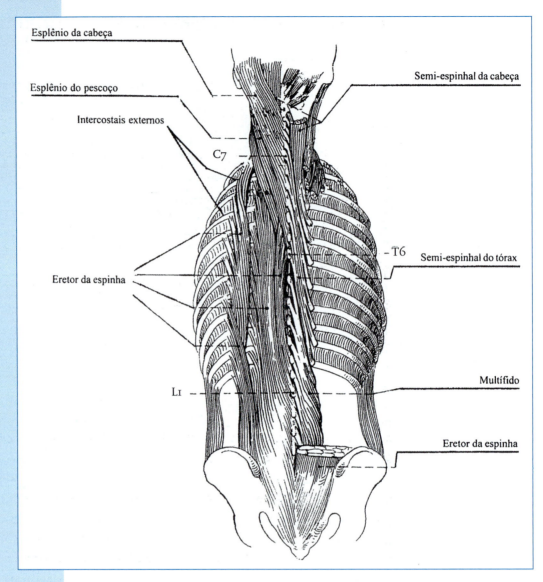

Fig. 14.13
Músculos do dorso. À direita, foram removidos os músculos que constituem o eretor da coluna. São mostrados também os mm. intercostais externos.

QUADRO 14.2 – PRINCIPAIS MÚSCULOS DO DORSO

MÚSCULOS	ORIGEM	INSERÇÃO	AÇÃO
Esplênio:			Quando atuam bilateralmente, todos os mm. do dorso colaboram na extensão da coluna. Estes mm. participam também no controle da flexão da coluna por ação da gravidade. A contração unilateral dos mm. resulta em flexão lateral da coluna. A rotação do tronco é realizada por mm. do dorso do mesmo lado, auxiliados por mm. pré-vertebrais e por mm. da parede do abdome.
• da cabeça	Processo espinhosos cervicais baixos	Processo mastoide do osso temporal	
• do pescoço	Processos espinhosos torácicos altos	Osso temporal	
Eretor da espinha	Ílio, vértebras lombares	Sobem para as costelas	
Transverso espinal (situa-se profundamente ao eretor da espinha)	Processos transversos e face posterior do sacro	Sobem para processos espinhosos mais altos	

QUADRO 14.3 – MOVIMENTOS DA COLUNA VERTEBRAL E MÚSCULOS PRINCIPAIS

MOVIMENTOS	MÚSCULOS
Flexão da coluna (do tronco) Contra resistência	Pré-vertebrais, da parede do abdome, iliopsoas e quadrado lombar de ambos os lados
Flexão da coluna por ação da gravidade	Controlada pelos mm. do dorso de ambos os lados
Extensão da coluna (do tronco) Contra resistência	Complexo muscular do dorso de ambos os lados
Extensão da coluna por ação da gravidade	Controlada pelos mm. da parede do abdome e iliopsoas (bilaterais)
Flexão lateral do tronco para a direita	Mm. da parede do abdome, iliopsoas e mm. do dorso do lado direito
Flexão lateral do tronco para a esquerda	Mm. da parede do abdome, iliopsoas e mm. do dorso esquerdos
Rotação do tronco para a direita	Mm. do dorso direito, auxiliados pelo m. oblíquo interno do abdome direito e oblíquo externo esquerdo
Rotação do tronco para a esquerda	Mm. do dorso esquerdos, auxiliados pelo m. oblíquo interno esquerdo e oblíquo externo direito

ca. A região do canal inguinal é um ponto fraco da parede do abdome. Nesse ponto, podem ocorrer as chamadas hérnias inguinais. Os músculos da parede abdominal estão envolvidos em várias funções importantes, como aumento da pressão intra-abdominal, nos atos de tossir, espirrar e em esforços em geral e participam de movimentos do tronco e na respiração. Os músculos da parede do tórax são os intercostais. Esses músculos são importantes na respiração. O músculo diafragma separa a cavidade torácica da cavidade abdominal. Ele tem forma de cúpula. Apresenta três forames para a passagem de vasos e do esôfago. O m. diafragma tem importância na respiração e no aumento da pressão intra-abdominal. Os músculos do assoalho pélvico constituem com suas fáscias, o chamado diafragma pélvico. Ele separa a cavidade pélvica da região do períneo, abaixo. O diafragma pélvico é atravessado pela uretra e pelo canal anal, no homem e pela uretra, canal anal e vagina, na mulher. Esses músculos suportam as vísceras pélvicas e o aumento da pressão intra-abdominal. Os músculos próprios do dorso, também chamados de paravertebrais e antigravitários, constituem uma massa muscular ao lado da coluna vertebral, de cada um dos lados. São numerosos, mas os mais importantes são os músculos do pescoço e o eretor da coluna. Os músculos do dorso mantém as posturas, o equilíbrio e movimentam o tronco.

TESTE SEUS CONHECIMENTOS

Músculos do tronco

Assinale a alternativa correta

1- A principal ação do músculo diafragma é:
   a. promover a inspiração, permitindo a entrada de ar nos pulmões;
   b. fazer a expiração promovendo a saída do ar dos pulmões;
   c. permitir que os músculos do abdome se contraiam para fazer a inspiração forçada;
   d. não há resposta correta.

2- Uma pessoa está fazendo exercícios de flexão abdominal deitada de costas e com os joelhos flexionados. Nesse caso estão atuando os músculos:
   a. da parede posterior do abdome;
   b. do dorso;
   c. da parede anterior do abdome;
   d. da pelve;

3- O denominado diafragma pélvico é formado pelos músculos:
   a. elevador do ânus e coccígeo;
   b. coccígeo e levantador do períneo;
   c. perineal e elevador do períneo;
   d. não há resposta correta.

4- Os músculos abdominais atuam:
   a. na flexão da coluna a partir da posição ereta;
   b. flexionando a coluna lombar a partir da posição deitada e com os joelhos em extensão;
   c. flexionando a coluna lombar a partir da posição deitada mas somente se os joelhos estiverem flexionados;
   d. flexionando a coluna lombar tanto a partir da posição deitada em decúbito dorsal tanto na posição em pé.

5- Assinale a alternativa incorreta. Lesões dos músculos eretores da coluna levam a problemas para fazer movimentos da coluna lombar. Nesse caso a pessoa terá dificuldades para fazer os movimentos de:
   a. extensão da coluna após flexão;
   b. flexão da coluna a partir da posição deitada em decúbito dorsal;
   c. flexão da coluna a partir da posição em pé em contração excêntrica.

6- Na hiperextensão do tronco a partir da posição ereta, atuam os músculos:
   a. eretores da coluna no início;
   b. abdominais depois de algum movimento;
   c. eretores da coluna e abdominais ao mesmo tempo;
   d. não há afirmação correta;
   e. estão corretas as afirmações a e b.

Questões abertas

1 – Quais os grupos de músculos do tronco?
2 – Cite os músculos da parede ântero-lateral do abdome.
3 – Cite as origens, inserções e ações dos mm. da parede do abdome.
4 – Onde se situa a região inguinal?
5 – O que é canal inguinal? O que passa por ele? Qual sua importância?
6 – Cite os músculos da parede do tórax. Quais suas ações?
7 – Qual a forma do m. diafragma? Onde ele se situa?
8 – Cite as origens e inserções do m. diafragma. Quais suas funções?
9 – Quais os músculos que constituem o assoalho pélvico?
10 – O que é diafragma pélvico? Que estruturas o constituem e onde se situa?
11 – Quais as funções do diafragma pélvico?
12 – Que elementos atravessam o diafragma pélvico, no homem e na mulher?
13 – Cite os músculos próprios do dorso. Quais suas outras denominações? Onde se situam?
14 – Quais as ações dos músculos próprios do dorso?

15

Músculos da Cabeça e do Pescoço

OBJETIVOS DO CAPÍTULO
- Localizar os principais músculos da face e dar as funções de cada um
- Localizar os principais músculos da mastigação e dar as funções de cada um
- Localizar os principais músculos do pescoço e dar as funções de cada um

MÚSCULOS DA CABEÇA E DO PESCOÇO

Os músculos da cabeça e pescoço movimentam a cabeça e o pescoço, atuam nos movimentos da mastigação, produzem as expressões faciais e atuam também na fala.

MÚSCULOS DA CABEÇA

Os músculos da cabeça são os músculos da face ou da expressão facial e os músculos da mastigação.

MÚSCULOS DA FACE

Compreendem vários músculos situados no tecido subcutâneo de cada lado da face e do pescoço. Muitos fixam-se na pele ou movimentam a pele. Todos são inervados pelo n. facial (VII par craniano). Aqui, serão descritos apenas os principais.

a) **Músculo epicrânio**
Possui uma parte anterior, o ventre frontal e uma posterior, o occipital, unidos por uma membrana fibrosa, a aponeurose epicrânica ou gálea aponeurótica. Sua contração movimenta o couro cabeludo (fig. 15.1).

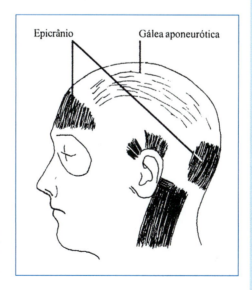

Fig. 15.1
Músculo epicrânio e gálea aponeurótica.

> Na paralisia do nervo facial, ocorre paralisia dos músculos da face de um lado. A fisioterapia auxilia na recuperação dos movimentos.

b) **Músculo corrugador do supercílio**
Situado medialmente ao supercílio; enruga o supercílio (fig. 15.2).

c) **Músculo orbicular do olho**
Situado na espessura das pálpebras; fecha a rima palpebral (fig. 15.2). É importante no piscar e no dormir.

> A paralisia do m. orbicular do olho causa a queda da pálpebra inferior (ectrópio) e lacrimejamento. Essa é uma das condições que ocorre na paralisia do n. facial.

d) **Músculo orbicular da boca**

É constituído por vários feixes musculares situados em torno da rima (abertura) da boca; fecha a rima bucal (fig. 15.2)

e) **Músculo bucinador**

Constitui a parede lateral da boca (bochecha). Reforça a bochecha durante a mastigação (fig. 15.2). Mantém a bochecha esticada evitando que a mucosa da boca seja lesada pelos dentes na mordida.

f) **Músculo platisma**

Estende-se desde a parte inferior da face, de cada lado até a parte superior do tórax. Traciona e enruga a pele do pescoço (fig. 15.2). Pode também ser considerado um músculo do pescoço.

g) **Músculo levantador do lábio superior**

Situado ao lado do nariz. Eleva o lábio superior.

h) **Músculo zigomático maior**

Está situado lateralmente ao m. levantador do lábio superior. Tem direção inclinada de cima para baixo e de fora para dentro. Traciona o ângulo da boca para cima, ao sorrir, por exemplo.

i) **Músculo abaixador do ângulo da boca**

Estende-se da parte inferior da mandíbula, no subcutâneo, até o ângulo da boca. Traciona o ângulo da boca para baixo.

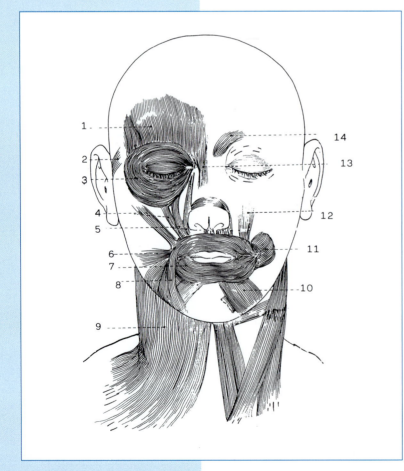

Fig. 15.2
Músculos da face. À esquerda, os mais superficiais e à direita, os mais profundos. 1 – Ventre frontal do m. epicrânico. 2 – M. auricular anterior. 3 – M. orbicular do olho. 4 – Mm. zigomáticos maior e menor. 5 – M. levantador do lábio superior. 6 – M. risório. 7 – M. orbicular da boca. 8 – M. abaixador do ângulo da boca. 9 – M. platisma. 10 – M. abaixador do lábio inferior. 11 – M. bucinador. 12 – M. levantador do ângulo da boca. 13 – M. prócero. 14 – M. corrugador do supercílio.

j) **Músculo abaixador do lábio inferior**
Estende-se da mandíbula lateralmente, em direção ao lábio inferior. Abaixa o lábio inferior.

MÚSCULOS DA MASTIGAÇÃO

Estendem-se dos ossos do crânio à mandíbula. Compreendem os músculos masseter, temporal e pterigóides medial e lateral. Movimentam a mandíbula, na mastigação (figs. 15.3 e 15.4). Todos os músculos da mastigação são inervados pelo ramo mandibular do n. trigênio (V par craniano).

ORIGENS E INSERÇÕES DOS MÚSCULOS DA MASTIGAÇÃO

O músculo **masseter** estende-se do arco zigomático ao ramo da mandíbula.

Os músculos **pterigoides lateral e medial** estendem-se do osso esfenóide ao ramo da mandíbula.

O músculo **temporal** origina-se na região temporal do cranio e, passando sob o arco zigomático, insere-se na mandíbula.

> A mastigação é uma série de movimentos repetidos da mandíbula cuja finalidade é triturar os alimentos entre os dentes.

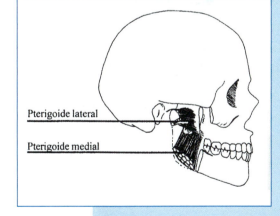

Fig. 15.4
Músculos pterigoides. Foram removidos os músculos masseter, temporal, o arco zigomático e parte da mandíbula.

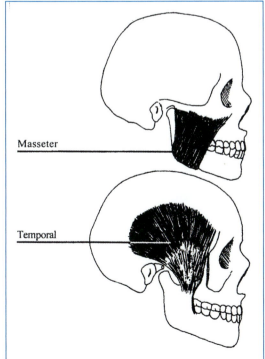

Fig. 15.3
Músculos masseter e temporal.

MOVIMENTOS DA MANDÍBULA E OS MÚSCULOS DA MASTIGAÇÃO

a) **Elevação da mandíbula** – O masseter, o temporal e o pterigoide medial elevam a mandíbula (responsáveis pela mordida).

b) **Lateralização da mandíbula** – O masseter e o temporal desviam a mandíbula para o mesmo lado e o pterigóide medial a desvia para o lado oposto. Esses músculos atuando sincronizados, produzem os movimentos de ranger na mastigação.

c) **Retração da mandíbula** – As fibras posteriores do temporal são as principais produtoras de retração da mandíbula.

d) **Protração da mandíbula** – É produzida pelo pterigoide lateral.

e) **Depressão da mandíbula** – Os pterigóides laterais agindo bilateralmente, ajudam a abrir a boca. Os músculos digástricos também ajudam a abrir a boca.

MÚSCULOS DO PESCOÇO

Os músculos do pescoço situam-se nas regiões anterior e lateral do pescoço. São o esternocleidomastóideo, os músculos supra-hióideos, os músculos infra-hióideos e os músculos escalenos.

a) **Músculo esternocleidomastóideo**
Tem origem no esterno e na clavícula e insere-se no processo mastóide do temporal (fig. 15.5). Sua contração unilateral roda a cabeça para o lado oposto. A contração bilateral, contra resistência, flexiona a coluna cervical.

b) **Músculos supra-hióideos**
Estão situados acima do osso hioide; unem este osso à mandíbula e ao crânio. Movem a mandíbula e o osso hioide. São os músculos digástrico, estilo-hióideo, milo-hióideo e gênio-hióideo. Os dois mm. milo-hióideos formam o assoalho da boca (figs 15.5 e 15.6). Estes músculos atuam também na deglutição (ato de engolir), tracionando o osso hióide para cima.

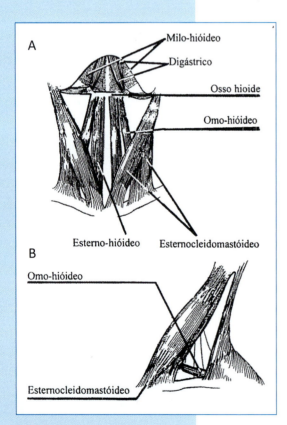

Fig. 15.5
Músculos do pescoço.
A – Vista anterior. B – Vista lateral esquerda.

c) **Músculos infra–hióideos** (fig. 15.5)

Estendem-se do osso hioide ao tórax. Produzem movimentos do osso hióide e da laringe. São os seguintes: músculo esterno-hióideo, músculo omo-hióideo, músculo esternotiróideo e músculo tireo-hióideo.

d) **Músculos escalenos** (fig. 15.7)

Estão situados na região lateral do pescoço. Estendem-se das vértebras cervicais às duas primeiras costelas. Elevam as costelas e atuam na respiração (Ver capítulo – Sistema Respiratório). Compreendem os músculos escalenos anterior, médio e posterior, de cada um dos lados.

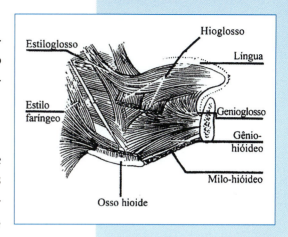

Fig. 15.6
Músculos supra-hióideos. São Mostrados também músculos da língua. Vista medial da metade esquerda.

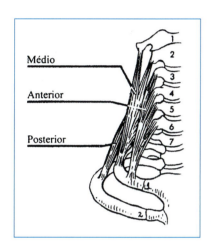

Fig. 15.7
Músculos escalenos.

RESUMO

Os músculos da cabeça compreendem os músculos da face e os da mastigação. Os músculos da face são subcutâneos e produzem as expressões faciais; os da mastigação movem a mandíbula. Os músculos do pescoço situam-se nas regiões anterior e lateral do pescoço. Eles têm importantes funções, como atuar na mastigação, nos movimentos da cabeça e do pescoço, na respiração e na deglutição. Compreendem os músculos esternocleidomastóideo, supra-hióideos, infra-hióideos e os escalenos. O m. esternocleidomastóideo, quando atua de um lado só, gira a cabeça para o lado oposto. Atuando em conjunto, fletem o pescoço. Os músculos supra-hióideos estendem-se da mandíbula ao osso hióide. Formam o assoalho da boca, atuam na abertura da boca e elevam o osso hioide, na deglutição. Os músculos infra-hióideos estão situados abaixo do osso hioide e acima da clavícula, de cada lado. Tracionam o osso hioide para baixo, contrapondo-se à ação dos supra-hióideos. Os músculos escalenos estendem-se da coluna cervical às costelas. Atuam elevando as costelas e fixando-as na respiração.

TESTE SEUS CONHECIMENTOS

Músculos da cabeça e pescoço

1- A rotação da cabeça para a direita é feita pelo músculo:
   a. esterno-hioide direito;
   b. esternocleidomastóideo direito;
   c. esternocleidomastóideo esquerdo;
   d. platisma esquerdo.

2- Um paciente teve que retirar os músculos escalenos do lado direito. Então, ele vai ter dificuldade para fazer:
   a. abaixamento das costelas na expiração;
   b. elevação das costelas na inspiração forçada;
   c. rotação da cabeça para o lado oposto;
   d. expiração forçada.

3- Dentre os músculos da face:
   a. o orbicular do olho fecha a rima palpebral;
   b. o zigomático maior traciona o ângulo da boca para sorrir;
   c. o platisma enruga a pele do pescoço;
   d. todas são verdadeiras.

4- Na mastigação, os músculos:
   a. masseter e temporal elevam a mandíbula;
   b. os músculos pterigoides laterais fazem a protração da mandíbula;
   c. masseter e o temporal desviam a mandíbula para o mesmo lado;
   d. todas estão corretas.

5- Assinale a alternativa correta. A paralisia do músculo orbicular do olho:
   a. ocorre na paralisia do nervo facial;
   b. ocorre na paralisia do nervo trigêmio;
   c. causa cegueira e causa lacrimejamento;
   d. estão corretas a e b.

• Músculos da Cabeça e do Pescoço •

Questões abertas

1 – Quais são os músculos da cabeça e pescoço? Em que região se situam?
2 – Cite os músculos da face e suas ações. Em que camada do tegumento se situam? Que nervo os inerva?
3 – Cite os músculos da mastigação.
4 – Cite as origens, inserções e ações dos músculos da mastigação. Que nervo inerva estes músculos?
5 – Cite as origens, inserções e ações do m. esternocleidomastóideo.
6 – Cite os músculos supra-hióideos. Quais suas ações?
7 – Cite os músculos infra-hióideos. Quais suas ações?
8 – Quais são os músculos escalenos? Onde se situam?
9 – Quais os origens e inserções dos mm. escalenos?
10 – Quais as ações dos mm. escalenos?

LIÇÃO 12

16

Sistema Nervoso: Divisões e Tecido Nervoso. Sistema Nervoso Central

OBJETIVOS DO CAPÍTULO

- Descrever as divisões do sistema nervoso
- Explicar a constituição do tecido nervoso, a divisão e tipos de neurônios e o conceito de fibra nervosa
- Citar a divisão do encéfalo, as características de cada parte e as funções de cada parte
- Descrever a estrutura do cérebro e dar as funções de cada lobo
- Descrever um trato de fibra sensitivo e um motor do sistema nervoso central
- Citar e localizar as fibras nervosas de associação e inter-hemisféricas do cérebro
- Descrever, localizar e citar as funções das meninges e do líquor do sistema nervoso central
- Citar as artérias que nutrem o sistema nervoso central

DIVISÕES DO SISTEMA NERVOSO

O sistema nervoso é o coordenador de todos os processos que visam adaptar o indivíduo ao meio. Para tanto, apresenta-se constituído por centros e vias nervosas de grande complexidade. Topograficamente, podemos dividir o sistema nervoso em uma parte central, denominada **sistema nervoso central** (SNC) e uma parte periférica, denominada **sistema nervoso periférico** (SNP). O sistema nervoso central é a parte que está alojada na cavidade craniana e no canal vertebral. A parte que está na cavidade craniana chama-se encéfalo e a que se encontra alojada no canal vertebral é a medula espinal. O sistema nervoso periférico compreende os elementos que estão fora daquelas cavidades, ou seja, os nervos e os gânglios (fig.16.1).

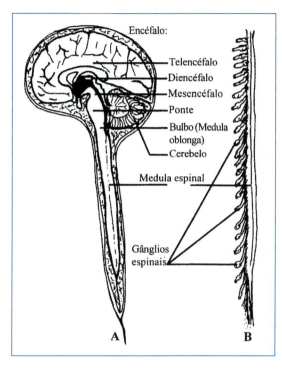

De acordo com a localização de suas partes, o sistema nervoso é dividido em sistema nervoso central e sistema nervoso periférico.

Fig. 16.1
Em A, o sistema nervoso central, em corte sagital. Em B, a medula espinal e os gânglios espinais, em vista anterior.

O encéfalo pode ainda ser dividido em cérebro, que preenche quase toda a cavidade craniana; tronco encefálico, que se continua inferiormente ao cérebro e que compreende o mesencéfalo, a ponte e o bulbo ou medula oblonga e cerebelo, que se situa posteriormente ao tronco encefálico.

A medula espinal é um cilindro delgado que se estende do forame magno do osso occipital até a primeira ou segunda vértebra lombar, preenchendo parcialmente o canal vertebral.

Os nervos periféricos compreendem dois grupos: os que emergem do encéfalo, em número de 12 pares, são os nervos cranianos e os que saem da medula espinal, em número de 31 pares, constituem os nervos espinais. Os nervos cranianos inervam, em sua maior parte, a cabeça e o pescoço, enquanto os nervos espinais inervam, na sua maioria, o tronco e os membros.

Os gânglios são aglomerados de células nervosas situados fora do sistema nervoso central. Compreendem os gânglios espinais e os gânglios autônomos.

Sob o ponto de vista funcional, considera-se ainda o *sistema nervoso autônomo*, que consiste nos centros nervosos, nervos e gânglios relacionados com a inervação dos tecidos viscerais (músculos liso e cardíaco e tecido glandular).

O tronco encefálico compreende o bulbo, a ponte e o mesencéfalo.

> O sistema nervoso é constituído por células nervosas, os neurônios, e por células denominadas, em conjunto, de neuroglia.

> Cada neurônio tem duas partes, o corpo celular e o axônio.

TECIDO NERVOSO

O sistema nervoso é constituído pelo tecido nervoso. Este é constituído pelas células nervosas ou neurônios e as células da glia ou neuroglia. Os neurônios são as células principais do sistema nervoso. A célula nervosa típica compreende duas partes: o **corpo celular**, com seus prolongamentos curtos, os dendritos e um prolongamento longo, o **axônio** (fig. 16.2.). O corpo celular tem forma variada: arredondada, piramidal, estrelada etc. e contém o núcleo e o citoplasma. O citoplasma apresenta granulações grosseiras, os corpúsculos de Nissl, que representam o retículo endoplasmático e numerosos filamentos delgados, que dão sustentação ao citoplasma, as neurofibrilas (fig. 16.2.).

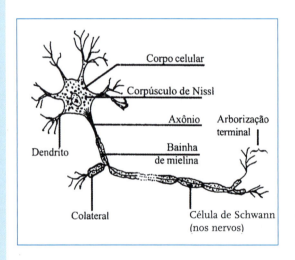

Fig. 16.2
Esquema de um neurônio multipolar.

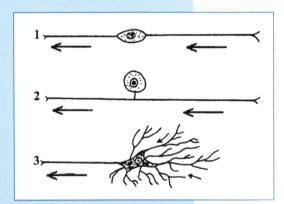

Fig. 16.3
Representação esquemática dos tipos de neurônios. 1 – Neurônio bipolar; 2 – Neurônio pseudo-unipolar; 3 – Neurônio multipolar. As setas representam a direção do impulso nervoso.

Os prolongamentos do corpo do neurônio são de dois tipos: axônio e dendritos. O axônio é único e frequentemente longo. Apresenta ramos colaterais e termina como um pincel de fibras curtas, denominado arborização terminal. Os dendritos geralmente são curtos e se arborizam próximo ao corpo celular. As células nervosas possuem número variado de dendritos.

De acordo com o número de prolongamentos que saem do corpo celular, os neurônios são denominados de unipolares ou pseudo-unipolares, bipolares e multipolares. Os pseudo-unipolares (fig. 16.3) têm um único prolongamento chamado dendraxônio, que se divide em T, com um ramo central que se dirige para o sistema nervoso central e um ramo periférico que vai para a periferia. Os neurônios bipolares apresentam dois prolongamentos em situações opostas: um central e outro periférico. Neurônios multipolares possuem vários prolongamentos, dos quais um, o mais longo, é o axônio (fig. 16.3). O axônio é também chamado de **fibra nervosa**.

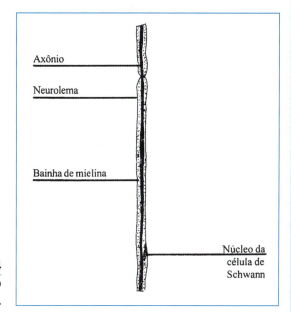

Fig. 16.4
Fibra nervosa mielínica de nervo periférico.

O axônio, tendo ou não bainha de mielina, é também chamado de fibra nervosa.

No sistema nervoso central, os corpos celulares dos neurônios se agrupam constituindo a chamada substância cinzenta. As fibras nervosas formam feixes e constituem a substância branca.

No sistema nervoso periférico, os feixes de fibras nervosas constituem os nervos. Os gânglios são constituídos por corpos celulares dos neurônios.

Muitas fibras nervosas, seja do sistema nervoso central, seja do periférico, são envolvidas por bainhas denominadas bainhas de mielina. (fig. 16.4). De acordo com a presença ou ausência deste tipo de bainha, as fibras nervosas podem ser classificadas em mielínicas e amielínicas. Nos nervos, a bainha de mielina, que envolve cada fibra nervosa é formada pela membrana da célula de Schwann, um dos tipos de células da neuroglia. Podemos assim conceituar os nervos como feixes de fibras nervosas situadas fora do sistema nervoso central (fig. 16.5).

No interior das partes do sistema nervoso central há numerosos neurônios e fibras nervosas. Estas constituem feixes, tratos ou fascículos de diferentes comprimentos, os quais correm em várias direções. Formam-se verdadeiras cadeias de neurônios: a arborização terminal de um neurônio entra em contato com os dendritos ou corpo celular de outro, e assim por diante. O local de contato é denominado de sinapse.

O neurônio é um tipo de célula altamente especializada em excitabilidade e condutibilidade. Quando propriamente estimulado, dá origem a um impulso nervoso que se propaga ao longo da célula e seus prolongamentos. Ao nível da sinapse, o impulso passa de uma célula para outra, prolongando-se assim por toda a cadeia neuronal.

As células da neuroglia estão presentes tanto no sistema nervoso central como no periférico. No SNC, a neuroglia compreende as células do epêndima, os astrócitos, a oligodendroglia e a microglia. O epêndima é uma lâmina

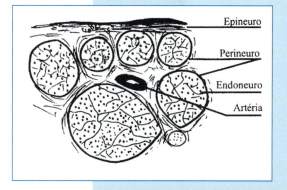

Fig. 16.5
Corte transversal de um nervo periférico.

As células da neuroglia exercem vários tipos de funções importantes no sistema nervoso, tanto no central como no periférico.

constituída por uma camada de células que reveste as cavidades do sistema nervoso central. Os astrócitos possuem núcleos grandes e vários prolongamentos. Estas células secretam substâncias e transportam moléculas e íons, auxiliando o trabalho dos neurônios. A oligodendroglia é representada por células com núcleos ricos em cromatina. Sua função é produzir as bainhas de mielina para as fibras nervosas do SNC. A microglia é constituída por células pequenas e ricas em prolongamentos. Elas são ativadas quando há lesões ou doenças do SNC. Funcionam como macrófagos. No sistema nervoso periférico, as células da neuroglia são as células de Schwann.

Estudaremos inicialmente as várias partes do SNC.

SISTEMA NERVOSO CENTRAL (PARTE CENTRAL DO SISTEMA NERVOSO)

O sistema nervoso central, para efeito de estudo, é dividido em medula espinal, situada no canal vertebral e encéfalo, situado na caixa craniana. O encéfalo é ainda subdividido em tronco encefálico, que compreende o bulbo, a ponte e o mesencéfalo; cerebelo e cérebro, que compreende o diencéfalo e o telencéfalo.

MEDULA ESPINAL

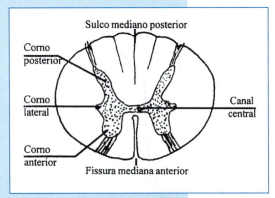

Fig. 16.6
Corte transversal da medula espinal.

A medula espinal (fig. 16.6), de forma aproximadamente cilíndrica, situa-se no canal vertebral. Continua-se superiormente com o tronco encefálico e inferiormente afila-se, terminando no cone medular. De suas faces laterais emergem as raízes dos nervos espinais. Duas dilatações, as intumescências cervical e lombar, são os locais de onde emergem os nervos que formam os plexos braquial e lombossacral.

Em corte transversal, a medula tem a forma arredondada ou oval, dependendo do nível da secção (fig. 16.6). Centralmente situa-se o canal central, o qual, no adulto, geralmente está obliterado por células de revestimento. Anteriormente, há uma fissura profunda, a fissura mediana anterior, e posteriormente, um sulco, o sulco mediano posterior. Internamente, destacam-se a substância cinzenta e a substância branca.

A substância cinzenta em corte transversal tem forma de H, onde as quatro projeções são as colunas anteriores e posteriores, que, nos cortes, são denominadas cornos anteriores e posteriores.

A substância branca, em cada hemimedula, envolve a cinzenta e é dividida pelas colunas cinzentas em três funículos: o funículo posterior, o funículo anterior e o funículo lateral. O funículo posterior compreende dois feixes de fibras nervosas, um medial, o fascículo grácil, e um lateral, o fas-

Na medula espinal, a substância cinzenta constitui as colunas anteriores e posteriores e a substância branca forma os funículos.

cículo cuneiforme (fig. 16.7). Os funículos anterior e lateral são constituídos por diversos feixes de fibras nervosas que correm principalmente no sentido longitudinal.

A substância cinzenta da medula é constituída por corpos celulares de neurônios e fibras nervosas sem mielina. As células nervosas das colunas anteriores são motoras; dão origem aos axônios que saem pelas raízes anteriores dos nervos espinais, em direção aos músculos (fig. 16.8). As células das colunas posteriores são menores que as das anteriores. Os axônios da maior parte dessas células seguem trajeto ascendente do mesmo lado ou do lado oposto por distâncias maiores ou menores, para fazer sinapses em níveis mais altos. Outros neurônios emitem axônios que atravessam horizontalmente a medula espinal em direção às colunas anteriores do mesmo nível ou de níveis próximos. São neurônios chamados de associação (fig. 16.8). Eles interligam neurônios sensitivos e neurônios motores.

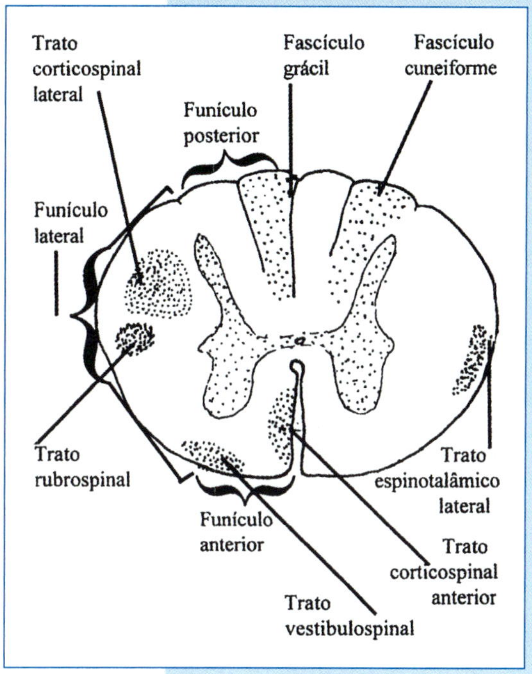

As fibras nervosas que penetram na medula pelas raízes posteriores fazem sinapses com neurônios de associação ou fletem-se cranialmente e ascendem na medula espinal por trechos maiores ou menores antes de fazer novas sinapses.

Fig. 16.7
Corte transversal da medula espinal mostrando alguns dos feixes de fibras que constituem os funículos da medula.

FUNÇÕES DA MEDULA ESPINAL

A medula espinal tem basicamente duas funções. Uma é ser condutor de impulsos nervosos. Os impulsos que chegam à medula espinal, como vimos, são retransmitidos para níveis superiores. Da mesma forma, impulsos originados em níveis mais altos (motores) descem através da medula espinal, para atingir os efetores (músculos e glândulas). As fibras nervosas que conduzem um mesmo tipo de impulso (dor, por exemplo) tendem a se agrupar na medula espinal constituindo feixes. Um exemplo é o trato corticospinal, cujas fibras têm origem em regiões motoras do córtex cerebral e caminham juntas na medula.

Uma segunda função da medula é que ela tem importante participação em arcos reflexos locais. Um arco reflexo simples pode ter apenas o neurônio do gânglio espinal, um neurônio de associação e um neurônio motor (fig. 16.8). O exemplo clássico de arco reflexo simples é a súbita retirada da mão quando esta toca acidentalmente uma superfície quente: receptores para dor desencadeiam impulsos nervosos ao nível da pele, os quais são levados pelos prolongamentos dos neurônios do gânglio espinal até a medula espinal. Daí, os impulsos passam para os neurônios motores

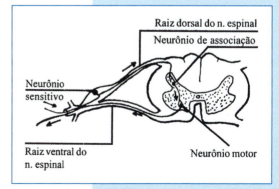

Fig. 16.8
Representação esquemática de um arco reflexo simples, com um neurônio de associação.

da coluna anterior diretamente ou através de neurônios de associação. Os neurônios motores transmitem agora impulsos para os músculos responsáveis pela flexão do antebraço e ocorre a contração muscular. Nesse tipo de reflexo não há participação de centros superiores.

> O tronco encefálico é constituído por aglomerados de neurônios denominados núcleos e por feixes de fibras.

TRONCO ENCEFÁLICO

O tronco encefálico compreende, ínfero-superiormente, o bulbo, a ponte e o mesencéfalo.

a) **Bulbo**

É a parte do SNC que fica logo acima da medula espinal, ao nível do forame magno do osso occipital. Na superfície posterior do bulbo há uma ampla cavidade denominada quarto ventrículo (figs. 16.9 e 16.11). A forma da substância cinzenta se modifica no bulbo e em todo o tronco encefálico. Ela constitui diversas massas de corpos celulares de neurônios denominadas núcleos. O maior núcleo da medula oblonga é o núcleo olivar, que determina uma saliência elipsóide na face lateral de cada lado do bulbo, a oliva. Na face anterior do bulbo, a fissura mediana anterior da medula espinal desaparece e surgem, de cada lado da linha mediana, duas saliências, as pirâmides (fig. 16.10).

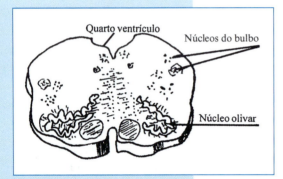

Fig. 16.9
Corte tranversal do bulbo, mostrando sua estrutura interna.

b) **Ponte**

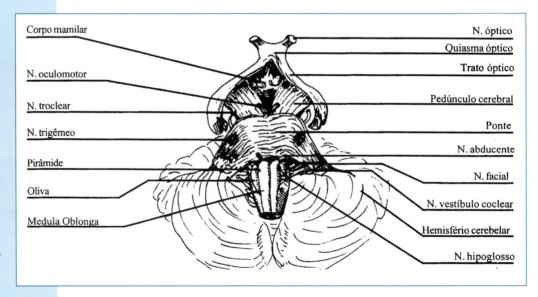

Fig. 16.10
Vista ântero-inferior do tronco encefálico.

Situa-se acima do bulbo. Recebe esse nome porque apresenta feixes de fibras que correm transversalmente na sua face anterior e atravessam as estruturas profundas como uma ponte (fig. 16. 10). Essas fibras, denominadas fibras tranversais da ponte dirigem-se para o cerebelo, situado posteriormente. Internamente, a ponte é constituída por feixes de fibras e núcleos, tal como a medula oblonga.

c) **Mesencéfalo**

O mesencéfalo (fig. 16. 10) situa-se acima da ponte. Apresenta em sua face anterior dois espessos feixes de fibras, os pedúnculos cerebrais, provenientes cada um de um hemisfério cerebral (fig. 16.12). Posteriormente, há uma lâmina de tecido nervoso na qual fazem saliência quatro elevações arredondadas, os colículos superiores e os inferiores. A cavidade central do quarto ventrículo se estreita e forma um canal, o aqueduto do mesencéfalo. De cada lado da linha mediana há massas de substância cinzenta, denominadas núcleo rubro (figs. 16.11 e 16.12) e substância negra.

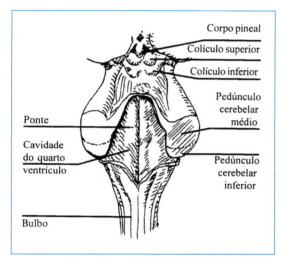

Fig. 16.11
Vista dorsal do tronco encefálico e quarto ventrículo.

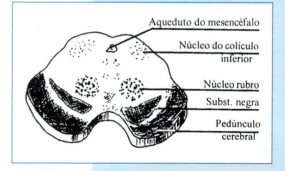

Fig. 16.12
Corte transversal do mesencéfalo.

FUNÇÕES DO TRONCO ENCEFÁLICO

Os feixes de fibras do tronco encefálico estão relacionados a diferentes funções. Uns têm origem em células nervosas do próprio tronco encefálico, enquanto outros são provenientes de outros pontos do sistema nervoso central e aí terminam. Outros feixes, ainda, simplesmente passam pelo tronco encefálico em direção a níveis mais superiores ou inferiores.

Quanto aos núcleos do tronco encefálico, alguns estão relacionados ao controle de movimentos, como por exemplo o núcleo do n. facial, cujos neurônios emitem fibras para os músculos da face e o núcleo motor do n. trigêmio, cujos neurônios enviam fibras para os músculos da mastigação. Outros núcleos do tronco encefálico contêm neurônios ligados a sensibilidades. Por exemplo, os núcleos sensitivos do trigêmeo, cujos neurônios enviam fibras para níveis mais altos levando vários tipos de sensibilidades.

Os núcleos vestibulares enviam fibras para o cerebelo e estão envolvidos no controle do equilíbrio.

Além disso, vários reflexos têm seus centros (centros respiratório, vasomotor etc) situados neste segmento do SNC.

CEREBELO

O cerebelo (fig. 16. 13) é a parte do SNC situada posteriormente ao quarto ventrículo, ao bulbo e à ponte. É dividido em uma porção central, o verme do cerebelo, e duas porções laterais, os hemisférios cerebelares direito e esquerdo. Em sua superfície há uma série de fissuras, de profundidade variável que dividem o órgão em lâminas de tecido nervoso denominadas folhas cerebelares. Duas dessas fissuras são mais profundas e dividem o cerebelo nos lobos anterior, posterior e flóculo-nodular.

O cerebelo está unido ao tronco encefálico por meio de três pares de feixes de fibras, os pedúnculos cerebelares. O pedúnculo cerebelar superior liga o cerebelo ao mesencéfalo. O pedúnculo cerebelar médio une o cerebelo à ponte e o inferior une a medula espinal ao cerebelo (fig 16.11).

A substância cinzenta do cerebelo está disposta em dois locais. Forma uma camada externa, o córtex cerebelar, e constitui também pares de massas independentes no interior do órgão, os núcleos cerebelares, dos quais os mais volumosos são os núcleos denteados (fig. 16.14). A substância branca é central.

> Os neurônios do cerebelo não se relacionam diretamente com os neurônios motores da medula espinal, mas apenas indiretamente, através de outros núcleos.

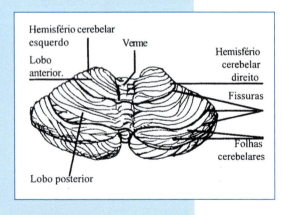

Fig. 16.13
Cerebelo. Vista superior.

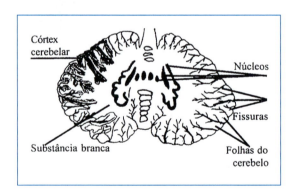

Fig. 16.14
Corte horizontal do cerebelo, mostrando o córtex cerebelar e os núcleos do cerebelo.

O córtex cerebelar é constituído por células nervosas que formam três camadas, da superfície para a profundidade: camada molecular, camada das células de Purkinje e camada granular (fig. 16. 15). As células da camada de Purkinje são grandes, piriformes e são características do córtex cerebelar.

FUNÇÕES DO CEREBELO

O cerebelo tem a função de coordenar os movimentos do corpo, especialmente os movimentos voluntários. Ele controla também o equilíbrio e as posturas.

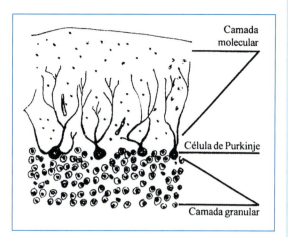

Fig. 16.15
Camadas do córtex cerebelar.

DIENCÉFALO

O diencéfalo (figs. 16.16 e 16.18) situa-se superiormente ao mesencéfalo, estando parcialmente oculto pelos hemisférios cerebrais. Compreende as seguintes partes: tálamo, hipotálamo e epitálamo. Fazem parte do diencéfalo, entre outras, as seguintes formações: corpo pineal (epitálamo), corpos mamilares, quiasma óptico, neuro-hipófise (hipotálamo) e os corpos geniculados mediais e laterais (tálamo).

Os tálamos estão relacionados funcionalmente à recepção e integração de impulsos sensitivos da periferia (dor, tato, pressão etc.). As outras partes do diencéfalo estão relacionadas a funções endócrinas, metabólicas, acústicas e visuais.

Entre as metades direita e esquerda do diencéfalo existe uma fenda sagital, mediana, o terceiro ventrículo.

> Uma das regiões mais importantes do SNC, o hipotálamo, pertence ao diencéfalo.

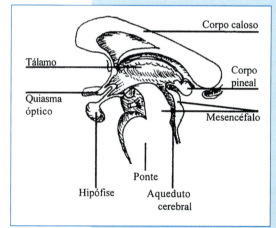

TELENCÉFALO

O telencéfalo, juntamente com o diencéfalo constitui o cérebro. Preenche quase totalmente a cavidade craniana. É dividido incompletamente por uma fissura sagital, a fissura longitudinal, em hemisférios cerebrais direito e esquerdo. Apresenta duas cavidades, uma em cada hemisfério, os ventrículos laterais. Estes comunicam-se medialmente com o terceiro ventrículo, o qual por sua vez une-se, pelo aqueduto do mesencéfalo, ao quarto ventrículo.

O cérebro é coberto externamente, por uma camada de substância cinzeta, o córtex cerebral. Internamente, encontram-se a substância branca e vários núcleos de substância cinzenta.

Fig. 16.16
Diencéfalo e tronco encefálico.
Corte sagital mediano.

a) **Morfologia externa do telencéfalo**

Cada hemisfério cerebral apresenta uma face súpero-lateral (fig. 16.17), uma inferior e uma medial. A face súpero-lateral entra em contato com as paredes da caixa craniana; a face inferior (fig. 16.18) repousa sobre a base

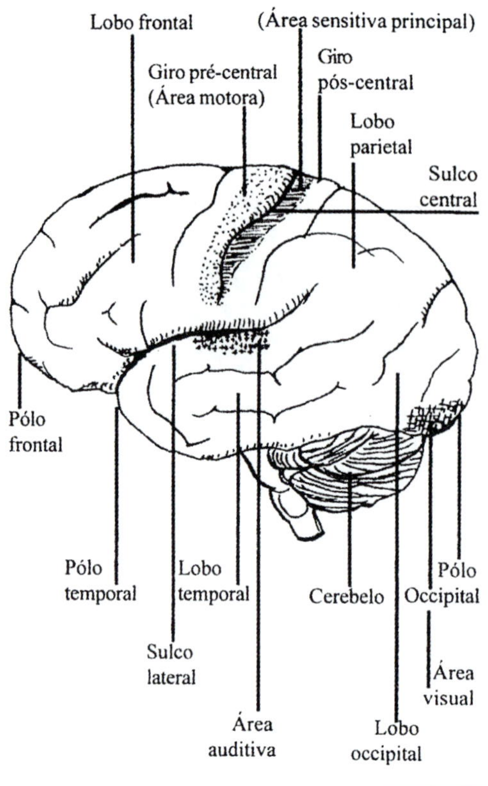

> Se o córtex cerebral fosse aplainado e retificado, desaparecendo os sulcos, ele teria uma superfície de cerca de 2 metros quadrados de área.

do crânio; e a face medial (fig. 16. 19) volta-se para a sua homóloga do outro hemisfério, na fissura longitudinal. Cada hemisfério cerebral tem três pólos: frontal, temporal e occipital. O hemisfério cerebral é também dividido em lobos (fig. 16. 17): frontal, parietal, occipital e temporal. De modo geral, cada lobo está situado em contraposição ao osso do mesmo nome.

Fig. 16.17
Hemisfério cerebral esquerdo. Vista lateral.

A superfície dos hemisférios cerebrais não é lisa, mas apresenta relevos e sulcos. Os relevos são denominados giros cerebrais. Alguns giros e sulcos recebem nomes especiais. O sulco mais evidente é o lateral (fig. 16.17). Tem início no encontro entre os pólos temporal e frontal e prolonga-se para cima e posteriormente. Separa o lobo temporal do parietal. Abrindo esse sulco e afastando o lobo temporal, vêem-se os giros da ínsula, uma parte oculta do córtex cerebral. No córtex do lobo temporal, junto à fissura lateral situa-se a área auditiva. Está relacionada ao órgão da audição (fig. 16.17).

Um sulco importante situado na superfície lateral do hemisfério cerebral é o sulco central (fig. 16. 17). Tem origem no ápice do hemisfério e desce anteriormente, em direção ao sulco lateral. Anteriormente a esse sulco situa-se o giro pré-central, importante parte do sistema motor voluntário, denomina-

Fig. 16.18
Vista inferior do encéfalo e medula espinal. 1 – N. oculomotor. 2 – Nn. facial e vestibulococlear. 3 – Giro reto. 4 – Giros orbitais. 5 – Trígono olfatório. 6 – Pólo temporal. 7 – N. hipoglosso. 8 – Trato olfatório. 9 – Bulbo olfatório. 10 – N. espinal. 11 – N. óptico. 12 – Hemisfério cerebelar esquerdo. 13 – Corpo mamilar. 14 – Túber cinéreo. 15 – Trato óptico. 16 – Quiasma óptico. 17 – Lobo temporal. 18 – Pólo occipital. 19 – Lobo frontal. 20 – N. acessório. 21 – Nn. glossofaríngeo e vago. 22 – Pirâmide do bulbo. 23 – N. abducente. 24 – N. trigêmeo.

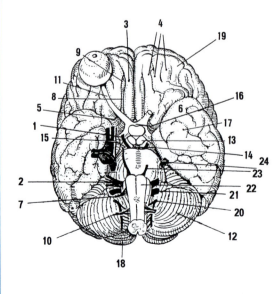

da área motora voluntária (fig. 16.17). Posteriormente ao sulco central, localiza-se o giro pós-central, importante área ligada à sensibilidade corporal, denominada área sensitiva principal (fig 16.17).

Outro sulco importante, o sulco calcarino situa-se na face medial do hemisfério cerebral (fig. 16.19). Estende-se desde o pólo occipital em direção anterior. O córtex que o delimita relaciona-se à visão e é denominado área visual (fig. 16. 19).

O giro parahipocampal (fig. 16.19) situa-se junto às faces inferior e medial do hemisfério cerebral. Está relacionado ao sentido do olfato (área olfatória) e ao controle emocional.

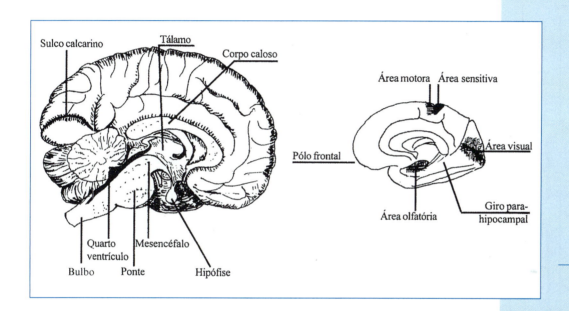

Fig. 16.19
Vista medial do encéfalo.

b) **Ventrículos laterais**

Os ventrículos laterais direito e esquerdo são às vezes denominados, respectivamente, primeiro e segundo ventrículos (figs. 16.20, 16.21). Cada ventrículo lateral apresenta uma parte central, um corno frontal, que se prolonga anteriormente no lobo frontal, um corno occipital, que se projeta para trás, no lobo occipital, e um corno temporal, que desce para o lobo temporal. Os ventrículos laterais comunicam-se com o terceiro ventrículo através dos forames interventriculares, localizados anteriormente aos tálamos. No assoalho de cada ventrículo lateral, existe um giro cerebral denominado hipocampo. Admite-se que esteja relacionado à memória para fatos recentes.

No interior dos ventrículos laterais como também do terceiro e quarto ventrículos, existe um emaranhado de vasos capilares, envolvidos pela pia-máter e revestidos por epêndima que produzem, por filtração do plasma dos capilares, o líquido cerebrospinal ou líquor, que preenche os ventrículos e envolve o SNC no espaço denominado espaço subaracnóideo. Esse emaranhado denomina-se plexo corióideo.

c) **Substâncias cinzenta e branca do telencéfalo**

A substância cinzenta do telencéfalo dispõe-se em uma camada externa denominada córtex cerebral e também no interior do telencéfalo, constituindo os chamados núcleos da base (figs. 16.20, 16.21). Os núcleos da base são: núcleo lentiforme, núcleo caudado, corpo amigdalóide e claustro. Os núcleos da base podem ser reconhecidos em cortes horizontais e verticais do telencéfalo (fig. 16.20). Os núcleos caudado e lentiforme, em conjunto, formam o denominado corpo estriado. Estão relacionados às atividades motoras. O corpo amigdalóide está relacionado ao controle das emoções.

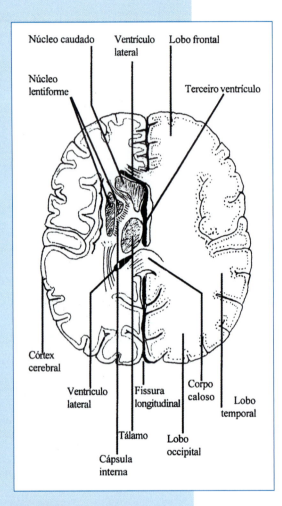

Fig. 16.20
Corte horizontal do cérebro passando pelos núcleos da base.

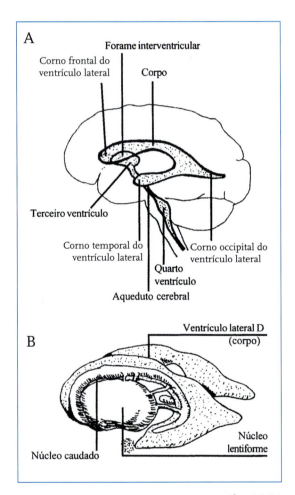

Fig. 16.21
Sistema ventricular encefálico.
A – Diagrama dos ventrículos encefálicos; B – Ventrículos laterais e corpo estriado.

A substância branca dos hemisférios cerebrais consiste de feixes de fibras nervosas que correm em várias direções. No teto do terceiro ventrículo há uma espessa fita de fibras que une os dois hemisférios, o corpo caloso (fig. 16.19). Sob o terceiro ventrículo há um feixe de fibras, denominado fórnice, que tem curso arqueado e une os corpos mamilares com o giro do hipocampo.

Um dos grupos mais importantes de fibras nervosas da substância branca do telencéfalo é denominado cápsula interna: é uma área em forma de V situada entre os núcleos lentiforme, lateralmente, e o núcleo caudado e tálamo, medialmente. É constituída por feixes de fibras que levam impulsos nervosos do córtex cerebral ou os trazem para este (fig 16.20).

ESTRUTURA MICROSCÓPICA DO CÓRTEX CEREBRAL

Em um corte vertical do córtex cerebral, podemos reconhecer seis camadas de células (fig. 16.22). Essas camadas diferem quanto ao tipo de células nervosas aí presentes, quanto ao número dessas células e quanto ao modo como elas se dispõem na camada. Com base nesses critérios o córtex cerebral foi classificado em numerosas regiões (áreas de Brodmann). As várias regiões do córtex estão relacionadas com funções específicas. Assim, dentre as áreas sensitivas, o giro pós-central está relacionado à recepção de estímulos sensitivos gerais (dor, tato, temperatura, propriocepção). A área visual está situada junto ao sulco calcarino. A área da audição situa-se nos giros temporais transversos do lobo temporal. Essas áreas são chamadas áreas sensitivas primárias. Elas apenas recebem os estímulos e produzem a sensação correspondente. Existem outras áreas, chamadas secundárias, onde as informações são interpretadas, após comparação com arquivos da memória. Existem ainda áreas terciárias, onde ocorrem as funções mais elevadas, como a noção da situação do corpo no espaço, em relação com o mundo exterior (área integrativa geral) e as áreas onde ocorrem as decisões comportamentais (área pré-frontal, no lobo frontal). Em relação às motricidades, o giro pré-central é a área motora voluntária. Ela possui células típicas em uma das camadas, as células gigantes de Betz (piramidais) (fig. 16.22). Seus axônios descem pela medula espinal e formam um importante feixe de fibras, o trato corticospinal. Daí partem os impulsos que vão ativar as unidades motoras para a realização dos movimentos voluntários. Existe também a área da palavra falada (giro frontal inferior ou área de Broca), geralmente situada apenas do lado esquerdo, onde são elaborados os esquemas motores para a emissão das palavras. A área situada na frente do giro pré-central controla os movimentos necessários para a manutenção das

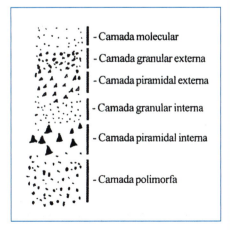

Fig. 16.22
Esquema muito simplificado das camadas do córtex cerebral.

posturas. O córtex das áreas pertencentes ao sistema límbico controla o processamento e a manifestação das emoções.

VIAS AFERENTES, EFERENTES E DE ASSOCIAÇÃO DO SISTEMA NERVOSO CENTRAL

Para que os centros nervosos possam controlar e ajustar as funções orgânicas às necessidades de cada momento, é necessário que a todo instante eles estejam recebendo informações do que está ocorrendo, nos tecidos e no meio ambiente. Isto é feito através de cadeias de neurônios, que levam as informações a partir dos receptores situados nos órgãos, para os centros nervosos superiores. Essas cadeias de neurônios, unidas por sinapses, constituem feixes de fibras, que, em conjunto, denominam-se vias aferentes. Aquelas que atingem o córtex cerebral, são denominadas de vias conscientes e as que vão para o cerebelo, são as vias inconscientes.

As vias aferentes conscientes levam impulsos da dor, temperatura, tato, pressão, propriocepção, visão, audição, posição da cabeça no espaço, paladar e olfato. Esses impulsos atingem as áreas sensitivas primárias, são percebidos, localizados e repassados para as áreas interpretativas (secundárias), onde são interpretados. Passam depois para as áreas terciárias, onde são tomadas decisões comportamentais e respostas cabíveis no momento. Assim, para cada tipo de sensibilidade há um feixe de fibras específico que leva os impulsos desde os receptores até as áreas corticais. As cadeias de neurônios das vias aferentes conscientes são geralmente constituídas por três a quatro grupos de neurônios.

As vias inconscientes levam os impulsos desde os receptores até o córtex cerebelar. As mais conhecidas são as vias que levam impulsos proprioceptivos, a partir de músculos, tendões e articulações, para que o cerebelo possa utilizar essas informações para fazer os ajustes motores necessários, no momento.

a) **Vias aferentes**

As vias aferentes geralmente são constituídas por vários neurônios em cadeias. Formam-se feixes de fibras entre os neurônios, específicos para cada tipo de sensibilidade (vias sensitivas).

I. **Primeiro neurônio** – O primeiro neurônio de qualquer via sensitiva está situado sempre em um gânglio, ou espinal ou associado a um nervo craniano. As fibras nervosas que conduzem os impulsos sensitivos do tronco e membros partem dos gânglios sensitivos e penetram na medula espinal pelas raízes posteriores dos nervos espinais. As fibras sensitivas para a cabeça partem do gânglio do trigêmeo e entram no tronco encefálico através do nervo trigêmeo. As diferentes sensibilidades, tais como dor, tato, temperatura e outras são veiculadas por feixes específicos. Nos nervos, essas fibras caminham juntas, mas na medula espinal, os feixes (fig. 16.7) que levam informações do tronco e membros caminham ou no funículo posterior (propriocepção consciente) ou nos funículos ventral e lateral (dor, tato, temperatura e pressão).

2. **Segundo neurônio** – Os segundos neurônios da cadeia das vias sensitivas ou aferentes estão localizados nas colunas posteriores da medula espinal (dor, tato e temperatura) ou em núcleos do bulbo (propriocepção consciente), no caso do tronco e membros. As fibras do trigêmeo fazem sinapses nos núcleos sensitivos do trigêmeo situados no tronco encefálico.

3. **Terceiro neurônio** – Os terceiros neurônios das vias sensitivas estão situados no tálamo.

4. **Os últimos neurônios** das cadeias aferentes do tronco e membros situam-se no giro pós-central do córtex cerebral.

A título de exemplo, vamos esquematizar a cadeia de neurônios envolvida na transmissão dos impulsos da dor (fig. 16.23). Esses impulsos têm origem em receptores especializados situados na pele e nos órgãos em geral e caminham em direção à medula espinal, através de fibras sensitivas dos nervos espinais. Essas fibras têm seus corpos celulares (1º neurônio) situados em gânglios sensitivos. Ao penetrarem na medula espinal pelas raízes posteriores dos nervos espinais, atingem grupos de células situadas na coluna posterior da medula espinal, com as quais fazem sinapses. Destas células (2º neurônio) partem fibras, que sobem no funículo lateral da medula espinal, como um feixe denominado trato espinotalâmico lateral, as quais retransmitem os impulsos nervosos para os próximos neurônios da cadeia, situados no tálamo

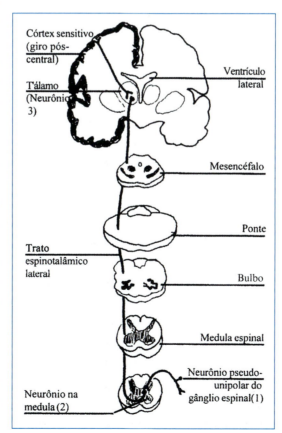

Fig. 16.23
Representação esquemática da via condutora da dor.

> Damos o nome de parestesias a sensações mal definidas, como por exemplo, formigamento, que aparecem espontaneamente em uma parte do corpo. Esta é uma queixa frequente em pacientes com lesões neurológicas.

> As emoções são processadas e manifestadas por um conjunto de estruturas que constituem o chamado sistema límbico.

(3° neurônio). Finalmente, os axônios desses neurônios alcançam o córtex cerebral (giro pós-central), onde se situam os neurônios que correspondem ao 4° neurônio da cadeia.

Os neurônios sensitivos da cadeia da dor (neurônios 2, da medula) participam de arcos reflexos, como por exemplo, o reflexo de retirada. Ocorre uma retirada brusca da mão, quando esta é sujeita a um estímulo doloroso. Neste nível não há qualquer percepção das sensibilidades. Ao nível do tálamo, já ocorre alguma percepção de sensibilidade (especialmente dor e tato).

O mecanismo das emoções está relacionado a um conjunto de estruturas, denominado sistema límbico e que compreendem, além do tálamo e hipotálamo, muitas outras formações encefálicas.

Normalmente os hemisférios cerebrais funcionam como um todo único. Se as fibras nervosas que os unem forem seccionadas, cada hemisfério passa a funcionar como uma entidade independente no controle do corpo.

b) **Vias eferentes**

As vias eferentes compreendem todos os neurônios, onde têm origem impulsos que atingem, direta ou indiretamente, os músculos. Constituem, como as vias aferentes, cadeias de neurônios unidos por sinapses.

1. **Primeiro neurônio** – Neurônios motores situados no córtex cerebral e no tronco encefálico. Os seus axônios terminam fazendo sinapses em neurônios, denominados neurônios motores inferiores, situados na medula espinal e no próprio tronco encefálico. Constituem diversos tratos de fibras, entre os quais destacam-se: trato corticospinal ou piramidal, trato rubrospinal, trato reticulospinal e trato vestibulospinal.

O trato corticospinal ou piramidal (fig. 16.24) tem origem em neurônios motores do giro pré-central, desce através da cápsula interna, e, ao nível do bulbo, a maior parte das fibras cruza para o lado oposto, constituindo o trato corticospinal lateral; pequena parte das fibras prossegue do mesmo lado sem se cruzar, formando o trato corticospinal anterior ou direto (fig. 16.24). O trato piramidal controla principalmente os músculos que movem a mão e dedos.

No córtex motor voluntário (giro pré-central), onde tem origem o feixe piramidal, existem áreas específicas cujas células controlam os músculos de determinada parte do corpo (fig. 16.25). Assim, por exemplo, as células relacionadas com o controle dos músculos da mão situam-se em uma área específica do giro pré-central.

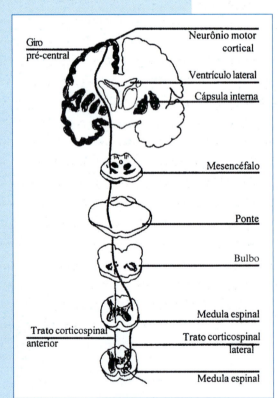

Fig. 16.24
Representação esquemática da via motora voluntária.

• SISTEMA NERVOSO: DIVISÕES E TECIDO NERVOSO. SISTEMA NERVOSO CENTRAL •

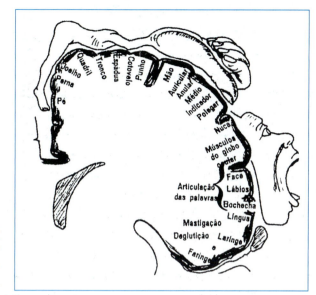

Fig. 16.25
Representação das partes do corpo na área motora voluntária (giro pré-central).

> Quando há lesão da área motora, pode haver diminuição da força muscular, que é denominada paresia. Quando há perda total da força, ocorre paralisia (ou plegia). Hemiplegia é a paralisia de metade direita ou esquerda do corpo.

O trato rubrospinal tem origem em neurônios do núcleo rubro do mesencéfalo. Suas fibras cruzam para o lado oposto e descem para os diversos níveis da medula espinal, onde fazem sinapses com os neurônios motores da medula. Esse trato é uma via adicional para o controle dos músculos da mão e dedos.

O trato reticulospinal se origina em núcleos situados no tronco encefálico, denominados em conjunto, de formação reticular. Esse feixe controla músculos posturais.

O trato vestibulospinal origina-se em células dos núcleos vestibulares, situados no bulbo e ponte e desce, do mesmo lado, para fazer sinapses com células motoras das colunas anteriores, que controlam músculos posturais e do equilíbrio.

Os tratos rubrospinal, reticulospinal e vestibulospinal fazem parte de um complexo sistema neuronal denominado sistema extrapiramidal. Esse sistema é responsável pelo controle do tono muscular, controle de posturas e do equilíbrio e pela harmonia e coordenação dos movimentos.

2. Segundo neurônio – São os neurônios situados na coluna anterior da medula espinal e núcleos motores de nervos cranianos. São chamados de neurônios motores inferiores e também de neurônios motores alfa. Dão origem às fibras motoras dos nervos espinais e nervos cranianos. Suas fibras terminam diretamente fazendo sinapses com células dos músculos.

A contração de um único grupo de músculos para realizar um movimento simples requer a cooperação de muitos neurônios do sistema motor. Se o grupo flexor se contrai, o extensor precisa relaxar-se. Se uma parte do corpo é levada para um lado, novos movimentos devem realizar-se para compensar o equilíbrio. Movimentos mais complexos exigem grande coordenação muscular. O sistema piramidal é a principal via dos impulsos motores voluntários.

FIBRAS DE ASSOCIAÇÃO INTRA E INTER-HEMISFÉRICAS

O sistema de fibras de associação compreende neurônios que unem diferentes partes de um mesmo hemisfério cerebral ou de ambos os hemisférios. As fibras que unem áreas de um mesmo hemisfério são chamadas fibras de associação intra-hemisféricas. Há neurônios com axônios curtos que unem partes próximas do córtex cerebral; há outros com axônios longos que unem partes mais distantes (fig. 16.26). Os neurônios desse sistema têm seus corpos celulares em giros não relacionados à função sensitiva ou motora e denominados áreas de associação.

O sistema de fibras que une um hemisfério cerebral ao outro denomina-se sistema comissural. Ele consiste de neurônios que interligam áreas corticais de ambos os hemisférios. O principal feixe de fibras desse sistema é o corpo caloso.

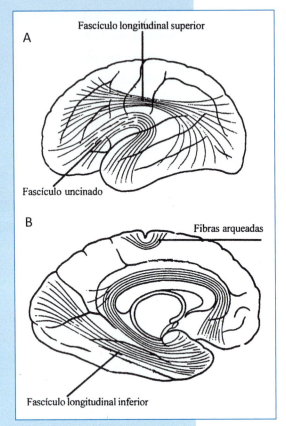

Fig. 16.26
Feixes de associação intra-hemisféricos do cérebro.
A – Vista lateral; B– Vista medial.

O encéfalo e a medula espinal estão envolvidos por uma saco fechado, constituído por três membranas, a dura-máter, a aracnoide e a pia-máter, da superfície para a profundidade.

MENINGES

As meninges são membranas que envolvem e protegem o sistema nervoso central. De fora para dentro, são a dura-máter, a aracnoide-mater e a pia-máter.

a) **Dura-máter.**
A dura-máter (figs. 16.27, 16.28) é a mais externa. É uma membrana fibrosa relativamente espessa. No canal vertebral está separada das vértebras pelo espaço epidural ou peridural, onde se encontram numerosas veias e tecido adiposo. Este, de consistência semifluida, envolve a dura-máter e forma um coxim protetor. Na cavidade craniana, a dura-máter adere ao periósteo e, em alguns pontos, envia projeções para o interior da cavidade craniana, denominadas: foice do cérebro, foice do cerebelo e tentório do cerebelo. A foice do cérebro situa-se na fissura longitudinal, entre os hemisférios cerebrais direito e esquerdo. O tentório do cerebelo situa-se entre o cérebro e o cerebelo.

A dura-máter forma também seios venosos (espécies de veias) que drenam o sangue venoso do sistema nervoso central para as veias jugulares. Além disso forma vários recessos, como por exemplo, a cavidade trigeminal, que aloja o gânglio do n. trigêmio.

Ao nível do forame magno, a dura-máter encefálica adere levemente à borda do forame e continua-se com a dura-máter da medula espinal. Na altura de cada forame intervertebral, a dura-máter forma um funil, a

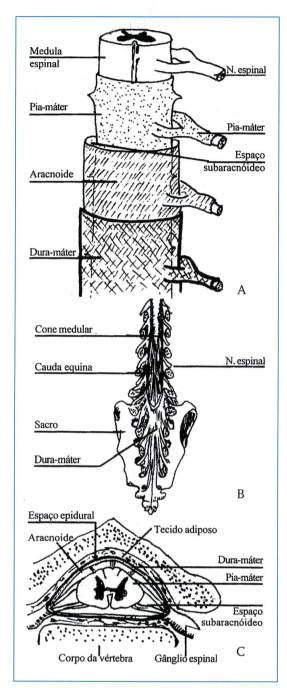

bainha dural, que acompanha e envolve as raízes dos nervos espinais (fig. 16.27). Na parte inferior do canal vertebral, a dura-máter termina como um saco em fundo cego ao nível da segunda vértebra sacral (fig. 16.27).

Fig. 16.27
Meninges da medula espinal.
A – Esquema para mostrar como as meninges envolvem a medula espinal e se prolongam sobre os nervos espinais por um breve trajeto. B – Comportamento das meninges na parte inferior do canal vertebral. C – Corte tranversal do canal vertebral.

Na parte inferior do osso sacro, o anestésico é injetado no espaço situado por fora da dura-máter, no espaço epidural. Essas anestesias são chamadas epidurais ou peridurais.

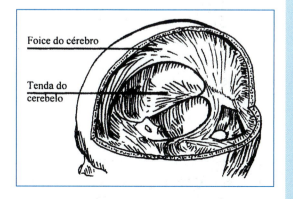

Fig. 16.28
Foice do cérebro e tenda do cerebelo. Vista súpero-lateral.

b) **Aracnoide-mater e pia-máter.**

Essas duas membranas são muito delicadas, quase transparentes. A pia-máter adere intimamente ao sistema nervoso e acompanha seus sulcos. A aracnoide-mater está separada da dura-máter por um espaço virtual contendo pequeníssima quantidade de líquido. Entre a pia-máter e a aracnoide-mater há um espaço, chamado de espaço subaracnóideo, onde circula o líquido cerebrospinal (líquor) (figs. 16.27, 16.29).

LÍQUOR (LÍQUIDO CEREBROSPINAL)

O líquor ou líquido cerebrospinal é um líquido claro, cristalino, que envolve o sistema nervoso central no espaço subaracnóideo e também preenche suas cavidades ou ventrículos. É produzido nos plexos corióides dos ventrículos encefálicos e passa para o espaço subaracnóideo através de forames situados no teto do quarto ventrículo. É reabsorvido pela corrente sanguínea, nas granulações aracnóideas (fig. 16.29), tufos de aracnoide que se projetam nos seios venosos da dura-máter, especialmente o seio sagital superior, situado no alto da abóboda craniana.

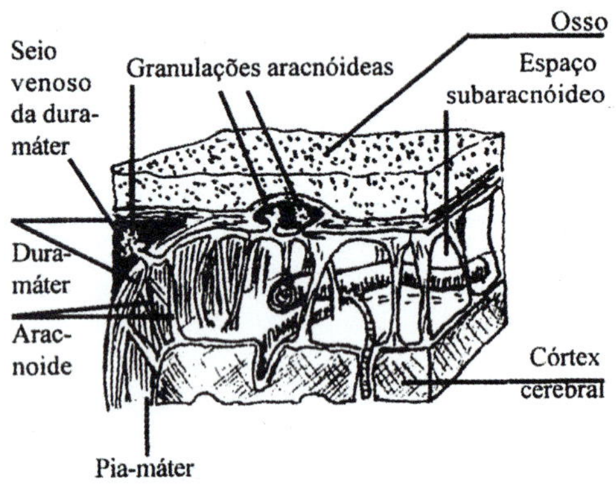

VASCULARIZAÇÃO DO SNC

A vascularização do SNC vem das artérias carótidas internas e vertebrais. A carótida interna é ramo da carótida comum, ao nível do pescoço. A carótida comum sai da artéria aorta. As vertebrais são ramos das artérias subclávias. A drenagem venosa do SNC é feita por veias superficiais e profundas que drenam para os seios venosos da dura-máter, que drenam para as veias jugulares.

a) **Artéria carótida interna**

A artéria carótida interna não dá ramificações no pescoço; introduz-se no crânio, pelo canal carótico, passa pelo seio carotídeo do osso temporal e, na cavidade do crânio, divide-se em ramos que nutrem o cérebro. A artéria carótida interna, por suas relações, pode ser dividida em porções: cervical, petrosa, cavernosa e cerebral.

A porção cervical da a. carótida interna não fornece ramos. Da porção petrosa saem os ramos caroticotimpânicos, para a cavidade do tímpano. Os ramos cavernosos, que irrigam a hipófise e paredes dos seios cavernosos e petroso inferior, o ramo hipofisário, que irriga a hipófise, e o ramo meníngeo, responsável pela irrigação da dura-máter, saem da parte cavernosa. Da parte cerebral sai a artéria oftálmica, que penetra na cavidade orbitária e divide-se em dois ramos: orbital, que se distribui para a órbita e estruturas

---

Nota lateral:
No espaço entre a pia-máter e a aracnoide, existe um líquido, o líquor, que envolve todo o sistema nervoso central e o protege. O líquor pode ser retirado para exame. Aí podem também ser injetados anestésicos e outras substâncias.

Fig. 16.29
Esquema do comportamento das meninges no crânio.

A irrigação de todo o SNC vem das artérias carótidas internas e vertebrais.

próximas, e ocular, para os músculos e bulbo do olho; cerebral anterior, que irriga os hemisférios cerebrais, corpo caloso e núcleos da base e a. cerebral média, o maior ramo da a. carótida interna, que distribui-se à superfície lateral do hemisfério cerebral (fig. 16.30). As cerebrais anteriores são unidas pela artéria comunicante anterior.

A porção cerebral da a. carótida interna é tortuosa; é chamada sifão carótico. Essa porção emite os ramos: comunicante posterior, que, se une à cerebral posterior para formar parte do círculo arterial do cérebro e a. coróide anterior, que fornece ramos para o trato óptico, pedúnculo cerebral e base do cérebro.

b) **Artérias vertebrais**

As artérias vertebrais, ramos de maior calibre da a. subclávia, entram nos orifícios dos processos transversos das vértebras cervicais (forames transversos) e sobem. Penetram no crânio pelo forame magno. A junção das duas artérias vertebrais forma a artéria basilar, que caminha na face anterior da ponte. Esta fornece a a. cerebral posterior, da qual sai a comunicante posterior, que se anastomosa na base do crânio, com ramos da a. carótida interna, constituindo o círculo arterial do cérebro (fig. 16.31).

O sangue de uma carótida interna distribui-se principalmente para o hemisfério correspondente e é drenado pela v. jugular daquele lado. Em casos de obstrução, o círculo arterial é importante, mas normalmente há pouca mistura do sangue de uma carótida com o da outra.

A artéria vertebral e basilar e seus ramos vascularizam também a parte superior da medula espinal, cerebelo e tronco encefálico. Das artérias vertebrais saem também as artérias espinais anterior e posteriores, que descem junto à medula espinal e a suprem.

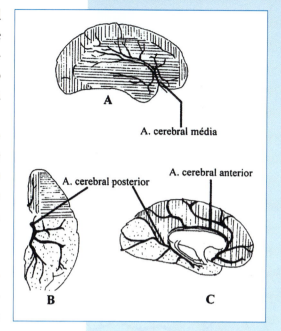

Fig. 16.30
Artérias cerebrais e seus territórios de distribuição. A – Vista lateral; B – Vista anterior do cérebro; C – Vista medial e inferior do cérebro.

Quando um ramo ou uma das artérias cerebrais sofrem obstrução ou há saída do sangue da artéria, ocorrem os chamados acidentes vasculares cerebrais (AVC).

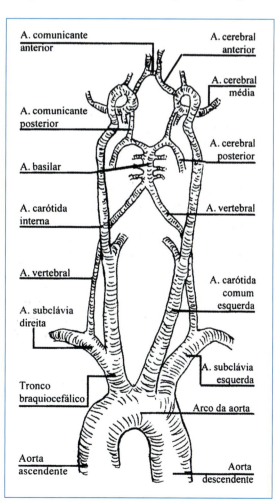

Fig. 16.31
Esquema do círculo arterial do cérebro (parte superior da figura).

c) **Seios venosos da dura-máter**

As vv. cerebrais drenam os hemisférios cerebrais através de veias que vão desembocar nos seios venosos da dura-máter (figs. 16.31, 16.32). As veias do encéfalo têm paredes finas e não possuem válvulas. Os seios da dura-máter por sua vez, são condutos venosos que drenam o sangue do encéfalo para a v. jugular interna. Estão situados entre duas lâminas da dura-máter.

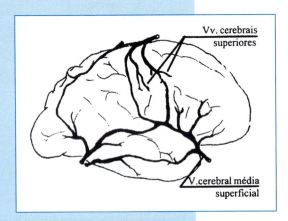

Fig. 16.32
Veias cerebrais superficiais.

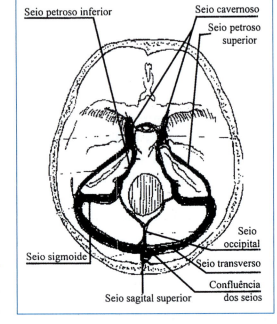

Fig. 16.33
Seios venosos da dura-máter. Vista superior da base do crânio.

O seio sagital superior recebe as veias cerebrais superiores. O seio sagital inferior situa-se na borda livre da foice do cérebro e termina no seio reto. O seio reto localiza-se na junção da foice do cérebro com a tenda do cerebelo. Recebe a v. cerebral magna e seio sagital inferior e termina na confluência dos seios. O seio transverso começa ao nível da protuberância occipital interna. Recebe o sangue dos seios petrosos superiores e de algumas veias cerebrais e cerebelares. A confluência dos seios é a região onde os seios sagitais superior e reto terminam e os seios transversos direito e esquerdo começam. Situa-se próximo da protuberância occipital externa. O seio occipital é o menor de todos. Inicia-se na margem do forame magno e termina na confluência dos seios.

O seio cavernoso preenche o espaço entre o corpo do osso esfenóide e a dura-máter. Anastomosa-se com o seio transverso e recebe as veias oftálmicas superior e inferior e algumas veias cerebrais. Drena para o seio petroso inferior, que por sua vez drena para a v. jugular interna. Os seios intercavernosos unem os dois seios cavernosos, formando com os mesmos um círculo venoso em torno da hipófise. O seio petroso inferior une o seio cavernoso ao transverso; recebe as vv. cerebelar e cerebral inferior e situa-se no sulco petroso inferior.

As veias diplóicas são canais situados na díploe dos ossos do crânio. Exibem dilatações ao longo de seu percurso e comunicam-se com as veias das meninges e os seios da dura-máter. Há comunicações entre essas, as do couro cabeludo, das meninges e os seios da dura-máter. As veias emissárias ligam os seios venosos da dura-máter com as veias do couro cabeludo, ou com as veias profundas situadas abaixo da base do crânio.

RESUMO

O sistema nervoso é dividido, para efeito de estudo, em sistema nervoso central e sistema nervoso periférico. O SNC é a parte que está localizada no crânio e no canal vertebral. O SNP é a parte situada fora desses locais. Compreende os gânglios e os nervos. Alguns incluem também as terminações nervosas. A parte situada no crânio é o encéfalo e a parte situada no canal vertebral é a medula espinal. O sistema nervoso é constituído pelo tecido nervoso. Este é constituído por células nervosas (neurônios) e células da glia. O neurônio é uma célula especializada na condução de impulsos nervosos. No sistema nervoso, os neurônios estão em contato uns com os outros através das sinapses. Aí são liberados os chamados neurotransmissores. Os neurônios apresentam um corpo celular e prolongamentos curtos, os dendritos e um prolongamento longo, o axônio. Este, pode ser envolvido por uma bainha formada por lípides, a mielina. O axônio, com ou sem bainha é chamado de fibra nervosa. No SNC os corpos celulares dos neurônios estão agrupados constituindo a substância cinzenta. As fibras nervosas constituem a substância branca. As células da glia auxiliam os neurônios em vários tipos de funções. Na medula espinal, a substância branca situa-se em torno da substância cinzenta. Ela é constituída por vários feixes de fibras que sobem e descem, levando impulsos nervosos. A substância cinzenta dispõe-se em forma de H e contém os corpos celulares dos neurônios. A função da medula é conduzir impulsos nervosos dos órgãos para níveis mais altos do SNC e vice-versa. O tronco encefálico é dividido em bulbo, ponte e mesencéfalo. Ele contém aglomerados de neurônios, que constituem os núcleos do tronco encefálico. Alguns desses núcleos estão relacionados a funções sensitivas, enquanto outros, a funções motoras. Atrás do tronco encefálico existe uma cavidade, o quarto ventrículo, que é um dos ventrículos encefálicos. Ele contém o líquor. O cerebelo fica atrás do quarto ventrículo. Ele está relacionado especialmente com funções motoras. O diencéfalo, situado acima do mesencéfalo, contém uma estrutura muito importante, o hipotálamo, relacionado à produção e liberação de vários hormônios importantes. O telencéfalo é a parte mais volumosa do encéfalo. Juntamente com o diencéfalo constitui o cérebro. O telencéfalo apresenta vários sulcos, que delimitam os giros na sua superfície externa. Os giros estão recobertos por substância cinzenta, o córtex cerebral. Os giros estão relacionados a funções importantes. O giro pré-central é a área motora voluntária. O pós-central é a área sensitiva. Existe uma área visual, uma auditiva e outras para as demais sensibilidades. A área da palavra falada fica no lobo frontal, geralmente somente no lado esquerdo. Os giros mais anteriores do lobo frontal constituem a área pré-frontal. Esta área está relacionada às decisões comportamentais. No interior do encéfalo, estão presentes várias cavidades denominadas ventrículos encefálicos. No cérebro, existem os ventrículos laterais direito e esquerdo. Entre os tálamos, está o terceiro ventrículo, em forma de fenda. Através do aqueduto cerebral, conduto que atravessa o mesencéfalo, o terceiro ventrículo se abre no quarto ventrículo situado atrás do tronco encefálico e na frente do cerebelo. No interior dos ventrículos existem emaranhados de capilares envolvidos por epêndima, os plexos coróides, onde é produzido o líquor. O líquor sai dos ventrículos e passa para o espaço subaracnóideo, entre a pia-máter e a aracnoide-máter. Ele circula e é reabsorvido continuamente nas granulações aracnóideas. O sistema nervoso central é envolvido por membranas que o protegem. De fora para dentro, encontram-se a dura-máter, a aracnoide-máter e a pia-máter. Os centros nervosos recebem informações sensoriais através das vias aferentes e enviam impulsos para os efetores pelas vias eferentes. Essas vias são constituídas por cadeias de neurônios unidos por sinapses. Cada tipo de sensibilidade (dor, tato, temperatura e outras) é conduzida por uma via específica. Os neurônios da medula e do tronco encefálico que recebem os impulsos das áreas motoras do encéfalo são os neurônios motores alfa ou motoneurônios. Estes enviam seus axônios para os músculos. A vascularização do SNC é feita pelas artérias carótidas internas, vertebrais e seus ramos. Essas artérias penetram na cavidade craniana e aí emitem vários ramos que suprem as diferentes partes do SNC. Na base do cérebro, seus ramos formam um círculo anastomótico, o círculo arterial do cérebro, de onde saem artérias que nutrem o SNC. O sangue do encéfalo drena para veias supeficiais e profundas. Estas, por sua vez drenam para os seios da dura-máter, os quais desembocam nas veias jugulares internas. Os seios venosos da dura-máter são numerosos. Os mais importantes são o seio sagital superior, o seio reto, o seio transverso, o seio sigmóide e o seio cavernoso.

TESTE SEUS CONHECIMENTOS

Sistema nervoso central - divisões

1- Assinale a alternativa correta:
   a. o hipotálamo faz parte do mesencéfalo;
   b. o bulbo faz parte do telencéfalo;
   c. o córtex cerebral faz parte do telencéfalo.

2- Assinale a alternativa errada. O córtex:
   a. do giro pré-central é a área motora voluntária;
   b. dos giros próximos do sulco calcarino correspondem à área da visão;
   c. do giro pós-central é a área sensitiva principal;
   d. do giro pós-central é a área da audição.

3- Assinale a estrutura que não é uma meninge:
   a. dura-máter;
   b. pia-máter;
   c. neuro-mater;
   d. aracnoide.

4- Analise as asserções e assinale a incorreta:
   a. o cerebelo está relacionado ao controle dos movimentos;
   b. os neurônios dos núcleos do hipotálamo controlam funções viscerais;
   c. o líquor está localizado no espaço sub-dural;
   d. uma das artérias que nutrem o córtex cerebral é a artéria cerebral anterior.

5- Assinale a alternativa correta. O encéfalo compreende as seguintes partes:
   a. somente cérebro e cerebelo;
   b. cérebro, cerebelo e tronco encefálico;
   c. somente cérebro e tronco encefálico;
   d. somente cerebelo e tronco encefálico.

6- Assinale a alternativa errada. As seguintes partes estão relacionadas com as seguintes funções:
   a. o hipotálamo com o controle hormonal;
   b. os núcleos da base com a motricidade voluntária;
   c. o cerebelo com o controle do equilíbrio e dos movimentos voluntários;
   d. a medula espinal com a condução de impulsos nervosos e controle da temperatura corporal;
   e. os ventrículos encefálicos contem liquor.

7- Assinale a alternativa errada:
   a. As vias eferentes são cadeias de neurônios que controlam os músculos;
   b. a via piramidal é uma via eferente que sai do córtex cerebral, área motora voluntária;

c. o sistema extra-piramidal possui vários feixes de fibras na medula espinal;
d. o segundo neurônio da cadeia das vias eferentes está localizado no cérebro.

8- Assinale a alternativa errada:
a. o líquor está presente nos ventrículos encefálicos e no espaço periacnóideo;
b. ele é produzido nos ventrículos encefálicos;
c. o líquor protege o sistema nervoso central;
d. o líquor pode ser retirado para exame em laboratório.

9- Em relação à vascularização do sistema nervoso central:
a. as artérias provêm das carótidas internas e das vertebrais;
b. ramos das artérias carótida interna e vertebrais se unem na base do cérebro e formam o chamado círculo arterial do cérebro;
c. desse círculo saem as artérias cerebrais que nutrem o córtex cerebral;
d. todas estão corretas.

Questões abertas

1 – Como é dividido o sistema nervoso do ponto de vista topográfico?
2 – Como se divide o SNC? E o encéfalo?
3 – Quais os tipos de células do sistema nervoso?
4 – Quais as partes de um neurônio?
5 – Que tipos de prolongamentos possuem os neurônios?
6 – O que é fibra nervosa?
7 – O que é sinapse?
8 – O que é bainha de mielina?
9 – Qual a estrutura de um nervo?
10 – Quais os tipos de células da neuroglia?
11 – Como se dispõem as substâncias branca e cinzenta na medula espinal?
12 – Que elementos formam as substâncias branca e cinzenta da medula?
13 – Quais as funções da medula espinal?
14 – Quais as partes do tronco encefálico?
15 – Que elementos estão presentes no interior do tronco encefálico?
16 – Quais as partes do cerebelo? Quais suas funções?
17 – Como se divide o diencéfalo?
18 – A que funções estão relacionados os seguintes giros do cérebro: pré-central, pós-central, giros do sulco calcarino, frontal inferior, hipocampo, parahipocampal?
19 – Quais os ventrículos do encéfalo?
20 – O que são plexos coróides? Qual sua função?
21 – O que são vias aferentes e eferentes?
22 – Esquematize a via da dor.

23 – Esquematize a via motora voluntária.
24 – Quais as funções das áreas sensitivas primárias, secundárias e terciárias do córtex cerebral?
25 – O que são meninges? Quais são? Como se dispõem?
26 – Em que nível vertebral termina a dura-máter no canal vertebral?
27 – Quais os prolongamentos da dura-máter no crânio?
28 – O que são seios venosos da dura-máter?
29 – O que são granulações aracnóideas? Qual sua função?
30 – Quais as grandes artérias que nutrem o SNC?
31 – Qual o trajeto da a. carótida interna? Como é dividida?
32 – Quais os ramos de cada parte da carótida interna?
33 – Qual o trajeto da artéria vertebral?
34 – Que ramos fornece a artéria vertebral no crânio?
35 – O que é círculo arterial do cérebro? Como é formado? Que ramos fornece?
36 – Como é feita a drenagem venosa do encéfalo?
37 – O que são seios venosos da dura-máter?
38 – Quais os principais seios venosos da dura-máter?
39 – Para que veias drenam os seios venosos da dura-máter?
40 – Que tipos de sintomas você esperaria encontrar em pacientes com lesão dos giros: pré-central, pós-central, frontal inferior, do sulco calcarino, do giro do hipocampo, dos giros da área pré-frontal?

LIÇÃO 13

17

Sistema Nervoso Periférico: Nervos Espinais. Plexos

OBJETIVOS DO CAPÍTULO

- Definir sistema nervoso periférico e explicar a diferença entre nervos sensitivos, motores e mistos
- Definir nervo espinal e explicar como é formado
- Citar o número, a nomenclatura e a distribuição dos nervos espinais
- Explicar o que é um plexo nervoso, dizer quais são os plexos que existem
- Citar os nervos que emergem dos seguintes plexos: cervical, braquial, lombar e coccígeo.
- Explicar os músculos inervados e as áreas de pele inervadas por cada um dos nervos periféricos dos plexos

• SISTEMA NERVOSO PERIFÉRICO: NERVOS ESPINAIS. PLEXOS. •

O sistema nervoso periférico, ou parte periférica do sistema nervoso, é constituído pelos gânglios sensitivos e autônomos, pelos nervos e pelas terminações nervosas. Os nervos, por sua vez são de dois tipos, os nervos espinais e os nervos cranianos. Os nervos espinais são os que saem da medula espinal. Os nervos cranianos saem do encéfalo. Os gânglios sensitivos compreendem os gânglios espinais e os gânglios anexos a nervos cranianos. Os gânglios espinais são 31 pares de pequenas massas situadas no canal vertebral, junto à saída dos nervos espinais. Eles contêm neurônios pseudo-unipolares, cujos prolongamentos periféricos vão pelos nervos até os órgãos, terminando em receptores especializados em vários tipos de sensibilidades. Seus prolongamentos centrais penetram na medula pelas raízes posteriores dos nervos espinais e aí retransmitem os impulsos sensitivos. Os gânglios anexos a nervos cranianos têm a mesma constituição e função. A diferença é que as fibras de seus neurônios caminham em nervos cranianos. Os gânglios autônomos são gânglios do sistema nervoso autônomo, parte simpática e parte parassimpática. Há dois tipos de terminações nervosas, sensitivas e motoras. As terminações nervosas sensitivas são específicas para cada tipo de sensibilidade. Estão situadas no interior dos órgãos, especialmente na pele e músculos. As terminações motoras são contatos especiais entre as fibras nervosas e as células musculares.

Cada um dos nervos espinais sai do canal vertebral pelo forame intervertebral.

NERVOS ESPINAIS

Cada nervo espinal é formado pela união de duas raízes, uma anterior e uma posterior (fig. 17.1) que saem da medula espinal. Cada raiz, por sua vez, é a união de várias radículas. A raiz anterior emerge da face ântero-lateral da medula espinal, enquanto a posterior penetra por sua face póstero-lateral. Na raiz posterior situa-se o gânglio espinal. As raízes anterior e posterior unem-se para formar o nervo espinal que sai do canal vertebral pelo forame intervertebral. O nervo espinal é bem curto e logo se divide em dois ramos: o ramo anterior e o ramo posterior. Os ramos dorsais inervam os músculos e a pele da região do dorso, junto à coluna vertebral. Os ramos anteriores formam os plexos cervical, braquial, nervos intercostais e plexo lombossacral, que inervam, através dos nervos periféricos que saem destes plexos, músculos e pele do pescoço, dos membros superiores, do tronco e dos membros inferiores. A raiz posterior contém somente fibras sensitivas ou aferentes. A raiz anterior contém somente fibras eferentes ou motoras. O nervo espinal é misto, ou seja, contém tanto fibras motoras quanto sensitivas. Os ramos posterior e anterior do nervo espinal também são mistos.

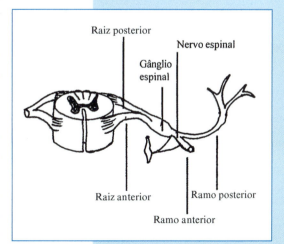

Fig. 17.1
Representação esquemática de um segmento da medula espinal, mostrando a formação de um nervo espinal.

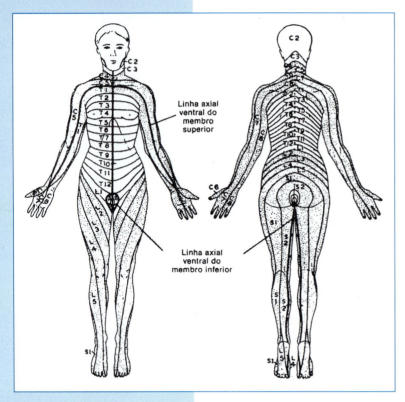

Fig. 17.2
Dermátomos, em vista anterior e posterior.

As fibras aferentes dos nervos espinais conduzem impulsos sensitivos, e as eferentes, impulsos motores.

As fibras nervosas de uma raiz posterior qualquer penetram em nervos e acabam inervando uma certa área da pele. A área da pele inervada pelas fibras de uma única raiz posterior chama-se dermátomo. A figura 17.2 mostra o mapa dos dermátomos correspondentes a cada raiz posterior dos nervos espinais. Esse conceito é importante, pois lesões (por compressão, por exemplo) de duas ou mais raízes posteriores subsequentes produzem sintomas nos seus respectivos dermátomos. Assim, o examinador, conhecendo esse mapa, pode fazer o diagnóstico de qual raiz está lesada, delimitando a área de pele que está apresentando sintomas.

Cada nervo espinal contém grande número de fibras eferentes (ou motoras) e aferentes (ou sensitivas). As eferentes têm seus corpos celulares no interior da medula espinal e emergem pelas raízes anteriores. A maior parte destas fibras conduz os impulsos nervosos da medula para os músculos. As fibras aferentes do nervo espinal conduzem impulsos da periferia (principalmente da pele) para a medula. Suas células encontram-se nos gânglios espinais e são do tipo pseudo-unipolar. Os prolongamentos centrais dessas células penetram na medula espinal pelas raízes posteriores.

As sensibilidades do tato, pressão, temperatura e dor são denominadas de exteroceptivas. As provenientes dos músculos tendões e articulações são agrupadas sob o nome de proprioceptivas. As exteroceptivas têm origem em receptores especializados situados principalmente na pele e tela subcutânea. Cada tipo de sensibilidade origina-se em um tipo especial de receptor conectado a terminações nervosas. Ao serem estimulados, esses receptores deflagram impulsos nervosos que são transmitidos para a medula espinal.

As fibras motoras transmitem impulsos que produzem e controlam as contrações musculares. Muitas fibras eferentes dos nervos espinais atingem os músculos cardíaco e liso das vísceras e as glândulas, controlando seu funcionamento. São fibras do sistema nervoso simpático, parte do sistema nervoso autônomo. No caso dos músculos, as extremidades das fibras nervosas entram em contato com as fibras musculares, constituindo formações especiais denominadas junções mioneurais.

Quando um nervo é lesado, ocorrem vários tipos de alterações nas partes dos neurônios correspondentes. A parte do axônio que ficou separada do corpo celular degenera e desaparece. A parte do axônio que mantém

• SISTEMA NERVOSO PERIFÉRICO: NERVOS ESPINAIS. PLEXOS. •

contato com o corpo celular permanece viva. Se os dois cotos do nervo seccionado forem colocados em contato e unidos cirurgicamente, as fibras nervosas brotam e crescem dentro da parte distal do nervo e atingem novamente seus receptores e efetores. A função é quase toda recuperada. Nesses casos, o tratamento fisioterápico tem grande importância na recuperação destes pacientes.

NÚMERO E DISTRIBUIÇÃO DOS NERVOS ESPINAIS

Os nervos espinais (fig. 17.3) emergem da medula em 31 pares: oito cervicais (C1 a C8), 12 torácicos (T1 a T12), cinco lombares (L1 a L5), cinco sacrais (S1 a S5) e um coccígeo(Co1). O número de nervos corresponde ao de vértebras, exceto na região cervical, onde existem oito nervos para sete vértebras. O primeiro nervo cervical (C1) emerge entre o crânio e a primeira vértebra cervical; os demais nervos passam sob as vértebras, no forame intervertebral.

A espessura dos nervos lombares aumenta de cima para baixo enquanto os forames intervertebrais diminuem de diâmetro no mesmo sentido. Portanto, o nervo lombar mais espesso é o último (quinto) e o forame intervertebral correspondente é o mais estreito. Esses aspectos são importantes no caso de hérnia de disco, em que pode haver compressão do nervo.

Os nervos cervicais e torácicos emergem mais ou menos horizontalmente através dos forames intervertebrais. Porém os demais nervos cursam trechos cada vez maiores em direção descendente, dentro do canal vertebral, antes de passarem pelos forames intervertebrais correspondentes. É que, embora existam variações, a medula espinal termina geralmente entre a primeira e

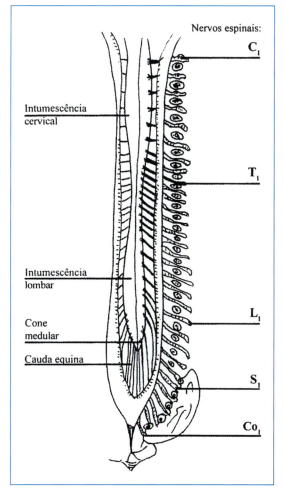

Na hérnia de disco, há protrusão do núcleo pulposo, que rompe o anel fibroso. Se o núcleo sair para trás e lateralmente, vai comprimir as raízes nervosas, dando sintomas no território de distribuição dessas fibras.

Fig. 17.3
Esquema da medula espinal, no canal vertebral, com os nervos espinais à direita.

a segunda vértebra lombar. Desse modo, as raízes nervosas formam, em conjunto, abaixo desse nível, o aspecto de uma cauda de cavalo; daí sua denominação: cauda equina (fig. 17.3).

Os ramos anteriores dos nervos espinais distribuem-se para a pele, músculos, vasos e articulações e ossos das regiões ântero-laterais do tronco e para a pele, músculos, vasos e articulações e ossos dos membros superiores e inferiores. Os ramos anteriores dos nervos espinhais torácicos caminham individualmente nos espaços intercostais. Os demais ramos anteriores (cervicais, lombares e coccígeo), após sua origem nos nervos espinais, anastomosam-se entre si, trocam fibras, entrecruzam-se e constituem os chamados plexos, de onde emergem os nervos periféricos. Existe um plexo cervical, um braquial, um lombossacral e um coccígeo, de cada lado.

Plexo cervical. Do plexo cervical originam-se: ramos nervosos cutâneos, responsáveis pela sensibilidade da região posterior da cabeça e do pescoço e ramos para os músculos da nuca e do pescoço. O nervo mais importante do plexo cervical é o nervo frênico, que desce pelo pescoço e tórax e inerva o músculo diafragma. Esse plexo é formado pelos ramos anteriores dos quatro primeiros nervos cervicais (C1 a C4).

Plexo braquial. O plexo braquial é constituído pelas raízes anteriores dos nervos espinais C_5 a T_1 que se unem e formam os troncos superior, médio e inferior (fig. 17.4). Cada tronco dá origem a um ramo anterior e um posterior. Da reunião de ramos anteriores formam-se os fascículos lateral e medial, e da união dos ramos posteriores tem origem o fascículo posterior. As raízes, os troncos e os fascículos originam os nervos responsáveis pela inervação do ombro, parte da parede do tórax e membro superior (fig. 17.5). O plexo braquial passa na axila em um desfiladeiro, entre a clavícula e a caixa torácica. Os troncos do plexo passam entre os mm. escalenos anterior e médio.

> O plexo cervical é formado pelos ramos ventrais dos nervos espinais C_1 a C_4. O plexo braquial, pelos ramos ventrais de C_5 a T_1 e o plexo lombossacral, de L_4 a S_3.

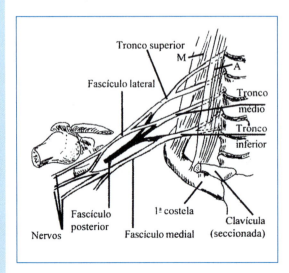

Fig. 17.4
Troncos do plexo braquial. Os troncos passam entre os músculos escalenos anterior (A) e médio (M).

• Sistema Nervoso Periférico: Nervos Espinais. Plexos. •

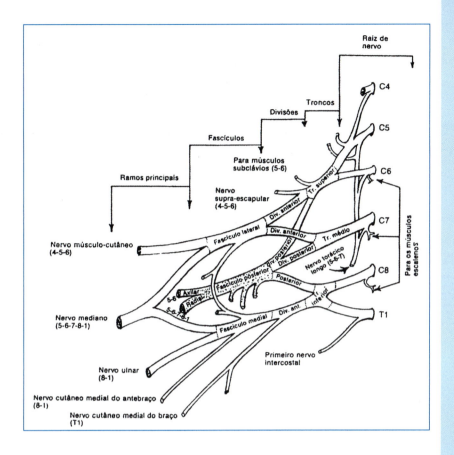

Fig. 17.5
Plexo braquial.

Os nervos mais importantes do plexo braquial são os seguintes:

1. *Nervo musculocutâneo* (fig. 17.6). No braço dá ramos, entre outros, para os músculos bíceps do braço e braquial; no antebraço torna-se cutâneo e inerva a pele da região lateral desse segmento. A flexão do cotovelo depende desse nervo.

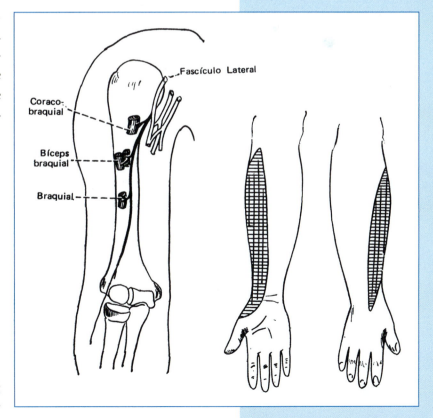

Fig. 17.6
Nervo musculocutâneo.

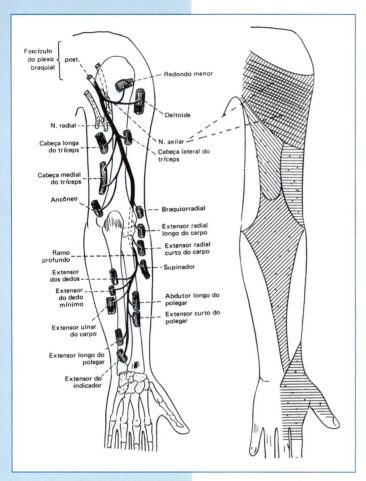

2. *Nervo radial* (fig. 17.7). Contorna a face posterior do úmero, de medial para lateral. Dá ramos para o músculo do dorso do braço (tríceps do braço) e para músculos dorsais do antebraço; dá também um ramo cutâneo para o dorso do antebraço e mão. Os movimentos de extensão do cotovelo e da mão dependem desse nervo. Lesão do nervo radial leva à síndrome da mão caída.

Fig. 17.7
Nervos radial e axilar. Vista posterior.

Fig. 17.8
Nervo ulnar. Vista anterior do membro superior.

3. *Nervo ulnar* (fig. 17.8). Passa profundamente no lado medial do braço e atrás do epicôndilo medial do úmero, onde pode ser facilmente palpado. Corre profundamente no lado ulnar do antebraço e atinge a mão. Inerva músculos ventrais do antebraço e contém fibras sensitivas para a metade ulnar da mão. Movimentos de flexão da mão e dos dedos dependem desse nervo. A sua lesão leva à chamada mão em garra.

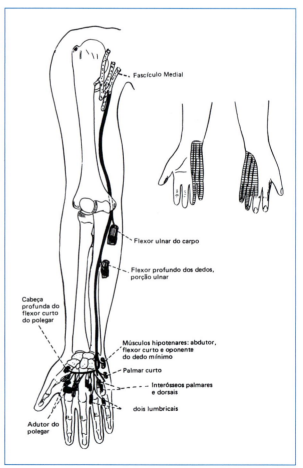

4. *Nervo mediano* (fig. 17.9). Passa, juntamente com a artéria e veias braquiais, pela região medial do braço, onde não fornece ramos. No antebraço, corre profundamente na região anterior, medianamente, e entra na palma da mão. Inerva músculos anteriores do antebraço e da palma da mão e dá ramos sensitivos para o lado radial da palma da mão. Movimentos de flexão da mão e dos dedos dependem deste nervo.

5. *Nervo axilar* (fig. 17.7). Corre profundamente na região da axila e inerva os músculos deltóide e redondo menor. Inerva a pele da região do ombro. Movimentos de abdução, flexão e extensão do ombro dependem do n. axilar.

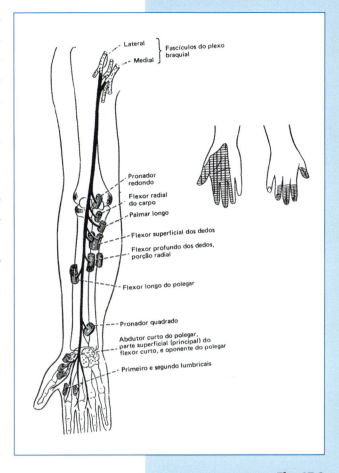

Fig. 17.9
Nervo mediano. Vista anterior.

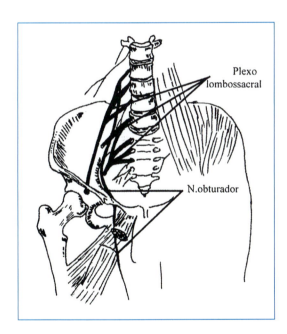

Fig. 17.10
Plexo lombossacral.

Plexo lombossacral. O plexo lombossacral é a união de dois plexos, os plexos lombar e sacral (fig. 17.10). Os nervos do plexo lombar passam entre as fibras do m. psoas maior. Os nervos do plexo sacral saem pelos forames sacrais pélvicos e correm situados profundamente na pelve, junto ao osso sacro.

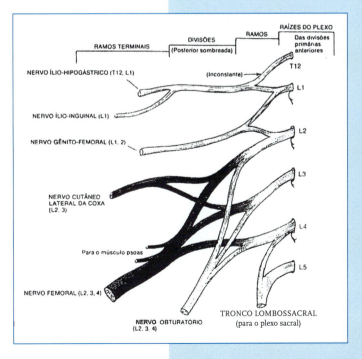

Fig. 17.11
Esquema e ramos do plexo lombar.

O plexo lombar é formado pelos ramos ventrais L1 a L4. Origina ramos que inervam músculos da fossa ilíaca e aos seguintes nervos, mais importantes:

1. *Nervo femoral* (fig. 17.12). Atravessa a fossa ilíaca e passa sob o ligamento inguinal, para a região anterior da coxa. Inerva músculos e pele dessa região, especialmente o m. quadríceps e origina um longo ramo cutâneo, o nervo safeno, que inerva a pele da região medial da perna. O nervo femoral é responsável pelo movimento de extensão do joelho.

2. *Nervo obturatório* ou *obturador* (fig. 17.13). Atravessa o forame obturado e inerva músculos e pele da região medial da coxa. A adução da coxa depende do n. obturatório.

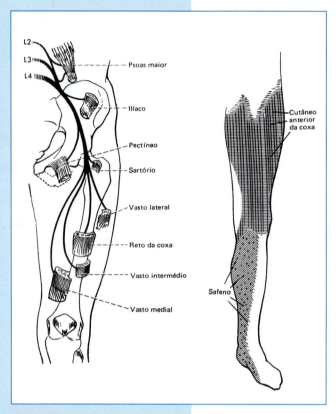

Fig. 17.12
Representação esquemática do nervo femoral.

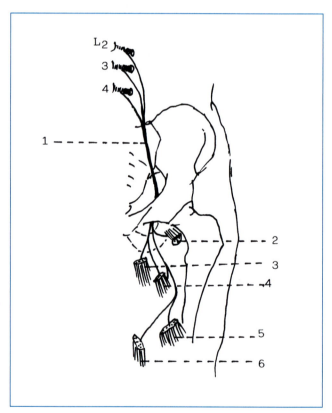

Fig. 17.13
1 – Nervo obturatório.
2 – M. obturador externo.
3 – M. adutor magno.
4 – M. adutor curto.
5 – M. adutor longo.
6 – M. grácil.

O **plexo sacral** (fig. 17.14) provém da reunião dos ramos ventrais de L4, L5 e S1, S2 e S3. O plexo sacral (L4 a S3) dá origem a ramos para músculos da região glútea, o nervo isquiático e nervo pudendo, entre outros.

• SISTEMA NERVOSO PERIFÉRICO: NERVOS ESPINAIS. PLEXOS. •

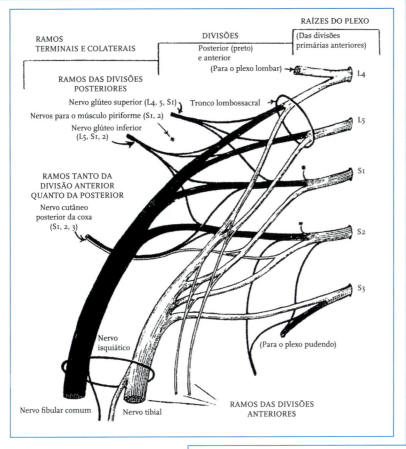

Fig. 17.14
Plexo sacral.

1. *Nervo isquiático (ciático)* (fig. 17.15). É um nervo bastante espesso. Sai da cavidade pélvica pelo forame isquiático maior e entra na região glútea. Corre profundamente aos músculos, na região posterior da coxa, onde se divide em dois ramos, o nervo tibial e o nervo fibular comum. Inerva músculos posteriores da coxa. O nervo tibial (fig. 17.15) corre profundamente no dorso da perna e atinge a planta do pé onde se divide nos nervos plantar medial e lateral. Inerva músculos da região dorsal da perna e planta do pé.

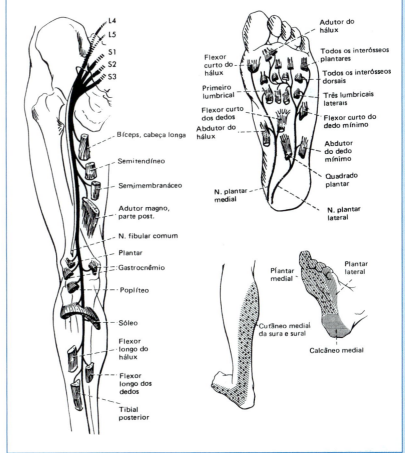

Fig. 17.15
Distribuição do nervo tibial.

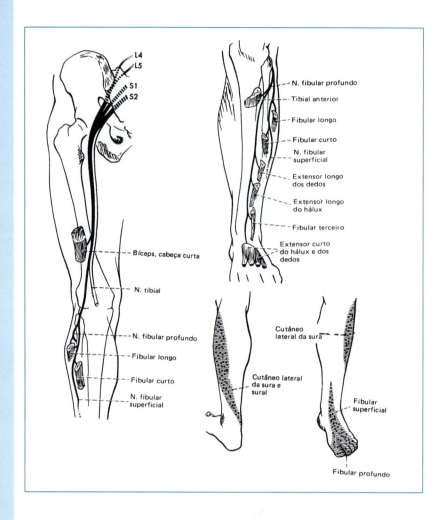

Fig. 17.16
Distribuição do nervo fibular.

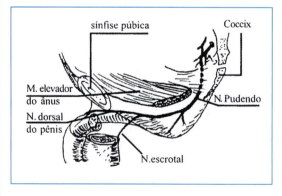

Fig. 17.17
Nervo pudendo. Vista lateral esquerda.

O nervo fibular comum (fig. 17.16) contorna a cabeça da fíbula e divide-se nos nervos fibular superficial e profundo, os quais inervam músculos e pele da região lateral da perna e dorso do pé. Os movimentos de dorsiflexão do pé e extensão dos dedos dependem do n. fibular.

2. *Nervo pudendo* (fig. 17.17). Inerva, entre outros, os músculos do períneo e a pele do escroto, ou dos grandes lábios e do pênis. O controle do esfíncter externo do ânus depende desse nervo.

Nervos intercostais. Os nervos intercostais correm nos espaços intercostais e distribuem-se à parede do tórax e do abdome, onde inervam pele e músculos da região (fig. 17.18).

• Sistema Nervoso Periférico: Nervos Espinais. Plexos. •

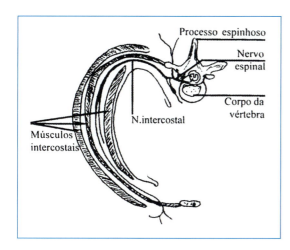

Fig. 17.18
Representação esquemática de um nervo intercostal.

RESUMO

O sistema nervoso periférico consiste dos gânglios sensitivos e autônomos, dos nervos espinais e cranianos e das terminações nervosas sensitivas e motoras. Os nervos espinais são nervos que emergem da medula espinal. São 31 pares. Cada nervo espinal forma-se pela união de uma raiz posterior e uma anterior. A raiz anterior contém fibras motoras e a raiz posterior, fibras sensitivas. O nervo espinal é misto. O nervo espinal sai do canal vertebral pelo forame intervertebral e logo se divide em ramos posterior e anterior. O ramo posterior vai inervar músculos e pele da região junto à coluna vertebral. Os ramos anteriores de C1 a C4 vão constituir o plexo cervical. Os ramos anteriores de C5 a T1 vão formar o plexo braquial. Os ramos anteriores de L4 a S3 formam o plexo lombossacral. Desses plexos saem os nervos periféricos que vão inervar os músculos diafragma e pele do pescoço, cabeça e membros. Os ramos anteriores de T1 a T12 não formam plexos. Constituem os nervos intercostais, que inervam a pele e os músculos da parede do tórax e do abdome. Os principais nervos que saem dos plexos são: do plexo cervical, o n. frênico; do plexo braquial, os nervos axilar, radial, musculocutâneo, mediano e ulnar; do plexo lombossacral, os nervos femoral, obturatório, isquiático e pudendo. O isquiático é formado pelos nervos fibular comum e tibial. Dos nervos espinais e seus ramos periféricos dependem todos os movimentos do tronco, da cabeça e pescoço e dos membros. As sensibilidades, especialmente as da pele, como a dor, por exemplo, também são veiculadas por fibras dos nervos espinais e seus ramos. As sensibilidades veiculadas pelos nervos espinais são: dor, tato, pressão e temperatura, denominadas em conjunto de exteroceptivas. A sensibilidade que informa sobre o estado de contração dos músculos e tendões e sobre as articulações é chamada de proprioceptiva ou propriocepção. As lesões que afetam os nervos espinais e os nervos periféricos levam a quadros clínicos bem conhecidos. Problemas relacionados às lesões desses nervos são objeto de tratamento da Fisioterapia.

TESTE SEUS CONHECIMENTOS

Sistema nervoso periférico. Nervos espinais. Plexos

1- Assinale a alternativa errada:
   a. existem 8 nervos cervicais e cinco lombares;
   b. um dos nervos do plexo braquial é o nervo ciático;
   c. os nervos do plexo braquial inervam pele e músculos do membro superior;
   d. os nervos que saem do plexo lombar inervam pele e músculos do membro inferior;
   e. os nervos que saem do plexo cervical inervam estruturas da cabeça e pescoço.

2- Assinale a alternativa errada:
   a. cada nervo espinal é formado pela união das raízes anterior e posterior do nervo espinal;
   b. o nervo ciático ou isquiático é ramo do plexo sacral;
   c. o nervo espinal é misto, ou seja, possui fibras motoras e sensitivas;
   d. o neurônios motores da medula estão situados no corno posterior da medula;
   e. os neurônios sensitivos estão localizados nos gânglios espinais.

3- Após fratura do úmero direito, o paciente não conseguia estender o punho e os dedos da mão direita. Podemos supor que houve:
   a. lesão do nervo mediano;
   b. lesão do nervo braquial;
   c. lesão do nervo radial;
   d. lesão do nervo musculocutâneo.

4- O nervo femoral é um dos ramos do plexo:
   a. braquial;
   b. plexo lombar;
   c. plexo cervical;
   d. não é ramo de plexo.

5- Uma senhora teve lesão do nervo tibial posterior na coxa. Ao andar ela:
   a. não conseguia fazer a elevação da coxa na fase de oscilação da marcha;
   b. não fazia rotação medial do quadril na fase de elevação do membro inferior;
   c. não fazia impulsão no final fase de estação;
   d. tinha dificuldades para se apoiar no membro em estação.

6- Um paciente teve lesão de um nervo na altura do braço. Ao exame não conseguia fazer extensão do punho e da mão. É provável que ele tenha tido lesão do nervo:
   a. ulnar;
   b. radial;
   c. mediano;
   d. musculocutâneo;
   e. axilar.

7- Um paciente sofreu lesão do plexo braquial. Ao exame tinha problemas com músculos de flexão da mão. Provavelmente teve lesão de fibras do nervo
   a. radial;
   b. mediano;
   c. musculocutâneo.

8- Um paciente teve lesão de um nervo do braço ao nível do cotovelo, região medial. Sua mão era deformada com os dedos em flexão. O nervo lesado deve ser
   a. radial, com síndrome da mão caída;
   b. mediano, com síndrome do túnel do carpo;
   c. musculocutâneo com síndrome da mão em garra;
   d. ulnar com síndrome da mão em garra.

Questões abertas

1 – Que elementos compõem o sistema nervoso periférico?
2 – O que são gânglios? Que tipos de gânglios existem?
3 – Que são nervos espinais?
4 – Quantos nervos espinais existem? Como são denominados?
5 – Como se forma um nervo espinal?
6 – Como se divide o nervo espinal?
7 – Por qual forame vertebral sai cada nervo espinal?
8 – O que é dermátomo? Qual sua importância?
9 – O que é um plexo nervoso? Quantos plexos existem? Quais são?
10 – Quais ramos dos nervos espinais formam plexos?
11 – Para quais estruturas anatômicas se dirigem os ramos dorsais dos nervos espinais?
12 – Que nervos espinais formam o plexo cervical? E o braquial? E o lombar? E o sacral?
13 – Qual o principal nervo que tem origem no plexo cervical? Que estrutura inerva?
14 – Quais os principais nervos provenientes do plexo braquial? Que estruturas inervam?
15 – Quais os principais nervos do plexo lombar? Para que estruturas se dirigem?

16 – Quais os principais nervos do plexo sacral? Que estruturas inervam?
17 – Faça um esquema do plexo braquial, mostrando seus troncos, fascículos e nervos periféricos.
18 – Que movimentos seriam perdidos na lesão unilateral dos nervos: frênico, axilar, radial, (ao nível do braço), mediano (ao nível do cotovelo), femoral (ao nível do ligamento inguinal), fibular comum (ao nível da cabeça da fíbula), tibial (ao nível da fossa poplítea)?

18

Nervos Cranianos. Sistema Nervoso Autônomo

OBJETIVOS DO CAPÍTULO

- Fazer a relação dos 12 pares de nervos cranianos, descrever a localização e a função de cada um desses nervos
- Definir neurônios pré e pós-ganglionar e dizer como diferem as vias somáticas eferentes e viscerais eferentes
- Citar a divisão do sistema nervoso autônomo
- Citar a localização dos neurônios pré-ganglionares simpáticos e parassimpáticos
- Citar a localização dos neurônios pós-ganglionares simpáticos e parassimpáticos
- Descrever a distribuição do nervo vago e explicar sua importância
- Explicar os efeitos cooperativos das divisões simpática e parassimpática do sistema nervoso autônomo
- Citar os efeitos das ações das fibras simpáticas e parassimpáticas em órgãos inervados

NERVOS CRANIANOS

Os nervos cranianos são os que emergem do cérebro e do tronco encefálico. Compreendem 12 pares de nervos designados por nomes e algarismos romanos. São os seguintes:

I. Nervo olfatório
II. Nervo óptico
III. Nervo oculomotor
IV. Nervo troclear
V. Nervo trigêmeo
VI. Nervo abducente
VII. Nervo facial-intermédio
VIII. Nervo vestibulococlear
IX. Nervo glossofaríngeo
X. Nervo vago
XI. Nervo acessório
XII. Nervo hipoglosso

A seguir, serão descritas as principais particularidades de cada nervo craniano.

I. Nervo olfatório

Constituído por vários filamentos delgados que têm origem na mucosa nasal e atravessam a placa crivosa do osso etmóide. Unem-se ao bulbo olfatório que se prolonga com o trato olfatório, situado junto à face inferior do lobo frontal (fig. 18.1). As fibras desse trato atingem então a área olfatória situada no córtex do giro parahipocampal, região do úncus.

II. Nervo óptico

Tem origem na retina (fig. 18.2) e dirige-se posteriormente para formar o quiasma óptico na base do cérebro. Neste ocorre um cruzamento parcial de fibras. Formam-se, a seguir, os tratos ópticos que se dirigem para o tálamo e mesencéfalo. Daí, os impulsos visuais passam para o córtex dos giros junto ao sulco calcarino (área visual).

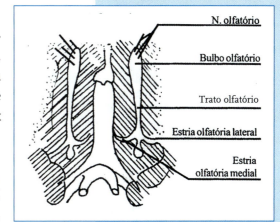

Fig. 18.1
Formações olfatórias na face inferior do lobo frontal.

O fechamento da pupila e a convergência dependem do n. oculomotor.

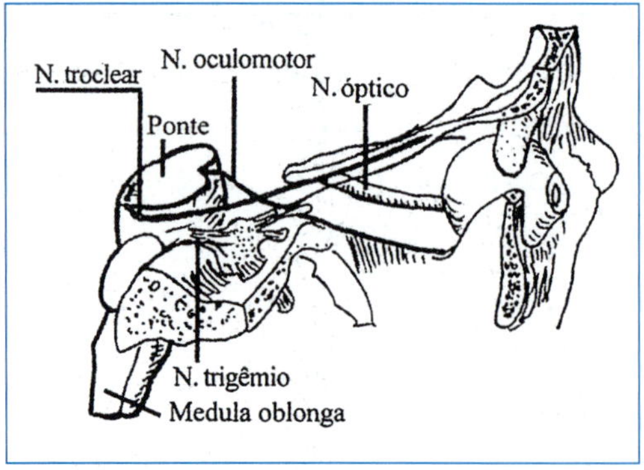

Fig. 18.2
Nervos óptico, oculomotor e troclear.

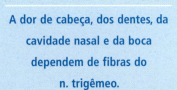

III. Nervo oculomotor

Emerge da face ventral do mesencéfalo e penetra na órbita, onde inerva os músculos do olho: reto medial, reto superior, reto inferior e oblíquo inferior (fig. 18.2). Suas fibras têm origem nos neurônios do núcleo do oculomotor, situado no mesencéfalo. Portanto, esse nervo está envolvido nos movimentos do globo ocular. Muitas fibras do n. oculomotor têm origem no núcleo acessório (de Edinger) e dirigem-se para os músculos lisos do esfíncter da pupila e músculo ciliar, este para a convergência, depois de fazerem sinapses no gânglio ciliar, situado dentro da órbita. Pertencem ao sistema nervoso parassimpático. Através dessas fibras, é que a pupila se fecha automaticamente quando um excesso de luz atinge o olho. Além disso, quando olhamos para perto, a convergência depende desse nervo.

IV. Nervo troclear

Emerge da face dorsal do mesencéfalo, abaixo do colículo inferior. Contorna o mesencéfalo e penetra na órbita. Supre o músculo oblíquo superior do globo ocular (fig. 18.2). Promove o movimento do olho tal que a pupila olha para baixo e para fora.

A dor de cabeça, dos dentes, da cavidade nasal e da boca dependem de fibras do n. trigêmeo.

V. Nervo trigêmeo

Emerge da face ântero-lateral da ponte e logo em seguida se dilata para formar o gânglio trigeminal (estrutura correspondente a um gânglio espinal). Divide-se, a seguir, em três ramos: 1 – nervo oftálmico, que penetra na órbita e inerva a pele da região frontal da cabeça, o olho e parte do nariz; 2 – nervo maxilar, que supre a mucosa do nariz, gengivas, dentes da arcada superior e lábio superior; 3 – nervo mandibular, que supre os dentes da arcada inferior (pelo n. alveolar inferior), a pele da mandíbula, a mucosa da língua (pelo n. lingual) e os músculos da mastigação (figs. 18.3, 18.4, 18.5). As fibras sensitivas do n.

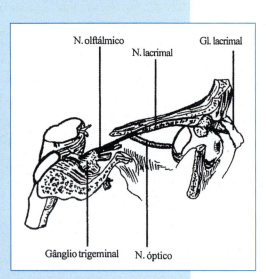

Fig. 18.3
Gânglio trigeminal e ramo oftálmico do trigêmio.

trigêmeo têm origem nos neurônios do gânglio trigeminal. As fibras motoras do nervo têm origem no núcleo motor do trigêmeo, situado na ponte.

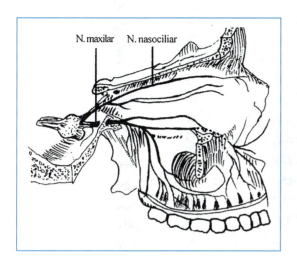

Fig. 18.4
Nervo maxilar do trigêmeo.

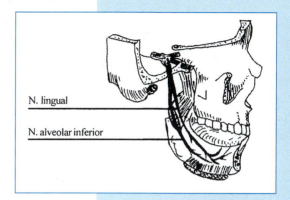

Fig. 18.5
Nervos lingual e alveolar inferior, ramos do n. mandibular do trigêmeo.

VI. Nervo abducente

Tem origem na porção anterior e inferior da ponte e penetra na órbita, onde inerva o músculo reto lateral do globo ocular. Suas fibras têm origem no núcleo do n. abducente, na ponte. Promove o movimento lateral do olho.

VII. Nervo facial-intermédio

Possui duas raízes: uma motora, n. facial e uma sensitiva, n. intermédio. Ambas têm origem na borda inferior da ponte, lateralmente ao nervo abducente (fig.18.7). As fibras do n. facial têm origem no núcleo do n. facial, na ponte. O n. facial penetra no osso temporal pelo meato acústico interno. Segue pelo canal facial, um curso complicado dentro do osso e sai do crânio pelo forame estilomastóide. Finalmente emerge na face, anteriormente à orelha externa, no meio do parênquima da glândula parótida. Dá origem a vários ramos terminais que suprem os músculos da face: ramos temporais, ramos zigomáticos, ramos bucais e ramo marginal da mandíbula (fig. 18.7). O nervo intermédio conduz a sensibilidade profunda da face e impulsos gustativos da língua. Os corpos celulares dessas fibras estão no gânglio chamado geniculado, situado no osso temporal. Inerva também as glândulas lacrimais, submandibular e sublingual. Essas fibras têm seus corpos celulares em núcleos do tronco encefálico.

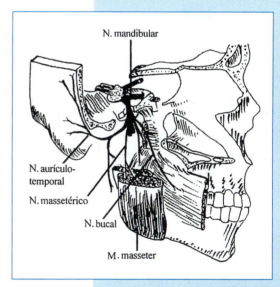

Fig. 18.6
Nervo mandibular do trigêmeo e alguns de seus ramos.

A lesão do n. facial ou de seus ramos produz paralisia dos músculos da face de um lado da face. É também conhecida como paralisia de Bell.

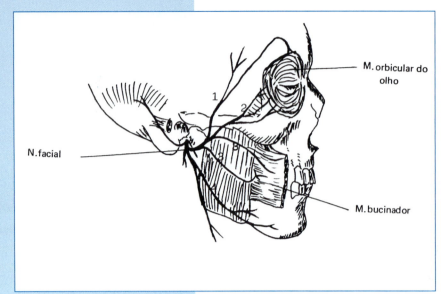

Fig. 18.7
Nervo facial e seus ramos.
1 – Ramos temporais;
2 – Ramos zigomáticos;
3 – Ramos bucais; 4 – Ramo marginal da mandíbula.

VIII. Nervo vestibulococlear

Tem origem na borda inferior da ponte, lateralmente ao nervo facial. Compreende dois nervos, os nervos vestibular e coclear (fig. 18.8). O **nervo vestibular** tem suas células de origem na orelha interna, no gânglio vestibular, situado no osso temporal, junto aos canais semicirculares. Conduz impulsos relacionados à posição da cabeça no espaço, fazendo portanto, parte do sistema que controla o equilíbrio. Suas fibras vão fazer sinapses nos núcleos vestibulares situados na ponte.

O **nervo coclear** tem suas células de origem na cóclea e no gânglio espiral; daí, os impulsos passam para os núcleos cocleares, situados na ponte. Desta, os impulsos são levados para o córtex auditivo, no lobo temporal. É o nervo da audição.

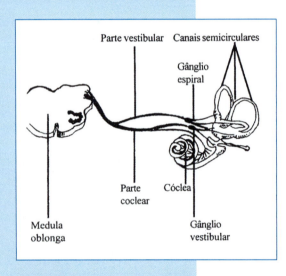

Fig. 18.8
Representação esquemática do n. vestibulococlear.

IX. Nervo glossofaríngeo

Origina-se na face ventrolateral do bulbo. Contém fibras sensitivas e motoras. As primeiras suprem a faringe e o dorso da língua e veiculam a sensibilidade gustativa de parte da língua. As fibras motoras inervam músculos da faringe e a glândula parótida (fig.18.9). As fibras sensitivas para gustação têm origem no gânglio inferior do glossofaríngeo. Elas atingem o núcleo do trato solitário, situado no bulbo e daí, para a área gustativa, no córtex do giro pós-central. As fibras motoras têm origem nos neurônios do núcleo ambíguo, situado no bulbo. O n. glossofaríngeo é importante no mecanismo da deglutição.

• NERVOS CRANIANOS. SISTEMA NERVOSO AUTÔNOMO •

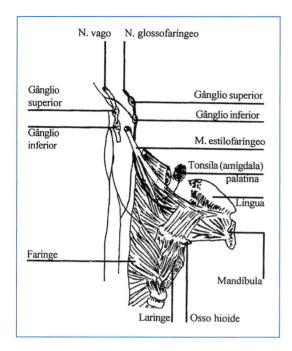

Fig. 18.9
Nervo glossofaríngeo.

X. Nervo vago

Emerge da face ventrolateral do bulbo, inferiormente ao nervo glossofaríngeo. Sai do crânio pelo forame jugular juntamente com os nervos glossofaríngeo e acessório. Desce pelo pescoço, entra no tórax e chega até o abdome. Inerva a laringe, o coração, os pulmões e parte das vísceras abdominais, até o colo transverso, com fibras tanto sensitivas como motoras. As sensitivas têm seus corpos celulares no gânglio inferior do nervo vago e as motoras no núcleo posterior do vago, situado no bulbo. O n. vago é importante no controle da fonação, na digestão, na respiração e em outras funções viscerais.

XI. Nervo acessório

Tem origem da face ântero-lateral do bulbo, inferiormente ao nervo vago, e da face lateral da medula espinal até o nível do 5º ou 6º nervo cervical (fig. 18.10). É um nervo essencialmente motor, suprindo os músculos trapézio e esternocleidomastóideo. Os neurônios que inervam esses músculos estão situados na medula espinal (nos cinco primeiros segmentos cervicais). Movimentos de rotação e flexão da cabeça e pescoço e movimentos da escápula dependem desse nervo.

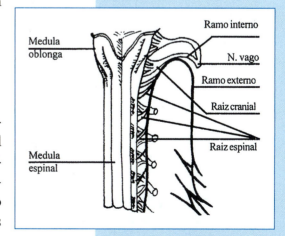

Fig. 18.10
Vista posterior do bulbo e medula espinal, mostrando a formação do nervo acessório.

XII. Nervo hipoglosso

Origina-se da face anterior do bulbo, medialmente aos nervos IX e X pares e lateralmente às pirâmides (fig. 18.11). Inerva a musculatura intrínseca da língua. Os corpos celulares dos neurônios situam-se no núcleo do hipoglosso, no bulbo. O n. hipoglosso está envolvido no processo da mastigação, na fala e na deglutição.

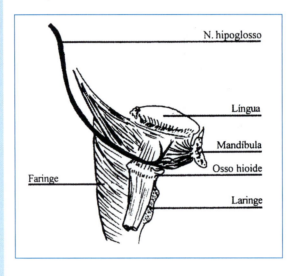

Fig. 18.11
Esquema simplificado do nervo hipoglosso.

SISTEMA NERVOSO AUTÔNOMO (SNA)

O sistema nervoso autônomo, ou divisão autônoma do sistema nervoso, compreende todos os neurônios relacionados com a inervação motora das vísceras, isto é, da musculatura lisa e glândulas e do músculo cardíaco. Essa parte do sistema nervoso difere do sistema nervoso somático, o qual está relacionado com a inervação dos músculos esqueléticos, pelo seguinte fato: os neurônios motores alfa da medula espinal inervam diretamente os músculos esqueléticos. Os neurônios do SNA também estão situados na medula espinal e no tronco encefálico. Eles enviam seus axônios, não diretamente para as vísceras. Eles fazem sinapses antes em gânglios denominados autônomos. Depois, a partir destes, é que saem as fibras que vão inervar os músculos liso, cardíaco e glândulas. Os neurônios situados na medula e no tronco encefálico são denominados neurônios pré-ganglionares e suas fibras, e os situados em gânglios autônomos são os neurônios pós-ganglionares e fibras pós-ganglionares. O SNA é subdividido em duas partes, a parte simpática e a parte parassimpática.

a) **Parte simpática do SNA**

Os neurônios pré-ganglionares estão situados na medula espinal. Dos neurônios pré-ganglionares, têm origem as fibras pré-ganglionares, que passam para células nervosas dos gânglios do tronco simpático onde fazem

---

O controle de funções como a digestão, a frequência cardíaca, a micção e a deglutição é feito por uma parte do sistema nervoso denominada sistema nervoso autônomo.

A abertura da pupila, o aumento da frequência cardíaca, o fenômeno da ejaculação são promovidos pela parte simpática do SNA.

sinapses. Os troncos simpáticos são duas cadeias de gânglios situadas aos lados da coluna vertebral, unidos por feixes interganglionares (fig. 18.12). Estendem-se desde o pescoço até o cóccix. Possuem geralmente, três gânglios cervicais, 10 a 12 torácicos, três a cinco lombares, quatro a cinco sacrais e um coccígeo. De seus neurônios partem as fibras pós-ganglionares que constituem, juntamente com fibras da parte parassimpática, os chamados nervos viscerais. Entre esses, os mais importantes são os nervos esplâncnicos. Uma parte das fibras pré-ganglionares do simpático não faz sinapses nos gânglios das cadeias simpáticas, mas vão terminar em gânglios isolados, situados na frente da coluna vertebral, no abdome, denominados gânglios pré-vertebrais. Daí partem as fibras pós-ganglionares, para as vísceras abdominais.

As fibras pré-ganglionares dessa parte do sistema nervoso autônomo deixam a medula espinal através das raízes ventrais dos 12 pares de nervos espinais torácicos e dos 2 primeiros lombares.

A seguir passam, através dos ramos comunicantes brancos, para o tronco simpático, desde o pescoço até a pelve. Dos neurônios dos gânglios simpáticos, as fibras pós-ganglionares são distribuídas em duas direções:

1) Parte das fibras volta para os nervos espinais, por meio dos ramos comunicantes cinzentos (fig. 18.13), a fim de serem distribuídas para os vasos e glândulas sudoríparas dos membros e parede do tronco;

2) Outros nervos passam para as vísceras (fig. 18.13). São os nervos viscerais, entre os quais os mais conhecidos são os nervos cardíacos, para o coração, e os esplâncnicos, para as vísceras abdominais. Esses nervos formam plexos complicados, dos quais emergem os ramos que passam às

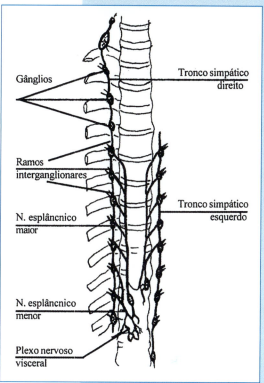

Fig. 18.12
Tronco simpático e nervos esplâncnicos.

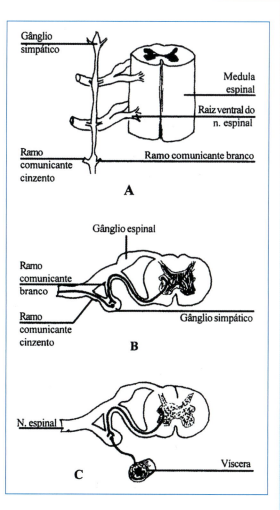

Fig. 18.13
Tronco simpático, ramos comunicantes e destino das fibras simpáticas pós-ganglionares.
A – Vista frontal; B – A fibra pós-ganglionar distribui-se com o nervo espinal; C – A fibra pós-ganglionar distribui-se para as vísceras, participando da formação de plexos viscerais.

vísceras. Por exemplo, os nervos cardíacos formam o plexo cardíaco, e os esplâncnicos formam o plexo celíaco.

> O fechamento da pupila, o peristaltismo gastrointestinal, a contração da bexiga na micção e a ereção são produzidos pelas fibras da parte parassimpática do SNA.

b) **Parte parassimpática do SNA**

Consiste de duas porções: uma craniana e outra pélvica (fig. 18.14). A porção craniana compreende os neurônios e as fibras pré-ganglionares viscerais que emergem do tronco encefálico através de nervos cranianos, dos quais o principal é o vago. A porção pélvica consiste dos neurônios e fibras pré-ganglionares que emergem da medula espinal através dos nervos sacrais espinais S2 a S4. As fibras da porção craniana inervam a cabeça, tórax e tubo digestivo, até a metade proximal do colo transverso. As da porção pélvica inervam as demais vísceras abdominais e as pélvicas.

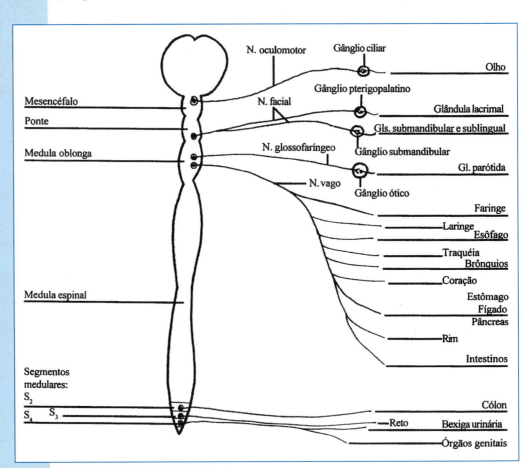

Fig. 18.14
Representação esquemática da parte parassimpática do sistema nervoso autônomo.

Os neurônios pré-ganglionares da porção craniana situam-se em núcleos anexos a nervos cranianos. Os da porção pélvica situam-se nas colunas anteriores da medula espinal. Os neurônios pós-ganglionares, diferentemente da parte simpática, situam-se, não em cadeias ganglionares, mas em gânglios isolados, localizados na cabeça ou na própria parede das vísceras. Na cabeça estão os gânglios ciliar (na órbita), perigopalatino, ótico e submandibular. No caso do tubo digestivo, os neurônios pós-ganglionares constituem os plexos de Meissner (ou submucoso) situado na submucosa e de Auerbach (mientérico), situado entre as camadas musculares da túnica muscular. Assim sendo, as fibras pós-ganglionares são muito curtas, pois os neurônios estão junto à víscera ou na parede da víscera.

Os neurônios pré-ganglionares de ambas as partes do SNA estão sob controle de neurônios situados em níveis mais altos, especialmente núcleos do hipotálamo.

Considerações funcionais sobre o SNA. Quase todas as vísceras são inervadas por ambas as partes do SNA, simpática e parassimpática. Mas, as glândulas sudoríparas, por exemplo, são inervadas somente pela porção simpática. As glândulas endócrinas também são inervadas somente por esta parte do sistema nervoso autônomo, mas, neste caso, as fibras simpáticas inervam apenas os vasos no interior das glândulas e não as células secretoras, já que estas têm seu controle regulado por hormônios.

Por outro lado, em algumas glândulas, como as lacrimais, por exemplo, o parênquima glandular é inervado apenas pela parte parassimpática, ao passo que a simpática inerva somente os vasos da glândula. Já no caso das glândulas salivares, a parte simpática, além dos vasos, inerva também o parênquima glandular, juntamente com a parassimpática.

As ações das duas partes do SNA, simpática e parassimpática, são antagônicas. Assim, a estimulação da parte simpática acelera os batimentos cardíacos, enquanto a estimulação do vago (parassimpática) diminui a frequência cardíaca. No intestino, a parte simpática diminui o peristaltismo, enquanto a parassimpática o aumenta. A estimulação da parte simpática produz efeitos semelhantes aos produzidos pela adrenalina, enquanto a estimulação da parassimpática produz efeitos similares aos da acetilcolina.

Fisiologicamente, podemos dizer que a parte parassimpática é protetora: promove a eliminação de sucos digestivos para a digestão, retarda a frequência cardíaca durante o repouso etc. A parte simpática está relacionada com os mecanismos de ataque e defesa, nas emergências. Libera hidratos de carbono do fígado, para serem usados pelos músculos e aumenta a frequência cardíaca. Entretanto, seria melhor considerar que ambas as partes se completam e trabalham em conjunto para que as vísceras possam desempenhar adequadamente suas funções, em cada momento.

RESUMO

Os nervos cranianos são nervos que emergem do encéfalo. São 12 pares, denominados por algarismos romanos e nomes: I. Olfatório, II. Óptico, III. Oculomotor, IV. Troclear, V. Trigêmeo, VI. Abducente, VII. Facial-intermédio, VIII. Vestibulococlear, IX. Glossofaríngeo, X. Vago, XI. Acessório e XII. Hipoglosso. O n. olfatório é constituído por vários filetes na mucosa nasal. O n. óptico é constituído por fibras de neurônios presentes na retina. O n. oculomotor inerva todos os músculos que movem o olho, com exceção dos músculos reto lateral, inervado pelo n. abducente e oblíquo superior, inervado pelo n. troclear. Todos estes nervos estão na órbita. O n. trigêmeo é assim denominado porque divide-se em três ramos: o ramo oftálmico, o mandibular e o maxilar. O n. oftálmico leva a sensibilidade de estruturas da órbita, inclusive do olho. O ramo mandibular tem fibras sensitivas para os dentes, língua e regiões da face e fibras motoras para os músculos da mastigação. O ramo maxilar tem fibras sensitivas para os dentes e face. O sétimo par, nervo facial-intermédio entra no meato acústico interno, passa pelo canal facial, no osso temporal e sai pelo forame mastóide. Dá origem a ramos para os músculos da face e tem também fibras sensitivas para a língua (gustação). Os músculos da face ficam paralisados, quando há lesão do nervo facial. O nervo vestibulococlear é formado pelos nervos vestibular e coclear. O n. vestibular tem fibras sensitivas provenientes da parte vestibular do labirinto membranoso da orelha interna, ou seja, dos canais semicirculares, do utrículo e sáculo. Leva informações sobre a posição da cabeça no espaço. A parte coclear do n. vestibulococlear possui fibras provenientes da cóclea. Leva informações auditivas. O n. glossofaríngeo tem fibras sensitivas para a faringe, língua (gustação) e fibras motoras para músculos da faringe e glândula parótida. O n. vago pertence ao sistema parassimpático, parte do sistema nervoso autônomo. Inerva, com fibras motoras, músculo liso e glândulas das vísceras e músculo cardíaco. Tem também fibras sensitivas para as vísceras torácicas e parte das abdominais. O n. acessório tem fibras motoras para os músculos trapézio e esternocleidomastóideo. Finalmente, o n. hipoglosso inerva os músculos intrínsecos da língua. A língua, portanto, é inervada por quatro nervos diferentes. O trigêmeo fornece inervação sensitiva geral (dor, tato, temperatura). Os nn. facial e glossofaríngeo são responsáveis pela inervação gustativa. O n. hipoglosso inerva os músculos da língua. O conjunto de neurônios e fibras nervosas que inervam as vísceras e o coração denomina-se sistema nervoso autônomo (SNA). Diferentemente da inervação dos músculos esqueléticos, a inervação dos tecidos das vísceras e músculo cardíaco, é feita por dois neurônios, em cadeia: um, situado dentro do SNC, pré-ganglionar e outro, pós-ganglionar, situado fora do SNC, em gânglios autônomos. O SNA é dividido em duas partes, parte simpática e parte parassimpática. Os neurônios pré-ganglionares da parte simpática situam-se na medula espinal. Os da parte parassimpática situam-se, em parte no tronco encefálico, anexos a núcleos de nervos cranianos e, em parte na medula espinal sacral. Os neurônios pós-ganglionares da parte simpática estão localizados em duas cadeias ganglionares, junto à coluna vertebral, denominadas troncos simpáticos. Ou então em gânglios situados na frente da coluna, denominados gânglios pré-vertebrais. Os neurônios pós-ganglionares da porção parassimpática estão localizados em gânglios isolados, na cabeça, ou em gânglios situados junto às vísceras ou na parede das vísceras. Entre as ações do simpático, destacam-se: abertura da pupila, aumento da frequência cardíaca, dilatação das artérias coronárias, ejaculação. Entre as ações do parassimpático, destacam-se: fechamento da pupila, aumento do peristaltismo gastrointestinal, contrações do músculo da bexiga na micção e ereção do pênis.

TESTE SEUS CONHECIMENTOS

Nervos cranianos

Assinale a alternativa correta

1- Um paciente com lesão do nervo facial terá dificuldade para:
   a. ouvir;
   b. sorrir;
   c. sentir o gosto;
   d. mover os olhos.

2- Um paciente tem perda de sensibilidade gustativa em uma parte da língua e ao exame não conseguia mover os músculos da expressão facial de metade da face. Este paciente teve lesão do nervo:
   a. facial;
   b. oculomotor;
   c. trigêmio;
   d. hipoglosso;
   e. óptico.

3- Ao exame de um paciente, notou-se que tinha perdido a sensibilidade dolorosa da metade direita da face. Este é um sintoma compatível com lesão do nervo:
   a. oculomotor;
   b. facial;
   c. trigêmeo;
   d. hipoglosso;
   e. glossofaríngeo.

4- Um paciente, ao exame clínico, foi solicitado a ficar em pé com os olhos fechados. Notou-se que quase perdeu o equilíbrio. Provavelmente tem lesão relacionada ao nervo:
   a. oculomotor;
   b. facial;
   c. trigêmeo;
   d. vestibulococlear;
   e. hipoglosso.

5- Qual dos seguintes não é um nervo craniano:
   a. vago;
   b. trigêmeo;
   c. braquial;
   d. facial;
   e. óptico.

Questões abertas

1 – O que são nervos cranianos?
2 – Quantos nervos cranianos existem? Quais seus nomes e números?
3 – Que tipos de fibras (motoras, sensitivas) possuem cada um dos seguintes nervos: olfatório, óptico, oculomotor, troclear, trigêmeo, abducente, facial-intermédio, vestibulococlear, glossofaríngeo, vago, acessório e hipoglosso.
4 – Cite as estruturas sensoriais e áreas da pele e/ou músculos e glândulas inervadas pelos pares de nervos cranianos I, II, III, IV, V, VI, VII, VIII, IX, X, XI e XII.
5 – Que sintomas ocorrem na lesão unilateral dos seguintes nervos: óptico, abducente, ramo mandibular do trigêmeo, facial, hipoglosso?
6 – Quais os nervos que suprem a língua? Que tipo de inervação fornecem?
7 – Quantos e quais são os nervos que suprem o olho e as estruturas da órbita?
8 – Que tipos de tecidos são inervados pelo sistema nervoso autônomo (SNA)?
9 – Quais as partes do SNA?
10 – Em que partes do sistema nervoso estão situados os neurônios pré-ganglionares da parte simpática do SNA? E da parte parassimpática?
11 – Em que locais estão situados os neurônios pós-ganglionares da parte simpática do SNA? E da parte parassimpática?
12 – Cite as ações principais do simpático nos órgãos.
13 – Cite as ações principais do parassimpático nos órgãos.

LIÇÃO 14

19

Órgãos dos Sentidos

OBJETIVOS DO CAPÍTULO

- Descrever os tipos básicos de receptores e dar exemplos de cada um
- Descrever os órgãos do olfato e do paladar
- Descrever a estrutura do bulbo do olho e as suas estruturas acessórias
- Citar os músculos que movem o olho e suas ações
- Descrever a vias óptica
- Citar as estruturas da orelha relacionadas com a audição e descrever suas localizações e funções
- Mostrar o percurso das ondas sonoras através da orelha até o sistema nervoso
- Explicar o órgão vestibular e a forma como mantem o equilíbrio
- Explicar resumidamente as vias auditivas e vestibulares

• ÓRGÃOS DOS SENTIDOS •

RECEPTORES

Todo organismo vivo deve ser capaz de receber informações do meio ambiente, reconhecer essas informações e integrá-las de maneira a poder relacionar-se com esse meio através de respostas adequadas. Os órgãos responsáveis por essa função são os órgãos dos sentidos. A captação dos estímulos provenientes do meio externo é feita através de estruturas denominadas exteroceptores, ou seja, receptores adequados para aqueles estímulos. Para simplificar, essas estruturas serão aqui denominadas simplesmente "receptores", uma vez que todos estarão envolvidos na exterocepção. Mas, o que são receptores? Compreende-se por receptores as terminações nervosas livres ou encapsuladas que, devidamente estimuladas, têm a capacidade de deflagrar impulsos aferentes ao sistema nervoso central. Embora a maioria dos exteroceptores esteja localizada na pele, alguns tipos são encontrados dentro de estruturas de morfologia complexa, que denominaremos órgãos sensoriais.

O meio externo fornece continuamente ao indivíduo uma coleção de informações: luz, ondas de choque no ar, temperatura, pressão atmosférica, e também estímulos nocivos que serão traduzidos pelo SNC como sensações dolorosas. Vamos iniciar nosso estudo pelos receptores que se distribuem na pele (fig. 19.1).

a. Os receptores para estímulos dolorosos são as terminações nervosas livres, que nada mais são do que ramificações terminais de axônios.
b. Os corpúsculos de Ruffini enviam ao SNC informações relativas ao calor, enquanto as informações de frio são veiculadas através das vias que se iniciam nos corpúsculos de Krause.
c. Os receptores de pressão são os corpúsculos de Vater-Pacini.
d. Outro tipo de receptores encontrados na pele são os do tato, que se constitui num dos cinco sentidos. Os receptores do tato são os corpúsculos de Meissner e as ramificações de axônios em torno dos folículos pilosos.

Todas as vias correspondentes aos estímulos acima mencionados, atingem, em seu final, a área somestésica do córtex cerebral localizada no giro pós-central.

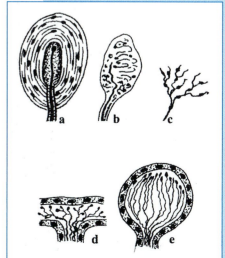

Fig. 19.1
Diferentes tipos de receptores cutâneos. a – Corpúsculos de Vater-Pacini; b – Corpúsculos de Meissner; c – Terminação nervosa livre; d – Corpúsculo de Ruffini; e – Corpúsculo de Krause.

ÓRGÃOS GUSTATÓRIO E OLFATÓRIO

A mucosa da cavidade nasal contém, em sua região mais cranial, receptores para estímulos químicos, possibilitando o envio, ao SNC, de impulsos que serão por ele interpretados como informações olfativas. Os filetes nervosos do nervo olfatório aí presentes captam os estímulos e, segundo se admite, os impulsos olfatórios chegam à porção anterior do úncus e do giro parahipocampal.

Os impulsos gustatórios se originam em quimiorreceptores denominados corpúsculos gustatórios, localizados na língua e na epiglote. Esses impulsos chegam à área gustatória do córtex cerebral, situada na parte inferior do giro pós-central. Vão através de fibras dos nervos facial e glossofaríngeo.

ÓRGÃO DA VISÃO. O OLHO

Camadas do olho. O olho é constituído por três camadas ou túnicas: uma túnica mais externa, fibrosa, branca e opaca, chamada esclera. Sua função é de proteção para o olho e de manutenção de sua forma. A parte anterior é modificada e clara, transparente, chamada córnea (fig. 19. 2). É uma das camadas a serem atravessada pela luz. A córnea tem uma certa curvatura, maior que da esclera e por isso faz certa protrusão para frente.

A túnica média do olho é vascular; é formada por três elementos: a coroide, a íris e o corpo ciliar. A coróide é formada por vasos e pigmento; próximo à córnea ela forma um anel, o corpo ciliar, constituído especialmente por músculo liso. Mais anteriormente forma-se a íris constituída por músculo liso e pigmentos que dão cor ao olho. A íris possui um orifício no centro, a pupila, por onde entra a luz no olho.

A íris, que apresenta a cor característica dos olhos da pessoa (azul, verde, castanho) regula a entrada de luz no olho através da variação no diâmetro da pupila. O corpo ciliar, que fica situado atrás da íris, de natureza muscular, participa do processo de acomodação visual alterando as curvaturas do cristalino; este está ancorado ao corpo ciliar através de minúsculos tendões e também se constitui num meio dióptrico do olho. A musculatura da íris e a do corpo ciliar são chamadas, em conjunto, musculatura intrínseca do bulho ocular, por situarem-se no interior do mesmo. Expansões musculares anteriores do corpo ciliar para a íris são importantes no mecanismo de abertura e fechamento da pupila.

A camada mais interna do olho é a retina. Esta é uma camada constituída por células nervosas, contendo receptores para a luz. Eles contêm substâncias fotorreceptoras, os chamados fotopigmentos. Fibras nervosas saem destes receptores, fazem sinapses com várias camadas de neurônios dentro da retina e finalmente saem fibras que formam o nervo óptico, as quais vão

---

A córnea, quando lesada, pode ser substituída, cirurgicamente. Para tanto, é necessário que ela seja retirada o mais breve possível, após a morte do doador. O cristalino pode ser substituído por uma lente de material sintético, quando apresenta "catarata".

terminar, após sinapses, no córtex cerebral, área visual situada no lobo occipital, junto ao sulco calcarino. É aqui que são percebidas as imagens. O local de saída das fibras do nervo óptico é chamado ponto cego porque aqui não existem fotorreceptores.

Os receptores da retina são células nervosas diferenciadas para a função de transformar estímulos luminosos em impulsos nervosos. Há dois tipos de receptores na retina: os cones e os bastonetes.

Os cones se agrupam na região mais central da retina (fóvea e mácula lútea) e recebem os raios luminosos provenientes do ponto focalizado pelo olho, possibilitando a nitidez de imagem e a discriminação de cores.

Os bastonetes se distribuem nas regiões mais periféricas da retina e permitem uma visão pouco nítida, sem discriminação precisa de cores. No entanto, para sua despolarização requerem apenas uma quantidade muito reduzida de luz, possibilitando a visão em ambientes muito escuros, em que não há luminosidade suficiente para despolarizar os cones. Pelo exposto percebe-se que a visão no escuro não será tão eficiente quanto aquela em ambientes mais iluminados, além de ser apenas uma visão periférica.

Os vasos sanguíneos que chegam para nutrir a retina entram pelo ponto cego. Através de um exame chamado fundo de olho, pode-se examinar estes vasos e a retina utilizando um aparelho, o oftalmoscópio. Ao lado do ponto cego, está uma área amarelada, a *mácula*, que contém uma pequena depressão, a *fóvea central*, que contém somente cones. Neste local é que se pode distinguir detalhes dos objetos. Ao enxergar um objeto de forma nítida é que a sua imagem se formou na fóvea.

Cristalino. Câmaras anterior e posterior (fig. 19.2). A *lente* ou *cristalino* situa-se atrás da pupila. É uma lente convexa que possui certa elasticidade. Ela muda de forma e assim ajuda a colocar as imagens exatamente na retina. A lente fica em posição suspensa por ligamentos que se fixam no corpo ciliar. A lente separa a cavidade do olho em duas câmaras: a *anterior* e a *posterior*. A anterior possui um líquido claro, o *humor aquoso*, produzido por células do corpo ciliar. A câmara posterior contém uma substância gelatinosa chamada *corpo vítreo*, constituída por uma rede de fibras colágenas e proteínas de cadeias longas.

Assim, o raio luminoso, antes de chegar à retina, deve atravessar várias estruturas, que são, na seguinte ordem: córnea, humor aquoso, lente e corpo vítreo. A física ensina que em cada interface haverá uma pequena difração do raio luminoso. Portanto, a luz sofrerá diversos pequenos desvios de sua trajetória original antes de atingir a retina, e o eixo óptico não coincidirá com o eixo sagital do bulbo ocular. A fóvea não está situada sobre o eixo sagital do bulbo ocular e sim sobre o eixo óptico. Desta forma,

> A retina pode sofrer, por trauma ou espontaneamente, descolamento da camada média, onde está ancorada. Neste caso, é necessário cirurgia.

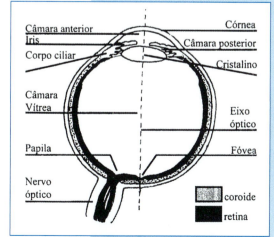

Fig. 19.2
Corte horizontal, esquemático do olho.

os raios luminosos focalizados na retina pelo cristalino incidirão na fóvea, cuja importância já foi analisada anteriormente.

Meios atravessados pela luz. Todos os meios oculares atravessados pela luz são importantes para o perfeito funcionamento do olho: a córnea, o humor aquoso, corpo vítreo e a lente. A lente, ao mudar de forma, focaliza as imagens na fóvea central da retina.

Pálpebras e conjuntiva. Glândula lacrimal. Músculos extrínsecos. Várias estruturas externas ao olho contribuem para sua função: pálpebras, conjuntiva, aparelho lacrimal e músculos extrínsecos do olho.

As *pálpebras* são estruturas cobertas de pele que podem fechar o olho e assim impedir a entrada de excesso de luz e de objetos externos. Ela também reduz a evaporação de líquido da superfície do olho. (fig. 19.3). O olho se mantém úmido pelo piscar das pálpebras, que ocorre automaticamente e repetidamente, espalhando assim a lágrima na superfície do olho.

A *conjuntiva* reveste internamente a superfície das pálpebras e do olho. É uma camada fina de células epiteliais que produzem mucina, substância que lubrifica a superfície do olho e das pálpebras para que o movimento seja mais suave. Evita também o excesso de evaporação de líquido da superfície do olho.

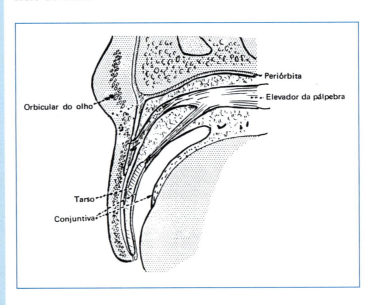

Fig. 19.3
Corte sagital da pálpebra superior.

A *glândula lacrimal* situa-se na parte lateral superior da órbita. Ela secreta lágrimas na superfície da conjuntiva (fig. 19.4). Sua função é manter úmida a córnea e a conjuntiva. Isto ocorre no ato de piscar, quando então a lágrima se espalha. Parte da lágrima produzida evapora, mas se há excesso, pode fluir através de um canal que liga a superfície da conjuntiva com o meato nasal inferior, na cavidade nasal (canal nasolacrimal).

Os problemas relacionados com o foco podem ser devidos a problemas na lente que não consegue mudar sua forma adequadamente, ou na córnea por defeitos na sua curvatura (astigmatismo), ou por alterações no tamanho do olho: mais curto (hipermetropia) ou mais longo (miopia).

Nos processos inflamatórios da conjuntiva, infecciosos ou não, ela fica vermelha, pela congestão vascular. É a conjuntivite.

• ÓRGÃOS DOS SENTIDOS •

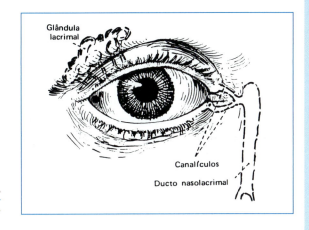

Fig. 19.4
O aparelho lacrimal.

Na paralisia do n. facial, a pessoa não pode fechar o olho. Com isto, a lágrima não umedece a córnea, que pode secar e ser lesada. Neste caso, é importante o uso de colírios especiais, continuamente e até uso de tampão no olho.

Os movimentos do olho são produzidos por uma série de *músculos esqueléticos* pequenos que se originam nas partes ósseas da órbita e se inserem na esclera (*mm. extrínsecos do olho*). Estes músculos são controlados voluntariamente por fibras nervosas que entram na órbita e constituem três nervos cranianos. Os músculos, além de movimentarem o olho, também impedem sua protrusão. Há seis músculos extrínsecos para cada bulbo ocular (fig. 19.5):

- m. reto superior: movimenta o bulbo ocular para cima.
- m. reto inferior: movimenta o bulbo ocular para baixo.
- m. reto medial: movimenta o bulbo ocular na direção do nariz
- m. reto lateral: movimenta o bulbo ocular para o lado
- m. oblíquo superior: faz a rotação do pólo superior do bulbo ocular em direção ao nariz.
- m. oblíquo inferior: faz a rotação do pólo inferior do bulbo ocular em direção ao nariz.

O estrabismo é uma condição em que um músculo do olho é mais fraco. Então o músculo antagonista predomina e desvia o olho. As causas são várias.

Com exceção do m. oblíquo superior e do oblíquo inferior, os mm. retos nascem todos de um tendão comum, o anel tendíneo comum, situado no fundo da órbita e preso ao osso esfenóide.
Existem ainda dentro da órbita várias membranas denominadas fáscias da órbita. As fáscias da órbita são a periórbita que reveste internamente os ossos da órbita e que é o periósteo e as fáscias que envolvem cada músculo da órbita e a face posterior do bulbo.

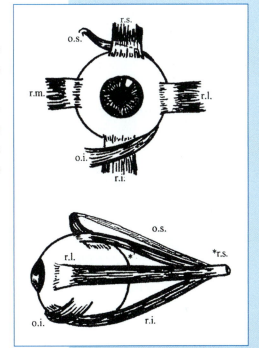

Fig. 19.5
Músculos extrínsecos do olho. Acima, vista anterior. Abaixo, vista lateral. r.s. = m. reto superior; r.i. = m. reto inferior; r.m. = m. reto medial; r.l. = m. reto lateral; o.s. = m. oblíquo superior; o.i. = m. oblíquo inferior.

VIA ÓPTICA

Para que os impulsos deflagrados pelos cones e bastonetes possam atingir o SNC, é necessária uma via nervosa que os veicule. Essa via é denominada via óptica. A via começa em neurônios especiais da retina, os receptores, que são os cones e bastonetes. Outros neurônios da retina recebem os impulsos originados nestes receptores, e seus axônios convergem para uma região da retina denominada papila (também conhecida como ponto cego, pois nesse local não existem receptores). A reunião desses axônios origina o nervo óptico, primeiro elemento da via óptica. Podemos, pois, dizer que o n. óptico liga a retina ao cérebro. Ele tem cerca de 5 cm de comprimento.

Os nervos ópticos direito e esquerdo se reúnem ao nível do hipotálamo, formando o quiasma óptico, onde os axônios provenientes das metades mediais das retinas cruzam o plano mediano, enquanto os provenientes das metades laterais continuam seu trajeto homolateral.

Após o quiasma óptico, as fibras rearranjadas formam os tratos ópticos direito e esquerdo, os quais se dirigem aos seus correspondentes corpos geniculados laterais, que são formações talâmicas. Nos corpos geniculados laterais, aquelas fibras estabelecem sinapses com neurônios cujos axônios se dirigem homolateralmente para o córtex visual, situado nas margens do sulco calcarino. Aqui os impulsos tornam-se conscientes.

ÓRGÃO VESTIBULOCOCLEAR

O órgão vestibulococlear possibilita a captação de estímulos sonoros, além de acelerações a que a cabeça está sujeita. Daqui em diante, iremos nos referir ao órgão vestibulococlear sob a designação de orelha, que substitui a antiga denominação "ouvido". A orelha deve ser, inicialmente, dividida em orelha externa, orelha média e orelha interna, com propósitos didáticos (fig. 19.6).

Estas três partes compreendem cavidades no osso, denominadas labirinto ósseo e tubos membranosos denominados labirinto membranáceo.

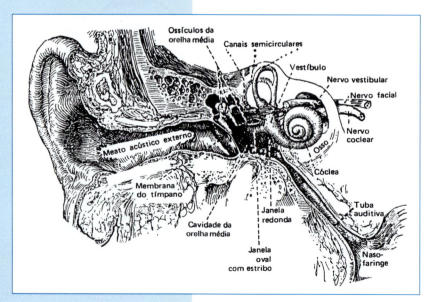

Fig. 19.6
Esquema mostrando as partes da orelha (labirinto ósseo).

A **orelha externa** compreende a orelha e o meato acústico externo, que é o conduto através do qual as ondas sonoras, captadas e direcionadas pelo pavilhão, serão conduzidas até a membrana timpânica. A membrana timpânica estabelece o limite entre a orelha externa e a orelha média.

A **orelha média** se constitui numa cavidade situada no interior do osso temporal. Essa cavidade recebe o nome de cavidade timpânica, e se comunica com a nasofaringe através da tuba auditiva. Essa comunicação é importante, pois possibilita o equilíbrio de pressões em ambos os lados da membrana timpânica, fundamental quando se altera a pressão ambiente (por exemplo, quando vamos para a praia ou para as montanhas).

No interior da cavidade timpânica encontramos três pequenos ossos (fig. 5.5) que se articulam formando uma cadeia: os ossículos da audição. O primeiro deles é o martelo, que se prende à membrana timpânica e se articula ao segundo, denominado bigorna. Este se articula ao terceiro ossículo da cadeia, denominado estribo. O estribo se articula, também, num orifício situado na parede medial da cavidade timpânica: a janela oval, que comunica a orelha média com a orelha interna.

A orelha interna está localizada no interior da porção petrosa do osso temporal. Constitui-se de duas porções com funções distintas: a porção coclear e a porção vestibular.

a) **Porção coclear da orelha interna**

Na porção coclear da orelha interna encontramos sua estrutura fundamental, a cóclea. A cóclea tem a forma de uma casca de caracol e apresenta-se dividida como se fosse um tubo duplo espiralizado, que mantém uma comunicação entre suas duas partes no topo da espiral. Ao penetrarmos na cóclea pela janela oval, tomaremos a espiral em trajeto ascendente, percorrendo a rampa vestibular. Ao chegarmos ao ápice da cóclea, passaremos a descrever trajetória inversa, descendo pela rampa timpânica, que chega novamente à parede medial da cavidade timpânica, onde existe uma pequena abertura denominada janela redonda, obstruída por uma membrana chamada membrana timpânica secundária. Dentro das rampas vestibular e timpânica encontramos um líquido denominado perilinfa.

> A mucosa do meato acústico externo tem glândulas que produzem o cerúmen, para reter partículas do meio externo. Quando se acumula no meato, a pessoa vai perdendo a audição.

> Como a orelha média está em contato com a cavidade nasal pela tuba auditiva, é comum infecções da cavidade nasal passarem, por esta via, para a orelha média, produzindo otites.

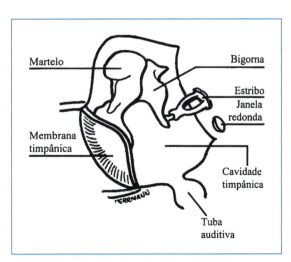

Fig. 19.7
Ossículos da audição.

A divisão da cóclea não é total, sendo que dentro dela, completando a divisão, encontramos um tubo membranoso denominado ducto coclear, que está em contato com ambas as rampas descritas (Fig. 19.8). No interior do ducto coclear encontramos também um líquido, a endolinfa, e um conjunto de células nervosas modificadas que se constituem em receptores, formando o denominado órgão espiral. O ducto coclear faz parte do labirinto membranáceo (parte coclear).

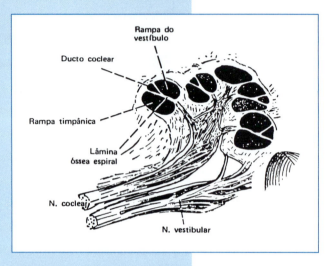

Fig. 19.8
Corte longitudinal da cóclea.
Visão geral.

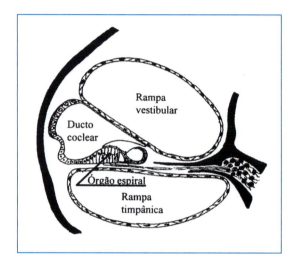

Fig. 19.9
Visão ampliada dos ductos da cóclea. Notar, à direita, corpos celulares dos neurônios bipolares do gânglio espiral.

Mecanismo da audição. As ondas sonoras, que nada mais são do que vibrações do ar, ao atingirem a membrana timpânica produzem seu deslocamento. Este, por sua vez, faz com que toda a cadeia de ossículos da orelha média se mova; o estribo, ao se movimentar na janela oval, produz ondas de pressão na perilinfa da rampa vestibular. Como o ducto coclear é de natureza membranosa, a pressão da perilinfa produz uma compressão em sua parede que fica em contato com a rampa vestibular. A pressão se transmite, então, à endolinfa e, através do deslocamento de estruturas internas do ducto coclear, culmina com a despolarização dos receptores do órgão espiral. A onda de pressão na perilinfa é absorvida, ao chegar à janela redonda, pelo deslocamento da membrana timpânica secundária.

b) **Porção vestibular da orelha interna**

A porção vestibular da orelha interna não participa do processo auditivo, sendo porém sensível às acelerações a que a cabeça está sujeita, informando o SNC sobre a posição da cabeça no espaço e, dessa forma, participando dos processos de equilíbrio postural do indivíduo.

A porção vestibular da orelha interna também se constitui de espaços ósseos de forma e disposição peculiares, que são denominados, conjuntamente, labirinto ósseo. Esses espaços são os canais semicirculares (em número de três), o utrículo e o sáculo, que se comunicam entre si e apresentam, em seu interior, formações de natureza membranosa, com o mesmo formato dos espaços ósseos, preenchidas de endolinfa. Existe também, entre os espaços ósseos e as estruturas membranosas, a perilinfa, que aqui atua como elemento de proteção contra atritos entre o labirinto ósseo e as formações membranosas. Estas formações fazem parte do labirinto membranáceo (fig. 19.10).

Dentro do labirinto membranáceo encontramos grupamentos de células nervosas diferenciadas que atuam como receptores, sensíveis às correntes induzidas na endolinfa pelas forças de aceleração (incluindo a força gravitacional).

Existe uma comunicação entre as porções coclear e vestibular da orelha interna, de forma que a endolinfa e a perilinfa são comuns a ambas.

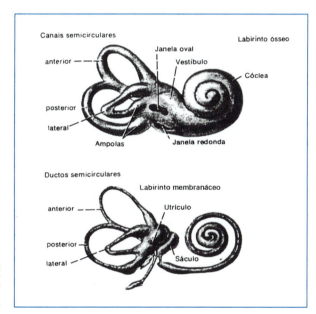

Fig. 19.10
Labirintos ósseo (acima) e membranáceo (abaixo).

Processos inflamatórios do labirinto (labirintites) podem dar sintomas relacionados a tonturas e desequilíbrio.

Via auditiva. A via auditiva nervosa se origina nas células ciliadas do órgão espiral, de onde os impulsos nervosos se dirigem ao SNC através do ramo coclear do nervo vestibulococlear (VIII par craniano). Suas fibras têm os corpos celulares situados no gânglio espiral, alojado na parte central da cóclea. Prosseguindo em seu trajeto, já no SNC, ocorrem sinapses nos colículos caudais homo e heterolateral e nos corpos geniculados mediais, de onde partem as fibras que se dirigem até o córtex auditivo, localizado no lobo temporal.

Vias vestibulares. As vias vestibulares têm origem nos receptores situados nas ampolas dos ductos semicirculares, no utrículo e no sáculo, atingindo o SNC através do ramo vestibular do nervo vestibulococlear. Ocorrem sinapses com neurônios dos núcleos vestibulares no tronco encefálico, cujas fibras se dirigem para o córtex do cerebelo e para uma área ainda indeterminada do córtex cerebral.

RESUMO

O SNC está a todo instante informado do que se passa no meio externo e nos tecidos do corpo, graças aos denominados receptores, estruturas especializadas em captar estímulos relativos aos mais diversos tipos de sensibilidades. Os receptores estão em contato com fibras nervosas aferentes que levam as informações até os centros nervosos. Um dos órgãos mais ricos em receptores, é a pele. Aí existem corpúsculos especializados em diversos tipos de sensibilidades: dor, tato, temperatura, pressão. Outros órgãos como a língua, mucosa da cavidade nasal, olho e orelha contêm receptores altamente especializados em sensibilidades específicas, como o gosto, olfato, visão e audição. O olho é responsável pela captação de estímulos luminosos. Ele é constituído por três camadas: a esclera, a coroide e a retina, de fora para dentro. Anteriormente, a esclera se modifica na córnea. A esclera é uma camada fibrosa, protetora. A coróide é vascular. Anteriormente se modifica no corpo ciliar e na íris. Esta deixa uma abertura para a entrada da luz, a pupila. A retina é a camada nervosa, contendo neurônios que captam os estímulos luminosos. No interior do olho, encontra-se a lente ou cristalino que, juntamente com a íris, separa três cavidades distintas: uma anterior e outra posterior, chamadas respectivamente de câmera anterior e câmara posterior, e a câmara vítrea, situada atrás do cristalino. As câmaras anterior e posterior contêm o humor aquoso, e a câmara vítrea contém o corpo vítreo. A córnea, o humor aquoso, o cristalino e o corpo vítreo são os meios atravessados pela luz, para atingir a retina. A retina contém várias camadas de células, incluindo os receptores, denominados cones e bastonetes. Os impulsos aí captados são levados pelas fibras do n. óptico até o SNC, atingindo o córtex visual, no lobo occipital. Para auxiliar o olho em suas funções, existem estruturas anexas que são as pálpebras, a conjuntiva, as glândulas lacrimais e seus ductos e os músculos extrínsecos do olho, que produzem seus movimentos. Outro órgão sensorial importante é o órgão vestibulococlear. Este encontra-se encravado no osso temporal, porção petrosa, e consta de três partes: a orelha externa, a orelha média e a orelha interna. A orelha externa compreende a orelha e o meato acústico externo. A membrana timpânica separa a orelha externa da média. A orelha média é uma cavidade, a cavidade timpânica, onde se encontram os três ossículos: martelo, bigorna e estribo. O estribo se apóia na janela oval. A orelha interna consta de um labirinto ósseo e um membranoso, os quais têm a mesma forma geral. A parte coclear do labirinto, é representada pela cóclea. Esta é um tubo espiralizado. O tubo membranoso é dividido em três condutos: as rampas timpânica e vestibular e o ducto coclear. Neste encontra-se um líquido, a endolinfa, e um conjunto de células especiais, o órgão espiral. As vibrações sonoras são captadas pela endolinfa, que estimula o órgão espiral, que deflagra os impulsos nervosos auditivos, que serão levados por fibras do nervo coclear para o tronco encefálico. A parte vestibular do órgão vestibulococlear é representada pelos três canais semicirculares, pelo utrículo e pelo sáculo. Estes ductos contêm grupos de células especiais que detectam mudanças de posição da cabeça, tanto em movimentos angulares, como flexão e extensão, quanto movimentos lineares, como deslocamentos ao andar, por exemplo. Os impulsos nervosos são levados pelas fibras do nervo vestibular para o tronco encefálico, de onde são retransmitidos para várias partes do SNC. Estão envolvidos no controle do equilíbrio e nas posturas.

TESTE SEUS CONHECIMENTOS

Órgãos dos sentidos

Assinale a alternativa correta nas questões 1 e 2.

1- Sobre os sentidos do olfato e do gosto:
   a. existem receptores do olfato para estímulos químicos na mucosa da cavidade nasal;
   b. fibras do nervo olfatório captam os estímulos e enviam ao sistema nervoso central;
   c. os impulsos do gosto tem origem em corpúsculos gustativos na língua e vão ao cerebelo pelo nervo facial;
   d. estão corretas "a" e "b".

2- O olho é constituído por três camadas:
   a. a esclera é fibrosa e a mais externa;
   b. a córnea é a sua parte anterior sendo transparente;
   c. a camada média é vascular e é representada pela coroide, íris e corpo ciliar;
   d. a parte mais interna é a retina constituída por células nervosas sensíveis à luz;
   e. todas estão corretas.

3- Em relação ao sistema visual, assinale a alternativa errada:
   a. a glândula lacrimal secreta lágrimas na superfície da conjuntiva;
   b. entre os músculos que movem o olho temos: reto lateral e oblíquo inferior;
   c. os nervos ópticos levam os impulsos visuais para o córtex cerebral situado no lobo temporal do cérebro.

4- Assinale a alternativa errada:
   a. a orelha é dividida em orelha interna, média e externa;
   b. na orelha média estão 3 pequenos ossos;
   c. a orelha interna compreende a porção vestibular relacionada com a audição e a porção coclear relacionada com o equilíbrio.

Questões abertas

1 – O que são receptores? Como se classificam?
2 – Quais os principais tipos de receptores da pele? Que sensibilidades captam?
3 – Quais as camadas do olho?
4 – O que são: corpo ciliar, íris, pupila e córnea?
5 – O que é o cristalino?
6 – Que estruturas devem ser atravessadas pelos raios luminosos para atingirem a retina?
7 – O que são: fóvea e papila?
8 – Quais as câmaras existentes no espaço interno do olho? O que contém cada uma?
9 – Quais as estruturas anexas ou acessórias do olho?
10 – Qual a estrutura da pálpebra?
11 – Quais os elementos componentes do aparelho lacrimal?
12 – Quais os músculos extrínsecos do olho? Quais suas origens, inserções e ações?
13 – Descreva sucintamente a via óptica.
14 – Como é dividida a orelha?
15 – O que é membrana do tímpano? Onde se localiza?
16 – Quais as partes da orelha externa?
17 – O que é a orelha média e o que contém?
18 – O que são: labirinto ósseo e labirinto membranoso? Em que osso se encontram?
19 – Explique como estão dispostos os ductos da cóclea.
20 – Em que ducto se encontra o órgão espiral?
21 – Explique sucintamente o mecanismo da audição.
22 – Quais os componentes do órgão vestibular?
23 – Onde se localizam os receptores vestibulares?
24 – Que informação é veiculada pelo órgão vestibular? Qual sua importância?

LIÇÃO 15

20

Sistema Circulatório: Coração

OBJETIVOS DO CAPÍTULO

- Descrever as funções do sistema circulatório
- Descrever a localização do coração em relação aos órgãos da caixa torácica e as membranas serosas associadas
- Descrever as camadas do coração e suas funções
- Descrever as câmaras do coração e suas valvas
- Explicar com um esquema o fluxo do sangue no coração e explicar o que são as circulações pulmonar e sistêmica
- Localizar e citar os componentes do sistema de condução do impulso cardíaco e mostrar o trajeto dos impulsos

• Sistema Circulatório: Coração •

O sistema circulatório compreende o sistema vascular sanguíneo e o sistema vascular linfático. No primeiro circula o sangue e no segundo, a linfa. No final, a linfa cai no sangue.

SISTEMA VASCULAR SANGUÍNEO

O sistema vascular sanguíneo tem como função levar a todos os órgãos e tecidos do corpo o sangue, contendo nutrientes, hormônios e oxigênio, necessários à sua manutenção, e recolher os produtos de eliminação resultantes do metabolismo celular. Compreende o coração e os vasos sanguíneos. Os vasos sanguíneos são as artérias e as veias. O sangue chega aos tecidos pelas artérias. Nos tecidos, as artérias desembocam em vasos muito delgados, os capilares, que permitem as trocas metabólicas entre o sangue e as células do tecido. O sangue volta então para o coração pelas veias que saem dos órgãos.

CORAÇÃO

É um órgão muscular oco, situado na parte média da cavidade torácica, entre os pulmões, acima do diafragma, adiante da coluna vertebral (entre a quarta e oitava vértebras torácicas). É envolvido por uma membrana denominada pericárdio. O peso médio do coração do homem é de 328g e, na mulher, de 244g. O coração é mantido em posição pela continuidade dos vasos que nele se iniciam e terminam e pelo pericárdio e suas inserções no diafragma, no esterno e na coluna vertebral.

a) **Anatomia externa e interna do coração**

O coração tem a forma de uma pirâmide triangular, de base superior, e apresenta três faces: anterior ou esternocostal, posterior ou diafragmática e esquerda ou pulmonar. Sua base está dirigida para trás, para cima e à direita, e seu ápice aponta para a frente, para baixo e à esquerda (figs. 20.1, 20.2).

A espessura da parede do coração varia conforme suas cavidades. As paredes dos átrios são delgadas e as dos ventrículos são mais espessas, formadas por tecido muscular cardíaco (denominado genericamente, miocárdio).

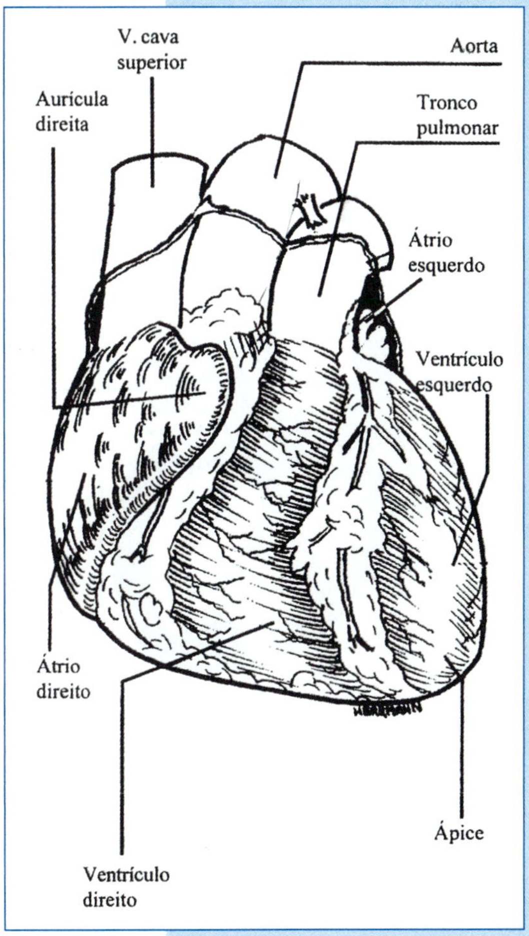

Fig. 20.1
Coração. Vista anterior.

As doenças cardiovasculares estão entre as doenças mais importantes que afetam o ser humano.

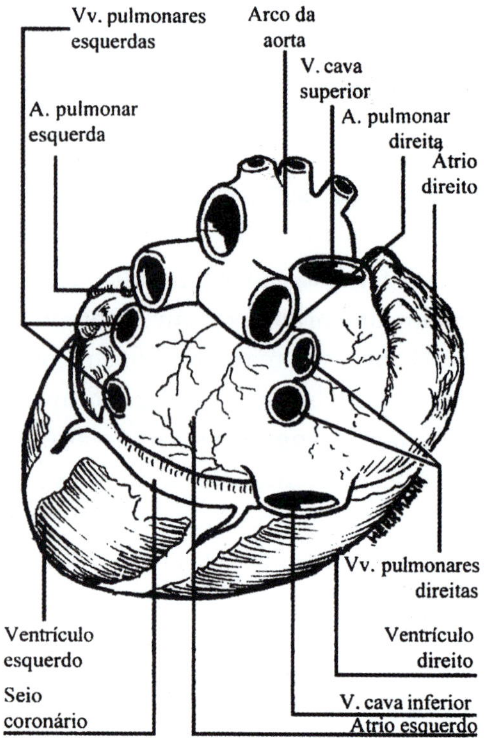

Fig. 20.2
Coração. Vista posterior.

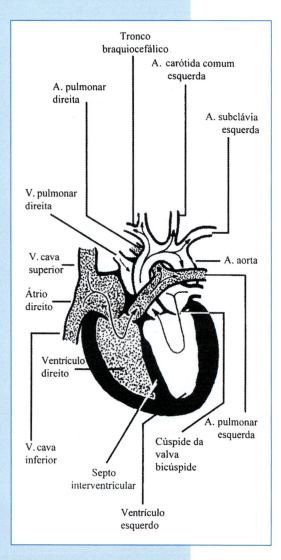

O coração apresenta quatro cavidades: dois átrios e dois ventrículos. Um septo, denominado interatrial, separa os dois átrios, enquanto um outro septo, denominado interventricular, separa os ventrículos, dividindo o coração em duas metades, direita e esquerda, que não se comunicam entre si. Os átrios funcionam como reservatórios de sangue e os ventrículos como bombas que propulsionam o sangue em direção às artérias (fig. 20.3).

Podemos considerar um hemicoração direito (átrio e ventrículo direitos) e um hemicoração esquerdo (átrio e ventrículo esquerdos), também denominados, respectivamente, coração venoso e coração arterial.

Na face externa do coração existe um sulco, denominado sulco coronário, que o circunda entre os ventrículos e os átrios. Nesse sulco estão alojadas artérias e veias próprias do coração. O septo interventricular é marcado externamente por

Fig. 20.3
Representação esquemática das cavidades cardíacas e dos grandes vasos a elas relacionados. As setas indicam o sentido da corrente sanguínea.

dois sulcos, o sulco interventricular anterior e o sulco interventricular posterior.

O átrio direito, situado acima do ventrículo direito, consiste em duas porções: uma cavidade principal, o átrio propriamente dito, e uma expansão cavitária, denominada aurícula direita. A superfície interna do átrio direito apresenta relevos de natureza muscular, os músculos pectinados ou pectíneos (fig. 20.4). A cavidade principal do átrio direito apresenta, na parede dorsal, a desembocadura das veias cavas superior e inferior, e, mais abaixo, a abertura do seio coronário, uma veia calibrosa que recolhe o sangue drenado das paredes do coração.

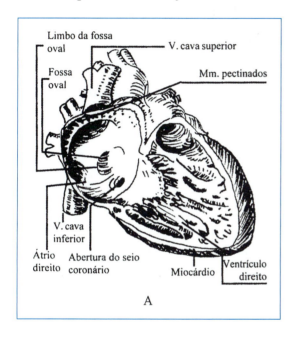

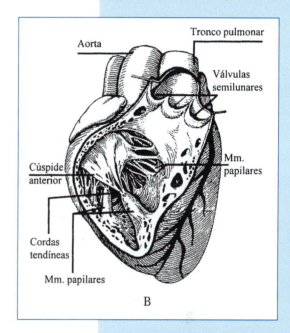

Fig. 20.4
Átrio e ventrículo direitos, abertos (A). Ventrículo direito, aberto, mostrando o aparelho valvular (B).

O seio coronário desemboca entre a veia cava inferior e o óstio atrioventricular direito. As aberturas da veia cava inferior e seio coronário são providas de válvulas. Desembocam ainda, na cavidade atrial, as denominadas veias cardíacas mínimas, que são pequenas veias que também drenam as paredes do coração.

A parede do septo interatrial apresenta uma depressão, a fossa oval, limitada por uma saliência, o limbo da fossa oval. A fossa oval é importante na vida fetal, pois representa o local onde existia o forame oval, de comunicação entre os átrios. Em cerca de 20% dos corações de adultos, a parte superior da fossa oval e o limbo da fossa oval estão separados pelo forame oval, que é a persistência do forame oval fetal. O átrio direito comunica-se com o ventrículo direito através de um orifício, o óstio atrioventricular direito.

O átrio esquerdo é menor que o direito e forma, com este, a base do coração. Consiste de uma cavidade principal e uma aurícula de estrutura semelhante à aurícula direita. Sua face interna não apresenta relevos. No átrio esquerdo desembocam as quatro veias pulmonares, duas direitas e duas esquerdas, provenientes dos pulmões.

Em cortes do coração, é fácil identificar o ventrículo esquerdo, pois sua parede é bem mais espessa que a do ventrículo direito.

> **Valva é o conjunto de cúspides ou de válvulas. Assim, por exemplo, temos a valva atrioventricular esquerda, que é o conjunto de duas cúspides ou válvulas.**
>
> **Cúspide é um termo consagrado. Entretanto, a nomenclatura oficial chama as cúspides de válvulas.**
>
> **Algumas doenças afetam as cúspides das valvas atrioventriculares, alterando sua forma. Em alguns casos ocorre dificuldade para a passagem do sangue dos átrios para os ventrículos. Em outros, ocorre refluxo de sangue para os átrios.**

O átrio esquerdo comunica-se com o ventrículo esquerdo através do óstio atrioventricular esquerdo.

O ventrículo direito é uma cavidade de parede muscular pouco espessa, cerca de três vezes mais delgada que a do esquerdo. A cavidade ventricular direita é, por outro lado, mais ampla que a esquerda. A superfície interna da parede do ventrículo direito não é lisa, mas apresenta numerosas projeções denominadas trabéculas cárneas.

Circundando o óstio atrioventricular direito, encontra-se um anel de tecido conjuntivo fibroso, no qual se insere a valva atrioventricular direita, constituída por três cúspides: anterior, posterior e septal. Esta valva é também conhecida como valva tricúspide. O anel fibroso faz parte de um conjunto de estruturas situadas entre os átrios e os ventrículos, denominado esqueleto fibroso do coração, que dá fixação às células musculares e cúspides. A base da valva é presa no anel fibroso, e suas cúspides (membranas delgadas de tecido fibroso) projetam-se para o interior do ventrículo, dando inserção, nas suas bordas livres, às cordas tendíneas que são os tendões dos músculos papilares do ventrículo. Estes são projeções do miocárdio ventricular (figs.20.4, 20.5).

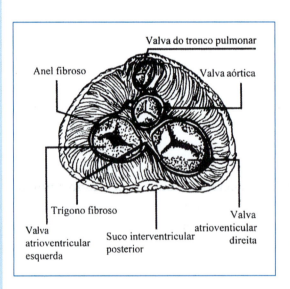

Fig. 20.5
Esqueleto fibroso do coração e valvas cardíacas. Vista superior.

O óstio do tronco pulmonar é uma abertura circular situada próximo ao septo interventricular e dá vazão ao sangue que sai do ventrículo direito para a artéria denominada tronco pulmonar, em direção aos pulmões. Possui uma valva, a valva pulmonar, que consiste em três membranas delicadas, chamadas válvulas semilunares (anterior, direita e esquerda) (fig. 20.4).

O ventrículo esquerdo apresenta duas aberturas: o óstio atrioventricular esquerdo e o óstio aórtico. O óstio atrioventricular esquerdo é pouco menor que o direito e é também circundado por um anel fibroso. Aqui existe também uma valva, a valva bicúspide ou mitral. Ela ancora-se no anel por sua base, estendendo-se para o interior do ventrículo na forma de duas cúspides, anterior e posterior. As cordas tendíneas são mais espessas que as da valva tricúspide.

O óstio aórtico é uma abertura circular, onde se inicia a artéria aorta. Esta abertura é provida de uma valva constituída por três válvulas semilunares, semelhantes às do tronco pulmonar, porém maiores e mais espessas. São denominadas: direita, esquerda e posterior. Entre cada válvula e a parede da aorta, forma-se uma bolsa dilatada denominada seio aórtico. Da parede da aorta, na altura dos seios direito e esquerdo, têm origem, respectivamente, as artérias coronárias direita e esquerda, que nutrem o músculo cardíaco.

A função das valvas atrioventriculares, direita e esquerda, pulmonar e aórtica é evitar o refluxo do sangue para a câmara que ele acaba de deixar.

A parede do coração apresenta três camadas: o endocárdio, o miocárdio e o epicárdio. A totalidade das câmaras cardíacas está revestida pelo endocárdio. Esta membrana é delgada e lisa, e consiste em um endotélio que se apóia sobre tecido conjuntivo. O miocárdio ou camada muscular do coração é a parte mais importante e mais desenvolvida da parede do coração. É constituída por fibras musculares cardíacas. Sua disposição é complexa e relacionada com as exigências funcionais do órgão. Nos ventrículos, há uma camada superficial de fibras musculares, em espiral, e outra circular, mais profunda. A camada espiral faz com que o coração sofra uma torção durante a sístole ventricular. A musculatura dos átrios é menos desenvolvida que a dos ventrículos, pois eles têm que desenvolver força menor para bombear o sangue.

A capacidade de adaptação do m. cardíaco é enorme: o coração do canário bate cerca de 1000 vezes por minuto, o do elefante, bate 25 vezes por minuto e o do homem, cerca de 80 vezes por minuto.

Podemos dizer que as células musculares dos átrios e aurículas têm também função endócrina, ou seja, funcionam como uma glândula produtora de hormônio. É que elas produzem uma substância denominada fator natriurético atrial (FNA) que é lançada no sangue e atua no rim, aumentando a perda de sódio e água, tendo pois uma ação hipotensora.

A camada mais externa da parede cardíaca é a camada mais interna (epicárdio) de uma membrana que envolve o coração, o pericárdio seroso.

b) **Sistema condutor do coração**

No coração existe, além do tecido muscular de trabalho, um tecido muscular diferenciado, especializado para iniciar e conduzir os impulsos responsáveis pela contração rítmica, em sequência ordenada dos átrios e dos ventrículos. Ao conjunto de fibras especializadas com esse objetivo, dá-se o nome de sistema condutor do coração (fig. 20.6), atualmente denominado de complexo estimulante do coração.

> As células musculares que constituem o miocárdio, são também denominadas fibras musculares de trabalho, para diferenciar das células musculares do tecido de condução.

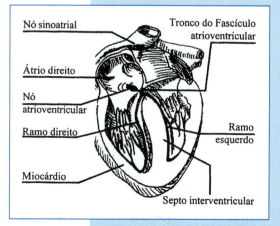

Fig. 20.6
Sistema condutor do coração.

O nó sinoatrial é uma pequena massa de células cardíacas especializadas, suprida por nervos do sistema nervoso autônomo. Está localizado na parede direita da veia cava superior. Os impulsos para a contração têm origem nesse nó. Daí o nó sinoatrial ser considerado o marcapasso do coração. Do nó sinoatrial, o impulso é conduzido ao outro aglomerado de células especiais, o nó atrioventricular, por feixes musculares especiais. O nó atrioventricular também consiste de tecido especializado e encontra-se na porção inferior do septo interatrial, continuando-se com um feixe de células especiais, o fascículo atrioventricular (feixe de Hiss).

O tronco do fascículo atrioventricular alcança, em seguida, o septo interventricular, acompanhando a margem superior do septo muscular. Divide-se, a seguir, em ramos direito e esquerdo, os quais caminham sob o endocárdio de ambos os lados do septo interventricular, emitindo numerosos ramos subendocárdicos, delgados, para seus ventrículos correspondentes, formando uma rede no miocárdio, entre as células musculares de trabalho, denominada rede de Purkinje ou ramos subendocárdicos.

A despolarização gerada nas células do nó sinoatrial (espécie de impulsos elétricos) propaga-se pela parede dos átrios, produzindo sua contração. O sangue é então bombeado para os ventrículos. Os impulsos passam para o nó atrioventricular, depois para o feixe e seus ramos. Finalmente atinge a rede de Purkinje, fazendo com que haja a contração dos ventrículos. O sangue é então bombeado para a artéria aorta e para o tronco pulmonar. Isto ocorre cerca de 80 vezes por minuto, na espécie humana. Os músculos papilares são os primeiros a se contraírem estirando as cordas tendíneas, aproximando as bordas das cúspides, favorecendo o seu fechamento. Portanto, o coração tem seu próprio sistema de estimulação, senso independente do sistema nervoso. Este pode apenas modificar a frequência de batimentos e a força de contração e portanto, o volume ejetado, por minuto. A parte simpática do sistema nervoso autônomo aumenta a frequência cardíaca e a força do batimento. A parte parassimpática diminui a frequência e a força do batimento cardíaco. As fibras nervosas atuam no nó sinoatrial, através de sinapses com suas células.

> Alterações nos tecidos do sistema condutor do coração levam às chamadas arritmias cardíacas. Nestes casos, as contrações cardíacas estão alteradas no ritmo.

c) **Artérias e veias do coração**

Artérias do coração. A nutrição do coração é feita pelas artérias coronárias direita e esquerda. Nascem da aorta e irrigam todo o coração (figs. 20.7, 20.8). A artéria coronária direita irriga a maior parte do coração direito e grande parte do ventrículo esquerdo. A artéria coronária esquerda irriga a

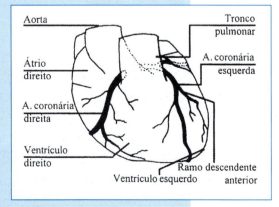

Fig. 20.7
Artérias coronárias. Vista anterior do coração.

porção ventral do ventrículo esquerdo, a metade inferior do septo interventricular e a parede anterior do ventrículo direito. As artérias coronárias anastomosam-se entre si na superfície e na profundidade do miocárdio.

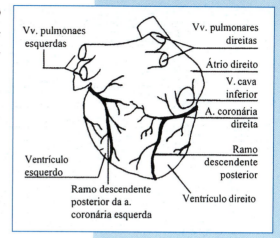

Fig. 20.8
Artérias coronárias, em vista posterior do coração.

Veias do coração. Seio coronário. O seio coronário é um conduto venoso situado na parte posterior do sulco atrioventricular. Recebe, entre outras, as seguintes tributárias: veia cardíaca magna, proveniente do sulco interventricular anterior, e a veia cardíaca média ou veia interventricular posterior (figs. 20.9, 20.10). O seio coronário recebe destas veias, o sangue utilizado pelo miocárdio e desemboca no átrio direito.

Obstrução de uma artéria coronária ou de um de seus ramos, por placa de ateroma ou trombose, leva ao chamado infarto do miocárdio: o músculo cardíaco fica sem nutrição e degenera.

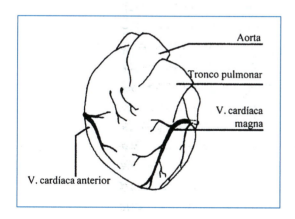

Fig. 20.9
Coração, veias cardíacas e seio coronário. Vista anterior do coração.

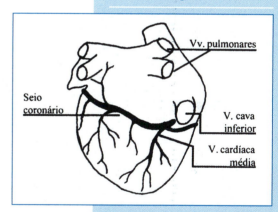

Fig. 20.10
Coração e veias cardíacas. Vista posterior.

PERICÁRDIO

É um saco fibrosseroso que envolve o coração e o início dos grandes vasos: artéria aorta, tronco pulmonar, veias cavas e veias pulmonares (fig. 20.11). O pericárdio compreende duas partes: o pericárdio fibroso, e o pericárdio seroso. O pericárdio fibroso é uma membrana resistente. Ela une-se firmemente ao diafragma, à coluna vertebral e ao esterno, e adere aos gran-

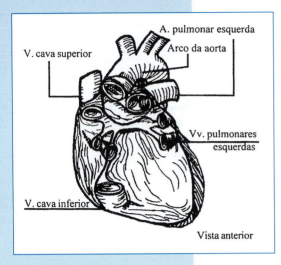

Fig. 20.11
Vista interna do pericárdio fibroso e grandes vasos da base do coração.

des vasos da base do coração. O pericárdio fibroso é constituído por feixes colágenos entrecruzados com uma rede elástica, situada mais profundamente.

O pericárdio seroso compõe-se de duas lâminas delgadas: a lâmina visceral, que reveste externamente o coração e é também denominada epicárdio, e uma externa ou lâmina parietal do pericárdio seroso, que forra a face interna do pericárdio fibroso. As lâminas visceral e parietal do pericárdio seroso encontram-se separadas por um espaço denominado cavidade pericárdica, a qual contém um líquido lubrificante, o líquido pericárdico, que reduz o atrito entre ambas, permitindo a livre movimentação do coração no interior do saco pericárdico. As duas lâminas do pericárdio seroso são contínuas em uma região chamada reflexão do pericárdio.

RESUMO

O sistema circulatório é formado pelos sistemas vasculares sanguíneo e linfático. No sistema vascular sanguíneo circula o sangue e no linfático encontra-se a linfa. O sistema vascular sanguíneo compreende o coração e os vasos sanguíneos. O coração é um órgão muscular oco, que tem a função de impulsionar o sangue. Ele está situado na cavidade torácica, entre os dois pulmões. Apresenta a forma de um cone truncado, com uma base e um ápice. O coração tem quatro cavidades: dois átrios, um direito e um esquerdo e dois ventrículos, direito e esquerdo. Os átrios são separados pelo septo interatrial e os ventrículos pelo septo interventricular. Os átrios contêm dois apêndices, as aurículas direita e esquerda. Internamente, o átrio direito apresenta relevos musculares, os músculos pectinados ou pectíneos. O átrio direito recebe as veias cavas superior e inferior e o seio coronário. O átrio direito comunica-se com o ventrículo direito pelo forame denominado óstio atrioventricular direito. Neste local, encontra-se um conjunto de três membranas fibrosas, a valva atrioventricular direita ou tricúspide. O átrio esquerdo recebe as quatro veias pulmonares. Ele comunica-se com o ventrículo esquerdo pelo óstio atrioventricular esquerdo, onde se encontram duas cúspides ou membranas fibrosas denominadas em conjunto, valva bicúspide ou mitral. O ventrículo direito apresenta na sua parede, internamente, relevos denominados trabéculas cárneas. Outras projeções musculares são denominadas músculos papilares, os quais têm, em suas extremidades, as cordas tendíneas. Estas, por sua vez, prendem-se nas cúspides. Do ventrículo direito sai o tronco pulmonar, artéria que leva o sangue para ser oxigenado nos pulmões. O tronco pulmonar apresenta no seu início, três válvulas fibrosas, denominadas válvulas semilunares, que impedem o retorno do sangue ao ventrículo direito. O ventrículo esquerdo tem a parede mais espessa que o direito. No seu interior existem também trabéculas cárneas e músculos papilares. Desse ventrículo sai a artéria aorta, levando o sangue para os órgãos. O músculo cardíaco é também denominado miocárdio. Internamente, ele é revestido por uma delgada camada denominada endocárdio. Externamente, encontra-se o epicárdio. O músculo cardíaco está inserido em um sistema de anéis fibrosos, denominado esqueleto fibroso do coração. O coração tem um sistema próprio de estimulação elétrica para as contrações. É o chamado sistema condutor do impulso cardíaco. Ele é formado pelos nós sinoatrial e atrioventricular e pelo feixe atrioventricular e seus ramos, direito e esquerdo e pela rede de Purkinje. A despolarização tem início no nó sinoatrial, passa para o atrioventricular, feixe e ramos e rede de Purkinje. Assim, as células musculares dos átrios e ventrículos são estimuladas e ocorrem as contrações dos átrios e dos ventrículos, em sequência rítmica, com frequência de cerca de 80 vezes por minuto na espécie humana. O coração independe do SNA para funcionar. As fibras simpáticas apenas aumentam a frequência cardíaca e a força de contração e as parassimpáticas têm efeito inverso. O coração é nutrido pelas denominadas artérias coronárias direita e esquerda e seus ramos. O sangue utilizado pelo miocárdio vai para o átrio direito pelo seio coronário, após receber as veias cardíacas. O coração encontra-se envolvido por um saco formado por uma membrana fibrosa e uma dupla serosa. A membrana fibrosa é o pericárdio fibroso. A serosa tem uma camada interna, presa ao miocárdio, a lâmina visceral do pericárdio seroso e uma camada externa, a lâmina externa do pericárdio seroso, presa ao pericárdio fibroso.

TESTE SEUS CONHECIMENTOS

Sistema circulatório

Assinale a alternativa correta

1- As veias que drenam o miocárdio são:
   a. veias coronárias;
   b. cardíacas;
   c. carótidas;
   d. todas estão corretas.

2- O feixe atrioventricular de condução do impulso cardíaco:
   a. dá origem aos ramos direito e esquerdo;
   b. sai do nó atrioventricular;
   c. dá origem aos ramos subendocárdicos;
   d. todas estão corretas.

3- O chamado marca passo do coração é o:
   a. nó atrioventricular;
   b. nó sinoatrial;
   c. ramo direito;
   d. ramo esquerdo.

4- Os músculos que impedem a eversão das válvulas cardíacas na sístole ventricular são os músculos:
   a. pectíneos;
   b. papilares;
   c. intrínsecos;
   d. atriais.

5- A artéria coronária transporta sangue:
   a. pobre em gás carbônico;
   b. rico em oxigênio;
   c. pobre em oxigênio e gás carbônico;
   d. rico em oxigênio e gás carbônico.

6- O primeiro som cardíaco (tum) é determinado pelo:
   a. fechamento das valvas atrioventriculares direita e esquerda;
   b. somente pela valva direita;
   c. somente pela valva esquerda;
   d. fechamento das valvas aórtica e pulmonares.

7- O vaso sanguíneo que sai do ventrículo esquerdo é:
   a. veia cardíaca;
   b. artéria aorta;
   c. artéria pulmonar;
   d. veia cava;
   e. nenhuma das anteriores.

8- Os vasos sanguíneos que chegam ao átrio esquerdo trazendo sangue oxigenado são:
   a. veias pulmonares;
   b. artéria coronárias;
   c. veias cavas;
   d. artérias pulmonares.

9- Durante o ciclo cardíaco:
   a. os dois átrios se contraem ao mesmo tempo;
   b. o ventrículo esquerdo se contrai antes do direito;
   c. o ventrículo direito se contrai antes do esquerdo;
   d. os átrios se contraem ao mesmo tempo que os ventrículos.

10- As artérias que fornecem oxigênio para os tecidos dos pulmões são:
   a. pulmonares;
   b. brônquicas;
   c. aorta;
   d. coronárias.

11- O sangue é impedido de voltar aos ventrículos após a sua contração pelas valvas:
   a. atrioventriculares;
   b. aórtica;
   c. pulmonar;
   d. da veia cava;
   e. estão corretas b e c.

Questões abertas

1 – Como se divide o sistema circulatório?
2 – Quais os componentes do sistema vascular sanguíneo?
3 – Em que local se situa o coração?
4 – Quais as partes do coração?
5 – Quantas são e quais são as cavidades cardíacas?
6 – Descreva a anatomia interna dos átrios.
7 – Que vasos chegam aos átrios?
8 – Descreva a anatomia interna dos ventrículos.
9 – Que vasos saem dos ventrículos?
10 – O que é uma valva cardíaca?
11 – O que é uma válvula cardíaca?
12 – O que são cúspides?
13 – Como se denominam e onde se localizam as valvas cardíacas?
14 – O que são músculos papilares? Qual sua função?
15 – O que são cordas tendíneas? Qual sua função?
16 – O que são trabéculas cárneas? Onde se localizam?
17 – O que é esqueleto fibroso do coração? Qual sua função?
18 – O que é sistema de condução do coração? Quais seus componentes?
19 – Onde têm origem os impulsos cardíacos? Que partes do sistema percorrem e em que sequência?
20 – Que artérias nutrem o miocárdio? Quais seus ramos principais?
21 – Quais as veias do coração? Que é o seio coronário? Onde desemboca?
22 – Qual a função das fibras do SNA do coração?

21

Vasos Sanguíneos: Artérias

OBJETIVOS DO CAPÍTULO
- Descrever a estrutura e a função das artérias, capilares e veias
- Citar os ramos arteriais da parte ascendente e do arco da aorta
- Descrever o trajeto das artérias que irrigam a cabeça, o pescoço e o membro superior
- Descrever as principais artérias que nutrem a parede do tórax, os órgãos abdominais e o membro inferior

GENERALIDADES

As artérias são vasos sanguíneos que levam o sangue do coração para os órgãos. Cada órgão recebe uma ou mais artérias. Ao entrar no órgão, a artéria se ramifica intensamente, e seus ramos mais delgados, as arteríolas desembocam em vasos muito pequenos, os capilares sanguíneos. É nos capilares que ocorrem as trocas metabólicas entre o sangue e as células do órgão.

As artérias que levam o sangue para os órgãos são ramos das duas artérias que saem do coração, a artéria aorta e o tronco pulmonar. O tronco pulmonar sai do ventrículo direito e leva o sangue para os pulmões, através de seus dois ramos, as artérias pulmonares direita e esquerda. Cada uma penetra nos pulmões e se ramifica até o nível capilar. É importante ficar claro que as artérias pulmonares não têm a função de nutrir o tecido pulmonar, mas de levar o sangue para ser oxigenado nos pulmões. Os tecidos dos pulmões são nutridos por ramos da artéria aorta, as artérias brônquicas direita e esquerda.

A artéria aorta sai do ventrículo esquerdo e distribui através de seus numerosos ramos, o sangue para todos os órgãos (fig. 21.1).

As artérias geralmente caminham com as veias e nervos e formam os chamados feixes vásculo-nervosos.

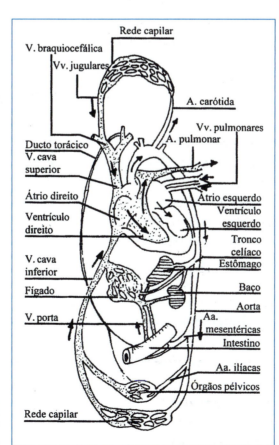

Fig. 21.1
Representação esquemática do sistema vascular sanguíneo.

> Anastomoses são comunicações que existem entre as artérias. São importantes em casos de obstruções dos troncos principais, pois pode-se estabelecer uma circulação colateral.

Em seus trajetos, as artérias comunicam-se amplamente entre si. Estas comunicações recebem o nome de anastomoses, as quais adquirem maior importância nos casos de obstrução de um ramo arterial, pois isso possibilita que o sangue atinja os tecidos por vias colaterais, constituindo o que se denomina de circulação colateral.

As artérias geralmente recebem nomes de acordo com o órgão que irrigam (artéria renal, hepática) ou de acordo com o osso a que está próxima (artéria tibial, femoral). Algumas artérias não seguem este critério (artéria aorta, carótida).

As artérias podem ser classificadas, de acordo com seu calibre, em artérias grandes ou elásticas, como por exemplo, a aorta e seus ramos iniciais, artérias de médio calibre ou musculares, como a femoral, a braquial e artérias pequenas ou arteríolas. Estas não recebem nomes.

As paredes arteriais são constituídas essencialmente de três camadas, denominadas túnicas: interna ou íntima, média e externa ou adventícia. Estas três túnicas encontram-se em todas as artérias, porém sofrem modificações de acordo com o tipo de artéria (fig. 21.2).

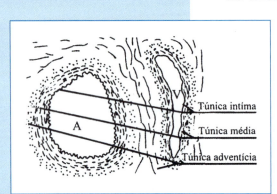

Fig. 21.2
Diagrama de um corte transversal de uma artéria (A) e de uma veia (V) de médio calibre.

A túnica interna, também denominada íntima é formada por endotélio e uma camada de tecido conjuntivo subendotelial. A túnica média das artérias de grande calibre constitui-se de fibras elásticas (artérias aorta e pulmonares, por exemplo). Nas artérias de médio calibre (artérias mesentéricas, braquial e femoral, por exemplo) predominam as fibras musculares lisas, entre as quais encontram-se delgadas fibras colágenas e elásticas.

As artérias são inervadas por fibras do sistema nervoso autônomo, simpáticas. A estimulção destas fibras geralmente produz contração das fibras musculares lisas da parede arterial e vasoconstrição, com redução do aporte sanguíneo para o órgão correspondente. A irrigação da parede das artérias é feita em parte pelo sangue que corre no seu interior e, em parte por delgados ramos que penetram pela adventícia da artéria, denominados vasos dos vasos (vasa vasorum). As artérias podem ser vistas no indivíduo vivo, através de radiografias especiais com injeção de contraste, denominadas arteriografias.

ARTÉRIAS DO SISTEMA AÓRTICO

O sistema aórtico é constituído pela artéria aorta e seus ramos.

a) **Artéria aorta**
A artéria aorta é a artéria mais calibrosa do corpo. Ao sair do ventrículo esquerdo, toma direção ascendente, situada atrás do tronco pulmonar (fig.

Os capilares são vasos de parede muito delgada, que apresentam apenas o endotélio, permitindo as trocas metabólicas entre o sangue e os tecidos.

21.3). A seguir, volta-se para a esquerda e para trás, e desce junto à parede posterior do tórax e abdome. Estende-se desde a 4ª vértebra torácica até a 5ª vértebra lombar, onde se divide nas artérias ilíacas comuns direita e esquerda (fig. 21.3). Para facilidade de descrição, podemos dividir a a aorta em três partes: aorta ascendente, arco da aorta e aorta descendente. Esta última ainda compreende uma parte torácica e uma parte abdominal.

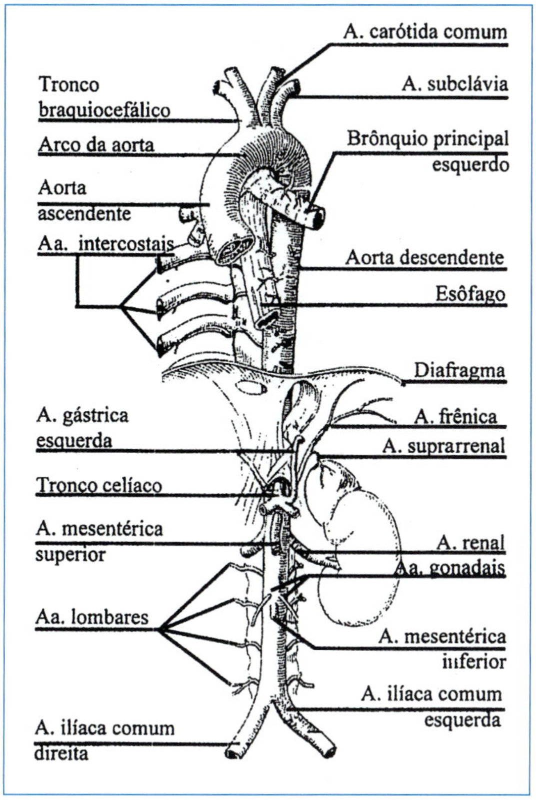

Algumas relações destas partes são importantes. Abaixo do arco da aorta encontra-se o pedículo do pulmão esquerdo (fig. 21.3). A aorta descendente situa-se atrás do esôfago e à esquerda da v. cava inferior. No tórax, o ducto torácico (um ducto linfático) atravessa da direita para a esquerda, atrás da aorta descendente.

Os principais ramos da artéria aorta (figs. 21.3, 21.4) são:

A. Ramos da porção ascendente
   a. coronária direita
   a. coronária esquerda
B. Ramos do arco da aorta
   – tronco bráquiocefálico que dá os ramos:
     • subclávia direita
     • carótida comum direita
   – carótida comum esquerda
   – subclávia esquerda
C. Ramos da porção descendente
   1. No tórax
   – aa. intercostais
   – aa. brônquicas
   2. No abdome
     – tronco celíaco, que dá os ramos:
     a) a. hepática comum
        a. hepática própria
          ramo direito

Fig. 21.3
Artéria aorta: partes e ramos principais.

- cística

ramo esquerdo
- a. gástrica direita
- gastroduodenal
-- gastromental direita
-- pancreaticoduodenal superior anterior

b) a. gástrica esquerda

c) a. lienal (ou esplênica)
  a. gastromental esquerda
  a. mesentérica superior
  a. pancreaticoduodenal inferior
  aa. jejunais e ileais
  a. ileocólica
  a. cólica direita
  a. cólica média
– aa. renais (direita e esquerda)
– aa. suprarrenais (dir. e esq.)
– testicular ou ovárica direita (gonadal)
– testicular ou ovárica esquerda (gonadal)
– a. mesentérica inferior
  a. cólica esquerda
  a. retal superior

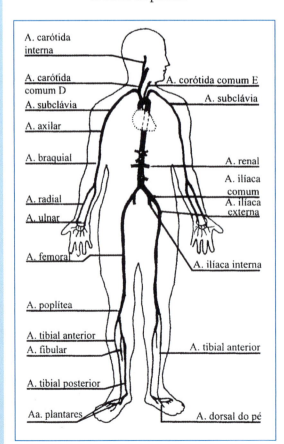

Fig. 21. 4
Esquema geral das artérias do sistema aórtico.

A aterosclerose é a doença mais comum das artérias. É a formação de placas de gordura, os ateromas, na túnica íntima, que vai obstruindo a luz das artérias.

– aa. ilíacas comuns (direita e esquerda)
aa. ilíacas internas (direita e esquerda)
aa. ilíacas externas (direita e esquerda)

b) **Artérias da cabeça e pescoço**

As principais artérias da cabeça e pescoço são as artérias carótidas comuns direita e esquerda (fig. 21.5). A artéria carótida comum direita começa na bifurcação do tronco braquiocefálico e a esquerda origina-se do arco da a. aorta. Na altura da borda superior da cartilagem tiróide, as duas carótidas comuns, de cada lado, dividem-se em dois ramos: carótida interna e carótida externa.

A a. carótida externa supre as estruturas externas ao crânio, a face e a maior parte das estruturas do pescoço. Começa em frente à borda superior da cartilagem tiróide. Em seu trajeto, emite os seguintes ramos: a. tiróidea superior, que irriga a tiróide; a. lingual, que supre a irrigação da língua; a. facial, que irriga a face; a. occipital, que se destina à pele e aos músculos dessa região; a. faríngea, destinada à irrigação da faringe; a. temporal superficial, responsável pela irrigação dessa região; e a. maxilar, destinada à maxila, mandíbula e à dura-máter. Todas essas artérias emitem ramos que fornecem irrigação para todas as regiões citadas.

A artéria carótida interna foi descrita no capítulo de sistema nervoso central.

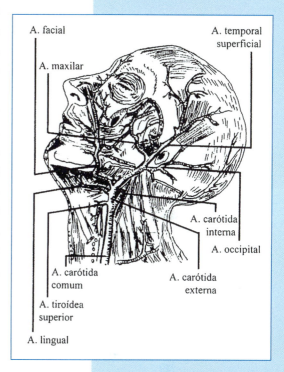

Fig. 21.5
Artéria carótida externa e seus principais ramos.

c) **Artérias do membro superior** (fig. 21.6)

A irrigação do membro superior vem da artéria subclávia. A artéria subclávia, na axila, passa a se chamar axilar. No braço, a axilar continua-se, com o nome de artéria braquial, a qual, por intermédio de seus ramos, irriga todo o braço. Na altura do cotovelo ela se divide em dois ramos: radial e ulnar, responsáveis pela irrigação do antebraço e mão.

A artéria ulnar é o ramo medial da artéria braquial e estende-se até a mão, onde, juntamente com a a. radial, forma o arco palmar superficial. A artéria ulnar emite vários ramos: recorrente ulnar, a. interóssea comum, carpal palmar, carpal dorsal e ramo palmar profundo, que completa o arco palmar profundo. Do arco palmar superficial originam-se as artérias digitais palmares comuns, que se bifurcam em aa. digitais palmares próprias. As artérias digitais correm nas faces mediais e laterais dos dedos.

A artéria radial é o ramo lateral da divisão da a. braquial. Forma na mão, com um ramo da a. ulnar, o arco palmar profundo. São ramos da a. radial: recorrente radial, ramos musculares, ramos carpal palmar e carpal dorsal; ramo palmar superficial, que completa o arco palmar superficial e artéria principal do polegar. Da rede carpal dorsal originam-se as artérias

> A artéria braquial é utilizada para tirar a pressão arterial, no braço. A artéria radial, no pulso, é utilizada para medir as pulsações e a frequência cardíaca.

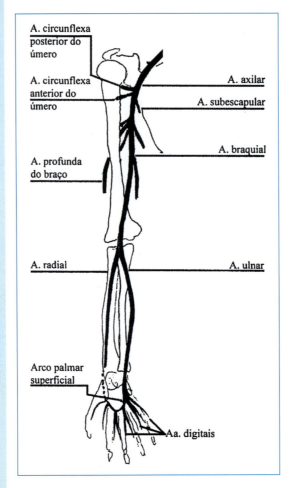

Fig. 21.6
Artérias do membro superior.

metacarpais dorsais e, destas, as aa. digitais dorsais. Do arco palmar profundo originam-se as aa. metacarpais palmares. Estas artérias são responsáveis pela irrigação do antebraço e mão.

d) **Artérias do tórax e do abdome**

No tórax a a. aorta emite ramos viscerais e parietais. Os ramos viscerais destinam-se a órgãos da cavidade torácica e são os seguintes: pericárdicos, aa. bronquiais ou brônquicas e ramos mediastinais. Os ramos parietais destinam-se às paredes da cavidade torácica, ou seja, dois ou três ramos para o diafragma e nove pares de artérias intercostais posteriores, subcostais e frênicas.

No **abdome** os ramos da a. aorta podem ser divididos em dois grupos: parietal e visceral. As artérias do grupo visceral, serão descritas nos respectivos sistemas. Das artérias parietais, as aa. frênicas e lombares são pares. As artérias frênicas originam-se da a. aorta, logo abaixo do hiato aórtico do diafragma, e irrigam o diafragma.

Na pelve, a aorta se divide nas ilíacas comuns direita e esquerda. As aa. ilíacas comuns dão as ilíacas externas e as ilíacas internas. Estas fornecem ramos que nutrem os órgãos pélvicos e a região glútea (fig. 21.7).

> Uma das doenças da artéria aorta, é a formação de uma dilatação denominada aneurisma. É mais frequente na aorta abdominal. Quando atinge certo diâmetro, torna-se potencialmente grave.

• Vasos Sangüíneos: Artérias •

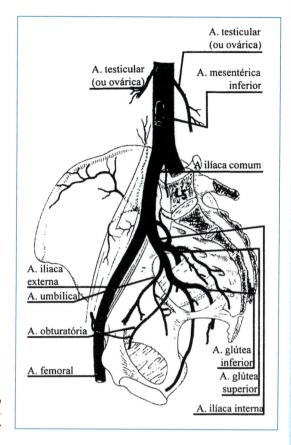

Fig 21.7
Artérias ilíacas e seus ramos.

e) **Artérias do membro inferior**

A artéria ilíaca externa (fig. 21.8), logo que ultrapassa o ligamento inguinal e entra na coxa, denomina-se a. femoral. Esta é a artéria mais importante do membro inferior. O ramo mais importante da a. femoral é a a. femoral profunda, cujos ramos destinam-se à irrigação dos músculos da coxa. Esta artéria emite também ramos que formam arcos em torno do colo do fêmur dos quais partem artérias que nutrem a cabeça desse osso. A artéria femoral atravessa o canal dos adutores na coxa e passa para a fossa poplítea.

A artéria femoral continua na artéria poplítea, situa-

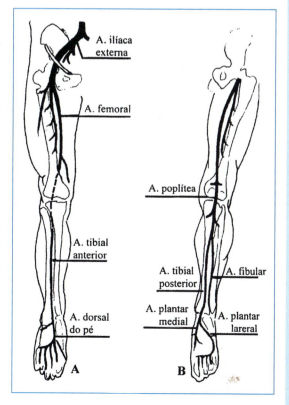

Trombose é a obstrução de uma artéria por um trombo, um coágulo sanguíneo. A trombose leva à morte do tecido dependente da artéria.

Fig. 21.8
Artérias do membro inferior.
A – Vista anterior; B – Vista posterior.

da na região do mesmo nome, atrás do joelho. Esta artéria emite ramos para a articulação do joelho e divide-se em dois ramos: a. tibial anterior e a. tibial posterior. A a. tibial anterior passa para a face anterior da perna irrigando seus elementos. Alcança o dorso do pé, onde toma a denominação de a. dorsal do pé, irrigando esta região (fig. 21.8).

A a. tibial posterior é a continuação direta da a. poplítea. Percorre a parte posterior da perna irrigando-a; contorna o maléolo medial e alcança a planta do pé, onde se divide em aa. plantares medial e lateral.

As artérias plantares constituem o arco plantar e dão origem às aa. metatarsais plantares. Destas nascem as digitais plantares comuns, que dão origem às aa. digitais próprias.

RESUMO

Artérias são vasos sanguíneos que saem do coração, levando o sangue para os órgãos. As artérias são órgãos dos mais importantes, pois delas depende a boa irrigação dos órgãos, e, portanto, seu perfeito funcionamento. Do ventrículo direito, sai o tronco pulmonar, que se divide nas artérias pulmonares e levam o sangue para ser oxigenado nos pulmões. Todas as artérias que nutrem os órgãos têm origem na artéria aorta, a mais calibrosa de todas as artérias. Ao atingirem os órgãos, os ramos da aorta penetram e ramificam-se muitas vezes até ao nível de capilares. As artérias são constituídas por três camadas, que são, de fora para dentro, a túnica adventícia, a túnica média e a túnica íntima. As artérias são classificadas em artérias de grande calibre, ou elásticas, de médio calibre ou musculares e artérias de pequeno calibre ou arteríolas. A artéria aorta sai do ventrículo esquerdo e curva-se para a esquerda. Depois desce no tórax e abdome, onde termina bifurcando-se nas artérias ilíacas comuns direita e esquerda. A artéria aorta é dividida em parte ascendente, arco, e parte descendente. Esta ainda compreende uma parte torácica e uma parte abdominal. A aorta em seu trajeto fornece numerosos ramos, que vão irrigar os órgãos. Os ramos da artéria aorta recebem nomes próprios, geralmente de acordo com o órgão irrigado ou o osso próximo. Os ramos de cada parte da aorta dirigem-se para órgãos ou regiões específicas. Temos assim, artérias para o coração, para a cabeça e pescoço, artérias do tórax e abdome e artérias dos membros.

TESTE SEUS CONHECIMENTOS

Vasos sanguíneos: artérias

Assinale a alternativa correta

1- As duas artérias que fornecem ramos para formar o círculo arterial do cérebro são:
   a. carótida interna e vertebral;
   b. somente carótidas direita e esquerda;
   c. somente vertebrais direita e esquerda;
   d. basilares direita e esquerda.

2- A artéria braquial é continuação da artéria
   a. axilar;
   b. subclavicular;
   c. infraclavicular;
   d. coronária;
   e. carótida externa.

3- A artéria palpável no dorso do pé que é continuação da artéria tibial anterior é a:
   a. anterior do pé;
   b. posterior do pé;
   c. dorsal do pé;
   d. plantar do pé.

4- Duas artérias que podem ser palpadas no indivíduo vivo são:
   a. carótida externa;
   b. subclávia e fibular;
   c. dorsal do pé;
   d. radial e ulnar;
   e. todas estão corretas.

5- Quanto às artérias:
   a. a carótida interna irriga o sistema nervoso do crânio;
   b. a carótida externa irriga os tecidos da cabeça e do pescoço;
   c. a carótida externa irriga o cérebro;
   d. a subclávia irriga o membro superior;
   e. estão corretas a, b e d.

6- A artéria poplítea fornece os ramos:
   a. fibular e femoral;
   b. safena e tibial anterior;
   c. tibial anterior e tibial posterior.

7- Uma artéria frequentemente utilizada para medir a pressão arterial é:
   a. subclávia;
   b. dorsal do braço;
   c. braquial;
   d. radial;
   e. ulnar;
   f. dorsal.

8- A artéria subclávia:
   a. é continuação da artéria carótida comum;
   b. sai da braquicefálica ou da aorta;
   c. passa a se chamar radial após a axila;
   d. há duas respostas corretas.

9- Quanto às artérias:
   a. a que irriga o fígado é a hepática;
   b. as que irrigam os intestinos são as mesentéricas;
   c. a que irriga o baço é a esplênica;
   d. todas estão corretas.

10- Assinale a alternativa correta:
   a. a artéria coronária transporta sangue rico em oxigênio;
   b. a artéria ilíaca interna é ramo da externa;
   c. a ilíaca externa irriga o membro superior.

Questões abertas

1 – O que são artérias?
2 – Como se classificam as artérias quanto ao seu calibre?
3 – O que são feixes vásculo-nervosos?
4 – Quais as camadas da parede de uma artéria?
5 – Como são dados nomes às artérias?
6 – O que são capilares?
7 – Quais as duas artérias que saem do coração? Para que órgãos se dirigem? Com que finalidade?
8 – Quais as partes da aorta?
9 – Quais os principais ramos da aorta?
10 – Quais as artérias que nutrem o miocárdio?
11 – Quais as principais artérias da cabeça e pescoço?
12 – Quais as principais artérias do membro superior?
13 – Que artéria é utilizada para medir a pressão arterial? E para tomar o pulso?
14 – Quais as principais artérias do membro inferior?

22

Veias e Vasos Linfáticos

OBJETIVOS DO CAPÍTULO

- Citar algumas características estruturais que distinguem as veias das artérias
- Descrever a drenagem venosa da cabeça, pescoço e dos membros superiores
- Descrever a drenagem venosa do tórax, do abdome e dos membros inferiores
- Descrever as veias que drenam para a veia porta
- Descrever as veias superficiais do membro superior e do membro inferior
- Descrever o trajeto da linfa desde os capilares linfáticos até o sistema venoso
- Descrever a estrutura e a função dos linfonodos e dos demais órgãos linfáticos do corpo

• VEIAS E VASOS LINFÁTICOS •

GENERALIDADES

As veias são vasos convergentes destinados a levar o sangue desde os capilares até o coração. As veias nascem das redes capilares por tênues ramos, que são as vênulas, as quais unem-se entre si para formar veias cada vez mais calibrosas que vão atingir o coração.

As veias são mais numerosas que as artérias (aproximadamente o dobro). Considerando sua situação, as veias se dividem em dois grupos: superficiais e profundas. As veias superficiais são subcutâneas e não estão acompanhadas por artérias. As veias profundas, em sua maioria, são satélites das artérias e as acompanham em todo o seu trajeto. Juntamente com o nervo, constituem os feixes vásculo-nervosos. Há, no feixe, geralmente, duas veias para uma artéria, com exceção dos grandes troncos arteriais. Nos membros, as veias superficiais e as profundas comunicam-se através de veias denominadas perfurantes: elas atravessam os músculos em direção horizontal.

As veias, como as artérias, também se anastomosam, constituindo vias de circulação colateral.

A estrutura das veias é semelhante à das artérias, apresentando a túnica íntima de tecido endotelial, a túnica média, formada por fibras musculares lisas (havendo mais fibras colágenas e menos fibras elásticas do que nas artérias) e a túnica adventícia, constituída por tecido conjuntivo (fig. 21.2, capítulo 21)

As veias, especialmente as dos membros inferiores, possuem válvulas que impedem o retorno do sangue, auxiliando sua progressão em direção ao coração (fig. 22.1).

O sangue dos órgãos retorna ao coração, por meio das veias pulmonares e veias sistêmicas. As veias pulmonares, em número de quatro, desembocam no átrio esquerdo, provenientes dos pulmões, trazendo sangue oxigenado para ser distribuído para os tecidos. As veias sistêmicas são as que trazem o sangue dos tecidos para o coração. Três veias desembocam no átrio direito: o seio coronário, a veia cava superior e a veia cava inferior. O seio coronário traz o sangue do miocárdio. A v. cava superior traz o sangue da cabeça e pescoço, membros superiores e parte superior do tronco. A v. cava inferior traz o sangue do restante do tronco e dos membros inferiores. O seio coronário foi descrito no estudo do coração. A figura 21.1, capítulo 21, mostra as veias sistêmicas, em esquema.

VEIAS SISTÊMICAS

a) **Veia cava superior e suas tributárias**

A veia cava superior encontra-se na parte superior da cavidade torácica, em uma região denominada mediastino superior. Desce à direita da aorta ascendente. Antes de entrar no átrio direito recebe três veias calibrosas, a veia ázigo e duas veias braquiocefálicas (fig. 22.2). Estas veias trazem o sangue da cabeça e pescoço e dos membros superiores.

No vivo, as veias não pulsam, como as artérias. A pressão do sangue nas veias é muito baixa. Na peça anatômica, no laboratório, observar que a veia tem a parede mais delgada mas a sua luz é maior do que a da artéria.

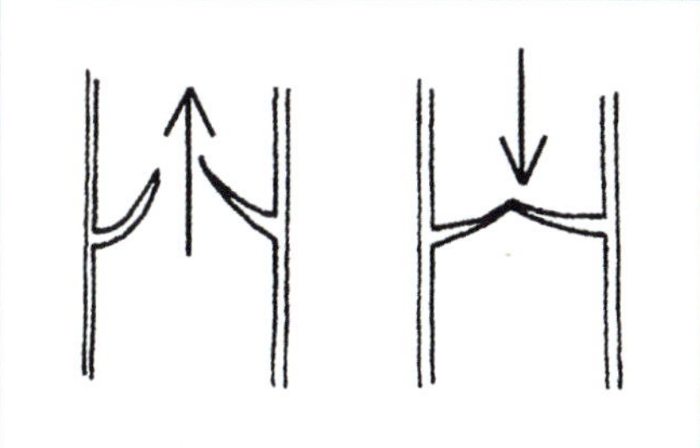

Fig. 22.1
Diagrama de uma valva venosa aberta e fechada.

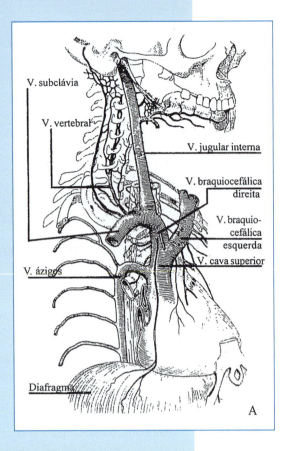
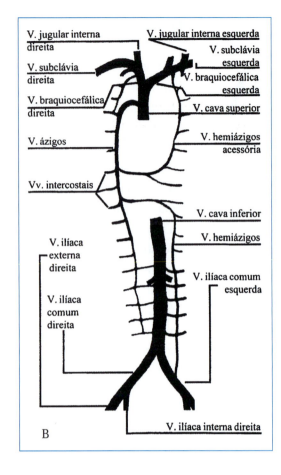

Fig. 22.2
A – Coração e principais tributárias da veia cava superior. Vista ântero-lateral. B – Representação esquemática das veias cavas e suas tributárias.

> As artérias possuem ramos. As veias possuem tributárias. Os ramos são vasos divergentes. As veias são vasos convergentes. Para as artérias fala-se em irrigação ou nutrição. Para as veias fala-se em drenagem.

Cada veia braquiocefálica é formada pela união das vv. subclávia e jugular interna. As vv. braquiocefálicas direita e esquerda unem-se para formar a veia cava superior, quase ao nível do ângulo do esterno, atrás da segunda cartilagem costal direita, recebendo tributárias.

O sangue do dorso e das paredes torácica e abdominal é drenado por veias que estão situadas ao longo da coluna vertebral. Estas veias terminam em uma veia denominada ázigo. Várias veias são tributárias da v. ázigo: veias intercostais direitas, v. hemiázigo e v. hemiázigo acessória (fig. 22.2).

A veia ázigo é formada pela junção das veias subcostal e lombar ascendente direita. Esta veia sobe pelo mediastino posterior e superior, junto à aorta, acompanhando a coluna vertebral, terminando na veia cava superior. As veias hemiázigo e hemiázigo acessória situam-se à esquerda da v. ázigo. A veia hemiázigo é formada pela junção da v. subcostal esquerda com a v. lombar ascendente; recebe as vv. intercostais posteriores e inferiores e desemboca na v. ázigo.

A veia hemiázigo acessória forma-se próxima do quarto espaço intercostal e recolhe o sangue de vv. bronquiais e mediastinais; termina na hemiázigo ou na ázigo.

Veias da cabeça e do pescoço. As veias da cabeça e do pescoço podem ser agrupadas em veias da face, veias do crânio e veias do pescoço.

As veias da face dividem-se em dois grupos, superficial e profundo. As veias superficiais (fig. 22.3), são tributárias das veias jugulares interna e externa. São as seguintes: v. facial, que drena estruturas superficiais da face e recebe várias tributárias; v. temporal superficial; v. auricular posterior; v. occipital e v. retromandibular. As veias profundas da face (maxilar, plexo pterigóideo) são tributárias das veias jugulares interna e externa respectivamente. Recebem várias tributárias, drenando estruturas profundas da face (fig. 22.4). As veias cerebrais drenam para os seios venosos da dura-máter. Foram estudadas no capítulo de sistema nervoso central.

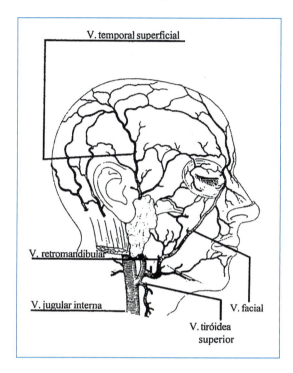

Fig. 22.3
Veias superficiais da cabeça.

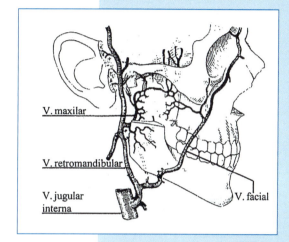

Fig. 22.4
Veias profundas da face.

Veias do membro superior. As veias do membro superior dividem-se em dois grupos, um superficial e um profundo. As veias superficiais têm seu percurso na tela subcutânea e as veias profundas acompanham o trajeto das artérias, tomando os mesmos nomes daquelas.

No dorso da mão existe uma rede de veias superficiais, facilmente visíveis, denominada rede venosa dorsal. Esta rede drena para duas veias superficiais, as veias superficiais mais importantes que recolhem o sangue do membro superior: são as veias cefálica e basílica. A v. cefálica é a continuação do lado radial da rede dorsal da mão; percorre todo braço e desemboca na v. subclávia.

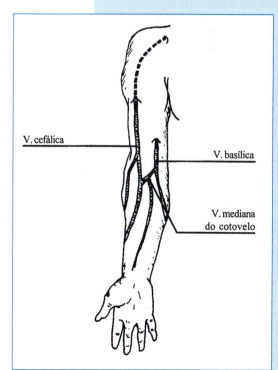

Fig. 22.5
Esquema mostrando as veias cefálica, basílica e mediana do cotovelo.

A v. basílica é continuação do lado ulnar da rede dorsal da mão. Ascende até o terço distal do braço, quando se aprofunda. Junta-se com a v. braquial, que é a veia profunda do braço, para formar a v. axilar. Ao nível do cotovelo, na região anterior há uma veia que une as veias cefálica e basílica, denominada veia intermédia do cotovelo.

> A v. intermédia do cotovelo é utilizada para injeções intravenosas e para retirada de sangue para exames.

As veias profundas do braço (braquiais) continuam-se com a v. axilar. A veia axilar é continuação da união das vv. braquiais com a v. basílica e se continua, mais acima, com o nome de v. subclávia.

b) **Veia cava inferior**

A veia cava inferior é formada pela união das duas veias ilíacas comuns, ao nível do corpo da quinta vértebra lombar. Ela caminha ao longo da coluna vertebral, à direita da a. aorta, atravessa o diafragma, perfura o pericárdio e se abre no átrio direito do coração.

A veia cava inferior recolhe o sangue dos membros inferiores e da pelve, através das veias ilíacas externa e interna respectivamente. A confluência das vv. ilíaca interna e externa de cada lado, forma a v. ilíaca comum (fig. 22.6).

No seu trajeto abdominal a v. cava inferior recolhe o sangue das veias lombares, gonadais, renais, supra-renais, frênicas inferiores e hepáticas. Algumas destas veias serão decritas nos respectivos sistemas. A veia cava inferior recebe também as veias que drenam o membro inferior.

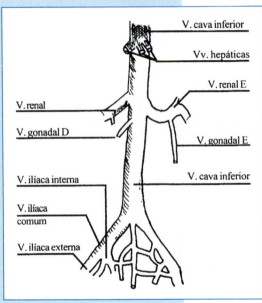

Fig. 22.6
Esquema da v. cava inferior e suas principais tributárias.

Veias do membro inferior. A drenagem venosa do membro inferior é feita por um grupo de veias superficiais e por veias profundas. As veias superficiais do membro inferior formam uma rede com várias veias no tecido subcutâneo. Duas destas veias se destacam pelo seu maior calibre: as veias safena magna e safena parva.

A veia safena magna começa pela união das veias digitais dorsais do pé com a extremidade do arco venoso dorsal do pé. Percorre todo o membro inferior, na sua face medial e, ao nível do ligamento inguinal, aprofunda-se e penetra na veia femoral. Recebe várias tributárias ao longo de seu percurso (fig. 22.7).

A veia safena parva tem origem pela junção das veias digitais dorsais do lado fibular do pé, com a extremidade lateral do arco venoso dorsal. Percorre o dorso da perna e termina na v. poplítea ou na v. safena magna, abaixo do joelho (fig. 22.7).

> As chamadas pontes de safena, que se fazem em casos de obstrução das artérias coronárias, são feitas com trechos da veia safena magna. Como existem várias veias para o retorno venoso, estes trechos da safena não fazem falta para o retorno venoso.

As veias profundas do membro inferior acompanham as artérias. Têm sua origem no pé como veias digitais plantares. As principais veias profundas do membro inferior recebem os mesmos nomes das artérias correspondentes. São a v. femoral, na coxa; a v. poplítea, no joelho; e as veias que acompanham as artérias tibial anterior, tibial posterior e fibulares na perna.

• VEIAS E VASOS LINFÁTICOS •

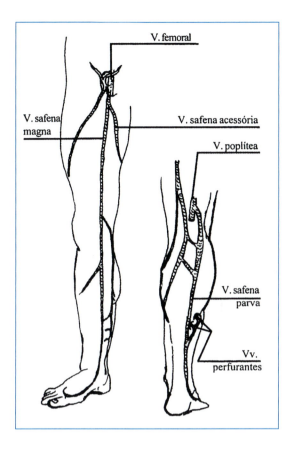

Fig. 22.7
Esquema das veias safenas magna e parva.

A v. femoral continua-se como v. ilíaca externa, assim que passa pelo ligamento inguinal.

Na coxa, a v. femoral, juntamente com a artéria femoral, atravessa o canal músculo-fibroso denominado canais dos adutores. As paredes deste canal e o tecido perivascular apresentam características morfológicas de modo a impedir a compressão dos vasos ao nível do canal quando os músculos vizinhos se contraem.

A volta do sangue para o coração é mais lenta nas veias. O impulso do coração praticamente já não existe. Além disso, nas veias dos membros, há a força da gravidade, com sentido contrário. Então, são necessários vários fatores para auxiliar no retorno venoso. Um deles, é contração dos músculos. Ao se contraírem, os músculos se avolumam em direção lateral. Com isto, comprimem as veias profundas. Como as válvulas venosas só permitem que o sangue caminhe em sentido ascendente, esta é uma ajuda eficaz. Como as veias caminham nos feixes vásculo-nervosos, sendo o conjunto envolvido por uma bainha fibrosa resistente, as pulsações da artéria transmitem compressões para as veias e ajudam o sangue a subir, com auxílio também das válvulas venosas. A pressão no tórax é sempre menor que a pressão no abdome, criando um gradiente, especialmente na inspiração. Este é um fator a mais para o sangue subir para o coração.

> As válvulas venosas são um fator muito importante para ajudar no retorno do sangue venoso ao coração. Quando as válvulas são insuficientes, ocorrem as varizes, que são veias dilatadas. Nas veias superficiais são visíveis.

CIRCULAÇÃO FETAL

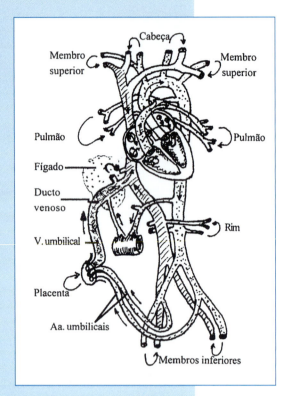

Fig. 22.8
Esquema da circulação fetal.

Malformações congênitas podem resultar em crianças com comunicação interatrial (forame oval não se fecha) ou comunicação interventricular (há um orifício no septo interventricular) que comunica os dois ventrículos.

Durante a vida intra-uterina, os pulmões não são funcionantes e a oxigenação do sangue se faz através da placenta. O sistema circulatório, então, apresenta características morfológicas e funcionais diferentes daquelas encontradas a partir do nascimento (fig. 22.8).

O sangue oxigenado na placenta chega ao feto através da veia umbilical, que percorre o cordão umbilical e se dirige ao fígado, onde o sangue é derivado para a veia cava inferior através do ducto venoso. Pela veia cava inferior o sangue chega ao átrio direito. Aí ocorre mais um fenômeno exclusivo da vida fetal: a maior parte desse sangue passa para o átrio esquerdo através do forame oval, seguindo então para o ventrículo esquerdo, de onde é enviado para o corpo. Esse sangue ainda é altamente oxigenado e uma parte dele se dirige para a cabeça e membros superiores. Já o sangue que chega ao átrio direito através da veia cava superior passa para o ventrículo direito, do qual sai através do tronco pulmonar. Aí ocorre outra peculiaridade da circulação fetal: apenas uma pequena parcela desse sangue atinge os pulmões, pois uma comunicação entre o tronco pulmonar e a aorta, o ducto arterial, deriva a maior parte do sangue do tronco pulmonar para a aorta. Pode-se perceber que o sangue que corre pela aorta após a desembocadura do ducto arterial é relativamente pobre em oxigênio. Ele segue o trajeto normal da grande circulação. Porém, ao chegar ao nível das artérias ilíacas, apenas uma parte dele se dirige aos membros inferiores, sendo predominantemente drenado por dois vasos que se originam daquelas artérias, denominadas artérias umbilicais, que percorrem o cordão umbilical levando o sangue em direção à placenta, onde será novamente oxigenado.

Na época do nascimento, com o estabelecimento da circulação pulmonar, cessa a circulação fetal. Ocorrem, então, o fechamento do forame oval e a obliteração das artérias e da veia umbilicais e dos ductos arterial e venoso.

SISTEMA LINFÁTICO

Os vasos linfáticos são, como as veias, vasos convergentes, encarregados de levar a linfa dos tecidos para a corrente sanguínea. A linfa é proveniente do líquido intersticial. É constituída por substâncias que não foram absorvidas pelos capilares sanguíneos. Em alguns órgãos, a linfa tem características especiais. Nos vasos linfáticos do intestino delgado, por exemplo, a linfa é branca, leitosa e chamada quilo. É rica em gordura emulsionada.

• VEIAS E VASOS LINFÁTICOS •

O sistema linfático consiste de uma rede de capilares linfáticos, de um sistema de vasos linfáticos, de um número de massas globosas que se colocam no trajeto dos vasos, denominados linfonodos, e, finalmente, de ductos coletores. Consideram-se ainda pertencentes ao sistema linfático alguns órgãos linfóides, tais como as tonsilas (palatinas e outras) e o baço.

Os capilares linfáticos são constituídos de células endoteliais. Formam uma rede no meio dos tecidos. Eles coletam a linfa do espaço intersticial e constituem o início do sistema linfático. A maioria dos capilares linfáticos não possui válvulas. A partir dos capilares têm origem os vasos linfáticos, os quais geralmente acompanham os vasos sanguíneos.

Os vasos linfáticos apresentam, como as veias, válvulas de forma semilunar, sendo mais numerosas próximo aos linfonodos. Os vasos linfáticos superficiais localizam-se na tela subcutânea e drenam a linfa da pele e tela subcutânea. Acompanham as veias superficiais em seu trajeto. Os vasos linfáticos profundos localizam-se internamente, drenam estruturas profundas e acompanham os vasos sanguíneos profundos. Os vasos linfáticos anastomosam-se entre si; as anastomoses são mais frequentes na origem.

Os linfonodos são formações arredondadas colocadas no trajeto dos vasos linfáticos. Têm por função filtrar a linfa e produzir linfócitos. Podem estar isolados ou reunidos, formando grupos ganglionares como os da axila e região inguinal.

A direção da corrente linfática é mantida com a ajuda das válvulas. A linfa recolhida pelos capilares atinge os vasos linfáticos e passa pelos gânglios. Destes, é captada por novos coletores que atingem os ductos linfáticos que, finalmente lançam a linfa no sangue venoso. Nos membros superiores e nos inferiores, a linfa caminha em direção à axila e à região inguinal, respectivamente.

Os dois grandes ductos linfáticos são: o ducto torácico e o ducto linfático direito (fig. 22.9).

O ducto torácico mede de 40 a 45 cm de comprimento; começa na parte superior da cavidade abdominal, em uma pequena dilatação, a cisterna do quilo, em frente da primeira e segunda vértebras lombares. A cisterna resulta da fusão de todos os vasos linfáticos infradiafragmáticos: os do abdome, da pelve e dos membros inferiores. O ducto torácico sai da cisterna, atravessa o diafragma, penetra no tórax, onde caminha

Alguns tecidos não possuem capilares linfáticos: sistema nervoso central, cartilagens articulares e ossos.

É frequente que células cancerosas penetrem nos capilares linfáticos e daí cheguem até o sangue, quando então são levadas para outros órgãos, onde se alojam e desenvolvem um novo tumor. Este novo tumor denomina-se metástase.

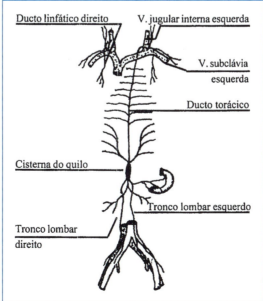

Fig. 22.9
Esquema dos troncos linfáticos do tronco.

Células tumorais que caem nos vasos linfáticos, costumam ser retidas nos nodos linfáticos próximos. Por este motivo, faz-se a retirada destes nodos em cirurgias de tumores, como medida preventiva.

junto à coluna vertebral, e chega à base do pescoço, no lado esquerdo, onde termina na veia braquiocefálica esquerda ou na união desta com a jugular.

O ducto torácico recolhe a linfa de todo o corpo, exceto do lado direito da cabeça, pescoço, tórax e do membro superior. A linfa dessas partes é recolhida pelo outro ducto, o ducto linfático direito.

O ducto linfático direito é formado no pescoço, pela união dos grandes vasos linfáticos do lado direito da cabeça, pescoço, tórax e membro superior. Termina desembocando na origem da veia braquiocefálica direita. Assim sendo, a linfa de todo o corpo acaba caindo no sangue.

O baço é um órgão linfóide em forma de cunha irregular. Localiza-se na cavidade abdominal, no seu quadrante superior esquerdo, em contato com o diafragma, próximo ao estômago, protegido completamente pelas costelas. Apresenta uma face diafragmática e uma face visceral. Esta apresenta uma fissura, o hilo, por onde penetram os elementos do pedículo esplênico: vasos (artérias e veias) e nervos esplênicos. O baço é envolvido por uma cápsula fibrosa e pelo peritônio. Fraturas de costelas podem romper o baço. Às vezes é preciso retirar o baço (quando se rompe ou é lesado ou aumenta de volume) em uma cirurgia denominada esplenectomia.

O baço tem três funções principais: 1 – Produz macrófagos, que retiram vários tipos de substâncias químicas, microorganismos e glóbulos vermelhos e plaquetas do sangue; 2 – Produz linfócitos T e B, que produzem anticorpos e são células de defesa; 3 – Na vida fetal, o baço produz vários tipos de células do sangue e em alguns tipos de anemias e leucemias, o baço pode voltar a produzir estas células.

RESUMO

As veias são vasos que levam o sangue dos órgãos de volta para o coração. Nos tecidos, os capilares confluem e formam pequenas veias, as vênulas. Estas confluem e desembocam em veias de maior calibre, que saem do órgão desembocando em um tronco venoso próximo. As veias também são classificadas em veias grandes, veias de médio calibre e veias de pequeno calibre, as vênulas. Sua estrutura é semelhante à das artérias: são constituídas por três túnicas. As veias diferem das artérias porque possuem válvulas ao longo de seu trajeto. As válvulas são de grande importância no mecanismo de retorno venoso. As veias formam dois sistemas, um superficial, que corre no tecido subcutâneo e um profundo, que são veias que caminham com as artérias e nervos, nos feixes vásculo-nervosos. As veias levam o sangue para o coração por três vias: seio coronário, veia cava superior e veia cava inferior. O seio coronário drena o sangue do miocárdio. A veia cava superior drena o sangue da cabeça e pescoço, da parte superior do tronco e dos membros superiores. A veia cava inferior drena o restante do tronco e os membros inferiores. A veia cava superior recebe o sangue através da veia ázigo e das veias braquiocefálicas direita e esquerda. Estas veias penetram na veia cava superior logo antes de sua entrada no átrio direito. O sangue da cabeça e pescoço é drenado pela veia jugular. Ela recebe várias tributárias superficiais e profundas da face, do sistema nervoso central, dos tecidos profundos e da pele destas regiões. As veias do membro superior constituem um grupo de veias superficiais, das quais as mais evidentes são a veia cefálica e a veia basílica e um grupo de veias profundas, que acompanham as artérias. Todas confluem para a veia subclávia de cada lado, a qual desemboca na veia braquiocefálica. A veia cava inferior resulta da união das ilíacas comuns, que, por sua vez, resultam da união das ilíacas interna e externa de cada lado. A veia cava inferior, à medida que sobe no abdome, vai recebendo tributárias dos diversos órgãos da cavidade abdominal. As veias do membro inferior constituem dois sistemas, como no membro superior: um sistema superficial, cujas veias mais importantes são as veias safenas magna e parva e um sistema profundo, que são veias que acompanham as artérias. As veias, salvo exceções, recebem os mesmos nomes das artérias correspondentes. As veias superficiais não possuem artérias correspondentes. Existem vários mecanismos que auxiliam no retorno venoso: a ação dos músculos, a ação do pulso arterial e a diferença de pressão no tórax e no abdome. Na vida fetal, o sangue é oxigenado na placenta e não nos pulmões. O sangue oxigenado vem da placenta pela veia umbilical, vai para a veia cava inferior e, daí para o átrio direito. Daí passa para o átrio esquerdo, depois para o ventrículo esquerdo, de onde é distribuído para o corpo. O sangue da veia cava superior vai para o ventrículo direito, daí para a artéria aorta, por meio de uma comunicação entre ambas. Somente parte do sangue da aorta vai para os membros inferiores. A maior parte desvia-se para as artérias umbilicais e vai para a placenta, para ser oxigenado. Ao nascer, ocorrem modificações no sistema, que vai se tornar o sistema circulatório do adulto. Nem todo o líquido intersticial de cada órgão, é drenado pelos capilares sanguíneos. Parte deste líquido cai em capilares especiais denominados capilares linfáticos, que drenam para vasos linfáticos mais calibrosos. O líquido absorvido é a linfa. Os vasos linfáticos possuem, no seu trajeto, massas de tecido linfóide, os nodos linfáticos, que filtram a linfa. Todos os vasos linfáticos acabam drenando a linfa para dois ductos denominados ducto torácico e ducto linfático direito. O ducto torácico tem início no abdome, sobe no tórax e desemboca na junção entre a subclávia e a jugular ou na subclávia ou braquiocefálica esquerdas. O ducto linfático direito atinge a veia braquiocefálica direita, onde termina. A linfa é então levada pela corrente sanguínea. Fazem parte ainda do sistema linfático, órgãos como as tonsilas palatinas e o baço. O baço é um órgão situado no abdome superior. Tem como função destruir células do sangue e produzir células de defesa, como os linfócitos.

• LIÇÃO 15: SISTEMAS DE MANUTENÇÃO DO CORPO I •

TESTE SEUS CONHECIMENTOS

Testes sobre veias e sistema linfático

Assinale a alternativa correta

1- As veias ázigos e hemiázigos recolhem sangue:
   a. da pelve;
   b. da parede do tórax;
   c. da região interna do abdome;
   d. dos pulmões.

2- A linfa dos membros inferiores tem sentido ascendente e passa por linfonodos:
   a. axilares;
   b. glúteos;
   c. inguinais;
   d. posteriores;
   e. anteriores.

3- São órgãos do sistema linfático:
   a. timo, baço e pâncreas;
   b. baço, linfonodos e timo;
   c. fígado, baço e linfonodos;
   d. medula espinal e baço;
   e. não há resposta correta.

4- O ducto torácico recolhe a linfa e desemboca na veia:
   a. axilar;
   b. braquicefálica esquerda;
   c. jugular externa;
   d. cava inferior;
   e. poplítea.

5- A veia que drena a cabeça e o pescoço é:
   a. jugular interna;
   b. subclávia anterior;
   c. carótida superior;
   d. cava inferior.

6- A grande veia que drena o sangue do abdome e dos membros inferiores:
   a. é a cava superior;
   b. é a ilíaca superior;
   c. desemboca no átrio esquerdo;
   d. desemboca no átrio direito;
   e. nenhuma está correta.

7- Dentre as veias superficiais:
   a. a safena magna desemboca na veia poplítea;
   b. a safena parva desemboca na v. poplítea;
   c. a safena magna desemboca na v. femoral;
   d. estão corretas a e c;
   e. estão corretas b e c;
   f. não há resposta correta.

8- Quanto às veias, assinale a alternativa correta:
   a. as do membro superior não possuem válvulas;
   b. as do membro inferior possuem válvulas;
   c. as do pescoço possuem válvulas;
   d. as válvulas impedem que o sangue volte para o coração.

9- Os vasos linfáticos do corpo desembocam:
   a. somente no ducto linfático direito;
   b. ou no ducto linfático direito ou no médio;
   c. ou no ducto torácico ou no ducto linfático direito;
   d. não há resposta correta.

10- Auxilia a volta do sangue venoso para o coração:
   a. a contração dos músculos;
   b. a pulsação de artérias próximas;
   c. as válvulas no interior das veias;
   d. todas estão corretas;
   e. não há resposta correta.

Questões abertas

1 – O que são veias?
2 – Quais as três vias de retorno venoso do sangue ao coração?
3 – Quais as camadas da parede de uma veia?
4 – Como são classificadas as veias?
5 – Que tecidos são drenados pelo seio coronário?
6 – Que partes do corpo drenam para a veia cava superior?
7 – Em que as veias diferem das artérias?
8 – Em que pontos as veias são semelhantes às artérias?
9 – Qual a importância das válvulas venosas?
10 – Que partes do corpo drenam para a veia cava inferior?
11 – Qual a principal veia da cabeça e pescoço?
12 – A veia ázigo recebe quais veias? Em que veia ela desemboca?
13 – Que veias desembocam na veia cava superior?
14 – Quais as veias superficiais mais importantes do membro superior?
15 – Quais as veias profundas do membro superior?
16 – Para que veia drenam as veias do membro superior?

17 – Que veia é utilizada para injeções intravenosas?
18 – Quais as veias superficiais e profundas do membro inferior?
19 – Que veias formam a veia cava inferior?
20 – Que veias são utilizadas para fazer pontes no coração?
21 – Quais os pontos diferentes da circulação fetal, em relação ao adulto?
22 – Que modificações ocorrem no sistema circulatório, ao nascimento?
23 – O que são veias perfurantes? Onde se encontram?
24 – O que é linfa? Onde é formada?
25 – Quais os componentes do sistema linfático?
26 – Em que local se encontram os capilares linfáticos? E os vasos linfáticos?
27 – O que são nodos linfáticos? Onde se encontram? Qual sua função?
28 – Qual a direção da drenagem da linfa nos membros superiores e inferiores?
29 – Quais são os ductos linfáticos? Que áreas do corpo drenam? Onde desembocam? Onde se localiza o baço? Quais suas funções?

LIÇÃO 16

23

Sistema Respiratório

OBJETIVOS DO CAPÍTULO

- Conceituar respiração
- Citar os órgãos do sistema respiratório e descrever suas localizações
- Citar as funções do sistema respiratório
- Dar os limites da cavidade nasal e os seios paranasais e suas funções
- Citar as regiões da faringe e as estruturas localizadas nas proximidades
- Citar as cartilagens da laringe e suas funções
- Situar as cordas vocais verdadeiras e falsas e dar sua constituição
- Explicar o que é a glote, rima da glote e qual sua importância
- Citar os principais músculos da laringe e suas funções
- Citar a constituição da traqueia, dos brônquios e bronquíolos
- Explicar a divisão dos brônquios desde os brônquios lobares até os brônquios segmentares
- Citar as fissuras e os lobos dos pulmões direito e esquerdo e dar o conceito de segmento broncopulmonar e sua importância
- Explicar a projeção das fissuras pulmonares na parede torácica
- Citar o número e os nomes das pleuras e como se dispõem no tórax
- Explicar o que é mediastino e quais órgãos estão aí presentes

• SISTEMA RESPIRATÓRIO •

No ser humano, como na maioria dos animais de vida terrestre, a obtenção de oxigênio implica trocas gasosas entre o organismo e o meio ambiente. As trocas se dão entre o sangue e o ar. Este mecanismo denomina-se respiração. Para que a respiração seja possível, é necessária a participação de uma série de órgãos que constituem em conjunto o sistema respiratório. Estes órgãos são: nariz, cavidade nasal, faringe, laringe, traqueia, brônquios e pulmões (fig. 23.1). Os órgãos respiratórios podem ser subdivididos em órgãos do *trato respiratório superior* ou *vias aéreas superiores* e os *pulmões*. Além disso, podemos considerar como órgãos auxiliares da respiração, as pleuras, a caixa torácica e os músculos respiratórios. Toda a via respiratória é forrada internamente por uma mucosa.

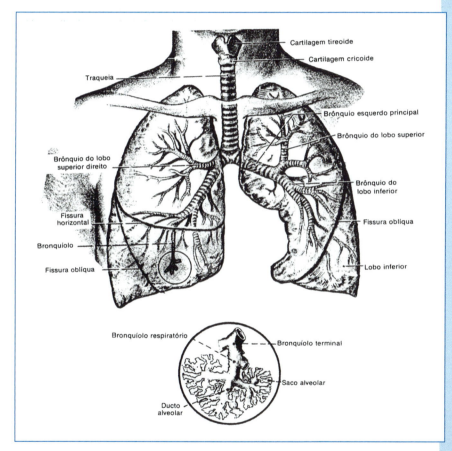

Fig. 23.1
Órgãos do sistema respiratório. No detalhe, alvéolos pulmonares.

O trato respiratório superior tem por função veicular o ar inspirado e expirado. Os pulmões contêm os alvéolos, onde ocorrem as trocas gasosas entre o ar e o sangue. As pleuras, a caixa torácica e os músculos respiratórios possibilitam os movimentos respiratórios.

NARIZ

O nariz tem a forma de uma pirâmide triangular de base inferior (fig. 23.3). Possui uma raiz e uma extremidade livre. Apresenta externamente

As vias aéreas superiores compreendem o nariz, a cavidade nasal, a faringe. As inferiores: a laringe, a traqueia e os brônquios principais.

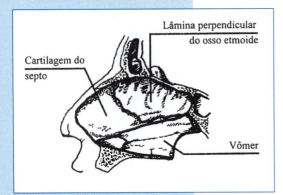

Fig. 23.2
Partes do septo nasal.

duas aberturas chamadas narinas. É composto de um esqueleto osteocartilagíneo, uma camada muscular, a pele, externamente, e uma mucosa, internamente. Os ossos que sustentam o nariz são o frontal, os nasais e as maxilas. As cartilagens que contribuem para formar o esqueleto do nariz são: a cartilagem do septo nasal, as cartilagens alares maior e menor e as cartilagens laterais (fig. 23.3).

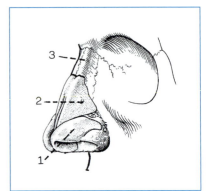

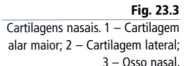

Fig. 23.3
Cartilagens nasais. 1 – Cartilagem alar maior; 2 – Cartilagem lateral; 3 – Osso nasal.

CAVIDADE NASAL

A cavidade nasal estende-se das narinas até as coanas. Estas são duas aberturas posteriores que comunicam a cavidade nasal com a faringe. A cavidade nasal é dividida, pelo septo nasal, em dois compartimentos, as fossas nasais direita e esquerda. O septo nasal é constituído por uma cartilagem, a cartilagem do septo, por uma parte do osso etmóide, um dos ossos do crânio, e por um outro osso do crânio, o vômer. Internamente a cada narina existe uma dilatação da cavidade nasal denominada vestíbulo, que é revestido por mucosa e contém pêlos e glândulas.

> Cada metade da cavidade nasal possui um teto, um assoalho, uma parede medial e uma parede lateral.

Em cada metade da cavidade nasal, o teto é formado pelos ossos nasais, frontal, etmóide e esfenóide. O assoalho é formado pelo processo palatino da maxila e pela lâmina horizontal do osso palatino. A parede medial é formada pela cartilagem do septo, lâmina perpendicular do etmóide e vômer (fig. 23.2). A parede lateral é constituída por porções do osso nasal e do etmóide e por um outro osso, a concha nasal inferior. Na parede lateral existem ainda mais duas projeções do osso etmóide denominadas conchas nasais superior e média. A concha nasal inferior é a projeção de um osso isolado, de mesmo nome. Os espaços existentes sob as conchas nasais denominam-se meatos, respectivamente superior, médio e inferior (fig. 23.4).

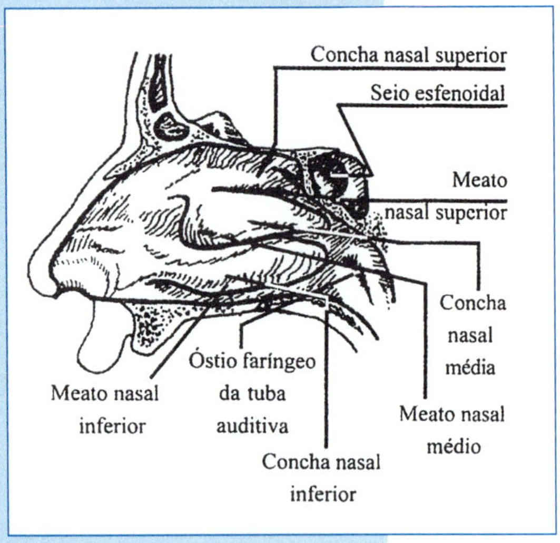

Fig. 23.4
Parede lateral da cavidade nasal.

• SISTEMA RESPIRATÓRIO •

A mucosa do septo, em sua região mais alta e da concha superior, apresenta receptores olfatórios. Esta região denomina-se mucosa olfatória. A porção restante da cavidade é revestida pela mucosa nasal propriamente dita, denominada mucosa respiratória.

As funções da cavidade nasal são filtrar, aquecer e umedecer o ar inspirado e propiciar o sentido do olfato.

Podemos examinar a cavidade nasal no indivíduo vivo, por meio de um rinoscópio (uma espécie de espéculo), introduzido na narina. Por meio de um espelho, introduzido na boca, podemos examinar as coanas, posteriormente. A inflamação da mucosa nasal chama-se rinite.

Os ossos situados em torno da cavidade nasal possuem cavidades denominadas seios paranasais.

SEIOS PARANASAIS

Os seios paranasais são cavidades encontradas nos ossos frontal, maxilas, esfenóide e etmóide. Estas cavidades são forradas por mucosa contínua com a da cavidade nasal e se comunicam com ela. O seio frontal abre-se no meato médio. O seio maxilar, situa-se no corpo da maxila, de cada lado. Também se abre no meato médio, através de um ou mais forames.

O seio etmoidal é formado por numerosas pequenas cavidades do osso etmóide. Essas cavidades são denominadas células etmoidais e, em conjunto, constituem o seio etmoidal. As células etmoidais se dividem em dois grupos: as anteriores, que se abrem no meato médio, e as posteriores, que drenam para o meato superior (fig. 23.5).

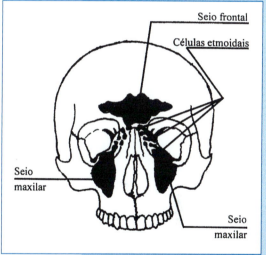

Fig. 23.5
Seios paranasais e células etmoidais.

O seio esfenoidal situa-se no corpo do osso esfenóide. Comunica-se com a cavidade nasal ao nível do recesso esfenoetmoidal, situado acima da concha superior. Ele é geralmente dividido em dois por um septo ósseo.

Admite-se que as funções dos seios paranasais sejam: diminuir o peso dos ossos na cabeça e servir como caixa de ressonância para os sons produzidos nas cordas vocais.

Podemos examinar os seios paranasais através de radiografias, tomografias e por meio de transiluminação, com uma luz dentro da boca. A rinite pode se alastrar para os seios paranasais e provocar as sinusites. O assoalho do seio maxilar está em contato com os dentes superiores. Assim, sinusite maxilar pode vir acompanhada de dor no dente.

FARINGE

A faringe é um tubo fibroso e muscular, revestido por mucosa, situado posteriormente às cavidades nasal e oral e à laringe. Tem cerca de 12 cm de comprimento. Prende-se superiormente na base do crânio e vai até ao nível da cartilagem cricoide da laringe. Neste ponto é contínua com o esôfago (fig.23.6). Sua maior largura situa-se logo abaixo da base do crânio e a menor, na sua transição com o esôfago. A faringe é um canal comum para a deglutição e para a respiração.

Posteriormente é limitada pela coluna vertebral, região cervical. Anteriormente é incompleta. Seus músculos inserem-se no osso esfenóide, mandíbula, língua e osso hioide. Lateralmente, inserem-se no processo estilóide do osso temporal.

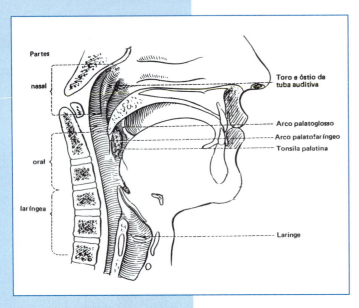

Fig. 23.6
Partes da faringe.

A faringe pode ser dividida em três segmentos: parte nasal da faringe, parte oral da faringe e parte laríngea da faringe. Na clínica, utilizam-se os termos nasofaringe, orofaringe e laringofaringe.

a) **Parte nasal da faringe**

A *parte nasal da faringe* situa-se posteriormente à cavidade nasal, com a qual se comunica através das coanas. Seu limite superior é a base do crânio, e o inferior, o véu palatino. Em suas paredes laterais encontram-se os óstios faríngeos das tubas auditivas (fig. 23.6). Cada óstio é a terminação de uma tuba auditiva. A tuba auditiva é uma formação fibrocartilaginosa de cerca de 3 cm de comprimento, que comunica a nasofaringe à orelha média. A tuba tem dupla função: dar passagem ao muco secretado pela mucosa da orelha média, em direção à cavidade nasal e manter em equilíbrio a pressão de ar situada externa e internamente à membrana do tímpano. A tuba auditiva possui uma parte medial, cartilagínea e uma lateral, óssea. A parte cartilagínea, junto à faringe, permanece fechada. Os músculos elevador e tensor do véu palatino inserem-se, em parte, na parte cartilagínea da tuba e podem, assim, abrir a tuba durante a deglutição. Desta forma, o ar entra na tuba e equaliza as pressões na membrana do tímpano. A parte superior da tuba, junto ao óstio faríngeo, produz uma elevação denominada toro tubário. Atrás do óstio da tuba auditiva situa-se o recesso faríngeo. Aqui existe tecido linfóide denominado tonsila faríngea. A passagem da parte nasal para a parte oral da faringe é chamada istmo da faringe.

b) **Parte oral da faringe**

A *parte oral da faringe* estende-se do palato mole, acima, até a altura do osso hioide. Anteriormente comunica-se com a boca através do istmo das fauces (ou istmo da garganta). O istmo das fauces, de cada lado, é limitado pelo palato, acima; pelos arcos palatoglosso e palatofaríngeo, lateralmente;

e pela língua, abaixo. Os arcos palatoglosso e palatofaríngeo são duas pregas produzidas pelos músculos de mesmo nome. Entre os dois arcos fica um recesso denominado fossa tonsilar. Nesta fossa situa-se a tonsila palatina. Esta é uma massa linfóide, também conhecida como amígdala (fig. 23.7).

c) **Parte laríngea da faringe**

A *parte laríngea da faringe* estende-se desde a altura do osso hioide até o nível da cartilagem cricoide. Comunica-se anteriormente com a cavidade da laringe. De cada lado da entrada da laringe existem dois recessos, denominados recessos piriformes (fig. 23.8). De cada lado, entre a língua e a epiglote, há um recesso, a valécula.

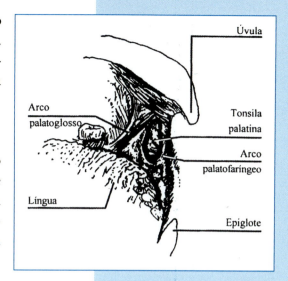

Fig. 23.7
Tonsila palatina.

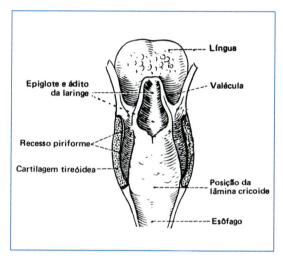

Fig. 23.8
Recessos piriformes.

A faringe possui duas camadas de músculos: uma externa, circular, representada pelos músculos constritores superior, médio e inferior, de cada lado, e uma camada longitudinal interna. Esta é representada pelos mm. estilofaríngeo, salpingofaríngeo e palatofaríngeo.

Os mm. constritores da faringe (fig. 23.9) fixam-se, na frente, na mandíbula e osso esfenóide, no osso hioide e nas cartilagens tireoide e cricoide da laringe. Expandem-se para trás, sobrepondo-se

> Os principais músculos da faringe são os constritores superior, médio e inferior.

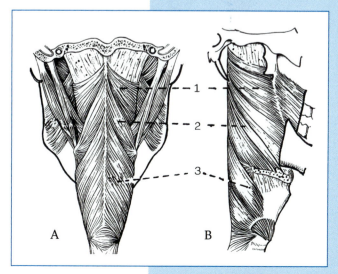

Fig. 23.9
Músculos constritores da faringe.
A – Vista posterior; B – Vista lateral direita. 1 – M. constritor superior; 2 – M. constritor médio; 3 – M. constritor inferior.

uns aos outros, de inferior para superior, e vão terminar fixando-se em uma rafe de tecido fibroso situada na linha mediana, posteriormente.

Os mm. palatofaríngeo, salpingofaríngeo e estilofaríngeo nascem no palato, na tuba auditiva e no processo estilóide do ossos temporal e descem para a face interna da faringe. Os músculos da faringe elevam e contraem a faringe durante a deglutição. Juntamente com outros músculos da região, durante a deglutição, ocorre também o fechamento do istmo da faringe. Na respiração, a faringe conduz o ar da cavidade nasal para a laringe.

> A tonsila faríngea pode se hipertrofiar, constituindo as adenóides. Estas podem causar obstrução respiratória. Devido às suas conexões, a tuba auditiva pode levar infecções da cavidade nasal para a cavidade do tímpano. Quando a tonsila palatina ou amígdala sofre infecções repetidas, ela pode ser retirada, em cirurgia denominada tonsilectomia ou amigdalectomia. Corpos estranhos ingeridos, principalmente por crianças, podem se alojar nos recessos piriformes.

LARINGE

A laringe constitui uma estrutura ímpar situada na linha mediana do pescoço, anteriormente à faringe, unindo esta à traqueia. Desempenha diferentes funções: 1) evitar a entrada de alimento nas vias aéreas durante a deglutição; 2) possibilitar a fonação.

As *cartilagens* da laringe são: a tireoide, a cricoide, a epiglote, as aritenóides, as corniculadas e as cuneiformes. As três primeiras são ímpares, e as três últimas são pares (figs. 23.10).

A *cartilagem tireóidea* é a maior delas. Apresenta duas lâminas unidas na frente e divergentes para trás. Forma, na linha mediana do pescoço, uma protuberância vulgarmente conhecida como "pomo de Adão".

A *cartilagem cricoide* tem a forma de um anel de sinete. É a mais inferior e sustenta as demais (fig. 23.11). Constitui um ponto de reparo, palpável no vivo, encontrando-se ao nível da 6ª vértebra cervical. Marca também o início do esôfago e da traqueia.

> A laringe é constituída por cartilagens, unidas por articulações, algumas sinoviais e por ligamentos.

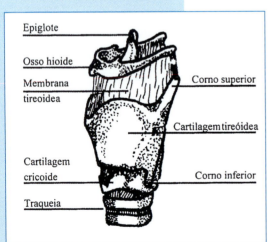

Fig. 23.10
Cartilagens da laringe. Vista ântero-lateral.

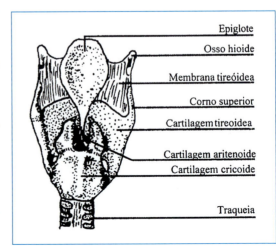

Fig. 23.11
Cartilagens da laringe. Vista posterior.

As *cartilagens aritenóides* situam-se atrás, apoiadas na cartilagem cricoide.

As *cartilagens corniculadas e cuneiformes* são pequenos nódulos cartilaginosos, situados na prega entre a epiglote e as aritenóides.

A *cartilagem epiglote* situa-se atrás da cartilagem tiróidea e na entrada da laringe. Está presa à cartilagem tireóidea.

As *articulações* entre as cartilagens tireoide e a cricoide, articulações cricotiróideas, de cada lado são sinoviais. Também são sinoviais as articulações entre as cartilagens aritenóides e a cricoide, articulações cricoaritenóides. Estas articulações permitem movimentos de deslizamento e de rotação das cartilagens aritenóides e tireóidea.

Os *ligamentos* da laringe são: a membrana tireo-hióidea, o ligamento cricotiróide e o ligamento vocal. A membrana tireohióidea ou tireóidea une a cartilagem tireóidea ao osso hioide. O ligamento cricotiróideo une as cartilagens cricoide e tireóidea (fig. 23.10). O ligamento vocal, um de cada lado, sai da cartilagem aritenóide e vai para frente, em direção à cartilagem tireóidea, onde se fixa.

A entrada da cavidade da laringe chama-se ádito da laringe. Seu fechamento é importante para impedir a entrada de alimento ou objetos estranhos na traqueia e brônquios. A cavidade da laringe divide-se em três partes: o vestíbulo, os ventrículos e a cavidade infraglótica. O vestíbulo vai do ádito da laringe até as pregas vestibulares. O ventrículo é uma depressão que se situa entre as pregas vestibular e vocal. Os ventrículos permitem o livre movimento das pregas vocais. As pregas vestibulares são também chamadas de "falsas cordas vocais". Elas têm função protetora. As pregas vocais ou "cordas vocais verdadeiras" estendem-se do ângulo da tireoide para trás, até as cartilagens aritenóides. Elas contêm os ligamentos vocais e um músculo denominado músculo vocal. Situam-se logo abaixo das pregas vestibulares. A glote consiste nas duas pregas vocais e a fenda entre elas, denominada rima da glote. A cavidade infraglótica estende-se desde a rima da glote até o início da traqueia.

A laringe possui uma cavidade, com uma entrada, o ádito e onde fazem projeção, duas pregas de cada lado: a prega vestibular e a prega vocal (figs. 23.12, 23.13).

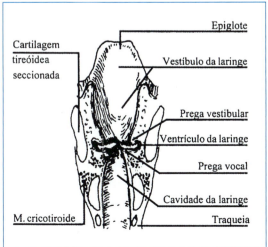

Fig. 23.12
Corte frontal da laringe. Vista posterior.

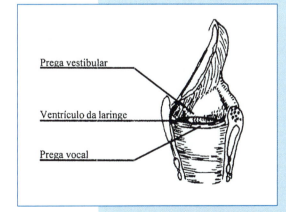

Fig. 23.13
Corte sagital da laringe.

Consideram-se duas classes de músculos na laringe: os músculos extrínsecos e os músculos intrínsecos.

A rima da glote tem a forma de uma fenda, quando as pregas vocais estão próximas entre si, e uma forma aproximadamente triangular, quando as pregas estão afastadas.

Os *músculos extrínsecos* são aqueles que estendem-se da laringe aos órgãos vizinhos. São divididos em dois grupos: abaixadores e elevadores da laringe. Os abaixadores compreendem: m. omo-hioide, m. esterno-hioide, m. esternotireóideo. Os músculos elevadores são os seguintes: m. tiro-hioide, m. estilo-hioide, m. milo-hioide, m. digástrico, m. estilofaríngeo e m. palatofaríngeo.

Consideram-se dois grupos de *músculos intrínsecos* da laringe: um grupo adutor e abdutor, que fecha e abre a glote, e um grupo que regula o grau de tensão das pregas vocais. Os músculos adutores e abdutores compreendem: m. cricotireóideo, m. cricoaritenóideo posterior, m. cricoaritenóide lateral, m. aritenóideo transverso e m. aritenóide oblíquo.

Os músculos intrínsecos da laringe que regulam o grau de tensão das pregas vocais são: m. cricotireóideo, m. cricoaritenóideo posterior e uma divisão do m. tiroaritenóide, o m. vocal, músculo que faz vibrar a prega vocal (figs. 23.14, 23.15).

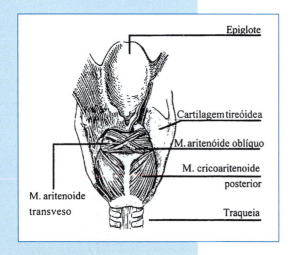

Fig. 23.14
Músculos da laringe. Vista posterior.

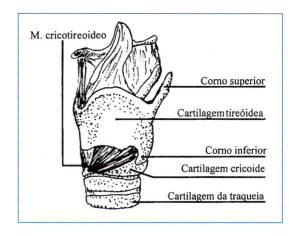

Fig. 23.15
Músculo cricotireoide e cartilagens da laringe. Vista ântero-lateral.

Durante a respiração e a fonação, ocorrem movimentos das pregas vocais. Estes movimentos são produzidos pela contração dos músculos intrínsecos da laringe, atuando sobre as cartilagens aritenóides. A amplitude e a forma da rima da glote mudam de acordo com os movimentos das pregas vocais. Na fonação, as pregas vocais ficam tensas e próximas e na respiração elas se afastam.

TRAQUEIA

A traqueia é o conduto que prolonga a laringe. Situa-se anteriormente ao esôfago e estende-se, no adulto, desde a laringe até a sexta vértebra torácica. Possui uma parte cervical e uma parte torácica. Termina dividindo-se nos dois brônquios principais, direito e esquerdo. Estes penetram nos pulmões direito e esquerdo (fig. 23.16).

> Abaixo da laringe, as vias aéreas continuam com a traqueia e brônquios principais.

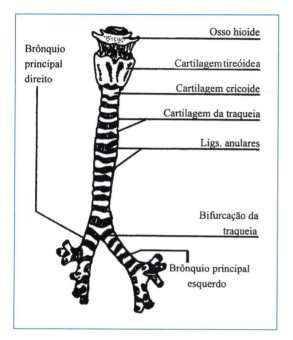

Fig. 23.16
Laringe, traqueia e brônquios principais. Vista anterior.

A traqueia é constituída por anéis de cartilagem hialina (cerca de 16 a 20) que se alternam com tecido conjuntivo. Os anéis têm forma de U, com a abertura voltada para trás. O tubo incompleto assim formado é fechado atrás por uma membrana contínua, de natureza conjuntivo-muscular (fig. 23.17), denominada parede membranácea. No seu extremo inferior, onde a traqueia se divide nos dois brônquios principais, forma-se um relevo interno que se chama carina da traqueia.

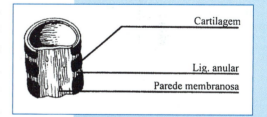

Fig. 23.17
Vista póstero-superior de um corte transversal da traqueia.

> Pelo fato de conter ar, a traqueia geralmente é visível em radiografias como uma mancha escura vertical. A carina da traqueia é um ponto importante de referência quando se faz a chamada broncoscopia.

BRÔNQUIOS

Os brônquios que resultam da bifurcação da traqueia são chamados de brônquios principais. Estão situados no mediastino médio, entre os dois pulmões. Destinam-se aos pulmões direito e esquerdo, terminando no interior do pulmão correspondente.

A estrutura dos brônquios principais assemelha-se à da traqueia. Compõem-se de anéis incompletos de cartilagem hialina, inseridos em uma túnica fibrosa. Na sua parte dorsal, aparece uma camada de fibras musculares lisas, que completa os anéis.

Os brônquios principais direito e esquerdo diferem um do outro, por sua direção, comprimento e calibre. O brônquio esquerdo é fortemente oblíquo, enquanto o direito é menos. O brônquio direito é sempre muito mais largo que o esquerdo, e o comprimento do esquerdo é quase o dobro do direito (fig. 23.16). Os brônquios principais dividem-se em brônquios lobares.

O brônquio principal direito divide-se em três brônquios lobares, um para o lobo superior do pulmão, outro para o lobo médio e outro para o lobo inferior do pulmão direito. O brônquio principal esquerdo é dividido em dois brônquios lobares, um para o lobo superior e outro para o inferior do pulmão esquerdo (fig. 23.18).

Cada brônquio lobar, por sua vez, divide-se em brônquios segmentares que se destinam aos segmentos broncopulmonares. Os brônquios segmentares recebem nomes específicos, que serão descritos mais adiante (fig. 23.18).

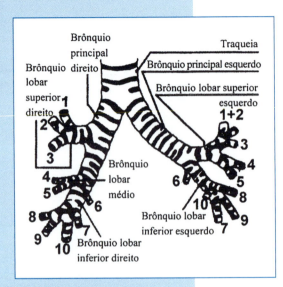

Fig. 23.18
Vista anterior da árvore brônquica.

Os pulmões dividem-se em lobos e estes são compostos por partes independentes denominadas segmentos broncopulmonares.

PULMÕES

Os pulmões são dois órgãos volumosos e esponjosos que ocupam a maior parte do espaço da cavidade torácica. Cada pulmão apresenta um ápice ou vértice que se encontra na parte alta do tórax e projeta-se para dentro do pescoço; uma base que se apóia sobre o diafragma e três faces: costal, mediastinal e diafragmática (figs.23.19 a 23.21). Na face mediastinal há uma área por onde penetram os elementos da raiz do pulmão. Esta área chama-se hilo do pulmão. A raiz do pulmão ou pedículo pulmonar é o conjunto de elementos que saem ou entram no pulmão: artéria pulmonar, veia pulmonar, brônquio, artérias e veias brônquicas, vasos linfáticos e nervos. O pulmão direito é dividido pelas fissuras oblíqua e horizontal em três lobos: superior, médio e inferior (figs. 23.19, 23.20).

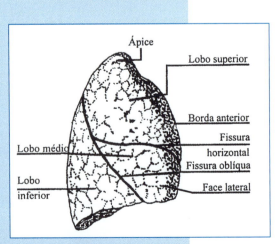

Fig. 23.19
Pulmão direito. Vista lateral.

O pulmão esquerdo é dividido pela fissura oblíqua em dois lobos: superior e inferior (figs. 23.21, 23.22). O lobo superior do pulmão esquerdo possui uma ponta chamada língula. As fissuras faltam com frequência ou são incompletas, especialmente a horizontal. Outras vezes há uma fissura a mais (fissura extranumerária), formando um lobo extranumerário.

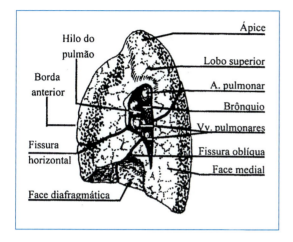

Fig. 23.20
Pulmão direito. Vista medial.

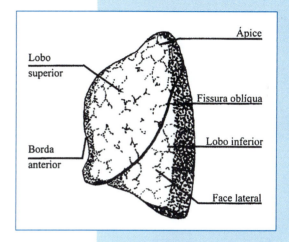

Fig. 23.21
Pulmão esquerdo. Vista lateral.

Cada lobo pulmonar é constituído por partes independentes denominadas segmentos broncopulmonares. Cada segmento possui seu brônquio próprio, que é o brônquio segmentar e sua artéria, ramo da artéria pulmonar. O pulmão direito apresenta dez segmentos e o esquerdo, nove. Os segmentos são separados entre si por septos de tecido conjuntivo.

SEGMENTAÇÃO BRONCOPULMONAR

O pulmão direito é composto por 10 segmentos e o esquerdo, por 9 segmentos. Cada segmento recebe um brônquio segmentar, que tem o mesmo nome do segmento broncopulmonar (fig. 23.18). Os nomes dos brônquios segmentares (e portanto, dos segmentos broncopulmonares) são os seguintes:

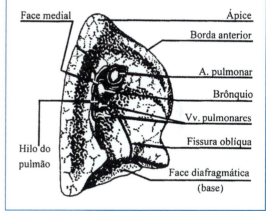

Fig. 23.22
Pulmão esquerdo. Vista medial.

Pulmão direito

Lobo superior
I – Apical
II – Posterior
III – Anterior

Lobo médio
IV – Lateral
V – Medial
VI – Superior

Lobo inferior
VII – Basilar medial
VIII – Basilar anterior
IX – Basilar lateral
X – Basilar posterior

Pulmão esquerdo

Lobo superior
I+II – Ápico posterior
III – Anterior
IV – Lingular superior
V   – Lingular inferior

Lobo inferior
VI   – Superior
VII – Basilar medial
VIII – Basilar anterior
IX   – Basilar lateral
X   – Basilar posterior

Dentro de cada segmento pulmonar, o brônquio segmentar divide-se e subdivide-se muitas vezes, originando ramos que se tornam estreitos, denominados bronquíolos. Destes, originam-se ramos mais delgados ainda, denominados bronquíolos terminais, seguidos pelos bronquíolos respiratórios, os quais se abrem nos ductos alveolares. Estes terminam nos sacos alveolares, que por sua vez terminam em alvéolos.

Ductos alveolares, sacos alveolares e alvéolos contêm ar, que está sendo trocado constantemente. O ar contido nesses espaços está em íntimo contato com os capilares, separado destes apenas pela parede alveolar.

> Como os órgãos do sistema respiratório estão em contato com o ar externo, deve haver mecanismos de proteção para estes órgãos. Dois destes mecanismos são descritos a seguir.
> 1) A camada mucosa que reveste internamente as vias respiratórias é um epitélio ciliado que contém células que secretam muco. Poeira do ar e micróbios inspirados aderem a este muco. 2) Os cílios do epitélio estão sempre movimentando o muco em direção à garganta. Assim, promovem a limpeza das vias respiratórias, pois aí o muco é deglutido.

PLEURA

Cada pulmão encontra-se envolvido por uma dupla membrana serosa denominada pleura. Um dos folhetos da membrana está firmemente aderido ao pulmão. Este é denominado pleura visceral. O outro folheto da membrana reveste a superfície interna da parede torácica, estando aderido a ela. Este é denominado pleura parietal. Os dois folhetos são contínuos um com o outro (figs. 23.23, 23.24). Esta continuidade se dá ao nível do hilo pulmonar, quando então, a pleura visceral se reflete e continua com a parietal. Entre os dois folhetos, o parietal e o visceral da pleura, existe um espaço, a cavidade pleural, que contém um líquido, o líquido pleural. Este líquido, ao mesmo tempo que possibilita uma firme aderência entre os dois folhetos pleurais entre si, permite ao pulmão, envolvido pela pleura visceral, deslizar ao longo da pleura parietal durante os movimentos de inspiração e expiração.

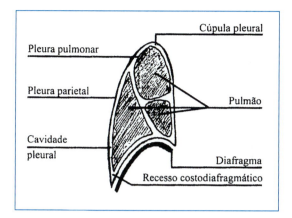

Fig. 23.23
Representação esquemática dos folhetos da pleura, em corte frontal do tórax.

A pleura visceral, além de recobrir as faces pulmonares, penetra nas fissuras acompanhando a divisão dos lobos. A pleura parietal recebe nomes especiais dependendo da região que recobre. A porção que reveste a face interna das costelas denomina-se pleura costal. A parte que recobre o diafragma chama-se pleura diafragmática e a parte que fica entre os pulmões, junto ao coração e aderida ao pericárdio, denomina-se pleura mediastinal. A parte da pleura que fica sobre o ápice do pulmão chama-se cúpula pleural. Devido ao fato de que a primeira costela se inclina para baixo, a cúpula pleural e o ápice do pulmão penetram no pescoço, acima da primeira costela, atrás do músculo esternocleidomastóideo.

Na frente do tórax, a pleura parietal vira bruscamente em direção ao mediastino. Neste ponto, a cavidade pleural fica mais ampla. Este recesso é denominado recesso mediastinal. Abaixo, como o músculo diafragma é curvo, a parte costal da pleura diafragmática curva-se sobre o m. diafragma formando o recesso costodiafragmático ou costofrênico.

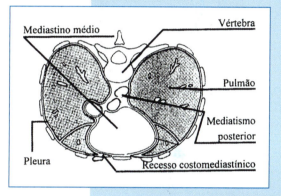

Fig. 23.24
Esquema de um corte transversal do tórax, mostrando o recesso costomediastínico.

> Quando ocorre um acidente, pode entrar ar na cavidade pleural e o pulmão então colapsa. Esta condição chama-se pneumotórax. A inflamação da pleura denomina-se pleurite. Em algumas doenças, ocorre aumento do líquido pleural, condição denominada derrame pleural. Como o recesso costodiafragmático é o ponto mais baixo da cavidade pleural, na posição ereta, no derrame pleural, o líquido se acumula neste recesso. O ápice do pulmão e cúpula pleural se encontram a cerca de 2 a 3 cm acima da clavícula, no pescoço. Por este motivo, podem ser atingidos por um ferimento no pescoço.

A cavidade pleural em alguns locais é mais ampla, constituindo os chamados recessos pleurais.

MEDIASTINO

O espaço da cavidade torácica, situado entre os dois pulmões, denomina-se mediastino. Este espaço é ocupado por vários órgãos: coração, vasos da

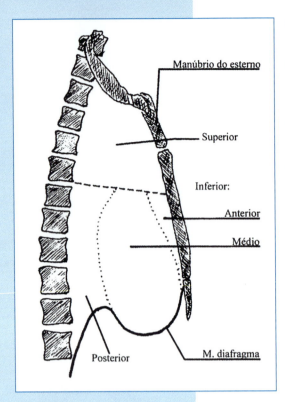

Fig. 23.25
Representação esquemática das divisões do mediastino.

base do coração, esôfago, traqueia, brônquios principais. Estende-se, no sentido ântero-posterior, do esterno até a coluna vertebral. No sentido superoinferior, estende-se da abertura superior do tórax até o músculo diafragma.

O mediastino pode ser dividido em duas partes, superior e inferior, por um plano horizontal passando à altura da 4ª vértebra torácica (figs. 23.24, 23.25). O mediastino inferior é ainda subdividido em três porções: mediastino anterior, médio e posterior. O coração, envolvido pelo pericárdio e os brônquios principais ocupam o mediastino médio. O mediastino anterior contém o timo. O mediastino posterior contém o esôfago e a artéria aorta. O mediastino superior contém os vasos da base do coração, o esôfago e a traqueia. Entre estes órgãos existe tecido conjuntivo frouxo que preenche os espaços, onde estão também vários linfonodos.

RESUMO

O conjunto de órgãos responsáveis pela respiração é o sistema respiratório. Estes órgãos são: nariz, cavidade nasal, faringe, laringe, traqueia, brônquios e pulmões. As pleuras, a caixa torácica e os músculos da respiração são órgãos auxiliares. O nariz, a cavidade nasal, a traqueia e os brônquios principais constituem as vias aéreas superiores. O nariz é constituído por ossos e cartilagens. Abre-se externamente pelas duas narinas. A cavidade nasal é dividida em duas pelo septo nasal. Este é em parte ósseo e em parte cartilaginoso. Na parede lateral de cada metade da cavidade nasal têm origem três peças ósseas que fazem saliência na cavidade nasal, as conchas nasais. A mucosa da cavidade nasal filtra, aquece e umedece o ar inspirado, além de possuir terminações olfatórias. Em torno da cavidade nasal, situam-se ossos pneumáticos, onde estão os seios paranasais. Estes abrem-se na cavidade nasal. A cavidade nasal abre-se na faringe, através de dois orifícios amplos, as coanas. A faringe é um tubo muscular e fibroso situado atrás da cavidade nasal, da boca e da laringe. Serve tanto para a passagem do ar como do alimento, no mecanismo da deglutição. A faringe compreende três partes: parte nasal, parte oral e parte laríngea da faringe. A parte nasal da faringe apresenta um orifício de cada lado, o óstio faríngeo da tuba auditiva. Este forame é a extremidade da tuba auditiva, comunicação da cavidade nasal com a orelha média. A parte oral da faringe comunica-se com a cavidade da boca através do istmo das fauces. A parte laríngea da faringe comunica-se com a abertura de entrada da laringe. O principal músculo da faringe é o constritor da faringe, dividido em três partes: superior, médio e inferior. A laringe é um órgão constituído por cartilagens. As maiores são denominadas epiglote, tireoide, cricoide e aritenóides. No interior da laringe estão presentes as cordas vocais. O espaço entre as cordas vocais mais as cordas formam a glote. Além de suas funções respiratórias, a laringe é importante órgão da fonação. A traqueia é um tubo formado por cartilagens anulares, unidas por tecido conjuntivo. A traqueia divide-se em dois brônquios denominados brônquios principais direito e esquerdo. O direito divide-se em três brônquios lobares, superior, médio e inferior. O brônquio principal esquerdo divide-se em dois brônquios lobares, o superior e o inferior. Cada brônquio lobar divide-se em brônquios segmentares, que aerificam partes do pulmão denominadas segmentos broncopulmonares. O pulmão direito compreende três lobos, o superior, o médio e o inferior. O pulmão esquerdo apresenta dois lobos, o superior e o inferior. Dentro do pulmão, os brônquios segmentares dividem-se e subdividem-se várias vezes em bronquíolos até chegar aos alvéolos. Cada pulmão está envolvido por um saco seroso, a pleura. Cada pleura compreende uma lâmina parietal e uma visceral, que são contínuas uma com a outra, ao nível do hilo pulmonar. Esta é uma região do pulmão situada na sua face mediastinal, por onde penetram os elementos do pedículo pulmonar: vasos e brônquios. Entre as pleuras existe um espaço, a cavidade pleural, contendo pequena quantidade de líquido pleural. A cavidade pleural se amplia em certos locais, constituindo os recessos pleurais. Entre os dois pulmões existe um espaço denominado mediastino. Este espaço contém o coração, o esôfago e a artéria aorta, entre outros órgãos.

TESTE SEUS CONHECIMENTOS

Sistema respiratório

1- Em relação ao sistema respiratório, assinale a alternativa errada:
    a. A contração do diafragma é o principal mecanismo para a entrada de ar nos pulmões;
    b. o septo nasal é formado pela cartilagem do septo e mais os ossos vômer e osso etmoide;
    c. a faringe se comunica com a cavidade nasal por meio das coanas;
    d. a maior das cartilagens ímpares da laringe é a cartilagem tireóidea;
    e. o m. diafragma é responsável não somente pela inspiração como também pela expiração.

2- As cordas vocais estão fixadas nas cartilagens:
    a. aritenóides e tireóideas;
    b. cricóideas;
    c. epiglote;
    d. traqueal.

3- A região do pulmão onde os brônquios e vasos sanguíneos entram ou saem do pulmão é chamada:
   a. face costal;
   b. fissura oblíqua;
   c. hilo do pulmão;
   d. base do pulmão.

4- Em relação ao pulmão:
   a. o direito possui 2 lobos;
   b. o esquerdo possui 3 lobos;
   c. os lobos do pulmão direito são: anterior médio e posterior;
   d. os lobos do pulmão esquerdo são: superior e inferior;
   e. não há resposta correta.

5- Para um tubo chegar até os brônquios lobares, tem que passar por:
   a. cavidade nasal, faringe, laringe e traqueia;
   b. cavidade nasal, faringe e esôfago;
   c. faringe, laringe e esôfago;
   d. não precisa passar pela laringe.

6- Em relação ao sistema respiratório:
   a. a prega vestibular da laringe é a corda vocal verdadeira;
   b. três dos seios da face são: maxilar, mandibular e nasal;
   c. três cartilagens da laringe são: cricoide, aritenóide e vestibular;
   d. o pulmão direito tem 2 fissuras.

7- Em relação ao sistema respiratório:
   a. existem duas pleuras a direita e a esquerda;
   b. as duas pleuras que existem são a visceral e a parietal;
   c. a glote é o espaço entre as duas pregas vocais;
   d. estão corretas a e c;
   e. não há resposta correta.

Questões abertas

1 – Quais os órgãos do sistema respiratório?
2 – Quais os ossos que formam o nariz?
3 – Que ossos formam o septo nasal?
4 – O que são as conchas nasais? Quais são?
5 – O que são meatos nasais?
6 – Quais são as paredes da cavidade nasal?
7 – Onde se situam as regiões olfatória e respiratória da cavidade nasal?
8 – O que são seios paranasais? Quais são e onde desembocam?
9 – Quais as funções da cavidade nasal?
10 – Quais as partes da faringe?

• SISTEMA RESPIRATÓRIO •

11 – Quais as camadas da parede da faringe?
12 – Quais os músculos intrínsecos e extrínsecos da faringe?
13 – Quais as partes do músculo constritor da faringe? Quais suas origens e suas inserções?
14 – O que são os óstios faríngeos da tuba auditiva? Que partes comunicam?
15 – O que são coanas? Que partes comunicam?
16 – O que é istmo das fauces? Que partes comunica?
17 – O que são valéculas? Onde se situam?
18 – O que são recessos piriformes? Onde se situam?
19 – O que é tonsila faríngea? Onde se situa?
20 – Quais as cartilagens da laringe? Que tipo de articulações as unem?
21 – Quais os ligamentos da laringe?
22 – O que é ádito da laringe?
23 – O que é glote?
24 – Quais os dois pares de pregas presentes no interior da laringe?
25 – Quais os músculos intrínsecos da laringe? Quais suas funções?
26 – Como é constituída a traqueia?
27 – Como se divide a traqueia?
28 – Como se dividem os brônquios principais direito e esquerdo?
29 – Como se dividem os brônquios lobares?
30 – O que é segmentação broncopulmonar?
31 – Quais são os segmentos broncopulmonares de cada lobo pulmonar?
32 – O que são pleuras? Quantas são? Qual sua função?
33 – Qual a disposição da pleura em torno de cada pulmão?
34 – O que é cavidade pleural? O que contém?
35 – O que são recessos pleurais? Quais são? Qual sua importância?
36 – O que é hilo pulmonar? O que é pedículo pulmonar? Quais seus componentes?
37 – O que é mediastino? Como se divide?
38 – Que órgãos estão presentes em cada uma das divisões do mediastino?

24

Mecânica Respiratória

OBJETIVOS DO CAPÍTULO

- Explicar o que é mecânica respiratória, as fases da respiração e seus diferentes tipos
- Dizer quais os elementos anatômicos que participam da mecânica respiratória (ossos e articulações) e seus movimentos na respiração
- Citar os músculos que participam da inspiração tranquila e forçada e da expiração tranquila e forçada
- Citar a inervação do diafragma e a frequência respiratória normal de adultos e crianças

• MECÂNICA RESPIRATÓRIA •

A mecânica respiratória diz respeito aos mecanismos que permitem os movimentos da caixa torácica para a respiração. A respiração compreende duas fases, a inspiração, em que o ar entra nos pulmões e a expiração, em que o ar sai dos pulmões. Tanto a inspiração quanto a expiração podem ser de dois tipos: tranquila ou forçada (profunda). A inspiração e expiração tranquilas são aquelas realizadas quando o indivíduo está em repouso. A inspiração e expiração forçadas ocorrem fisiologicamente quando a pessoa realiza uma atividade física, em que os tecidos, especialmente os músculos, necessitam de mais oxigênio.

INSPIRAÇÃO

Para que ocorra a inspiração, ou seja, para que o ar possa entrar nos pulmões, é necessário que o volume da caixa torácica se amplie. O volume da caixa torácica pode ser ampliado no sentido ântero-posterior, no sentido laterolateral ou no sentido superoinferior. A ampliação do volume da caixa torácica é possibilitada por movimentos das costelas, produzidos por músculos a elas relacionados e pela contração do músculo diafragma.

a) **Ossos da caixa torácica**
Como já vimos, a caixa torácica é formada pelos ossos: costelas, esterno e vértebras torácicas, além das cartilagens costais. As costelas somam doze pares. Elas são denominadas por algarismos romanos, de cima para baixo. Cada uma tem cabeça, colo e corpo (fig. 5.11, capítulo 5). Entre o colo e o corpo há um tubérculo. Na cabeça, encontram-se duas facetas articulares e, no tubérculo, há uma faceta articular. O corpo é curvado para frente e é torcido. A primeira costela é pequena e não é torcida. A segunda é mais longa, mas também não é torcida. As duas últimas costelas são pequenas e não possuem tubérculos. A primeira costela é a única que não pode ser palpada no vivo.

As cartilagens costais são barras de cartilagem do tipo hialina, que unem as extremidades das costelas ao esterno. As duas últimas costelas não estão unidas ao esterno.

O esterno é um osso plano com três partes que são, de cima para baixo: manúbrio, corpo e processo xifóide (fig. 5.10, capítulo 5). A borda superior do manúbrio apresenta uma incisura denominada incisura jugular, facilmente palpável no vivo. Na união do manúbrio com o corpo do esterno, existe um ângulo obtuso, aberto para trás, e saliente para frente, o ângulo esternal (fig. 6.4). Este ângulo é um ponto de reparo importante, pois ele indica o nível da segunda cartilagem costal. A partir daí, pode-se contar as costelas e os espaços entre elas, os espaços intercostais. O processo xifóide é constituído de cartilagem hialina.

> A compreensão dos mecanismos de ampliação da caixa torácica exige o conhecimento da constituição da caixa torácica.

Os ossos da caixa torácica estão unidos por vários tipos de articulações. As mais importantes para a respiração, são as articulações entre as costelas e as vértebras, articulações costovertebrais e costotransversárias.

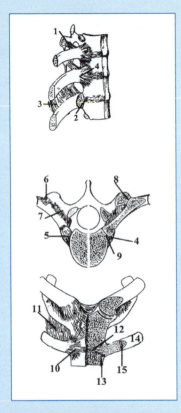

Fig. 24.1
Articulações da caixa torácica.
1 – Lig. costotransversário superior; 2 – Lig. intra-articular da cabeça da costela; 3 – Membrana intercostal interna; 4 – Lig. radiado da cabeça da costela; 5 – Cápsula articular; 6 – Lig. costotransversário lateral; 7 – Lig. costotransversário; 8 – Art. costotransversária; 9 – Art. da cabeça da costela; 10 – Lig. radiado esternocostal; 11 – Membrana intercostal externa; 12 – Art. manúbrio-esternal; 13 – Art. condroesternal; 14 – Costela 2; 15 – Art. costocondral.

b) **Articulações da caixa torácica**

Articulações costovertebrais e costotransversária. Cada costela articula-se com a coluna em dois locais: 1 – As duas facetas articulares da cabeça da costela articulam-se com as fóveas costais de duas vértebras, junto ao disco intervertebral. Esta é a articulação costovertebral. 2 – O tubérculo da costela une-se à fóvea costal do processo transverso da vértebra. É a articulação costotransversa (fig. 24.1).

A articulação da cabeça da costela é sinovial plana (as superfícies articulares são planas). A cápsula articular é reforçada anteriormente por um ligamento, o ligamento radiado da cabeça da costela. Este ligamento tem faixas que saem da costela e se inserem em uma vértebra, no disco e na vértebra abaixo. Um ligamento intra-articular divide completamente o espaço articular. Ele vai da cabeça da costela até o disco intervertebral (fig. 24.1). A articulação costotransversária une o tubérculo da costela ao processo transverso da vértebra. É do tipo sinovial plana e apresenta ligamentos costotransversos e ligamentos do colo e do tubérculo da costela.

A forma das superfícies articulares das costelas superiores é diferente da forma das superfícies das costelas inferiores. Este é um dos fatores responsáveis pela diferença de tipos de movimentos destes dois grupos de costelas na respiração. A cápsula articular é delgada, mas é reforçada pelo ligamento costotransversário lateral. O colo da costela está unido ao processo transverso por um ligamento, o ligamento costotranverso (fig. 24.1). Além disso, há ainda um outro ligamento costotranverso, o costotransversário superior que une o colo da costela ao processo transverso da vértebra situada logo acima.

Os movimentos de cada costela nas articulações costovertebral e costotransversa realizam-se simultaneamente. Como a costela é relativamente comprida, os pequenos movimentos que ocorrem nessas articulações causam grande deslocamento na extremidade anterior da costela. Os movimentos da costela nessas articulações são movimentos de rotação. Estes movimentos serão apresentados com maiores pormenores mais adiante.

Articulações costocondrais. São as articulações entre as extremidades das costelas e as cartilagens costais (fig. 24.1). São classificadas como articulações cartilagíneas sincondroses. O movimento nestas articulações é pequeno.

Articulações condroesternais. São as articulações entre as extremidades das cartilagens costais II a VII e concavidades do esterno. São consideradas sinoviais planas. A cápsula fibrosa é reforçada anterior e posteriormente por ligamentos radiados anteriores e posteriores. Permitem pequenos movimentos de deslizamento das extremidades das costelas para cima e para baixo quando as costelas são elevadas e abaixadas durante a respiracão (fig. 24.1). Com o envelhecimento as cavidades articulares tendem a desaparecer.

Articulações intercondrais. São as articulações entre as extremidades das cartilagens costais das VII, IX e X costelas com a borda inferior da cartilagem situada logo acima. VIII e a IX são sinoviais. A cápsula é reforçada por ligamentos. A X é fibrosa. Os movimentos nestas articulações são de pequenos deslizamentos.

Articulação manubrioesternal. É a articulação entre o manúbrio e o corpo do esterno. É do tipo cartilagínea, sínfise (fig. 24.1). Permite apenas discreto movimento.

c) **Movimentos da caixa torácica**

Cada costela, juntamente com sua cartilagem costal, pode ser considerada como uma alavanca com movimentos para cima e para baixo. É importante considerar que as extremidades anteriores das costelas encontram-se em nível mais baixo que as suas extremidades posteriores. Na respiração, os movimentos mais importantes são os realizados nas articulações costotransversa e costovertebral, que atuam como uma unidade. Nestas articulações, a costela roda em torno de um eixo inclinado de fora para dentro (fig. 24.2). O movimento de rotação das costelas II a V, faz com que as suas extremidades anteriores sejam elevadas, projetando o esterno para frente (movimento chamado de braço de bomba).

O movimento de rotação das costelas VIII a X nas articulações costovertebrais e costotransversas faz com que os corpos das costelas sejam elevados para fora e lateralmente. Este movimento foi comparado ao de uma alça de balde (fig. 24.3). As costelas VI e VII possuem ambos os tipos de movimentos. Todos estes movimentos ampliam os diâmetros da caixa torácica e possibilitam a inspiração.

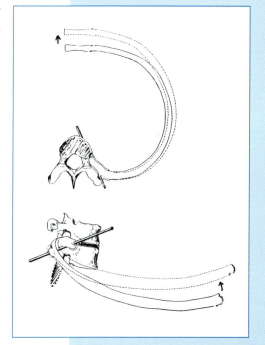

Fig. 24.2
Movimento de braço de bomba das costelas superiores.

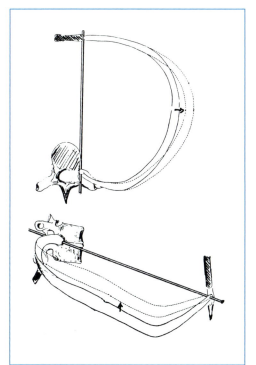

Fig. 24.3
Movimento de alça de balde das costelas inferiores.

> O principal músculo da inspiração é o diafragma.

d) **Músculos da respiração**

Vários músculos podem atuar na inspiração, mas o principal é o diafragma. O músculo diafragma já foi parcialmente descrito no capítulo 14. Aqui, ele será estudado com mais pormenores. O músculo diafragma separa as vísceras torácicas das abdominais. Em repouso, ele tem a forma de uma cúpula. O diafragma tem três partes: esternal, costal e lombar (fig. 24.4). A parte esternal se origina do processo xifóide do osso esterno e vai para o tendão central ou centro tendíneo do diafragma. A parte costal forma as cúpulas do diafragma. As fibras desta parte nascem da face interna das cartilagens costais e das costelas, de ambos os lados e vão para o tendão central, de cada lado. A parte lombar, de cada lado, nasce de três pontos: 1) de um ligamento sobre o músculo quadrado lombar, denominado ligamento arqueado lateral; 2) de um ligamento sobre o músculo psoas maior, denominado ligamento arqueado medial; 3) De um pilar, de início tendinoso e depois muscular. O pilar direito nasce das vértebras LI a LIII e o pilar esquerdo, das vértebras LI e LII.

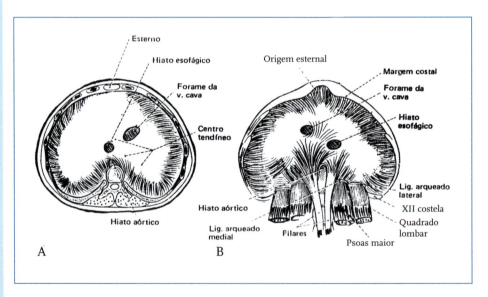

Fig. 24.4
Músculo diafragma.

Os dois pilares do diafragma estão unidos na frente da artéria aorta por um ligamento denominado ligamento arqueado mediano. As fibras dos dois pilares cruzam-se em parte, sobre a aorta, constituindo um orifício para a passagem deste vaso, denominado hiato aórtico. Mais à frente, as fibras contornam o esôfago, formando um orifício para a passagem deste órgão, o hiato esofágico. Na metade direita do tendão central do diafragma, há um outro orifício, denominado forame da veia cava inferior, para a passagem deste vaso. Portanto, as fibras das três partes do diafragma, a partir de suas origens, arqueiam-se para cima e vão se inserir no tendão central. Cada metade do diafragma é inervada por um nervo chamado nervo frênico.

Quando o diafragma se contrai, a princípio, suas fibras, tomando ponto fixo nas costelas, baixam o músculo, aumentando o diâmetro superoinferior do tórax. Com isso, a pressão intra-abdominal aumenta, impedindo uma maior descida do diafragma. A seguir, o ponto fixo passa para o tendão central do diafragma. Continuando sua contração, as fibras do diafragma vão agora movimentar as costelas. As costelas superiores se elevam e, devido a sua conformação, empurram o esterno para frente. O movimento destas costelas foi comparado ao movimento do braço de bomba. Com isso, aumenta o diâmetro ântero-posterior do tórax. As costelas inferiores, também são elevadas e, por sua conformação, se afastam lateralmente. Este movimento foi comparado ao movimento de alça de balde. Amplia assim, o diâmetro laterolateral do tórax. Aumentando o volume do tórax, pelo aumento dos seus diâmetros, a pressão intratorácica diminui, o ar é puxado para dentro dos pulmões e os expande. Na inspiração tranquila, o diafragma desce cerca de 1,5 cm. Na inspiração forçada ele chega a descer cerca de 10 cm.

Outra ação importante do diafragma é aumentar a pressão intra-abdominal, nos atos expulsivos: vômito, micção, defecação e parto. Esta ação também é importante em situações como levantar pesos. Neste caso, o diafragma protege a coluna vertebral, ao formar um balão pneumático na frente da coluna. Acredita-se também que estas modificações de pressão nas cavidades torácica e abdominal auxiliem o retorno venoso e linfático do abdome para o tórax.

> Cada metade do m. diafragma é inervada por um nervo chamado nervo frênico. Mas as duas metades se contraem ao mesmo tempo. Se ocorrer lesão de um nervo frênico, vai haver paralisia de uma metade do diafragma. A outra continua a se contrair normalmente. O m. diafragma tem dois tipos de contração: voluntária e automática. A contração voluntária é limitada. Ou seja, não se pode controlar indefinidamente a sua contração. A contração automática é controlada por centros nervosos sensíveis às variações de concentração de O_2 e CO_2 no sangue, além de impulsos sensitivos deflagrados por receptores dos pulmões, pleura e músculos respiratórios. No recém-nascido, a frequência respiratória (número de respirações por minuto) é de aproximadamente 40, enquanto no adulto esse valor cai para cerca de 14 por minuto. O volume de ar movimentado pelo adulto em cada inspiração ou expiração normal é de cerca de meio litro. O soluço é uma contração extra, espasmódica, do músculo, quando ele já estava se contraindo.

Quando há necessidade que mais ar seja inspirado, outros músculos, além do diafragma, podem atuar, ampliando ainda mais a caixa torácica, atuando na inspiração forçada. São eles: os mm. escalenos, os intercostais e o serrátil póstero-superior.

Músculos escalenos. Os mm. escalenos situam-se no pescoço. São em número de três: anterior, médio e posterior (fig. 15.7, capítulo 15). O escaleno anterior tem origem nos processos transversos da III à VI vértebras cervicais. As fibras descem e se inserem na primeira costela. O músculo escaleno médio fica atrás do escaleno anterior. Ele se origina dos processos transversos da primeira à sétima vértebras cervicais. Suas fibras correm para baixo e fixam-se na primeira costela. O m. escaleno posterior origina-se nos processos transversos da quarta à sexta vértebras cervicais. Suas fibras descem e se inserem na segunda costela. Os mm. escalenos atuam fixando a primeira e segunda costelas, para que, os músculos intercostais possam aí tomar ponto fixo e elevar as costelas.

Músculos intercostais. Os músculos intercostais são os que ocupam os espaços entre as costelas, denominados espaços intercostais. Estes músculos estão dispostos em três camadas (fig. 14.13, capítulo 14). A camada externa é representada pelos intercostais externos. A camada média pelos intercostais internos. A camada interna é representada pelos músculos intercostais íntimos.

Os mm. intercostais externos estendem-se de uma costela à outra, sendo oblíquos de cima para baixo e de fora para dentro. Não existem entre as cartilagens costais, onde são substituídos por uma membrana fibrosa, a membrana intercostal externa.

Os mm. intercostais internos estendem-se de uma costela à outra, começando entre as cartilagens costais, anteriormente. Vão até o ângulo da costela, posteriormente, onde são substituídos pela membrana intercostal interna. Suas fibras tem direção contrária à dos intercostais externos: são oblíquas de cima para baixo e de dentro para fora.

Os mm. intercostais íntimos formam a camada mais interna. Eles estão presentes nos espaços intercostais inferiores. A direção de suas fibras segue a dos mm. intercostais internos. Estão separados destes pelos vasos intercostais.

Os mm. intercostais podem atuar na inspiração. Mas, as costelas I e II devem estar fixadas por outros músculos, como os escalenos, por exemplo. Os mm. intercostais atuam também mantendo a caixa torácica mais rígida, para que o m. diafragma possa atuar com maior eficiência.

Músculo serrátil póstero-superior. Os feixes deste músculo têm origem nos processos espinhosos de CVII a TIII. As fibras se inclinam para baixo e lateralmente e se fixam nas costelas II à V (fig. 24.5). Estes músculos tracionam as costelas para cima, elevando-as e fixando-as. Auxiliam na inspiração e permitem que os mm. intercostais possam elevar as costelas, tomando ponto fixo nas costelas superiores.

Finalmente, abduzindo os braços, e mantendo-os fixos nessa posição, os mm. grande dorsal e peitoral maior podem também tracionar as costelas para cima, elevando-as. Auxiliam pois, na inspiração forçada.

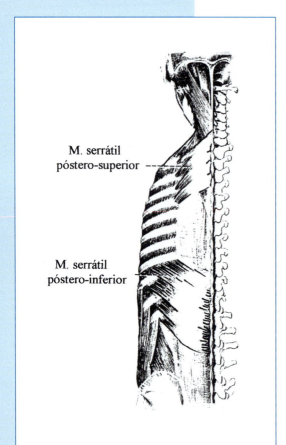

Fig. 24.5
Músculos serrátil póstero-superior e serrátil póstero-inferior.

EXPIRAÇÃO

A expiração tranquila é um processo passivo, decorrente do relaxamento dos músculos respiratórios. Quando o diafragma cessa sua contração, a pressão intra-abdominal aumentada empurra o diafragma para cima. Então, a pressão dentro do tórax aumenta e, se a glote estiver aberta, o ar é expulso dos pulmões. A expiração forçada se verifica especialmente nos atos de tossir ou espirrar. No caso da expiração forçada é necessária a participação de alguns músculos.

Os músculos que atuam na expiração forçada são: reto do abdome, oblíquo interno do abdome, oblíquo externo do abdome, transverso do abdome e serrátil póstero-inferior. Os músculos reto, oblíquos e transverso do abdome foram descritos anteriormente (capítulo 14) com os músculos do tronco. Estes músculos, ao se contraírem, achatam a parede do abdome e comprimem as vísceras abdominais. Como o m. diafragma está relaxado, a pressão abdominal aumentada comprime ainda mais o diafragma para cima, produzindo uma expiração mais profunda, como na tosse ou no espirro. Se o m. diafragma estiver contraído, resistindo a pressão para cima, e a glote fechada, a pressão abdominal aumentada será importante em atos expulsivos, como micção, defecação e vômito, além do parto. Se os mm. da parede do abdome e o m. diafragma se contraírem em conjunto e a glote estiver fechada, forma-se um verdadeiro colete muscular na parede do abdome, que facilita a ação de levantar objetos pesados.

Músculo serrátil póstero-inferior. Este músculo está situado debaixo do grande dorsal, na região posterior e inferior do tronco. Seus feixes têm origem nos processos espinhosos das vértebras TIII, TXII e LI, LII. As fibras dirigem-se lateralmente e para cima, indo fixar-se nas costelas IX a XII (fig. 24.5). Este músculo atua tracionando as costelas inferiores para baixo, auxiliando assim, na expiração forçada. Ao fixar estas costelas, permite que os intercostais possam aí tomar ponto fixo e abaixar ainda mais as costelas, comprimindo o tórax. Outro músculo que pode atuar nesta função é o quadrado lombar (fig. 14.7, capítulo 14). Este músculo tem origem na crista ilíaca do osso coxal e se insere nos processos transversos das vértebras lombares e na última costela.

RESUMO

A respiração compreende duas fases, a inspiração e a expiração. Para que ocorra a inspiração, é necessário que a cavidade torácica seja ampliada. Com isso, o ar é aspirado. A ampliação da caixa torácica é possibilitada por ação de músculos. O principal é o diafragma. Este músculo é abaulado para cima, em direção ao tórax. Ao se contrair, ele baixa, se retifica e amplia o espaço interno do tórax. Assim ocorre a inspiração tranquila. Na respiração profunda ou forçada, outros músculos movem as costelas e, assim, também ampliam o espaço da cavidade torácica. Os movimentos das costelas produzem movimentos em outras partes da caixa torácica, nas suas várias articulações. As principais articulações envolvidas nos movimentos das costelas são as costovertebrais e costotransversas. O eixo de movimento destas articulações, que atuam em conjunto, é inclinado de trás para frente e de fora para dentro. Os movimentos das costelas superiores foram comparados a movimentos de um braço de bomba. Os movimentos das costelas inferiores foram comparados aos de alça de balde. Estes movimentos ampliam os diâmetros da caixa torácica e permitem que maior quantidade de ar seja aspirado. Os músculos que possibilitam esta ação são o músculo serrátil póstero-superior e os escalenos que tracionam as costelas para cima ou fixam as costelas para que os músculos intercostais possam tracionar as costelas para cima. A expiração tranquila é um ato passivo, ou seja, para que ocorra, basta o relaxamento do diafragma. Para que ocorra uma expiração profunda, é preciso contração de músculos que comprimem a caixa torácica ou o diafragma para cima. Estes músculos são os músculos da parede do abdome. Outros músculos atuam tracionando as costelas para baixo ou fixando-as para que os músculos intercostais possam tracioná-las para baixo. Estes músculos são o serrátil póstero-inferior e o quadrado lombar.

TESTE SEUS CONHECIMENTOS

Testes sobre mecânica respiratória

assinale a alternativa correta

1- O músculo diafragma atua:
   a. na inspiração tranquila;
   b. na inspiração forçada;
   c. na expiração forçada;
   d. estão corretas a e b;
   e. estão corretas a e c.

2- Participam da inspiração forçada os músculos:
   a. esternocleidomastóide e escalenos;
   b. grande dorsal e peitoral maior;
   c. intercostais e abdominais;
   d. diafragma e abdominais;
   e. não há resposta correta.

3- A expiração profunda ou forçada é realizada com a participação dos seguintes músculos:
   a. intercostais, escalenos e diafragma;
   b. intercostais e abdominais;
   c. diafragma e músculos abdominais;
   d. diafragma e serrátil póstero-inferior;
   e. não há resposta correta.

4- Qual dos seguintes fatores não tem relação com a inspiração:
   a. músculos abdominais;
   b. músculos intercostais;
   c. elasticidade pulmonar;
   d. força de tensão superficial das pleuras;
   e. músculos escalenos.

5- Sobre a respiração:
   a. compreende duas fases: a inspiração e a expiração;
   b. o volume da caixa torácica pode ser ampliado no sentido anteroposterior, laterolateral e superoinferior;
   c. as costelas não se movimentam na respiração, somente o esterno;
   d. os movimentos das costelas podem ampliar o volume da caixa torácica;
   e. estão corretas a, b, d.

6- Sobre o músculo diafragma
   a. tem três partes: esternal, costal e lombar;
   b. tem três orifícios para passagem de elementos do tórax para o abdome ou vice-versa;
   c. cada metade do diafragma é inervado pelo nervo frênico;
   d. tem dois tipos de contração: voluntária e automática;
   e. todas estão corretas.

Questões abertas

1 – Quais as fases da respiração?
2 – O que é necessário para que ocorra a inspiração?
3 – Quais os ossos que constituem a caixa torácica?
4 – Quais as partes do esterno?
5 – O que é ângulo esternal? Qual sua importância prática?
6 – Quantas são as costelas? Como são numeradas?
7 – Quais os elementos de uma costela típica?
8 – O que são as cartilagens costais?
9 – Que partes ósseas se unem nas articulações costotransversas e costovertebrais?
10 – Que movimentos as costelas realizam nestas articulações?
11 – Que movimentos são realizados pelas costelas superiores? E as inferiores?

12 – Que diâmetros do tórax são ampliados pelos movimentos das costelas?
13 – Qual o principal músculo da inspiração? Quais suas partes?
14 – Quais as origens e inserções do m. diafragma? Quais seus forames?
15 – Descreva o que ocorre na caixa torácica durante a contração do m. diafragma.
16 – Quais são os mm. escalenos? Como atuam na respiração?
17 – Quais são os mm. intercostais? Como atuam na respiração?
18 – Cite as origens e inserções dos mm. serrátil póstero-superior e póstero-inferior.
19 – Como atuam estes músculos na respiração?
20 – Qual a participação dos músculos da parede do abdome na respiração?

LIÇÃO 17

25

Sistema Digestório

OBJETIVOS DO CAPÍTULO

- Citar os órgãos, a estrutura geral do tubo digestório e as funções do sistema digestório
- Explicar os termos digestão, absorção e movimentos peristálticos
- Citar as partes da boca, do palato e sua estrutura
- Citar os tipos de papilas da língua e sua função
- Citar as partes da língua e seus músculos intrínsecos e extrínsecos
- Explicar as duas dentições, os nomes dos dentes das arcadas e descrever a estrutura de um dente
- Citar as glândulas salivares, sua localização e local de desembocadura de seus ductos
- Citar as partes da faringe e sua constituição
- Explicar o que são tonsilas palatinas, onde se situam e qual sua importância
- Situar o esôfago, citar suas partes e sua localização
- Descrever a estrutura da articulação temporo-mandibular e citar seus movimentos
- Citar os músculos da mastigação e suas ações
- Explicar resumidamente o mecanismo da deglutição
- Explicar a divisão do abdome e situar os órgãos abdominais nessas regiões

- Citar as partes do estômago e os esfíncteres associados
- Explicar a estrutura geral do intestino, dar a divisão do delgado e as funções de cada parte
- Citar as partes do intestino grosso, do reto e do canal anal e suas funções
- Situar o fígado na cavidade abdominal, citar suas partes e suas funções
- Citar os elementos das vias biliares extra-hepáticas, situar a vesícula biliar e citar suas funções
- Localizar o pâncreas e citar suas partes e funções
- Definir peritônio, sua disposição na cavidade abdominal e suas funções

• SISTEMA DIGESTÓRIO •

O sistema digestório compreende os órgãos relacionados à ingestão e assimilação de alimentos. Estes órgãos incluem:
a) O tubo digestório, um longo tubo que se estende da boca até o ânus, e
b) Uma série de glândulas a ele relacionadas

O alimento que entra no tubo digestório é triturado e decomposto em moléculas por enzimas digestivas. Depois, é absorvido, ou seja, passa para o sangue, o que ocorre na parede do tubo. A parte não digerida é eliminada. Este é o processo da digestão. Para que possa executar estas funções, o tubo digestório é constituído por uma camada interna, mucosa, de tecido epitelial, o qual contém numerosas glândulas. Estas glândulas produzem muco e parte das enzimas digestivas necessárias. Outra parte é produzida pelas glândulas anexas. O tubo contém também em sua parede uma túnica muscular, que promove os movimentos necessários para misturar o alimento e as enzimas e para a progressão do material alimentar. Além disso, o alimento deve permanecer tempos diferentes nas várias partes do tubo. Assim sendo, em alguns pontos do tubo, a musculatura circular se espessa e forma os chamados esfíncteres, os quais funcionam como comportas que podem abrir e fechar, controlando o trânsito ao longo do tubo.

> O tubo digestório pode ser dividido em várias partes: boca, faringe, esôfago, estômago, intestino delgado e intestino grosso (fig. 25.1). As glândulas relacionadas ao tubo digestório são: glândulas salivares, fígado e pâncreas.

BOCA

A boca (fig. 25.2) é a primeira parte do tubo digestório. A cavidade da boca é dividida em duas partes, o vestíbulo e a cavidade própria da boca. O vestíbulo é uma fissura limitada externamente pelos lábios e pelas bochechas e, internamente, pelas gengivas e dentes. As bochechas são constituídas principalmente pelo músculo bucinador. A cavidade própria da boca tem como limite anterior e laterais, os dentes, gengivas e alvéolos dentários. Posteriormente, limita-se com a faringe, através de uma abertura, o istmo da garganta ou istmo das fauces. Seu teto é o palato. O assoalho da boca é formado por um músculo chamado milo-hióideo. Ele vai do osso hióide até a mandíbula.

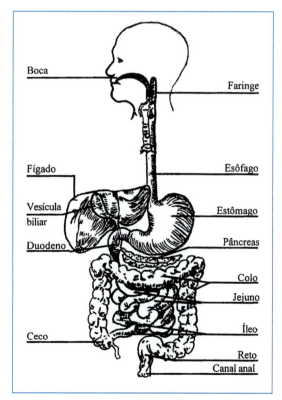

Fig. 25.1
Representação esquemática do sistema digestório.

> Uma parte dos órgãos do sistema digestório está situada acima do músculo diafragma. É a parte supradiafragmática do tubo digestório. Esta parte compreende: boca, faringe e esôfago, além das glândulas salivares.

O palato mole auxilia a fechar o istmo da faringe durante a deglutição e a fonação. Ele se continua para baixo, com duas pregas denominadas arcos palatoglosso e palatofaríngeo.

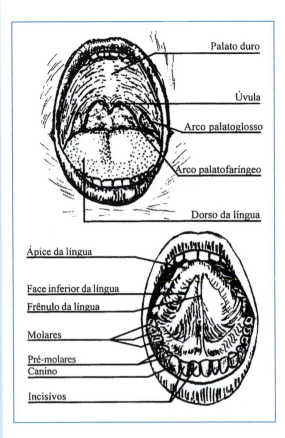

Fig. 25.2
Cavidade da boca. Abaixo, com a língua elevada.

O palato consiste de duas partes, uma anterior, o palato duro, e uma posterior, o palato mole. O palato duto é formado pelos ossos maxilas e palatinos. O palato mole é constituído por músculos. Da sua margem posterior, uma parte chamada úvula pende para baixo em direção à língua. Os principais músculos do palato mole são: palatoglosso, palatofaríngeo, elevador do véu palatino e tensor do véu palatino. O palato mole separa parcialmente a parte nasal da faringe da sua parte oral.

A boca é um órgão de várias utilidades. O epitélio que reveste internamente a boca é do tipo escamoso estratificado. Podem-se colher esfregaços desse epitélio (da bochecha, por exemplo), para fazer estudos cromossômicos. Em casos de urgência, pode-se fazer respiração boca a boca. A temperatura do corpo é geralmente tirada na boca, onde ela é de cerca de 37 °C.

A cavidade da boca contém a língua e os dentes. As glândulas salivares aí desembocam.

LÍNGUA

A língua é um órgão constituído essencialmente por músculos. É coberta também por uma mucosa. A língua apresenta: ápice, margens, dorso, face inferior e raiz. O ápice repousa sobre os dentes incisivos. O dorso tem duas partes, a parte oral (dois terços anteriores) e a parte faríngea (terço posterior). Na mucosa da parte oral do dorso da língua existem numerosas papilas linguais. Estas são de quatro tipos:

(1) foliadas, inconstantes;
(2) filiformes, altas e estreitas;
(3) fungiformes, baixas e largas; e
(4) valadas, largas e rodeadas, cada uma, por uma vala profunda. As papilas valadas são em número de 12 ou 13 somente e arranjadas em forma de V com o ápice voltado para a raiz da língua. Os órgãos do paladar, deno-

minados botões gustativos, estão espalhados pela superfície da língua, mas são mais facilmente encontrados nas paredes laterais das papilas valadas.

Na parte faríngea do dorso existem, na submucosa, folículos linfáticos, que constituem, em conjunto, a tonsila lingual. Da parte faríngea sai uma prega mediana, em direção à epiglote, a prega glossoepiglótica. De cada lado desta prega, fica um espaço denominado valécula epiglótica.

A face inferior da língua se une ao assoalho da boca por uma prega, o frênulo da língua. A raiz da língua está presa à mandíbula e ao osso hióide. Todos os músculos extrínsecos, vasos e nervos que entram ou saem da língua o fazem através de sua raiz.

Os músculos da língua são divididos em dois grupos, denominados mm. extrínsecos e mm. intrínsecos (fig. 25.3). Todos são bilaterais.

Os mm. extrínsecos são os que têm origem em outras partes e se fixam na língua (fig. 15.6, capítulo 15). Os músculos extrínsecos são os seguintes: genioglosso, hioglosso, estiloglosso e palatoglosso. Estes músculos fixam a língua ao osso hióide, à mandíbula, aos processos estilóides do osso temporal e à faringe. O m. genioglosso origina-se na mandíbula e vai em direção posterior e para cima, para a língua. Ele fixa a língua à mandíbula. Esta fixação impede que a língua caia para trás, durante o sono, o que poderia bloquear a respiração. O m. hioglosso origina-se no osso hióide e dirige-se para a língua. Traciona a língua para baixo. O estiloglosso vem de trás, do processo estilóide do osso temporal. Traciona a língua para trás.

Os mm. intrínsecos da língua têm origem e se inserem na própria língua. São responsáveis pelas mudanças na forma geral do órgão. Seus feixes correm em direção longitudinal e transversal.

No assoalho da boca, na parte anterior da língua, há uma dobra ou prega na linha média denominada frênulo da língua (figs. 25.2 a 25.4).

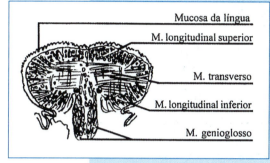

Fig. 25.3
Corte frontal da língua.

A língua tem várias funções importantes: tem papel na gustação, mastigação, deglutição e fonação.

DENTES

Cada dente consiste de três partes, a coroa, o colo e a raiz ou raízes. A coroa é a parte exposta não coberta pelas gengivas. A raiz é a porção encravada na arcada dentária. Os incisivos, caninos e dentes bicúspides têm uma raiz cada; os molares inferiores possuem duas e os molares superiores três. Entretanto, às vezes, ocorrem pré-molares com três raízes. O colo do dente une a raiz à coroa.

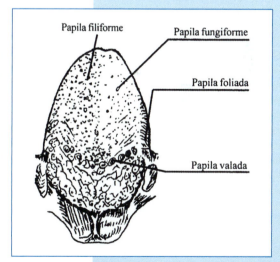

Fig. 25.4
Dorso da língua, mostrando a localização das papilas.

Os dentes são classificados como incisivos, caninos, pré-molares e molares.

> Os dentes ficam alinhados em duas arcadas: uma, superior, nas maxilas e outra, inferior, na mandíbula. Oclusão é o contato entre os dentes superiores e os inferiores. Quando a oclusão apresenta anormalidades, dizemos que há maloclusão. As maloclusões podem ser prevenidas e corrigidas pela ortodontia.

Os oito dentes incisivos possuem uma borda aguda para cortar e morder. Os quatro caninos tendem a ser pontiagudos e projetar-se ligeiramente mais que os outros. Os oito dentes pré-molares são achatados nas suas superfícies expostas e possuem dois tubérculos ou cúspides separados por um sulco. Os molares possuem vários destes tubérculos. O terceiro molar é conhecido como o dente do siso. Geralmente nasce dos 17 anos em diante, ou então não nasce.

Os dentes aparecem na cavidade da boca (fazem erupção) em duas fases ou etapas; primeiramente, aparecem os dentes decíduos ou dentes de leite (dentição primária ou decídua). Os dentes decíduos são em número de 20. Em cada hemiarcada, há dois incisivos, um canino e dois molares de frente para trás. Seu aparecimento segue aproximadamente a tabela a seguir:

Incisivos mediais inferiores:	6 – 9 meses
Incisivos superiores:	8 – 10 meses
Incisivos laterais inferiores:	5 – 21 meses
Primeiros molares:	15 – 21 meses
Caninos:	16 – 20 meses
Segundos molares:	20 – 24 meses

Os dentes permanentes (dentição permanente) são em número de 32. Em cada meia arcada dentária da frente para trás há dois incisivos, um canino, dois pré-molares e três molares. A ordem de aparecimento dos dentes permanentes é aproximadamente a seguinte:

Primeiros molares:	6 anos
Incisivos mediais:	7 anos
Incisivos laterais:	8 anos
Primeiros pré-molares:	9 anos
Segundos pré-molares:	10 anos

> Em um corte longitudinal de um dente (fig. 25.5) pode-se observar que é constituído por uma cavidade, onde se encontra a polpa e por uma porção externa sólida.

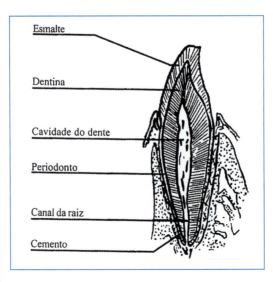

Fig. 25.5
Corte longitudinal de um dente, mostrando sua estrutura.

Caninos: 11 a 12 anos
Segundos molares: 12 a 13 anos
Terceiros molares: 17 a 21 anos

A cavidade do dente vai para baixo e, através das raízes, abre-se nos seus ápices, nos forames dos ápices. A polpa dentária é mole. Consiste de tecido conjuntivo, vasos sanguíneos e nervos. Os vasos e nervos da polpa penetram por estes forames.

A parte sólida do dente consiste de duas partes, a dentina e o esmalte. A dentina forma a massa principal do dente. É feita de material duro calcificado e é atravessada por numerosos canais finos que correm paralelamente uns aos outros, dando uma aparência estriada ao todo. O esmalte cobre a coroa do dente. É mais duro que a dentina e é a substância mais resistente do corpo. Uma terceira substância, a substância óssea ou cemento, envolve a dentina da raiz do dente. É constituída de osso modificado.

Em cada arcada dentária, o dente encaixa-se em uma cavidade do osso denominada alvéolo dentário. O cemento é preso ao osso do alvéolo por um tecido fibroso denominado periodonto, constituindo uma articulação fibrosa, entre o dente e o osso, tipo gonfose.

GLÂNDULAS SALIVARES

Há três pares de glândulas salivares: as parótidas, as submandibulares e as sublinguais. A glândula parótida (fig. 25.6) fica situada abaixo e na frente da orelha, abaixo do arco zigomático e em contato com a parte externa e posterior do ramo da mandíbula.

O ducto da glândula parótida é longo. É denominado ducto parotídeo. Dirige-se para frente para abrir-se no vestíbulo da boca ao nível do segundo dente molar superior. Em raras ocasiões, o ducto parotídeo pode ser duplo.

A glândula submandibular (fig. 25.6) situa-se em parte, sob o assoalho da boca, e em parte sobre esse assoalho, junto ao ângulo da mandíbula. Seu ducto, o ducto submandibular, dirige-se para frente lateralmente à base da língua para abrir-se ao lado do frênulo lingual.

A glândula sublingual (fig. 25.7) situa-se sob a mucosa do assoalho da boca, de cada lado da língua. Seus ductos, em número de 12 a 30, abrem-se em uma dobra do assoalho da boca ao lado da língua.

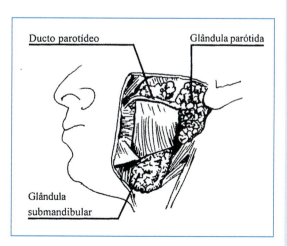

O nervo facial, ao sair do crânio, atravessa a glândula parótida. Em cirurgias da glândula, o nervo pode ser lesado. Como a glândula está intimamente relacionada com a mandíbula, quando a glândula está inflamada (por exemplo, na parotidite virótica ou caxumba), a dor aparece durante a mastigação.

Fig. 25.6
Glândulas salivares. Vista lateral.

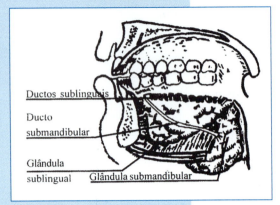

Fig. 25.7
Cavidade da boca em corte sagital. Vista medial, mostrando as glândulas salivares.

A faringe é um tubo musculofibroso, situado entre a cavidade da boca e o esôfago.

As glândulas salivares são do tipo túbulo-alveolar compostas. As secreções das glândulas salivares formam a saliva, a qual, entre outras funções, inicia o processo de digestão dos carboidratos.

FARINGE

A faringe (fig. 25.8) já foi parcialmente estudada no capítulo anterior. Aqui faremos apenas uma breve recordação. A faringe é a segunda parte do tubo digestório e situa-se em frente às seis vértebras cervicais superiores. Pode ser dividida em três porções principais:

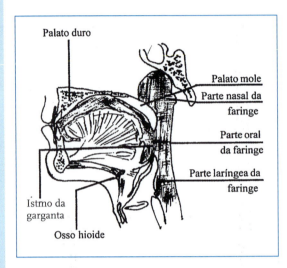

Fig. 25.8
Corte sagital da cabeça, mostrando as partes da faringe.

1) Uma porção nasal ou nasofaringe;
2) Uma porção oral (orofaringe); e
3) Uma porção laríngea (laringofaringe).

Estas porções estão situadas respectivamente atrás da cavidade nasal, da boca e da laringe. A porção nasal é parcialmente separada da oral pelo palato mole.

A porção oral tem nas suas paredes laterais duas pregas musculares verticais. A anterior é o arco palatoglosso; a posterior é o arco palatofaríngeo. Entre ambos situa-se a loja tonsilar onde fica a tonsila (amígdala) palatina (figs. 25.2 e 25.10). A porção laríngea continua-se inferiormente no esôfago.

A faringe é revestida por uma membrana mucosa semelhante à da boca. Os músculos que a formam denominam-se constritores superior, médio e inferior, de cima para baixo (fig. 25.9). Estes músculos desempenham um importante papel na deglutição.

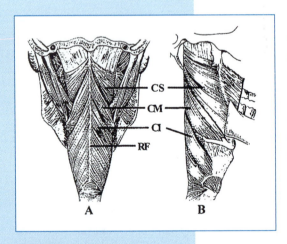

Fig. 25.9
Músculos constritores da faringe. CS – m. constritor superior; CM – m. constritor médio; CI – m. constritor inferior; RF – Rafe da faringe.

A parte inferior do m. constritor da faringe chama-se cricofaríngea. As fibras nascem das cartilagens cricóide e tireóide e se unem na linha mediana. Estas fibras são horizontais e se continuam para baixo, com as fibras circulares da parede do esôfago. As fibras da parte cricofaríngea do músculo constritor inferior atuam como um esfíncter (esfíncter superior do esôfago). Este esfíncter impede a penetração de ar no esôfago.

TONSILAS PALATINAS

As tonsilas palatinas são duas massas ovaladas situadas nas lojas das tonsilas entre os pilares palatoglosso e palatofaríngeo de cada lado (fig. 25.10). Variam grandemente em tamanho. Pode-se ver nas suas superfícies certo número de depressões, as criptas tonsilares. Há um tecido conjuntivo revestindo cada tonsila e separando-a da parede, formando uma cápsula.

No dorso da língua existe também um acúmulo de tecido linfóide conhecido como tonsila lingual. Há ainda uma tonsila faríngea localizada no teto da faringe. O aumento desta tonsila forma as conhecidas adenóides.

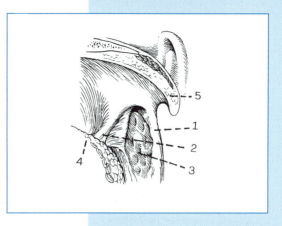

Fig. 25.10
Esquema mostrando a tonsila palatina direita.
1 – Arco palatofaríngeo; 2 – Arco palatoglosso; 3 – Tonsila palatina; 4 – Língua; 5 – Úvula.

ESÔFAGO

O esôfago possui uma parte no pescoço, outra no tórax e, finalmente, após atravessar o diafragma, uma parte no abdome (figs. 25.1, 25.11). Localiza-se diretamente na frente da coluna vertebral e atrás da traquéia e átrio esquerdo do coração. Em corte transversal ele é achatado anteroposteriormente.

O esôfago apresenta três estreitamentos:

1) Na sua origem;
2) Na sua parte média onde é atravessado pelo brônquio esquerdo; e
3) No ponto onde ele atravessa o diafragma.

O músculo do terço superior do esôfago é do tipo estriado. O músculo da parte restante é do tipo liso. Às vezes, porém, pode-se encontrar músculo estriado no terço inferior do órgão. Na região de transição entre o esôfago e

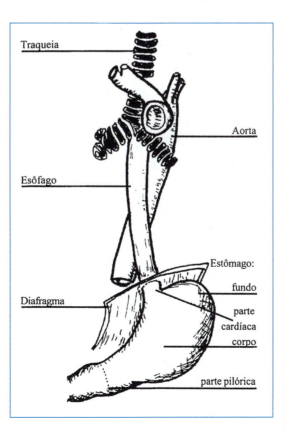

> As tonsilas são constituídas de tecido linfóide. Elas têm grande importância cirúrgica devido às infecções a que estão sujeitas.
> Uma de suas funções é interceptar e destruir bactérias. Quando ficam infectadas com muita frequência, podem então ser retiradas cirurgicamente.

> O esôfago é um tubo muscular com cerca de 25 centímetros de comprimento que se estende da faringe até o estômago.

Fig. 25.11
Esôfago e suas relações com a traqueia e a aorta. São mostradas também as partes do estômago.

o estômago, não existe um espessamento da musculatura circular, ou seja, não existe um verdadeiro esfíncter. Mas, nesse local, existe um mecanismo esfinctérico, ainda não muito bem esclarecido, que evita o refluxo do conteúdo do estômago para o esôfago.

MASTIGAÇÃO

A mastigação é realizada por movimentos da mandíbula. Envolve a mandíbula, a articulação temporomandibular (ATM) e os músculos da mastigação. Recordemos que a mandíbula possui um corpo e dois ramos. Entre ambos, fica o ângulo. Em cada ramo, encontram-se dois processos: o processo coronóide e o processo condilar. Neste, encontram-se a cabeça e o colo (fig.5.13, capítulo 5).

Articulação temporomandibular

É a articulação entre a cabeça da mandíbula e a fossa mandibular do osso temporal. São duas ATMs, uma direita e uma esquerda. A ATM é dividida em dois compartimentos por um disco fibrocartilaginoso, presente dentro da cavidade articular. Ambas as ATMs sempre atuam em conjunto (fig. 25.12). A cápsula articular é frouxa, mas recebe reforço, lateralmente, do ligamento lateral e, medialmente, dos ligamentos esfenomandibular e estilomandibular (fig. 25.12). A ATM é classificada como sinovial bicondilar. Os movimentos da mandíbula nestas articulações são: elevação, depressão, protrusão e retração, além de movimen-

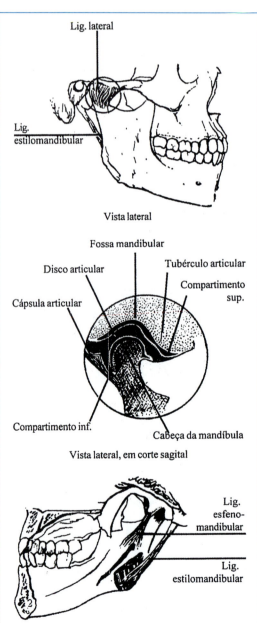

Fig. 25.12
Articulação temporomandibular. Acima, vista lateral. No meio, corte sagital. Abaixo, vista medial.

Doenças do esôfago podem ser detectadas através de radiografias, após ingestão de líquidos contendo contrastes radiológicos (bário). Outro exame utilizado para este fim é a esofagoscopia.

• SISTEMA DIGESTÓRIO •

tos laterais. Estes movimentos são produzidos pelos músculos da mastigação.

Músculos da mastigação

Os músculos da mastigação são os músculos masseter, temporal e pterigóides medial e lateral. Eles movem a mandíbula, no processo da mastigação.

Origens e inserções dos músculos da mastigação. O músculo **masseter** estende-se do arco zigomático ao ramo da mandíbula. Os músculos **pterigóides lateral e medial** estendem-se do osso esfenóide ao ramo da mandíbula. O músculo **temporal** origina-se na região temporal do crânio e, passando sob o arco zigomático, insere-se na mandíbula.

Ação dos músculos da mastigação nos movimentos da mandíbula

a) **Elevação da mandíbula** – O masseter, o temporal e o pterigóide medial elevam a mandíbula (responsáveis pela mordida).
b) **Lateralização da mandíbula** – O masseter e o temporal desviam a mandíbula para o mesmo lado e o pterigóide medial a desvia para o lado oposto. Estes músculos, atuando sincronizados, produzem os movimentos de ranger na mastigação.
c) **Retração da mandíbula** – As fibras posteriores do temporal são as principais produtoras de retração da mandíbula.
d) **Protração da mandíbula** – É produzida pelo pterigóide lateral.
e) **Depressão da mandíbula** – Os pterigóides laterais, agindo bilateralmente, ajudam a abrir a boca. Os músculos digástricos também ajudam a abrir a boca.

Durante os movimentos da mastigação, os músculos da língua e das bochechas movimentam o alimento dentro da boca, jogando-o continuamente entre os dentes.

DEGLUTIÇÃO

A deglutição é o fenômeno pelo qual o alimento passa da boca para a faringe. A deglutição tem uma fase voluntária e uma fase involuntária. Na fase voluntária da deglutição, a língua sobe e comprime o alimento contra o palato. Deste modo, o alimento é levado para a faringe. Quase ao mesmo

> A mastigação consiste em uma série de movimentos repetidos da mandíbula cuja finalidade é triturar os alimentos entre os dentes.

> Às vezes, quando a boca está excessivamente aberta, pode ocorrer a luxação da cabeça da mandíbula, em direção anterior. Neste caso, a cabeça da mandíbula desliza para frente e sai da fossa mandibular. Para reduzir, deprime-se a parte posterior da mandíbula e depois eleva-se a parte anterior.

tempo, o palato mole é elevado, fica tenso e comprime a faringe, fechando a nasofaringe e evitando que o alimento passe para a nasofaringe e cavidade nasal. Assim, a respiração é temporariamente suspensa. A língua impede que o bolo alimentar volte para a boca. Assim que o alimento chega à faringe, inicia-se o reflexo da deglutição (fase involuntária). A faringe é elevada e os mm. constritores da faringe se contraem, impulsionando o alimento para baixo, em direção ao esôfago. Quando o alimento é líquido, ele se divide e passa lateralmente à epiglote. Através de movimentos do esôfago, denominados peristálticos, o bolo desce pelo esôfago e atinge o estômago: trata-se de movimentos em que um anel de contração é precedido de um anel de dilatação. Estes movimentos atuam como ondas.

O abdome é a parte do tronco que fica entre o tórax e a pelve. Abrindo a parede do abdome encontramos o fígado, situado sob o rebordo costal direito, projetando-se até certa distância para a esquerda. Abaixo do rebordo costal esquerdo e da metade esquerda do fígado, fica o estômago. No lado direito da cavidade abdominal vemos o colo ascendente. O colo transverso cruza da direita para a esquerda, abaixo do fígado e do estômago, e o colo descendente desce em direção à pelve à esquerda. Um amplo aventai com gordura, o grande omento, pende do colo transverso e cobre, em maior ou menor extensão, as alças do intestino delgado. Este preenche o restante do espaço. Uma membrana delgada e lisa, o peritônio, reveste a cavidade abdominal e os órgãos citados.

> A maior parte dos órgãos do sistema digestório está situada no abdome e pelve. Constitui a parte infradiafragmática do sistema digestório.

REGIÕES DO ABDOME

O abdome pode ser arbitrariamente dividido em nove regiões (fig. 25.13) por dois planos horizontais e dois verticais. Um plano horizontal passa ao nível das extremidades das décimas costelas (plano subcostal) e o outro passa ao nível dos tubérculos das cristas ilíacas (plano transtubercular). Os dois planos verticais são um direito e um esquerdo passando pelos pontos médios dos ligamentos inguinais (planos laterais ou hemiclaviculares direito e esquerdo). As regiões delimitadas são as seguintes: de cada lado, de cima para baixo, o hipocôndrio direito e esquerdo, região lombar

> Com a finalidade de localizar dor, órgãos ou tumores no abdome, é costume utilizar uma divisão do abdome em noves regiões.

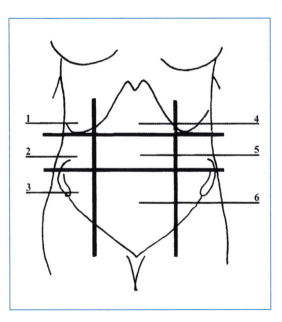

Fig. 25.13
Regiões do abdome. Das regiões pares, somente as regiões direitas estão indicadas. 1 – Hipocôndrio direito; 2 – Região lombar; 3 – Região ilíaca; 4 – Epigástrio; 5 – Região umbilical; 6 – Hipogástrio.

direita e esquerda e região inguinal ou ilíaca direita e esquerda. No centro, de cima para baixo, epigástrio, região umbilical e hipogástrio.

LOCALIZAÇÃO DOS ÓRGÃOS NAS REGIÕES DO ABDOME

Hipocôndrio direito: fígado, vesícula biliar e flexura hepática do colo;
Hipocôndrio esquerdo: estômago, baço e flexura esplênica do colo;
Epigástrio: fígado e colo transverso;
Região lombar direita: rim, colo ascendente e intestino delgado;
Região lombar esquerda: rim, colo descendente, pâncreas e intestino delgado;
Região umbilical: colo transverso, intestino delgado, duodeno e pâncreas;
Região inguinal direita: ceco, apêndice e intestino delgado;
Região inguinal esquerda: colo sigmóide e intestino delgado;
Hipogástrio: intestino delgado e bexiga urinária (quando cheia).

DIVISÃO DO ABDOME EM QUADRANTES

Um outro tipo de divisão do abdome, em quadrantes, também é muito utilizado na clínica. Esta divisão é feita por dois planos, um vertical e outro horizontal, passando pelo umbigo. Por este critério obtemos os quadrantes superiores direito e esquerdo e os quadrantes inferiores direito e esquerdo. No quadrante superior direito encontram-se o fígado, a vesícula biliar, a flexura hepática do colo, parte do colo transverso, o duodeno e parte (cabeça) do pâncreas. No quadrante superior esquerdo, encontram-se o estômago, o baço, o pâncreas, parte do colo transverso e flexura esplênica do colo e o intestino delgado. No quadrante inferior direito, estão o ceco, o apêndice, o colo ascendente e o intestino delgado. Finalmente, no quadrante inferior esquerdo, localizam-se o colo descendente, o colo sigmóide e o intestino delgado.

ESTÔMAGO

O estômago (figs. 25. 1, 25.14) é um órgão saciforme, situado abaixo do rebordo costal esquerdo e do fígado. Sua forma é muito variável e difere nos indivíduos e no mesmo indivíduo em diferentes momentos. No vivo, visto em radiografias, em muitos indivíduos ele tem o aspecto de uma letra jota (J). Quando vazio, ele é achatado anteroposteriormente. Possui duas bordas denominadas curvaturas. A curvatura menor fica à direita e a curvatura maior, à esquerda. Compreende três partes: o corpo, parte mais central;

> Na cárdia existe um mecanismo esfinctérico que impede o refluxo do suco gástrico para o esôfago. Quando este mecanismo falha, ocorre irritação da mucosa do esôfago, causando sintomas geralmente referidos como "queimação".

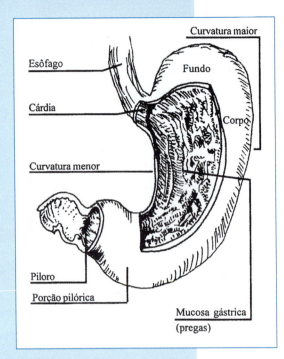

Fig. 25.14
Estômago aberto mostrando a mucosa gástrica. Vista anterior.

As úlceras e os tumores alteram a morfologia normal da mucosa do estômago, o que pode ser visto em radiografias e endoscopias.

uma porção em forma de balão, que se projeta para a esquerda, denominada fundo; e uma parte afunilada que se une ao intestino delgado, a porção pilórica. A transição estreitada para o duodeno é o piloro. A abertura do esôfago no estômago é chamada óstio cárdico, pois situa-se sob o coração; a abertura do estômago no duodeno é chamada óstio pilórico.

O estômago desce na cavidade abdominal a distâncias variáveis. Nos longilíneos, o estômago normalmente é muito baixo e pode ser encontrado quase na pelve, enquanto nos brevilíneos ele é muito alto e situa-se acima do umbigo.

Túnicas da parede do estômago

A parede do estômago apresenta quatro túnicas:

1) Mucosa, membrana de revestimento interno;
2) Submucosa, situada abaixo da mucosa;
3) Túnica muscular; e
4) Túnica externa, a serosa.

A superfície da mucosa é avermelhada. É lisa quando o órgão está em repleção e apresenta pregas quando vazio. A túnica muscular consiste de três camadas, com fibras correndo em direções diferentes em cada camada. Na camada interna as fibras masculares têm direção oblíqua; as de camada média apresentam uma direção circular e na camada externa, têm direção longitudinal. Junto ao óstio pilórico, o m. circular se espessa e forma o esfíncter pilórico. A túnica serosa é lisa e brilhante; ela é parte do peritônio visceral.

Irrigação do estômago

As artérias que nutrem o estômago provêm do chamado tronco celíaco, um dos ramos abdominais da aorta. O tronco celíaco, que sai da a. aorta abaixo do diafragma, divide-se em três ramos: gástrica esquerda, esplênica ou lienal e hepática. Estas artérias e seus ramos irrigam o estômago, baço, fígado, vesícula, pâncreas e parte do duodeno (fig 25.15).

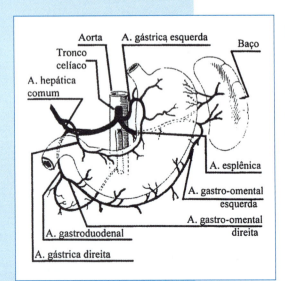

Fig. 25.15
Tronco celíaco e seus ramos.

Funções do estômago

No estômago, o bolo alimentar sofre a ação do suco gástrico, produzido por glândulas da sua mucosa. Além disso, o estômago tem movimentos de dois tipos:

a) Movimentos propulsivos que levam o bolo alimentar em direção ao intestino delgado;

b) Movimentos de mistura. Há uma pressão constante exercida pela musculatura do estômago no sentido de colocar o bolo alimentar em íntimo contato com o suco gástrico. O bolo é mantido no estômago pelo fechamento do esfíncter pilórico até que a digestão tenha alcançado certo estágio. Em seguida, aos poucos, o órgão se esvazia. No estômago, o alimento é transformado em uma massa líquida denominada quimo.

> A mucosa do estômago possui numerosas glândulas que secretam o suco gástrico

INTESTINO DELGADO

O intestino delgado é um tubo muscular de parede delgada com cerca de 2,5 cm de diâmetro e 5 a 8 m de comprimento. É arbitrariamente dividido em três partes: duodeno, jejuno e íleo.

Duodeno

O duodeno (figs. 25.1, 25.19), a menor das três partes, tem cerca de 25 a 30 cm de comprimento. Está preso à parede posterior do abdome. Tem forma de ferradura com a margem convexa voltada para a direita. É subdividido em quatro partes, conhecidas como 1ª, 2ª, 3ª e 4ª porções. A 1ª porção é horizontal, a 2ª é vertical ou descendente, a 3ª é horizontal novamente e a 4ª porção é ascendente. A cabeça do pâncreas fica na concavidade da ferradura. Os ductos do fígado e do pâncreas abrem-se na 2ª porção do duodeno, em um canal comum denominado ampola hepatopancreática, que, por sua vez, desemboca em uma elevação denominada papila maior do duodeno; esta situa-se a cerca de 7 cm do piloro. Na parede da ampola existe uma densa rede venosa, que, ao que parece, participa no mecanismo de contenção da coluna líquida de bile e suco pancreático.

O duodeno continua-se no jejuno formando uma flexura, a flexura duodenojejunal. Esta é mantida em posição, por uma formação de tecido conjuntivo-muscular denominada músculo suspensor do duodeno, que se estende até o diafragma.

• Lição 17: Sistemas de Manutenção do Corpo III •

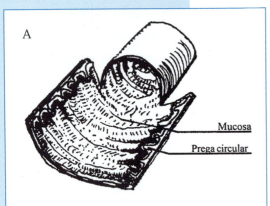

A - Intestino aberto, mostrando as pregas circulares.
B - Corte microscópico da parede

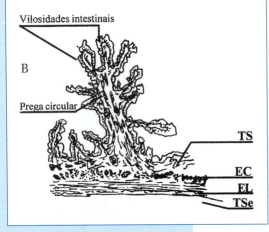

Fig. 25.16
A: trecho do intestino delgado, aberto, mostrando as pregas circulares da mucosa.
B: corte histológico da parede intestinal mostrando suas túnicas. TS – Túnica submucosa; EC – Estrato circular da túnica muscular; EL – Estrato longitudinal da túnica muscular; Tse – Túnica serosa.

A parede do intestino delgado apresenta as mesmas quatro camadas do estômago.

Jejuno-íleo

Não há um limite nítido entre o jejuno e o íleo (fig. 25.1) e macroscopicamente não se distingue esta separação. O jejuno corresponde aos primeiros 2/5 do comprimento total do restante do intestino delgado, enquanto o íleo corresponde aos últimos 3/5. O jejuno e o íleo formam uma série de alças, denominadas alças intestinais. Elas estão presas à parede posterior do abdome por uma dupla membrana de peritônio com forma de leque chamada mesentério, que acompanha o jejuno e o íleo em toda sua extensão por sua borda ampla, mas tem somente 15 cm de extensão na sua fixação abdominal. Por este motivo, a membrana é toda pregueada. A membrana permite ampla mobilidade ao jejuno-íleo.

Externamente, a parede do intestino delgado é lisa e coberta na maior parte por peritônio. No interior do duodeno e do jejuno e estendendo-se mais ou menos completamente em volta da luz do tubo existem numerosas pregas transversais chamadas pregas circulares ou válvulas coniventes. Sua superfície interna tem uma aparência mole e aveludada devido à presença de grande número de finas elevações chamadas vilosidades intestinais (fig. 25.16). Na superfície interna do íleo existem elevações arredondadas ou ovais constituídas de tecido linfóide e conhecidas como placas de Peyer.

Túnicas da parede do intestino delgado

A mucosa caracteriza-se pela presença de glândulas e vilosidades. As glândulas, chamadas glândulas intestinais ou criptas de Lieberkühn, são do tipo tubular. As vilosidades são processos digitiformes que se projetam para a luz do intestino.

A submucosa é constituída principalmente por tecido conjuntivo. Acúmulos de tecido linfóide constituem as placas de Peyer.

A túnica muscular apresenta uma camada helicoidal de passo curto, interna e uma camada helicoidal de passo longo, externa.

Irrigação do intestino delgado

A irrigação do intestino delgado é feita pela artéria mesentérica superior e seus ramos. A a. mesentérica superior sai da a. aorta, abaixo do tronco celíaco, e dá ramos que irrigam o intestino delgado, ceco e apêndice vermiforme, colo ascendente e colo transverso (fig. 25.17). Os ramos das artérias mesentéricas formam arcos, dos quais saem as artérias que penetram no intestino.

Funções do intestino delgado

No intestino delgado, o quimo sofre a ação dos sucos digestivos produzidos pelas glândulas de sua parede e das secreções do fígado e pâncreas. Há dois tipos principais de movimentos no intestino delgado: movimentos propulsivos e movimentos de mistura. Os primeiros são produzidos por contrações semelhantes a ondas que levam o conteúdo para frente. Os movimentos de mistura são contrações de musculatura circular que agem como anéis, cuja atuação transforma o conteúdo intestinal em porções menores visando a dois objetivos: colocar o bolo alimentar em contato mais íntimo com os sucos digestivos, para melhor digestão, e com as vilosidades intestinais, para melhor absorção.

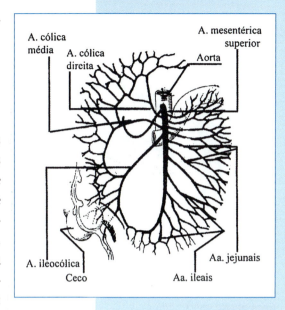

Fig. 25.17
Artéria mesentérica superior e seus ramos.

INTESTINO GROSSO

O intestino grosso (figs. 25.18, 25.19) é facilmente diferenciado do delgado por apresentar dilatações limitadas por áreas de constrição, denominadas saculações ou haustros, pela presença das tênias, três formações em fita que percorrem a sua parede e de acúmulos de gordura envolvidos pela serosa, os apêndices adiposos ou epiplóicos. O intestino grosso é subdividido em partes cujos nomes refletem sua posição ou forma: ceco e apêndice vermiforme, colo ascendente, transverso, descendente e sigmóide, reto e canal anal.

Ceco

Na união entre o íleo e o ceco há uma valva, até há pouco, denominada valva ileocecal. Sua função é evitar o retorno do conteúdo do ceco para o íleo (fig. 25.19). Atualmente, considera-se que o mecanismo de fechamento esteja situado na extremidade do íleo.

O ceco tem uma forma sacular e da sua parte inferior projeta-se um divertículo alongado, o apêndice vermiforme.

O apêndice vermiforme, de comprimento variável, tem seu extremo proximal ao ceco. Sua extremidade distal geralmente está voltada para baixo e medialmente. Pode orientar-se em outras direções, como por exemplo, para cima e para trás do ceco, quando se diz que está em posição "retroce-

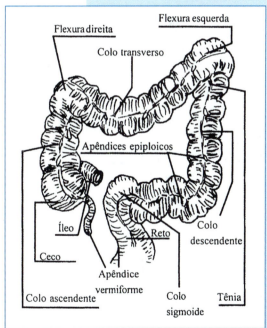

Fig. 25.18
Intestino grosso.

O apêndice vermiforme é um órgão rico em tecido linfóide. Quando se inflama, é necessário ser retirado cirurgicamente, pois pode contaminar o peritônio.

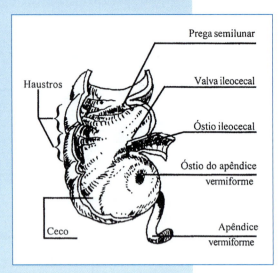

Fig. 25.19
Ceco aberto, mostrando seus elementos.

cal". O apêndice apresenta um pequeno mesentério, o mesoapêndice, que o fixa ao mesentério do intestino delgado. No mesoapêndice existe uma artéria, a a. apendicular, importante em cirurgias deste órgão.

Colo ascendente

O colo ascendente situa-se na parede posterior do abdome, à direita. Vai desde o ceco até junto à face visceral do fígado, superiormente. É coberto somente anterior e lateralmente pelo peritônio, pois sua face posterior entra em contato com a parede do abdome. Tem pouca mobilidade. Ao chegar junto ao fígado, o colo ascendente continua-se com o colo transverso. Neste local, ele se flete, constituindo a flexura direita ou hepática do colo, situada sob o fígado.

Colo transverso

O colo transverso vai da direita para a esquerda e transversalmente na cavidade abdominal. Situa-se abaixo do fígado e acima das alças do intestino delgado. É fixado à parede posterior do abdome por uma dupla membrana de peritônio, o mesocolo transverso, que lhe dá grande mobilidade. O colo transverso continua-se com o descendente através da flexura esquerda ou esplênica do colo, junto ao baço.

O colo descendente está situado na parte esquerda da cavidade abdominal, junto à sua parede posterior, e vai desde a flexura esquerda do colo até próximo à crista ilíaca, onde se continua com o colo sigmóide.

Colo sigmóide

Este vai até o nível da 3ª vértebra sacral, tem a forma de uma alça e prende-se à parede do abdome por um meso (uma dupla membrana de peritônio), o mesocolo signóide.

Túnicas da parede do intestino grosso

A mucosa do intestino grosso é lisa e apresenta grande número de glândulas (criptas de Lieberkühn) semelhantes às do delgado. Não há vilosidades. Na submucosa há grande quantidade de tecido linfóide. A túnica muscular dispõe-se em uma camada circular, internamente, e uma longitudinal, externamente. As fibras longitudinais não envolvem completamente o tubo como no intestino delgado, mas estão limitadas a três faixas estreitas (tênias) equidistantes uma da outra.

Funções do ceco e colo

A função desta parte do intestino grosso é levar o conteúdo intestinal para o reto, para ser eliminado. Isso se dá através de movimentos denominados movimentos de massa que impulsionam o conteúdo intestinal para o sigmóide. Aí também ocorrem absorção de líquidos e a produção de muco.

Reto e canal anal

O reto estende-se do colo sigmóide ao canal anal (figs. 25.1, 25.20). Situa-se na frente do sacro e do cóccix, acompanhando sua curvatura. Mais inferiormente, dirige-se para trás. Acima do canal anal, o reto apresenta uma dilatação denominada ampola retal. O reto não apresenta meso nem haustros.

O canal anal é a porção final do tubo digestivo. Ela atravessa o assoalho da pelve. Abre-se na superfície externa através do ânus ou orifício anal.

Túnicas da parede

A mucosa do reto apresenta três ou mais pregas transversais que se salientam na superfície interna do reto. Elas auxiliam a reter as fezes. No canal anal a mucosa apresenta uma série de pregas verticais, denominadas colunas anais. Cada uma contém uma artéria e uma veia. Elas formam um coxim líquido para a passagem das fezes.

O reto possui também as camadas musculares circular e longitudinal. Ao nível do canal anal a camada circular é bastante desenvolvida, constituindo o denominado esfíncter interno do ânus, de controle involuntário. Externamente, existe um outro esfíncter, o esfíncter externo do ânus, constituído por musculatura estriada, de controle voluntário.

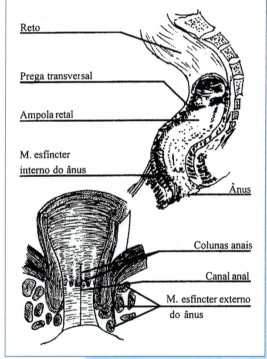

Fig. 25.20
Reto e canal anal. Acima, em corte sagital. Abaixo, em corte frontal.

Irrigação do intestino grosso

A irrigação do intestino grosso é feita por ramos da artéria mesentérica superior, já descrita, e da mesentérica inferior. A a. mesentérica inferior

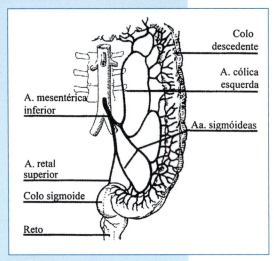

Fig. 25.21
Artéria mesentérica inferior e seus ramos.

O engurgitamento ou repleção das veias das colunas anais do canal anal constitui as denominadas hemorróidas.

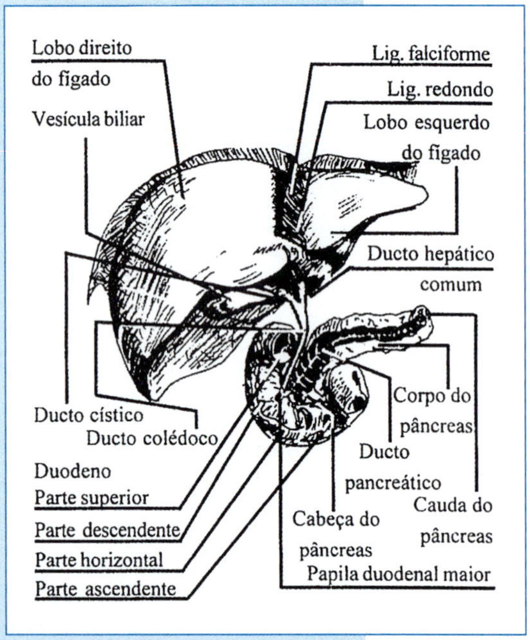

Fig. 25.22
Fígado, vesícula biliar, duodeno e pâncreas. Vista anterior.

origina-se da a. aorta, logo acima de sua bifurcação em aa. ilíacas comuns. Irriga, através de seus ramos, o colo transverso, colo descendente, colo sigmóide e reto (fig. 25.21).

Aspectos funcionais do reto e canal anal

Esta porção do tubo digestório atua como um canal excretor, através da defecação. Neste mecanismo são importantes a musculatura longitudinal do reto e os esfincteres do ânus, além dos músculos da parede do abdome e do músculo diafragma que aumentam a pressão intra-abdominal.

FÍGADO

O fígado (figs. 25.1, 25.22, 25.23) é uma das glândulas anexas ao trato gastrointestinal. Situa-se abaixo do diafragma, no quadrante superior direito do abdome. Assemelha-se aproximadamente a uma pirâmide quadrangular irregular com ápice para a esquerda e base à direita. A face anterior do fígado tem a forma de um triângulo retângulo com a hipotenusa situada logo abaixo do rebordo costal.

A superfície do fígado é dividida em lobos através de fissuras e ligamentos. Os dois lobos principais são o direito, que é o maior e o esquerdo. Existem ainda os lobos quadrado, situado na face anterior, e o caudado, na face posterior do fígado. A divisão do fígado em lobos não tem, entretanto, importância funcional.

Segmentação hepática

Na realidade, o fígado é constituído por duas metades, direita e esquerda, cada qual recebendo um ramo da veia porta, um da artéria hepática e dando origem a um ramo do ducto hepático. Em cada metade, estes elementos ainda se subdividem, de modo que se pode considerar o fígado formado, em cada metade, por quatro partes independentes entre si, denominadas segmentos hepáticos. Portanto, existem oito segmentos, quatro em cada metade do fígado. Isso denomina-se segmentação hepática.

• SISTEMA DIGESTÓRIO •

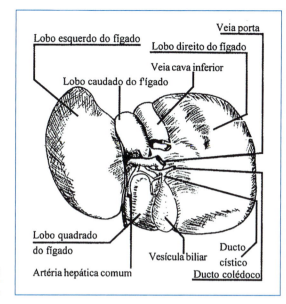

Fig. 25.23
Face visceral do fígado.

> Quando há qualquer tipo de lesão no fígado, um segmento hepático pode ser retirado cirurgicamente, preservando o restante do órgão.

O fígado está preso ao diafragma e à parede anterior do abdome através de ligamentos que são, na verdade, pregas do peritônio. O ligamento falciforme (fig. 25.22) fica entre os lobos direito e esquerdo, na face anterior do fígado. Situa-se na linha mediana e liga o fígado à parede anterior do abdome e ao diafragma. O ligamento redondo do fígado (fig. 25.22) encontra-se na borda inferior do ligamento falciforme, passando na face inferior do fígado entre os lobos direito e esquerdo. Representa o resquício da veia umbilical do feto.

Os ligamentos (pregas do peritônio) que unem o fígado ao diafragma são: à esquerda, o ligamento triangular esquerdo, e, à direita, o ligamento coronário. Este apresenta uma dobra anterior e uma posterior. Ambas convergem na extremidade direita do órgão para formar o ligamento triangular direito.

O fígado é quase totalmente coberto por peritônio. Entre as lâminas do ligamento coronário há uma área sem peritônio, em que o fígado fica em contato direto com o diafragma: é a região chamada área nua do fígado.

Entre os lobos quadrado e caudado, na face visceral do fígado, há uma fenda transversal denominada porta do fígado ou hilo hepático onde estão os elementos que constituem o pedículo hepático: a. hepática, v. porta, ducto ou ductos hepáticos, nervos e vasos linfáticos. A partir desta fenda o peritônio passa para a curvatura menor do estômago, constituindo o omento menor.

VESÍCULA BILIAR E VIAS BILIARES EXTRA-HEPÁTICAS

As vias biliares extra-hepáticas são representadas por: a) dois ductos biliares, os ductos hepáticos direito e esquerdo, que saem do fígado e reú-

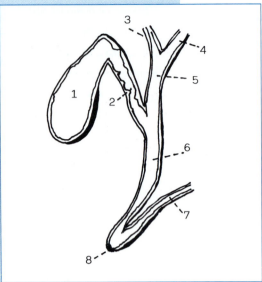

Fig. 25.24
Vesícula biliar e vias biliares extra-hepáticas. 1– Vesícula biliar; 2 – Ducto cístico; 3– Ducto hepático direito; 4 – Ducto hepático esquerdo; 5 – Ducto hepático comum; 6 – Ducto colédoco; 7 – Ducto pancreático; 8 – Papila duodenal maior.

É frequente a formação de pedras de variados tamanhos dentro da vesícula biliar, denominadas cálculos biliares. Nestes casos, a vesícula pode ser retirada cirurgicamente (colecistectomia).

nem-se para constituir o ducto hepático comum e b) o ducto hepático comum une-se com o ducto cístico da vesícula biliar para formar o ducto colédoco, o qual desemboca na segunda porção do duodeno em uma pequena elevação denominada papila duodenal maior. Aqui também desemboca o ducto pancreático (fig. 25.24).

A vesícula biliar (figs. 25.1, 25.22, 25.23) é um saco de paredes delgadas situado na face visceral do fígado, em uma depressão, denominada fossa da vesícula biliar, entre os lobos direito e quadrado. Compreende três partes: fundo, corpo e colo. A vesícula biliar serve como reservatório de bile.

Veia porta

O sangue da porção abdominal do tubo digestório (estômago, intestino delgado e grosso), baço, pâncreas e vesícula biliar drena para o fígado através de uma veia chamada v. porta. A v. porta é formada pela confluência das veias mesentérica superior, mesentérica inferior e esplênica (fig. 25.25). No fígado, a veia porta ramifica-se inúmeras vezes e termina em espécies de capilares denominados sinusóides hepáticos. A partir dos sinusóides, as veias hepáticas conduzem o sangue para a veia cava inferior.

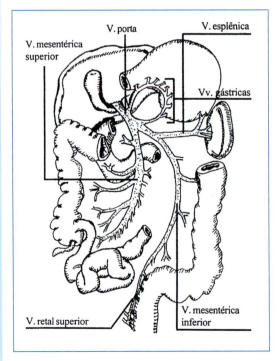

Fig. 25.25
Veia porta e suas tributárias.

Circulação do sangue no fígado

O sangue entra no fígado através de uma artéria denominada a. hepática, um dos ramos do tronco celíaco e através da v. porta. O sangue sai do fígado pelas veias hepáticas. Estas não são facilmente visíveis porque encontram-se mergulhadas no parênquima hepático. Desembocam diretamente na veia cava inferior (fig. 25.23), situada entre os lobos direito e caudado, na face posterior do fígado. As veias hepáticas geralmente são em número de três, denominadas esquerda, média e direita.

Estrutura microscópica do fígado

O fígado é constituído por grande número de unidades microscópicas denominadas lóbulos hepáticos. Um lóbulo hepático tem forma poliédrico-hexagonal (fig. 25.26). As células hepáticas do lóbulo dispõem-se radialmente em torno de uma veia, denominada veia central, formando cordões celulares radiados. Entre estes cordões correm os canalículos biliares onde as células hepáticas depositam a bile. Entre os cordões celulares existem ainda canais vasculares, semelhantes a capilares, os sinusóides hepáticos que se abrem na veia central.

Nos ângulos entre os lóbulos encontram-se ramos da a. hepática, v. porta e ductos biliares. O sangue que entra no fígado chega ao lóbulo pelos ramos da a. hepática e v. porta. Portanto, nos sinusóides, o sangue da artéria hepática mistura-se com o sangue da v. porta. O sangue da artéria hepática tem a função de nutrir as células do fígado. O sangue da v. porta leva para o fígado os nutrientes absorvidos no tubo digestivo. Dos sinusóides, o sangue passa para a v. central. Da v. central o sangue é levado para as veias hepáticas e deixa o órgão. Portanto, no fígado, temos uma circulação nutritiva representada pela a. hepática e seus ramos e uma circulação funcional, representada pela veia porta e seus ramos. Por outro lado, o fluxo da bile é contrário ao do sangue: ela é lançada nos canalículos biliares, corre em direção inversa à do sangue e através dos canais biliares maiores chega aos ramos dos ductos hepáticos. Estes confluem e deixam finalmente o órgão pelos ductos hepáticos direito e esquerdo.

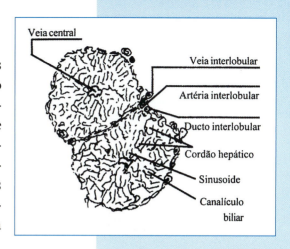

Fig. 25.26
Esquema mostrando dois lóbulos do fígado.

FUNÇÕES DO FÍGADO

Dentre as várias funções do fígado destacam-se a produção de bile, a atuação no metabolismo dos hidratos de carbono e a destruição de substâncias tóxicas. A bile é levada ao intestino, onde atua como um importante suco digestivo, especialmente para as gorduras.

PÂNCREAS

O pâncreas é uma glândula anexa ao duodeno. Situa-se junto à parede posterior do abdome, atrás do estômago (figs. 25.22, 25.27). Apresenta uma extremidade dilatada, a cabeça, que se curva sobre si mesma e situa-se na concavidade da alça duodenal; um corpo, que se estende através da parede do abdome e cruza transversalmente os grandes vasos e o rim esquerdo, e uma cauda, que entra em contato com o baço.

O fígado pode sofrer um processo de fibrose denominado cirrose hepática. Funciona precariamente e pode levar à formação de coleção líquida na cavidade peritonial, denominada ascite.

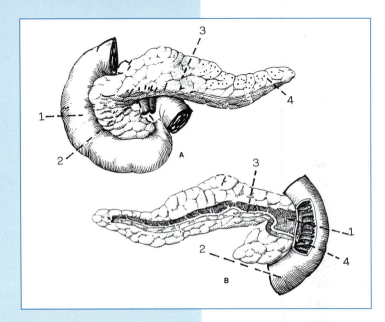

Fig. 25.27
Duodeno e pâncreas. A – Vista anterior. 1 – Duodeno; 2 – Cabeça do pâncreas; 3 – Corpo do pâncreas; 4 – Cauda do pâncreas. B – Vista posterior. 1 – Ducto pancreático acessório; 2 – Duodeno aberto; 3 – Ducto pancreático principal; 4 – Papila duodenal maior.

O pâncreas possui dois ductos excretores: o ducto pancreático e o ducto pancreático acessório. O pancreático atravessa todo o pâncreas, recolhendo o suco pancreático dos diversos canalículos que nele desembocam e chega até a papila duodenal maior. O ducto acessório geralmente desemboca em uma papila duodenal menor, também no duodeno. Estes ductos geralmente são comunicantes, mas, às vezes, são independentes (fig. 25.28).

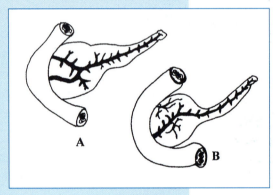

Fig. 25.28
Ductos pancreáticos comunicantes (A) e independentes (B).

A deficiência de insulina é um dos fatores responsáveis pelo diabete.

Estrutura do pâncreas

O pâncreas é uma glândula túbulo-alveolar, subdividida em lobos e lóbulos. A secreção de suas células é o suco pancreático que atua, por suas enzimas, no conteúdo intestinal.

Dispersos no parênquima glandular existem também grupos de células, as ilhotas pancreáticas (ou de Langerhans), que lançam sua secreção (hormônios) diretamente no sangue, fazendo parte, portanto, do sistema de glândulas sem ductos (endócrinas) ou de secreção interna. Os hormônios das ilhotas são a insulina e o glucagon que atuam no metabolismo dos açúcares. O pâncreas é, pois, uma glândula mista.

Irrigação do pâncreas

A irrigação do pâncreas é feita pelas artérias pancreaticoduodenais, ramos da artéria hepática e da artéria mesentérica superior (fig. 25.29).

• SISTEMA DIGESTÓRIO •

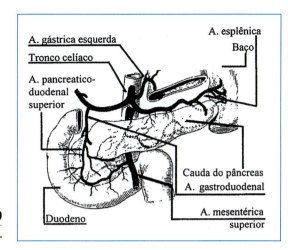

Fig. 25.29
Irrigação do pâncreas e duodeno.

PERITÔNIO

O peritônio é uma membrana serosa, lisa, que reveste a cavidade abdominal e reflete-se sobre parte das vísceras do abdome. A parte do peritônio que fica em contato com a parede abdominal é denominada peritônio parietal e a parte que envolve as vísceras é o peritônio visceral (fig. 25.30).

O modo como está disposto o peritônio pode ser melhor compreendido pela observação de um corte sagital do abdome (fig. 25.30). Na parede anterior do abdome o peritônio é regular e não apresenta interrupções. Mas, da

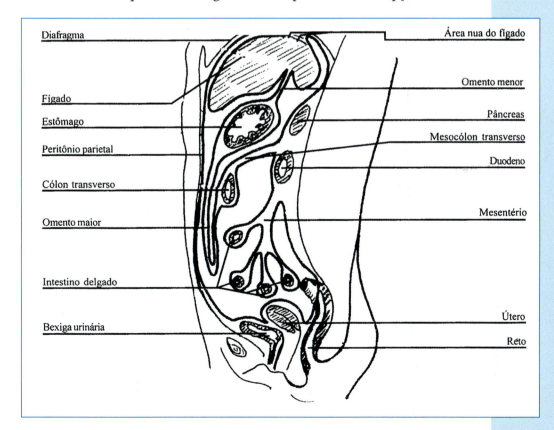

Fig. 25.30
Representação esquemática da disposição do peritônio, em corte sagital da cavidade abdominal.

parede posterior e do diafragma partem várias reflexões em direção às vísceras. Do diafragma duas pregas peritoniais dirigem-se para o fígado e constituem ligamentos de suporte para este órgão. Envolvem o fígado e passam para o estômago constituindo o omento menor. As lâminas peritoniais envolvem o estômago e descem na cavidade abdominal como as lâminas anteriores do omento maior. Depois fletem-se cranialmente como lâminas posteriores de omento maior e passam para o colo transverso. Envolvem este órgão e dirigem-se para a parede posterior do abdome constituindo o mesocolo transverso.

Da linha de fixação do mesocolo na parede posterior do abdome, o peritônio continua-se superiormente com o peritônio parietal, enquanto inferiormente, após breve trecho na parede posterior, reflete-se sobre o intestino delgado, constituindo seu mesentério. Mais abaixo continua-se na parede abdominal, reveste, em parte, os orgãos pélvicos e passa para a parede anterior do abdome.

Os órgãos colocados junto a parede posterior do abdome, atrás do peritônio, tais como os rins e o pâncreas, são chamados de retroperitoniais, enquanto aqueles que são revestidos pelo peritônio, como o jejuno-íleo, o colo transverso e o fígado, são denominados de intraperitoniais. Embora denominados de intraperitoniais, estes órgãos não estão dentro da cavidade do peritônio, mas são apenas revestidos por ele. Existem apenas dois órgãos dentro da cavidade do peritônio. São os ovários, na mulher. Existe uma pequena quantidade de líquido peritonial na cavidade peritonial. Além de prender as vísceras à parede do abdome, o peritônio, por ser liso, tem a função de facilitar o deslizamento entre as alças intestinais, durante seus movimentos.

RESUMO

O sistema digestório compreende duas partes: um tubo e glândulas anexas ao tubo digestório. O tubo é dividido nas seguintes partes: boca, faringe, esôfago, estômago, intestino delgado e intestino grosso. A cavidade da boca contém dois conjuntos de órgãos importantes, a língua e os dentes. A língua é um órgão muscular. Possui movimentos que auxiliam na mastigação e na fala. Sua mucosa contém papilas gustativas, que captam o paladar. Os dentes formam duas arcadas, com vários tipos de dentes. Sua função é rasgar e triturar os alimentos. Cada dente está encravado em um alvéolo dentário na mandíbula e maxila. Na cavidade da boca chegam os ductos dos três pares de glândulas salivares: parótidas, submandibulares e sublinguais. Eles trazem a saliva para a cavidade da boca, que umedecem e contém enzimas que atuam nos alimentos. A faringe compreende três partes, a parte nasal, a oral e a laríngea. É um tubo incompleto na frente, constituído principalmente por músculos transversais, os músculos constritores da faringe. A faringe é importante no mecanismo da deglutição, isto é, a passagem do alimento da boca para a faringe. Na passagem da boca para a faringe, existe um grupo de órgãos linfáticos, dos quais o mais importante é a tonsila palatina ou amígdala. O esôfago é a continuação da faringe, ao nível da cartilagem cricóide, no pescoço. O esôfago desce no tórax, junto à coluna vertebral e atravessa o m. diafragma pelo hiato esofágico. Portanto, o esôfago tem três porções, uma cervical, uma torácica e uma abdominal. A cárdia é a região de passagem do esôfago para o estômago. A partir do estômago, tem início a porção infradiafragmática do sistema digestório. Esta porção situa-se no abdome e pelve. O abdome é dividido em nove regiões, com finalidades práticas. Outro tipo de divisão é em quadrantes, em número de quatro. Isso facilita a localização de órgãos no abdome. O estômago tem três partes, o fundo, o corpo e a porção pilórica. No estômago, ocorre a ação do suco gástrico sobre os alimentos. O intestino delgado é dividido em três partes, o duodeno, o jejuno e o íleo. O duodeno é uma parte curta. Tem a forma de uma letra C, contendo a cabeça do pâncreas na concavidade. Fica preso à parede posterior do abdome. O jejuno-íleo forma várias alças que se posicionam no centro da cavidade abdominal. Estão presas pelo mesentério, uma lâmina peritonial dupla. No intestino delgado, os alimentos sofrem a ação de vários tipos de substâncias, transformando-os em moléculas capazes de serem absorvidas pelos capilares da parede do intestino. Os movimentos intestinais levam o bolo para frente, em direção ao intestino grosso. O intestino grosso compreende o ceco, o colo, que é dividido em colo ascendente, transverso, descendente e sigmóide, o reto e o canal anal. O intestino grosso tem por função levar o material fecal para ser eliminado no mecanismo da defecação. As fezes ficam no sigmóide e quando chegam ao reto, serão expelidas. O canal anal abre-se no meio externo por um orifício, o ânus. Na extremidade do canal anal existe um esfíncter voluntário, que controla a passagem do material fecal. O fígado é um órgão volumoso, situado no hipocôndrio direito. Ele apresenta quatro partes, denominadas lobos direito, esquerdo, quadrado e caudado. Funcionalmente, o fígado contém duas partes, direita e esquerda, as quais compreendem quatro segmentos hepáticos, cada uma. O fígado produz a bile, que é levada para a vesícula biliar, onde é armazenada e concentrada. Daqui, é levada para o duodeno, pelas vias biliares extra-hepáticas, conjunto de ductos biliares, onde atua no metabolismo principalmente das gorduras. O fígado também tem um papel importante no metabolismo e na desintoxicação de substâncias. Todo o sangue dos órgãos digestórios da cavidade abdominal é levado para o fígado, por meio da v. porta e suas tributárias. O pâncreas é uma glândula situada junto ao duodeno. Sua função é produzir o suco pancreático, que é levado, por ductos próprios até o duodeno, onde atua no metabolismo dos alimentos. Os órgãos do sistema digestório abdominais são irrigados por ramos do tronco celíaco e pelas artérias mesentéricas superior e inferior, todos ramos da artéria aorta abdominal. A cavidade abdominal é revestida por uma serosa denominada peritônio. O peritônio envolve também vários órgãos da cavidade abdominal e pélvica. Mas nenhum órgão, a não ser os ovários, está dentro da cavidade do peritônio. O peritônio forma também os mesentérios, os mesocolos, os omentos e ligamentos.

TESTE SEUS CONHECIMENTOS

Sistema digestório

Assinale a alternativa incorreta nas questões seguintes:

1- No sistema digestório:
    a. o fígado produz a bile;
    b. a vesícula biliar armazena a bile;
    c. o ducto colédoco leva a bile para o intestino delgado;
    d. o pâncreas não faz parte dos órgãos do sistema digestório.

2-
    a. três elementos do pedículo hepático são: vias biliares, artéria hepática, veia porta;
    b. as partes do intestino delgado são: duodeno, jejuno e íleo;
    c. as partes do colo são: ceco, colo ascendente, transverso e descendente e sigmoide;
    d. as glândulas salivares são: parótidas, sublinguais e submandibulares;
    e. o baço é um órgão do sistema digestório.

3-
    a. as chamadas papilas gustativas estão localizadas somente na ponta da língua;
    b. o ducto colédoco desemboca no duodeno;
    c. o ducto pancreático desemboca no duodeno;
    d. o colo ascendente é a continuação do ceco.

4-
    a. a membrana dupla que sustenta vísceras abdominais é chamada de peritônio;
    b. o fígado não pertence ao sistema digestório;
    c. parte da digestão ocorre no intestino delgado;
    d. o estômago tem as partes: corpo, fundo e porção pilórica.

5- Entre as funções do sistema digestório:
    a. no estômago o alimento sofre a ação do suco gástrico;
    b. a bile do fígado não atua no metabolismo das gorduras;

c. no intestino delgado o quimo sofre a ação de sucos digestivos;
d. o ceco e o colo levam o conteúdo para o reto para ser eliminado;
e. o reto e o canal anal constituem um canal excretor para as fezes.

Questões abertas

1 – Quais os dois conjuntos de órgãos do sistema digestório?
2 – Quais as partes do tubo digestório?
3 – Quais as partes da cavidade da boca?
4 – Quais os limites da boca?
5 – Qual a constituição da língua?
6 – Quais as papilas linguais?
7 – Quantas dentições existem? Como se denominam? Quantos dentes possuem?
8 – Qual a estrutura de um dente?
9 – Como se denomina a cavidade em que o dente se aloja?
10 – Quais são as glândulas salivares? Onde desembocam seus ductos?
11 – Quais as partes da faringe?
12 – Como se denominam os músculos da faringe? Quais são?
13 – O que são as tonsilas palatinas? Onde se situam? Qual sua importância?
14 – Quais as partes do esôfago?
15 – O que é cárdia?
16 – Descreva sucintamente o mecanismo da deglutição.
17 – Classifique a ATM. Quais seus movimentos?
18 – Que músculos atuam na mastigação? Que movimentos faz cada um deles?
19 – Quais as regiões do abdome?
20 – Quais os quadrantes do abdome?
21 – Quais as partes do estômago?
22 – O que é o piloro?
23 – Quais as funções do estômago?
24 – Quais as partes do intestino delgado?
25 – Quais as funções do intestino delgado?
26 – Quais as partes do intestino grosso?
27 – O que é papila ileal? Onde se situa?
28 – Quais as funções do intestino grosso?
29 – Quais os lobos do fígado?
30 – Como é feita a divisão funcional do fígado?
31 – O que é segmentação hepática?
32 – Quais as vias biliares extra-hepáticas?
33 – Em que local desembocam os ductos colédoco e pancreático?
34 – Qual a função da vesícula biliar?
35 – O que é veia porta? Qual sua importância?

36 – Quais são as artérias que nutrem os órgãos digestórios abdominais?
37 – Quais as funções do fígado?
38 – Onde se situa o pâncreas? Quais suas partes? Qual sua função?
39 – O que é peritônio? Que membranas forma? Quais suas funções?

LIÇÃO 18

26

Sistema Urinário

OBJETIVOS DO CAPÍTULO

- Citar as funções do sistema urinário
- Dar a localização, a estrutura macroscópica do rim e suas funções
- Citar os elementos do pedículo renal
- Dar a nomenclatura dos cálices renais e explicar o que é pelve renal
- Citar a estrutura, a localização e a função dos ureteres
- Descrever a localização, a estrutura e a inervação da bexiga urinária e dar o nome do músculo da bexiga
- Explicar resumidamente o mecanismo da micção
- Explicar o que é uretra, dar suas partes, seus esfíncteres e citar as características da masculina e da feminina

• Sistema Urinário •

O sistema urinário (fig. 26.1) compreende os órgãos responsáveis pela produção e eliminação da urina. Consiste em dois órgãos, os *rins* direito e esquerdo, que produzem a urina, e as *vias excretoras*, cálices renais, pelves renais e ureteres, um reservatório para armazenar a urina, denominado bexiga urinária, e um tubo que sai da bexiga e atinge a superfície corporal, a uretra.

RIM

Os rins (figs. 26.2, 26.3) são órgãos vermelho-amarronzados, situados na cavidade abdominal junto à sua parede posterior, ao nível da última vértebra torácica e das três primeiras lombares, atrás do peritônio. O rim direito geralmente está situado em nível um pouco mais baixo que o esquerdo. Além disso, ele é mais curto e menor que o esquerdo.

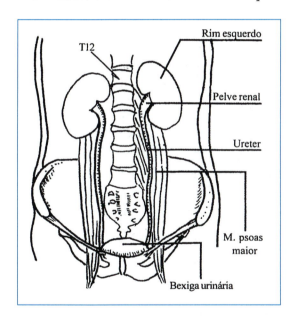

Fig. 26.2
Órgãos do sistema urinário na cavidade abdominal aberta.

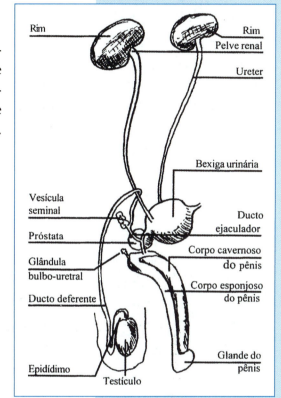

Fig. 26.1
Esquema dos sistemas urinário e genital masculino.

Cada rim apresenta forma oval alongada, com faces anterior e posterior, margens medial e lateral e pólos superior e inferior. Na face medial, há um recesso, denominado seio renal. Nesta região está o chamado hilo renal. Este é o local por onde penetram ou saem do órgão os elementos do pedículo renal: vasos (artérias e veias) renais, vasos linfáticos, nervos renais e a pelve renal. A veia renal geralmente está na frente, a pelve renal, atrás e as artérias, no meio. Cada rim é envolvido por uma delgada membrana constituída de tecido conjuntivo e fibras musculares lisas, denominada cápsula fibrosa. Por fora da cápsula, o órgão é envolvido e mantido em posição por uma camada de tecido gorduroso, denominada cápsula adiposa ou gordura perirrenal, em um espaço chamado loja renal.

> A gordura perirrenal é envolvida por uma membrana de tecido fibroso denominada fáscia renal.

Externamente à cápsula adiposa, existe ainda uma outra camada de gordura, o corpo adiposo pararrenal. A extremidade superior do rim está separada da pleura e do pulmão pelo músculo diafragma.

Em um corte longitudinal do rim (Fig. 26.3) pode-se observar na substância renal duas porções, uma externa, mais pálida, chamada córtex renal e uma interna, mais escura, a medula renal. A medula é constituída por 8 a 12 pirâmides renais, cujas bases voltam-se para o córtex, enquanto os ápices formam as chamadas papilas renais. Estas se projetam em tubos presos a elas, denominados cálices menores. Em algumas peças, pode-se observar nas pirâmides, numerosas linhas irradiando-se dos ápices para as bases. Estas linhas correspondem aos túbulos coletores renais, que constituem as pirâmides. Os túbulos coletores de cada pirâmide desembocam na papila renal, por meio de pequenos forames. O córtex renal penetra entre as pirâmides e constitui faixas chamadas colunas renais.

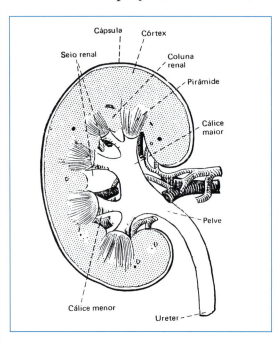

Fig. 26.3
Corte frontal do rim.

> O conjunto constituído por uma pirâmide com seu córtex adjacente denomina-se lobo renal. O número de lobos renais é variável; foram encontrados rins com até 19 lobos renais.

Mas, geralmente, o número de papilas e, portanto, o de pirâmides e "lobos renais" é de 5 a 14, sendo oito o número mais frequente.

Vasos do rim

A artéria renal, ramo da aorta abdominal, penetra no rim pelo hilo renal e logo se divide em vários ramos (fig. 26.4). Estes ramos se subdividem e acabam formando as arteríolas renais que penetram nos glomérulos renais e formam os capilares onde ocorre a filtração do sangue. O sangue sai do rim através de veias que confluem e terminam em uma veia renal, que vai desembocar na veia cava inferior.

Tal como acontece no pulmão e no fígado, o rim apresenta-se constituído por segmentos. Cada segmento renal recebe um ramo da artéria renal. Entretanto, não há um tipo padrão de segmentação renal, porque há muita variação na distribuição dos ramos da artéria renal.

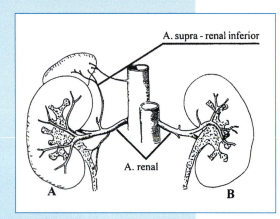

Fig. 26.4
Artérias renais. A – Vista anterior. B – Vista posterior.

• SISTEMA URINÁRIO •

A unidade funcional do rim é o néfron. Existem cerca de um milhão de néfrons em cada rim. Cada néfron compreende um glomérulo renal e o túbulo renal. O glomérulo renal é o local onde ocorre a filtração do plasma sanguíneo. A urina formada cai no túbulo renal. Cada túbulo renal apresenta um percurso complicado (fig. 26.5). Ao abandonar o glomérulo renal, o túbulo se estreita e depois se amplia e se envolve próximo a sua origem: é o túbulo renal contorcido proximal. Continua-se depois em direção ao ápice da pirâmide renal, como porção descendente da alça de Henle. Antes de atingir o ápice da pirâmide ele volta-se bruscamente em direção ao córtex novamente (porção ascendente da alça da Henle). Continua-se com uma nova parte convoluta, o segmento intercalado, o qual se abre juntamente com outros túbulos em um ducto mais calibroso, o túbulo coletor, que se dirige para o ápice da pirâmide. Este abre-se no cálice renal através do forame papilar. Cada papila apresenta 10 a 25 forames papilares.

> Os rins estão sujeitos a diversos tipos de variações, como, por exemplo, o rim em ferradura. Tem-se observado que indivíduos com variações de forma e posição dos rins são mais propensos a contraírem doenças renais.

Funções do rim

A principal função do rim é a filtração do sangue, constituindo a urina. Desta forma o rim mantém o equilíbrio hidro-eletrolítico do sangue e elimina produtos residuais do sangue. Ao nível dos glomérulos renais, inicia-se o processo de filtração e o líquido formado passa para os túbulos renais, onde recebe outros produtos do sangue, enquanto parte das substâncias absorvidas retorna ao sangue novamente. O produto final, a urina, é levado aos cálices menores. Daí para os maiores, ureteres e bexiga.

Células dos túbulos renais produzem também uma substância denominada renina, a qual indiretamente aumenta a pressão arterial e inibe a excreção de sódio.

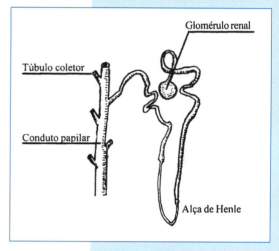

Fig. 26.5
Diagrama de um néfron.

CÁLICES RENAIS E PELVE RENAL

Em cada rim, os cálices renais compreendem os cálices menores e os maiores (fig. 26.3). Os cálices menores prendem-se às papilas renais, confluem e formam os maiores, em número de dois ou três. A confluência dos cálices maiores forma uma dilatação, a pelve renal, de aspecto afunilado, que continua com o ureter.

URETER

É um tubo estreito (fig. 26.2) que se estende da pelve renal à bexiga urinária. Desce na cavidade abdominal, junto à sua parede posterior, por

> Na pelve, o ureter passa abaixo dos vasos uterinos. Esta relação é muito importante nos casos de retirada cirúrgica do útero (histerectomia).

trás do peritônio; ao atingir a pelve, desemboca na bexiga urinária por meio do óstio do ureter.

Podemos considerar, no ureter, as seguintes partes: porção abdominal, junto à fossa lombar e região ilíaca; porção pélvica, no interior da pelve; e porção intramural, ao penetrar na bexiga.

O ureter apresenta três estreitamentos: (1) na transição com a pelve renal, (2) ao cruzar a abertura superior da pelve e (3) ao penetrar na parede da bexiga. Nestes locais, podem ocorrer obstruções.

A variação mais frequentemente encontrada do ureter é a duplicação de sua parte superior.

A parede das vias excretoras contém músculo liso e um revestimento epitelial.

BEXIGA

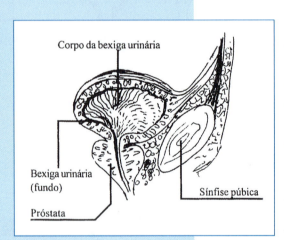

Fig. 26.6
Bexiga urinária. Corte sagital.

A bexiga (fig. 26.6) é um saco muscular situado na pelve, atrás da sínfise púbica. Apresenta na sua base três aberturas: uma anterior, para a uretra, e duas posteriores e laterais, para os ureteres. A área triangular delimitada pelos três orifícios é denominada trígono da bexiga.

Internamente, a bexiga é revestida por mucosa lisa, quando cheia, e com pregas, quando vazia. O peritônio cobre a bexiga externamente, somente na sua parte superior. O restante de sua superfície limita-se com outras estruturas da pelve através de tecido conjuntivo. A capacidade da bexiga, no homem adulto, varia de 120 a 320 ml, mas até o nível de 500 ml pode ser tolerado.

Estrutura microscópica da bexiga

A mucosa da bexiga (e também das vias excretoras) é constituída por epitélio de transição, notável por sua elasticidade. Quando vazia a bexiga, encontramos várias camadas de células poligonais e, quando cheia e distendida, o número de camadas diminui e as células se achatam.

A túnica muscular da bexiga é constituída por sistemas de fibras em espirais. Estes feixes de fibras são denominados de músculo detrusor.

Embora não se possa afirmar claramente que exista um esfíncter interno na saída da bexiga, observa-se nessa região a presença de um agregado de fibras musculares lisas, entremeadas a fibras colágenas e elásticas. Entretanto, existe muita controvérsia sobre a função deste suposto esfíncter no mecanismo da micção.

Mecanismo da micção

A micção é um mecanismo desencadeado reflexamente pela distensão da bexiga. Na parede da bexiga existem receptores especiais que captam o estado de distensão. Esta informação vai por fibras nervosas aferentes até a medula, fazendo sinapses com neurônios parassimpáticos. Destes neurônios, partem fibras parassimpáticas que vão à bexiga e ativam a contração do músculo detrusor e a urina é eliminada. Na medula ocorrem sinapses com neurônios que levam impulsos para o córtex cerebral, informando da necessidade de esvaziar a bexiga. Na saída da uretra, há um esfíncter, constituído por músculo de contração voluntária, ou seja, controlado pela vontade. Então o controle da micção é, até certo ponto, voluntário. Acredita-se que alguns músculos que constituem o diafragma pélvico tenham grande importância no mecanismo de controle da micção. Isto tem importância no tratamento da incontinência urinária.

URETRA

A uretra é um canal que sai da face anterior inferior da bexiga e dirige-se para a superfície corporal.

No sexo feminino (fig. 26.7) a uretra é um canal curto situado atrás da sínfise púbica e na frente da vagina. Ao nível de sua entrada na bexiga, feixes musculares lisos circulares constituem o esfíncter liso da bexiga, enquanto, mais interiormente, a musculatura que forma o diafragma urogenital constitui o músculo esfíncter estriado da uretra e de controle voluntário. A uretra feminina abre-se no meio externo por um orifício situado acima da entrada da vagina, denominado óstio externo da uretra.

A uretra masculina (fig. 26.8) é longa e sinuosa e pode ser dividida em três porções denominadas prostática, membranácea e esponjosa. A uretra prostática é envolvida pela próstata, uma glândula do sistema genital masculino.

A parte membranácea da uretra é curta. É a parte que atravessa o diafragma urogenital, que se estende entre os ramos descendentes dos ossos púbis (fig. 26.9).

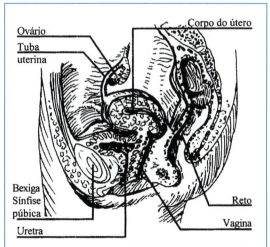

Fig. 26.7
Corte sagital da pelve feminina.

> Distúrbios no mecanismo da micção podem ser desencadeados por lesões da medula espinal ou dos nervos destinados à bexiga.

> A bexiga pode ser esvaziada, tanto no homem como na mulher, colocando-se um cateter (um tubo) na uretra.

• Lição 18: Sistemas de Manutenção do Corpo IV •

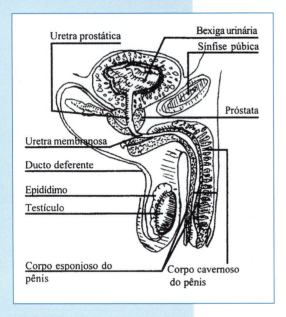

Fig. 26.8
Partes da uretra masculina e órgãos genitais masculinos.

No estado de flacidez do pênis, a uretra masculina apresenta várias curvaturas. Inicialmente, tem direção descendente; depois, anterior e finalmente, descendente de novo.

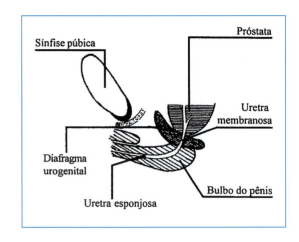

Fig. 26.9
Uretra membranosa e diafragma urogenital, em corte sagital.

No início da uretra prostática situa-se o esfíncter liso da bexiga, enquanto o esfíncter externo da uretra encontra-se na parte membranosa ou membranácea.

A uretra esponjosa é a parte mais longa das três e recebeu esse nome por estar envolvida por tecido esponjoso, o corpo esponjoso do pênis. Um certo número de glândulas abre-se na uretra esponjosa; as maiores são as duas glândulas bulbo-uretrais (de Cowper). Estão situadas entre as duas membranas do diafragma urogenital e abrem-se no início da uretra esponjosa. A uretra masculina abre-se na glande do pênis, por um orifício denominado óstio externo da uretra.

RESUMO

O sistema urinário é constituído pelos rins e pelas vias excretoras: cálices renais, pelve renal, ureteres, bexiga urinária e uretra. Cada rim localiza-se na cavidade abdominal, junto à parede posterior. É retroperitonial. Situa-se na loja renal, envolvido pela gordura perirrenal. O rim tem uma cápsula fibrosa e o parênquima renal apresenta duas partes distintas: a medula renal e o córtex renal. O córtex é uma faixa externa e a medula é interna. Esta é formada por várias pirâmides renais. No córtex encontram-se os néfrons, locais onde é filtrada a urina. Além da filtração do sangue, o rim produz também uma substância chamada renina que atua no controle da pressão arterial. O rim recebe a artéria renal que se ramifica no seu interior. A veia renal sai do rim, levando o sangue para a veia cava inferior. As vias excretoras têm início nos cálices menores, que se unem para formar os cálices maiores. Estes formam a pelve renal que se continua com o ureter, de cada lado. A urina formada nos rins é levada até a bexiga urinária, que armazena a urina, até que ela possa ser eliminada no mecanismo da micção. Este mecanismo é em parte automático e em parte depende da vontade. A saída da urina é regulada por um músculo existente na saída da uretra, o esfíncter externo da uretra, sob controle da vontade. A uretra feminina é curta. A masculina é mais longa e sinuosa. A uretra masculina atravessa uma glândula do sistema genital, a próstata. Nessa passagem pode haver obstrução da saída da urina, por aumento da glândula.

TESTE SEUS CONHECIMENTOS

Sistema urinário

Assinale a alternativa correta em cada uma das questões a seguir:

1- Uma das seguintes não é função dos rins:
   a. manter a homeostase;
   b. secretar hormônios;
   c. eliminar resíduos do sangue;
   d. auxiliar o fígado na eliminação da bile.

2- Um dos seguintes órgãos não faz parte do pedículo renal:
   a. artéria suprarrenal;
   b. artéria renal;
   c. veia renal;
   d. linfáticos renais;
   e. nervos renais.

3- As pontas das pirâmides renais estão ligadas diretamente com:
   a. pelve renal;
   b. colunas renais;
   c. cápsula renal;
   d. cálices menores;
   e. não há resposta correta.

4- A bexiga urinária tem as seguintes camadas:
   a. músculo detrusor e mucosa;
   b. mucosa e músculo detrator;
   c. muscular e adventícia;
   d. submucosa e músculo detrusor.

5- Um dos seguintes óstios não está presente na bexiga urinária:
   a. ureteral interno direito;
   b. ureteral interno esquerdo;
   c. uretral interno;
   d. uretral externo.

6- Em relação ao sistema urinário:
   a. a uretra masculina é mais longa que a feminina;
   b. somente a bexiga masculina tem o músculo detrusor;
   c. a uretra feminina termina no óstio interno da uretra;
   d. a uretra masculina tem por função: eliminar a urina mas não o líquido seminal.

7- Uma das partes seguintes não é uma divisão da uretra masculina:
   a. parte membranácea;
   b. parte muscular;
   c. parte esponjosa;
   d. parte prostática.

8- Em relação à uretra:
   a. a uretra feminina é um tubo muscular situado paralelamente à vagina;
   b. a uretra masculina termina na base do pênis;
   c. a parte da uretra que atravessa a próstata é chamada de uretra membranosa.

Questões abertas

1 – Qual o principal órgão do sistema urinário, onde ocorre a filtração do sangue e a formação da urina?
2 – Quais as partes que compõem as vias excretoras?
3 – Quais as duas partes que formam o parênquima renal?
4 – Qual a estrutura que é a unidade morfofuncional do rim?
5 – Quais são os vasos do rim?
6 – O que são pirâmides renais? De que são constituídas?
7 – Quais as funções do rim?
8 – Quais as camadas da parede da bexiga urinária?
9 – Explique o mecanismo da micção.
10 – Quais são os esfíncteres da uretra?
11 – Quais as diferenças entre a uretra masculina e feminina?
12 – Em que parte da uretra masculina se encontra o esfíncter externo da uretra?

LIÇÃO 19

27

Sistema Genital Masculino

OBJETIVOS DO CAPÍTULO

- Citar os órgãos do sistema genital masculino
- Situar os testículos e epidídimos e dar suas funções
- Citar os vasos do testículo
- Explicar o mecanismo da termoregulação testicular
- Situar o ducto deferente e o funículo espermático e dar sua função
- Situar as glândulas seminais e ductos ejaculatórios e dar suas funções
- Situar a próstata e as glândulas bulbouretrais e dar suas funções
- Explicar o mecanismo da ejaculação
- Situar o pênis, explicar sua estrutura e o mecanismo da ereção
- Explicar o que é varicocele e o mecanismo de descida dos testículos
- Explicar o termo vasectomia e dar a importância do toque retal

• SISTEMA GENITAL MASCULINO •

O sistema genital masculino compreende os seguintes órgãos: testículos, epidídimos, ductos deferentes, glândulas seminais, ductos ejaculatórios, próstata, glândulas bulbouretrais e pênis (fig. 26. 1, capítulo 26).

TESTÍCULO E EPIDÍDIMO

O testículo é uma glândula de forma oval (figs. 27.1), situada no fundo de uma bolsa, constituída por várias camadas derivadas da parede do abdome. Estas camadas são cobertas pela pele e tela subcutânea que formam o escroto (fig. 27.2). O longo eixo do testículo dirige-se verticalmente. Ele apresenta pólos superior e inferior, as faces lateral e medial e margens anterior e posterior.

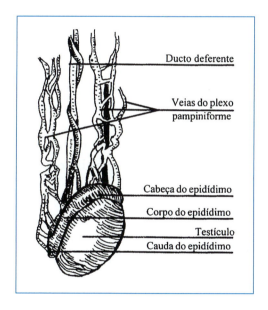

Fig. 27.1
Testículo e epidídimo direitos, em vista lateral.

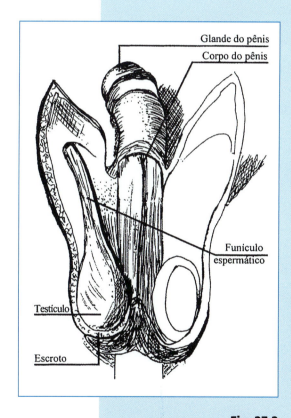

Fig. 27.2
Escroto, testículos e pênis em vista frontal.

Preso e aplicado à margem posterior do testículo encontra-se o epidídimo. Este apresenta uma cabeça alargada, situada no pólo superior do testículo, um corpo, de situação média e uma cauda que desce na margem posterior do testículo. O epidídimo na verdade é um tubo único, longo, com cerca de 5 metros, enovelado sobre si mesmo. O tubo do epidídimo sai da cauda do epidídimo e continua com um tubo de parede espessa, o ducto deferente, (fig. 27.1, 27.3) que ascende e chega até o canal inguinal, na parede do abdome.

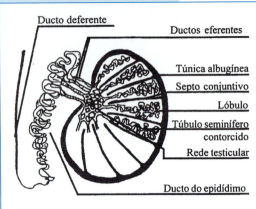

Fig. 27.3
Esquema do testículo e epidídimo, em corte sagital.

Microscopicamente, a parede dos túbulos seminíferos contém células de sustentação e células espermatogênicas.

O testículo apresenta uma camada externa, denominada túnica albugínea. Esta túnica envia septos fibrosos verticais para o interior do testículo, os quais convergem em direção posterior, constituindo uma região denominada mediastino do testículo (fig. 27.3). A túnica albugínea do testículo é constituída por tecido conjuntivo fibroso e também por músculo liso. Graças a estes músculos, é possível que essa túnica possa se contrair e massagear o testículo, comprimindo os túbulos seminíferos e facilitando a propulsão dos espermatozóides para a frente.

A túnica albugínea é revestida externamente por uma membrana lisa, derivada do peritônio, a túnica vaginal. Esta apresenta duas lâminas, a visceral, colada à superfície externa da túnica albugínea, e a lâmina parietal. A lâmina visceral se reflete na parietal ao nível do mediastino do testículo.

Os septos fibrosos que penetram no testículo, dividem-no em compartimentos denominados lóbulos. Cada compartimento contém um túbulo enovelado, o túbulo seminífero contorcido, onde se processa a formação de espermatozoides. Os túbulos seminíferos contorcidos dirigem-se para a face posterior do testículo, onde se unem para formar um plexo, a rede do testículo. Desta, emergem ductos que penetram na cabeça do epidídimo, os dúctulos eferentes. Os dúctulos eferentes formam um único ducto, o epidídimo, o qual, após um trajeto sinuoso, atinge a cauda do epidídimo e continua-se como o ducto deferente.

Vasos do testículo

No mediastino do testículo as artérias testiculares, ramos da aorta abdominal, entram no testículo e as veias deixam o órgão. As veias testiculares, quando saem do testículo, são numerosas e formam um plexo: o plexo pampiniforme (fig. 27.1), que ascende com o ducto deferente para o canal inguinal. O conjunto representado pelas veias, artérias, nervos, linfáticos e ducto deferente, unidos por tecido conjuntivo, forma um cordão denominado funículo espermático (fig. 27.2).

Estrutura microscópica do testículo

As células espermatogênicas da parede dos túbulos seminíferos dispõem-se em várias camadas. As espermatogônias estão na periferia e por divisões sucessivas dão origem a outros tipos de células, que vão se colocando em camadas cada vez mais internamente situadas. As células finais são os espermatozoides (fig.27.5). Cada espermatozóide possui uma cabeça, uma peça intermediária e uma cauda. A cabeça é oval e achatada. A peça intermediária contém um anel em espiral, e a cauda, longa e delgada, permite ao espermatozoide movimentar-se.

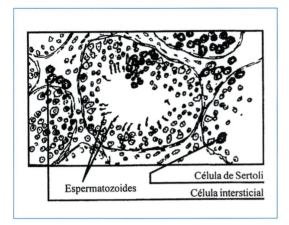

Fig. 27.4
Túbulos seminíferos do testículo em corte transversal.

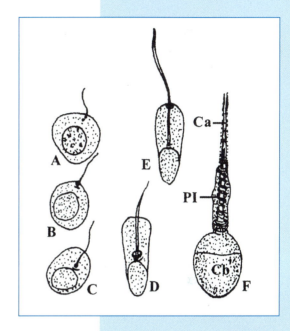

Fig. 27.5
Diagrama mostrando vários estágios do desenvolvimento do espermatozoide. Cb – Cabeça do espermatozoide; PI – Peça intermediária; Ca – Cauda do espermatozoide.

Na parede do túbulo seminífero há também células denominadas células de Sertoli (fig. 27.4). Elas são de forma irregular. Entre suas funções estão: dar suporte às outras células da parede, controlar a nutrição dos espermatozoides e fagocitar restos celulares. Entre os túbulos seminíferos, os espaços são ocupados por tecido conjuntivo, vasos e células especiais denominadas células intersticiais ou de Leydig que são responsáveis pela produção do hormônio masculino, a testosterona.

Funções do testículo e do epidídimo

O testículo tem duas funções: 1) produção de espermatozoides e 2) produção de hormônio masculino.

A função do epidídimo é armazenar os espermatozoides e permitir que sofram aí o processo final de maturação. No epidídimo eles adquirem mobilidade, que não possuíam anteriormente.

Mecanismo da termorregulação testicular

O mecanismo de termorregulação testicular é importante porque a espermatogênese só ocorre em temperaturas adequadas. A temperatura no interior da bolsa escrotal deverá se manter a cerca de 3°C abaixo da encon-

A formação dos espermatozoides ocorre somente se a temperatura na bolsa escrotal for mais baixa que a do corpo.

trada na cavidade abdominal. Isso é conseguido não só pela própria situação dos testículos, afastados da cavidade abdominal, mas também por vários outros mecanismos. Dentre estes destacam-se a ação do músculo dartos que enruga a pele do escroto, quando a temperatura cai muito, a presença de uma rede vascular abundante nessa túnica, o que possibilita a perda de calor quando está quente e a ação do músculo cremaster elevando e aproximando os testículos da cavidade abdominal.

DUCTO DEFERENTE E FUNÍCULO ESPERMÁTICO

O ducto deferente é um tubo longo, de parede espessa, continuação do ducto do epidídimo, situado na cauda do epidídimo. Sobe na parte posterior da bolsa escrotal, incorporado ao funículo espermático e atinge o canal inguinal (figs. 26.1, capítulo 26, 27.1), que fica na parede anterolateral do abdome. Por este canal, entra na cavidade abdominal. Desce para a cavidade pélvica, passando junto à face inferior da bexiga. Finalmente, dilata-se formando a ampola do ducto deferente e une-se ao ducto excretor da vesícula seminal, para formar o ducto ejaculatório.

Os elementos que fazem parte do funículo espermático são: vasos testiculares, nervos testiculares e ducto deferente. Várias túnicas conjuntivas e musculares envolvem os elementos do funículo espermático no seu trajeto. A camada muscular do funículo é representada pelo músculo cremaster, dependência do músculo oblíquo interno do abdome. Este músculo traciona e eleva o testículo e epidídimo para junto da parede do abdome, logo antes da ejaculação. Uma pancada súbita na face medial da coxa eleva o testículo por contração do m. cremaster do mesmo lado. Este reflexo é denominado reflexo cremastérico. Ele testa o segmento LI da medula espinal.

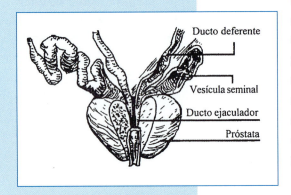

Fig. 27.6
Próstata e vesículas seminais abertas. Vista frontal.

GLÂNDULAS SEMINAIS E DUCTOS EJACULATÓRIOS

As vesículas ou glândulas seminais (figs. 26.1, 26.6, capítulo 26) são duas formações saciformes alongadas situadas junto às faces posterior e inferior da bexiga. Internamente, consistem em um tubo tortuoso de cuja parede projetam-se pequenos divertículos. Sua função é secretar um líquido que contém proteínas, vitamina C e frutose, importantes para a motilidade dos espermatozóides. Este líquido constitui a maior parte do ejaculado.

Os ductos ejaculatórios, em número de dois, são tubos curtos e resultam da união do ducto deferente e ducto excretor da vesícula seminal, de cada lado. Atravessam a próstata e abrem-se ao nível do colículo seminal, no assoalho da uretra prostática.

PRÓSTATA E GLÂNDULAS BULBOURETRAIS

Próstata

A próstata é uma formação glandular, cuja base está em contato com a face interior da bexiga e cujo ápice volta-se, inferiormente, em direção ao diafragma urogenital. Assemelha-se, em tamanho e forma, a uma castanha. Envolve a parte inicial da uretra. É envolvida por uma cápsula fibrosa e atravessada pelos ductos ejaculatórios (figs. 27.1, 27.6).

A próstata é constituída por tecido glandular, tecido conjuntivo e músculo liso. As glândulas (30 a 50) abrem-se na uretra. Seu produto é o líquido prostático, que ativa o movimento dos espermatozóides.

Glândulas bulbouretrais

As glândulas bulbouretrais (ou de Cowper) são duas pequenas glândulas situadas entre as lâminas superior e inferior do diafragma urogenital. Abrem-se no início da uretra esponjosa (fig. 26.1, capítulo 26). Sua secreção tem aspecto mucoso.

Ejaculação

Na ejaculação, os espermatozóides são levados para a uretra prostática, com grande velocidade e força. A força da ejaculação é dada pela contração vigorosa da espessa musculatura do ducto deferente. A partir da uretra prostática, juntam-se aos espermatozóides, por meio das contrações destas glândulas, as secreções das glândulas seminais e da próstata, constituindo o sêmen ou esperma, que é lançado no meio externo. A ejaculação depende do sistema simpático, pois as contrações dos ductos deferentes, das glândulas seminais e da próstata são mediadas por fibras desta parte do sistema nervoso autônomo. É importante que, no momento da ejaculação, o esfíncter interno da uretra, na saída da bexiga, seja fechado para que o esperma não seja lançado na bexiga.

PÊNIS

O pênis compreende uma parte livre denominada corpo e uma parte fixa, a raiz do pênis. A parte livre é pendente, quando o pênis está flácido.

Frequentemente, após os quarenta anos de vida, ocorre uma hiperplasia do tecido glandular e o tamanho da próstata aumenta com a idade, podendo provocar obstrução total ou parcial da uretra.

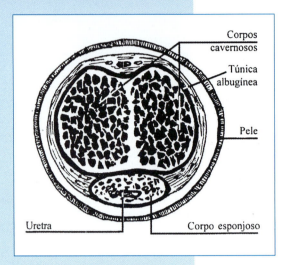

Fig. 27.7
Corte transversal do corpo do pênis.

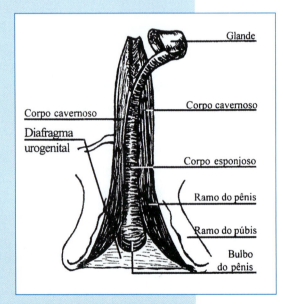

Fig. 27.8
Corpos cavernoso e esponjoso do pênis.

O corpo do pênis é constituído por três massas cilíndricas de tecido erétil (figs. 27.1, 27.7): dois corpos cavernosos e um corpo esponjoso. Os corpos cavernosos situam-se na parte superior ou dorsal do órgão, enquanto o esponjoso coloca-se abaixo dos cavernosos e é percorrido pela uretra. Os três são unidos por uma membrana de tecido conjuntivo, a túnica albugínea, e envolvidos por pele.

A raiz do pênis é constituída pelos ramos do pênis, que se fixam nos ramos do osso púbis e continuam nos corpos cavernosos do corpo e pelo bulbo do pênis, uma dilatação, que se fixa no diafragma urogenital e continua no corpo esponjoso (fig. 27.8). A extremidade anterior do corpo esponjoso se expande formando uma ponta cônica lisa denominada glande do pênis. A glande é coberta em extensão variável por um prolongamento de pele chamado prepúcio.

Cada ramo do pênis bem como o bulbo esponjoso são recobertos por um músculo (fig. 27.9). O músculo bulbo esponjoso envolve o bulbo do pênis; os músculos isquiocavernosos colocam-se junto aos ramos do pênis. O primeiro elimina a urina ao final da micção e líquido seminal da uretra, na ejaculação, e os músculos isquiocavernosos dificultam a saída do sangue venoso do pênis, auxiliando assim na manutenção da ereção do pênis.

Dois ligamentos auxiliam na fixação do pênis: o ligamento fundiforme, que se origina na parede do abdome e o ligamento suspensor do pênis, que tem origem junto à sínfise púbica. Ambos têm trajeto descendente e fixam-se no pênis.

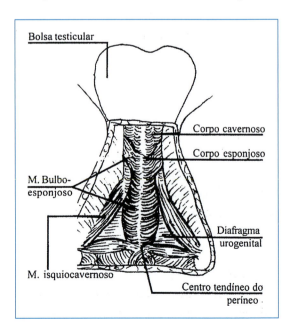

Fig. 27.9
Músculos isquiocavernoso e bulboesponjoso, no homem.

MECANISMO DA EREÇÃO

O tecido erétil do pênis assemelha-se a uma esponja, contendo numerosas pequenas cavidades, os espaços cavernosos. Estes constituem um tipo especial de vasos revestidos por endotélio. Finos ramos arteriais denominados artérias helicinas abrem-se diretamente para os espaços cavernosos. Quando o pênis está flácido, estes espaços estão vazios porque existem mecanismos esfinctéricos que dificultam a entrada de sangue nos espaços cavernosos. Quando há um estímulo sexual, fibras do sistema nervoso parassimpático atuam nas artérias helicinas, que se dilatam e permitem a entrada abundante de sangue nos espaços cavernosos. A entrada de sangue é mais rápida do que as veias podem drenar, visto que a própria ereção comprime as veias do pênis, dificultando a saída do sangue para fora do pênis. Com isso, o sangue preenche os espaços que ficam dilatados e o pênis aumenta de volume e fica túrgido. A este fenômeno se chama ereção. A ereção é fundamental para a cópula.

> As veias do plexo pampiniforme podem apresentar varizes, determinando o aparecimento de uma doença denominada varicocele, a qual é mais frequente do lado esquerdo.
> No feto, os testículos situam-se dentro da cavidade abdominal. No final da vida fetal, eles descem para o escroto, passando através do canal inguinal. A falha na descida do testículo chama-se criptorquidia.
> As cirurgias em que os ductos deferentes são ligados, impedindo assim sua saída para o meio externo na ejaculação, chama-se vasectomia.
> A cavidade virtual existente entre as lâminas parietal e visceral da túnica vaginal pode se encher de líquido, condição chamada de hidrocele.
> A próstata pode ser palpada através do reto pelo toque retal. Este exame é importante para prevenção do câncer de próstata. O chamado lobo médio da próstata pode sofrer hipertrofia, benigna ou maligna, e assim comprimir a saída da uretra, bloqueando a passagem da urina.

Problemas de causas diversa podem levar à falta de ereção. Este fenômeno denomina-se impotência.

RESUMO

O sistema genital masculino é constituído pelos testículos, epidídimos, ductos deferentes, glândulas seminais, ductos ejaculatórios, próstata, glândulas bulbouretrais e pênis. Os testículos estão situados em uma bolsa de pele, o escroto, que é recoberto por várias camadas derivadas das camadas da parede abdominal. No feto, os testículos situam-se na cavidade abdominal. Ao nascimento eles descem para localizar-se no escroto. Os testículos são constituídos por lóbulos, onde se encontram os túbulos seminíferos. Nestes, são produzidos os espermatozóides. Os túbulos têm três tipos de células: as células espermatogênicas, as células de Sertoli e as células de

Leydig. Estas últimas produzem o hormônio masculino, a testosterona. No epidídimo, os espermatozóides passam a ser móveis. Os ductos deferentes levam os espermatozóides do epidídimo para a uretra prostática. Eles caminham em um cordão denominado funículo espermático, juntamente com outros elementos, como vasos e nervos. As glândulas seminais são duas glândulas situadas atrás da bexiga. Produzem o líquido seminal, para nutrição dos espermatozóides. Seus ductos unem-se aos ductos deferentes, constituem os ductos ejaculatórios, que desembocam na uretra prostática. A próstata é uma glândula situada sob a bexiga. Ela produz o líquido prostático. O pênis é um órgão situado no períneo. Ele apresenta um corpo e uma raiz. A raiz é fixa na pelve e o corpo é a parte livre do pênis. Estruturalmente, o pênis é constituído por três massas de tecido semelhante a uma esponja, os dois corpos cavernosos e o corpo esponjoso. Este é dilatado na parte proximal, no bulbo do pênis e na parte distal, onde forma a glande do pênis. O corpo esponjoso é atravessado longitudinalmente pela uretra esponjosa. Por este conduto são eliminados para o meio externo o esperma e a urina. A ejaculação é um fenômeno dependente do sistema simpático e a ereção do parassimpático.

TESTE SEUS CONHECIMENTOS

Sistema genital masculino

1- Assinale a afirmação não verdadeira:
   a. a glande é a parte mais distal do pênis;
   b. o material da ejaculação sai pela uretra;
   c. a próstata fica entre o reto e a uretra;
   d. os espermatozoides são produzidos nos testículos.

2- Assinale o órgão que não pertence ao sistema genital masculino:
   a. pênis;
   b. bolsa testicular;
   c. músculo detrusor da urina;
   d. glândula seminal e próstata.

3- Assinale a afirmação incorreta:
   a. o ducto deferente leva os espermatozoides do epidídimo até a uretra prostática;
   b. uma função dos testículos é produzir hormônios masculinos;
   c. o ducto deferente se continua com o ureter;
   d. os espermatozoides saem dos epidídimos pelo ducto deferente.

4- Assinale a afirmação correta:
   a. a próstata não participa na formação do líquido esperma;
   b. o ejaculado é constituído pelos espermatozoides, líquido prostático e secreção das glândulas seminais;
   c. o pênis é constituído por três massas de tecido erétil, os dois corpos esponjosos e o cavernoso;
   d. a ereção do pênis ocorre quando o sangue sai dos corpos cavernosos e entra no tecido esponjoso.

5- Assinale a alternativa correta:
   a. a pele que envolve o testículo é o escroto;
   b. o epidídimo é constituído por um tubo enovelado que se continua com o ducto deferente;
   c. os espermatozoides são armazenados no epidídimo;
   d. todas são verdadeiras.

Questões abertas

1 – Quais os órgãos do sistema genital masculino?
2 – Dê a localização dos testículos e epidídimos.
3 – Qual a constituição do testículo?
4 – Em que local são produzidos os espermatozoides?
5 – Quais as funções do testículo e do epidídimo?
6 – O que é funículo espermático? Que elementos contém?
7 – O que significa descida do testículo?
8 – Descreva sucintamente o fenômeno da ejaculação.
9 – Localize as vesículas seminais e a próstata e cite as funções destes órgãos.
10 – Quais as partes do pênis?
11 – Qual a constituição do corpo e raiz do pênis?
12 – Explique sucintamente o fenômeno da ereção.

28

Sistema Genital Feminino

OBJETIVOS DO CAPÍTULO

- Citar os órgãos externos e internos do sistema genital feminino
- Explicar a estrutura dos lábios maiores e menores do pudendo
- Explicar o que é o períneo e dar seus limites
- Citar os elementos anatômicos dos períneos anterior e posterior
- Explicar o que são diafragma urogenital e pélvico e onde estão localizados
- Descrever a estrutura e as funções da vulva e da vagina
- Citar as partes, a posição, os ligamentos do útero e explicar o que significa anteversão e anteflexão do útero
- Situar e explicar as partes da tuba uterina
- Situar e explicar a estrutura dos ovários
- Explicar os fundos de saco do peritônio pélvico

O sistema genital feminino consiste de órgãos denominados internos, os ovários, as tubas uterinas, o útero e a vagina, e os órgãos externos, que se dispõem junto à abertura externa da vagina: monte do púbis, lábios maiores e menores do pudendo, clitóris, bulbo do vestíbulo e glândulas anexas.

ÓRGÃOS GENITAIS EXTERNOS

O monte do púbis (fig. 28.1) é a parte saliente, arredondada, que se situa na frente da sínfise púbica. É um coxim subcutâneo de gordura. Depois da puberdade, é coberto de pêlos.

Os lábios maiores do pudendo são duas pregas de pele, cheias de gordura. Elas se unem por suas extremidades anteriormente, abaixo do arco púbico, e posteriormente, próximo ao centro tendíneo do períneo.

Os lábios menores situam-se internamente aos lábios maiores, situados lateralmente. Os lábios menores limitam o vestíbulo da vagina. O vestíbulo da vagina é o espaço entre os lábios menores. No teto do vestíbulo encontram-se o óstio externo da uretra, superiormente, e o óstio da vagina, inferiormente. O orifício vaginal é parcialmente fechado na virgem por uma fina membrana, o hímen. Nas paredes laterais do vestíbulo da vagina abrem-se as glândulas vestibulares maiores, que correspondem às glândulas bulbouretrais do homem (fig. 28.2).

> Os órgãos genitais externos da mulher são denominados em conjunto vulva ou pudendo.

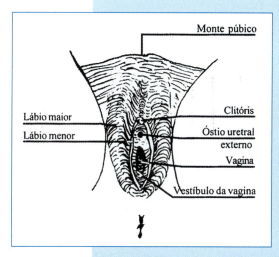

Fig. 28.1
Órgãos genitais externos femininos.

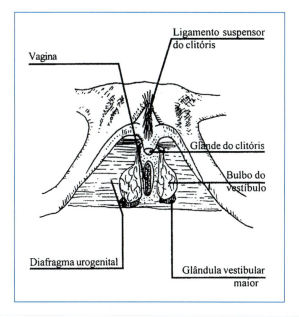

Fig. 28.2
Clitóris, bulbo do vestíbulo e glândula vestibular maior.

> As glândulas vestibulares secretam muco que lubrificam a vulva. Estas glândulas podem se infectar, produzindo sintomas de dor na região.

> O clitóris é ricamente inervado com fibras sensitivas. Tem, pois, um papel importante na fase excitatória da atividade sexual.

O clitóris situa-se no ponto onde se reúnem os lábios menores, anteriormente. Este é um pequeno órgão erétil, homólogo e semelhante ao pênis masculino. O clitóris (fig. 28.2) é constituído por dois corpos cavernosos, os ramos do clitóris, que se fixam nos ramos do osso púbis. Os ramos se unem na linha mediana e formam o corpo do clitóris, que termina na glande.

O bulbo do vestíbulo é uma massa bilateral de tecido erétil situada de cada lado do orifício vaginal e que corresponde ao corpo esponjoso do pênis. Os bulbos do vestíbulo estão fixados ao diafragma urogenital (fig. 28.2). Para facilidade de exposição, serão descritos a seguir, o períneo feminino e também o masculino.

PERÍNEO

Limites do períneo

> A região situada abaixo do diafragma pélvico é o períneo. Esta região é particularmente importante, em obstetrícia. Ela contém os órgãos genitais.

O períneo (figs. 28.2 a 28.6) é a região delimitada pela sínfise púbica, as duas tuberosidades isquiáticas e o cóccix. É a região mais baixa do tronco, situada entre as coxas e a regiões glúteas. Tem a forma de um losango que pode ser dividido por uma linha transversal, unindo as duas tuberosidades isquiáticas, em dois triângulos, um anterior e outro posterior. O triângulo anterior é denominado de períneo anterior ou região urogenital e o posterior, períneo posterior ou região anal. Entre ambas as regiões, na linha mediana, a meio caminho entre a sínfise púbica e o cóccix, há uma área fibrosa, o centro tendíneo do períneo.

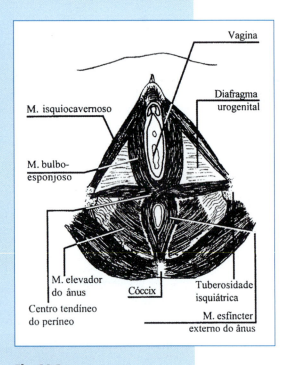

Fig. 28.3
Períneo feminino.

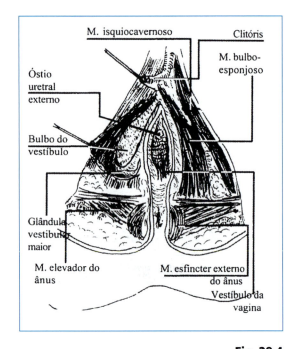

Fig. 28.4
Região urogenital do períneo feminino.

• SISTEMA GENITAL FEMININO •

Períneo posterior

O teto do períneo posterior é formado pelo músculo elevador do ânus, que constitui o diafragma pélvico. Este fecha inferiormente a abertura inferior da pelve óssea e separa a cavidade pélvica da região do períneo. O diafragma pélvico dá passagem ao reto e canal anal, em ambos os sexos.

Períneo anterior

No períneo anterior feminino, encontramos, em uma camada mais superficial, os bulbos do vestíbulo, glândulas vestibulares maiores, músculos bulboesponjosos e isquiocavernosos. O músculo bulboesponjoso é um músculo delicado que cobre o bulbo do vestíbulo. O músculo isquiocavernoso cobre, de cada lado, o ramo do clitóris. Mais profundamente situado, e estendido entre os ramos do osso púbis, está o diafragma urogenital (figs. 28.2, 28.3, 28.4). Ele é constituído por duas membranas fibrosas e um músculo, situado entre elas, o m. transverso profundo do períneo. O diafragma urogenital é atravessado pela uretra e pela vagina. São as fibras do m. transverso profundo que constituem, tanto no homem como na mulher, o esfíncter externo da uretra (fig. 28.6).

No homem, o períneo anterior é de constituição semelhante ao feminino. Mas é atravessado apenas pela uretra.

> O centro tendíneo do períneo é um ponto importante no suporte das vísceras pélvicas. Por este motivo, no parto normal, procura-se evitar que seja dilacerado, fazendo um corte orientado, antes da passagem do feto, chamado episiotomia.

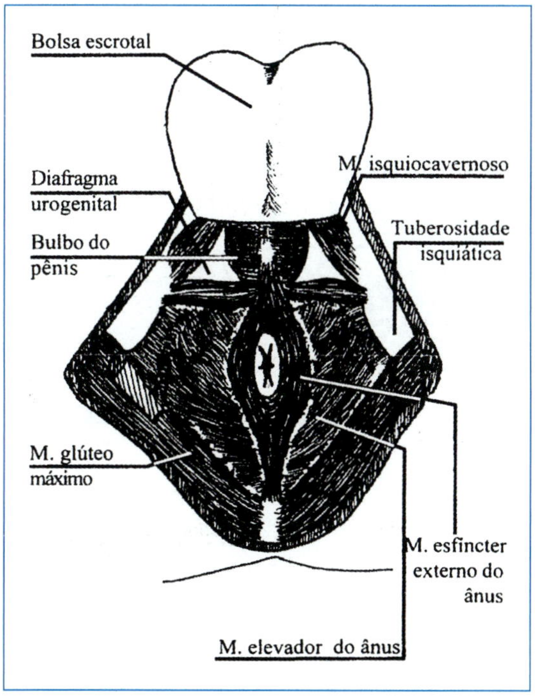

Fig. 28.5
Períneo masculino.

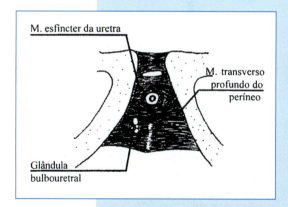

Fig. 28.6
Músculo transverso profundo do períneo do diafragma urogenital masculino. Foi removida a membrana (fáscia) inferior do diafragma e, à esquerda, foi retirada uma parte do músculo para mostrar a glândula bulbouretral.

ÓRGÃOS GENITAIS FEMININOS INTERNOS

Compreendem a vagina, o útero, as tubas uterinas e os ovários.

VAGINA

A vagina (fig. 28.7) é um tubo com cerca de 8 cm de comprimento, estendendo-se desde o colo do útero até o vestíbulo, entre os lábios menores, com direção oblíqua para baixo e para frente. Limita-se anteriormente com a bexiga urinária e, posteriorrnente, com o reto. O colo do útero projeta-se para o interior da extremidade superior da vagina. Em torno do colo uterino há um recesso, o fórnice da vagina. A vagina é achatada ântero-posteriormente e sua mucosa contém pregas transversais. A parede vaginal é constituída por mucosa, túnica muscular e túnica adventícia, de tecido conjuntivo.

As células do epitélio vaginal podem ser facilmente colhidas e examinadas. É possível, através deste exame, obter informações precoces sobre o câncer do útero.

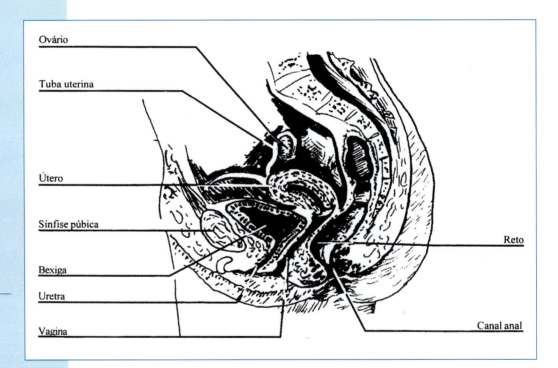

Fig. 28.7
Corte sagital mediano da pelve feminina mostrando os órgãos genitais internos.

ÚTERO

Partes do útero

O útero (figs. 28.7 a 28.10) é um órgão piriforme achatado ântero-posteriormente. Sua parte superior, alargada, é denominda corpo e a parte inferior, menor, é chamada de colo ou cérvix. Entre ambas existe uma parte estreitada, a qual, por apresentar particularidades específicas, foi denominada istmo. O corpo situa-se acima e posteriormente à bexiga. O colo projeta-se na vagina. A borda superior do corpo é chamada fundo. A parede do útero é bastante espessa e sua cavidade, de forma triangular, é pequena. A cavidade uterina tem três aberturas: duas laterais superiores, os óstios uterinos das tubas uterinas, e uma através do colo, que se abre na vagina, o óstio do útero.

Posição do útero

Na mulher adulta normal, nulípara, o fundo volta-se para frente e o colo, para trás, como que repousando sobre a bexiga. Esta posição denomina-se anteversão. Além disso, entre o eixo do corpo e o do colo há um ângulo obtuso aberto para frente: é a anteflexão normal do útero. Portanto, normalmente, o útero está em anteversoflexão, ou seja, em anteversão e anteflexão.

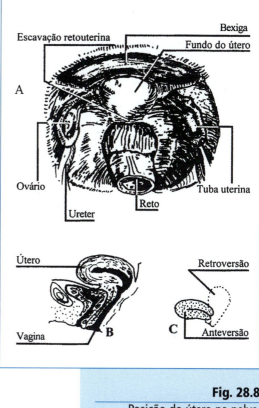

Fig. 28.8
Posição do útero na pelve.
A – Vista superior da pelve.
B – Útero adulto em anteversão.
C – Útero em anteversão e em retroversão.

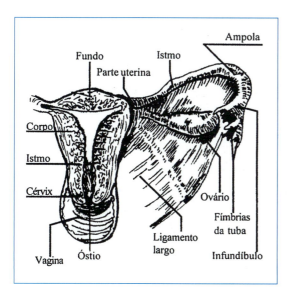

Fig. 28.9
Esquema mostrando as partes do útero e outros órgãos genitais femininos internos. Vista posterior.

Ligamentos do útero

O útero é mantido em posição por vários elementos entre os quais estão seus ligamentos. Os ligamentos redondos saem dos ângulos súperolaterais do útero e entram no canal inguinal, um de cada lado, para terminar no lábio maior do pudendo.

Os ligamentos largos, em número de dois, são dobras peritoneais que se estendem das bordas laterais do útero ao assoalho da pelve. Sua margem superior, livre, envolve a tuba uterina. Apresenta duas faces, uma anterior, voltada para frente e para baixo, e outra posterior, voltada para cima e para trás. Na sua face posterior, fixa-se ao ovário, por intermédio de uma dobra do peritônio, o mesovário (fig. 28.9).

A parte do ligamento largo situada acima da linha de inserção do mesovário chama-se mesossalpinge. É a parte que está presa à tuba uterina. A parte do ligamento largo situada abaixo dessa linha chama-se mesométrio, pois está ligada diretamente ao útero. Os vários ligamentos do útero e os músculos do períneo dão suporte às vísceras pélvicas.

O útero recebe numerosas fibras nervosas sensitivas. As fibras para a dor são responsáveis pela sensação dolorosa da primeira fase do trabalho de parto. A dor é referida geralmente na região lombar. Estas fibras podem ser bloqueadas por anestesia peridural.

Estrutura microscópica do útero

A parede do útero é constituída por três túnicas: mucosa, muscular e serosa. A mucosa, chamada endométrio (fig. 28.10) é mais ou menos espessa, dependendo da fase do ciclo, e possui muitas glândulas. A túnica muscular é bastante espessa e é denominada miométrio. Seus feixes de fibras musculares dispõem-se de forma espiralada, formando dois sistemas cruzados. Durante a gravidez, estas fibras se desenrolam e assim o útero pode aumentar de tamanho, sem alterar a quantidade de material de sua parede. Após o parto, as fibras se enrolam de novo. A túnica serosa, que é o peritônio, é chamada de perimétrio.

Antes da menstruação, o endométrio torna-se intumescido e ingurgitado de sangue. Na menstruação, devido à queda de hormônios, ocorrem hemorragias no interior do endométrio, as quais levam ao despregamento de suas partes superficiais, que são então eliminadas. Cessando a menstruação, o tecido é renovado progressivamente. Durante a gravidez, ocorrem também alterações na mucosa.

> Quando ocorrem alterações nos mecanismos de sustentação das vísceras pélvicas, é comum o chamado prolapso do útero: ele se projeta externamente na vagina.

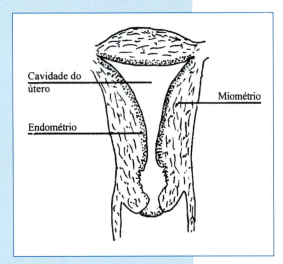

Fig. 28.10
Túnicas da parede do útero.

TUBA UTERINA

Cada uma das tubas uterinas (figs 28.7, 28.8, 28.9) é um órgão tubular fixado ao ângulo súpero-lateral do útero. A partir deste ponto, dirige-se lateralmente para a parede da pelve. Sua extremidade distal, alargada, está aplicada ao ovário. Esta porção da tuba é chamada infundíbulo da tuba. Ela apresenta projeções digitiformes, chamadas fímbrias, que se justapõem ao ovário. Uma das fímbrias prende-se diretamente no ovário: é chamada fímbria ovárica. A parte que se continua ao infundíbulo, diminui progressivamente de calibre. É chamada ampola da tuba uterina. Ao se aproximar do útero a tuba se estreita. Esta parte é denominada istmo da tuba.

A mucosa da tuba uterina apresenta numerosas pregas longitudinais, as pregas tubáricas. Além da mucosa, a tuba apresenta as seguintes túnicas: submucosa, muscular, adventícia, forrada por tecido conjuntivo frouxo, e serosa, representada pelo peritônio.

A parte da tuba que penetra no útero (parte uterina), tem cerca de 1 cm de comprimento. Acredita-se que exista um esfíncter nessa região, o qual poderia atuar como uma proteção contra infecções da tuba (salpingites).

A função da tuba uterina é conduzir os óvulos (ou ovo, quando ocorre a fecundação) para a cavidade uterina. Geralmente é no terço lateral da tuba que o espermatozóide fecunda o óvulo, dando origem ao ovo.

OVÁRIO

Cada ovário (figs. 28.7 a 28.9) é um órgão de forma ovalada e achatada que se situa na parede lateral da pelve, na chamada fossa ovárica, em contato com a face posterior do ligamento largo do útero. Ele é mantido em posição pelos seus ligamentos: o mesovário é uma prega do peritônio que se destaca do ligamento largo e fixa-se na parede anterior do ovário; o ligamento suspensor do ovário é uma prega peritoneal que contém vasos e nervos para o ovário e que liga-se ao pólo superior do órgão; o ligamento próprio do ovário estende-se desde o ângulo súpero-lateral do útero até o pólo inferior do ovário.

> Quando ocorre falha nos mecanismos que levam o ovo para o útero, o feto se desenvolve dentro da tuba: gravidez ectópica tubária. A tuba se rompe, sendo esta uma condição cirúrgica de urgência. A gravidez pode ocorrer também na cavidade abdominal.

Estrutura microscópica do ovário

Microscopicamente, o ovário é constituído por um epitélio externo, o epitélio ovárico, por uma substância cortical e por uma substância medular.

Na substância cortical ou córtex encontram-se os folículos ováricos (fig. 28.11) em vários estágios de maturação: a) folículos primários e b) folículos vesiculosos. Os folículos primários existem em grande número. Cada um consiste em uma célula germinativa (o óvulo imaturo) envolvida por células epiteliais chamadas células foliculares. Muitos destes folículos primários permanecem neste estágio e não evoluem. Outros, porém, tornam-se ativos e transformam-se em folículos vesiculosos. Ao tornar-se ativo, o folículo primário começa a aumentar de volume. A célula germinativa se desenvolve e as células foliculares multiplicam-se. A seguir, estas se dispõem de modo a formar uma cavidade entre elas, cheia de um líquido claro, o líquido folicular. A cavidade cresce e o óvulo fica situado em um ponto lateral da cavidade. Forma-se assim o folículo vesiculoso (ou de Graaf).

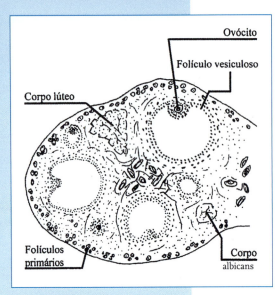

Fig. 28.11
Representação esquemática de um corte do ovário.

Ao aumentar de volume, o folículo vesiculoso faz saliência na superfície do ovário (fig. 28.11). Na ovulação, o folículo se rompe. Então o óvulo e o líquido folicular são lançados na cavidade peritoneal, captados pela tuba uterina e levados para o útero. Na espécie humana uma ovulação ocorre em média a cada 28 dias.

Após a ovulação, as células foliculares do ovário adquirem pigmento amarelo e constituem uma estrutura denominada corpo amarelo (fig. 28.11). Mais tarde, o corpo amarelo é substituído por tecido conjuntivo fibroso e, no local, forma-se uma cicatriz esbranquiçada, chamada corpo albicans ou albicante (fig. 28.11). Estas transformações ocorrem se não houve fecundação. Neste caso, o corpo lúteo atinge seu máximo desenvolvimento em cerca de duas semanas, depois do início da ovulação, e então começa a desaparecer. Havendo fecundação, o corpo lúteo aumenta e se mantém durante toda a gravidez.

Existem milhares de folículos primários em cada ovário, na recém-nascida. Muitos degeneram, de modo que na puberdade existem cerca de 10 a 20 mil e, após a menopausa, desaparecem completamente.

A medula do ovário é constituída por vasos sanguíneos e tecido conjuntivo.

Além da produção dos gametas femininos, os ovários produzem hormônios femininos, aspecto que será abordado posteriormente.

PERITÔNIO PÉLVICO

O peritônio que reveste a parede posterior do abdome recobre parte do reto e depois se reflete sobre o útero, formando o ligamento largo (figs. 28.7, 28.8, 29. 9). A seguir caminha anteriormente sobre a bexiga urinária e continua-se com o peritônio da parede anterior do abdome (fig. 28.7). Em seu trajeto pélvico, o peritônio forma dois fundos de saco: um, anterior, entre a bexiga e o útero, chamado escavação vesicouterina, e outro, posterior, entre o útero e o reto, denominado escavação retouterina. Esta última, também conhecida como fundo de saco de Douglas, é profunda e é importante porque é o ponto mais baixo da cavidade peritoneal, de tal modo que qualquer derrame líquido nesta cavidade tende a preenchê-lo.

RESUMO

O sistema genital feminino compreende órgãos externos, que constituem em conjunto, a chamada vulva e órgãos internos. Os órgãos externos são o monte do púbis, os lábios maiores e menores, o vestíbulo da vagina, as glândulas vestibulares maiores, o bulbo do vestíbulo e o clitóris. O clitóris é homólogo do pênis e é um órgão de excitação sexual. Os órgãos externos femininos estão localizados em uma região denominada períneo. Esta é uma região importante, pelas doenças que podem ocorrer nestes órgãos. O períneo é delimitado por quatro pontos, formando um losango: as duas tuberosidades isquiáticas, a sínfise púbica e o cóccix. O períneo é separado da cavidade pélvica pelo diafragma pélvico. O períneo é dividido em duas partes, uma anterior e uma posterior, por uma linha passando pelas tuberosidades isquiáticas. Os órgãos genitais femininos encontram-se no períneo anterior. Entre o períneo anterior e o posterior localiza-se o centro tendíneo do períneo. Esta é uma região importante no suporte das vísceras pélvicas. No períneo anterior encontra-se uma dupla membrana fibrosa contendo um músculo entre ambas. O conjunto é denominado diafragma urogenital. Nele se fixam os órgãos genitais externos. O diafragma é atravessado na mulher pela uretra e pela vagina. No períneo posterior, o m. diafragma pélvico é atravessado pelo canal anal. Os órgão genitais femininos internos são a vagina, os ovários, o útero e as tubas uterinas. A vagina é um tubo fibromuscular que se prende, por um lado, ao colo do útero e, por outro, abre-se no meio externo pelo óstio da vagina, onde se encontra uma membrana na mulher virgem, o hímen. O útero está situado na pelve, voltado para frente, como que apoiado sobre a bexiga. O útero tem uma parte chamada corpo, o colo e o fundo. A cavidade do útero se abre no meio externo (na vagina) pelo óstio externo do útero. Possui também dois outros orifícios de comunicação com as tubas uterinas. Geralmente, a posição do útero na pelve é tal que ele se encontra em anteversão e anteflexão. O útero está sustentado por vários ligamentos, dentre os quais o mais importante é o ligamento largo. Este é uma prega do peritônio, na pelve. O útero tem três camadas: a mais interna é o endométrio, a média é o miométrio e mais externa é o perimétrio. O endométrio sofre mudanças cíclicas durante a vida da mulher. As tubas uterinas saem do útero, uma de cada lado, e dirigem-se para trás, ficando suas extremidades em contato com os ovários, para captar o óvulo. Os ovários são constituídos por numerosos folículos chamados primários e por folículos em vários estágios de desenvolvimento. A cada 28 dias, aproximadamente, um folículo elimina um óvulo, no processo denominado ovulação. Em seu lugar fica o corpo lúteo e depois o corpo albicante. Todo este processo é controlado por hormônios. Além de produzir os gametas, os ovários produzem também hormônios. Os órgãos da pelve são incompletamente envolvidos pelo peritônio, de modo a formar dois recessos importantes. O mais importante localiza-se entre o útero, o reto e vagina, porque é o ponto mais baixo da cavidade peritonial.

TESTE SEUS CONHECIMENTOS

Sistema genital feminino e períneo

1- Uma das afirmações seguintes não é verdadeira:
   a. a uretra feminina é mais curta que a masculina;
   b. a vagina é um tubo que fica entre o reto e a uretra;
   c. os ovários também produzem hormônios masculinos além dos femininos;
   d. as glândulas vestibulares situam-se ao lado da vagina.

2- Assinale a alternativa correta:
   a. o clitóris da mulher corresponde ao pênis masculino;
   b. o períneo é uma região que fica abaixo do diafragma pélvico;
   c. a região do períneo é delimitada pela sínfise púbica, as duas tuberosidades isquiáticas e o cóccix;
   d. o diafragma pélvico é constituído pelos músculos elevador do ânus e o coccígeo;
   e. todas são verdadeiras.

3- Os períneos anterior e posterior são também chamados respectivamente de
   a. urogenital e anal;
   b. urogenital e retal;
   c. anal e urinário;
   d. genital e retal.

4- O músculo que fecha inferiormente a cavidade pélvica é
   a. levantador do ânus;
   b. levantador do períneo;
   c. abaixador do ânus;
   d. diafragma posterior.

5- As partes do útero são:
   a. cabeça, corpo e colo;
   b. corpo, fundo e cabeça;
   c. colo, fundo e parte posterior;
   d. corpo, istmo e colo.

6- O diafragma pélvico é constituído pelo músculo:
   a. elevador do ânus;
   b. bulboesponjoso;
   c. isquiocavernoso;
   d. esfíncter da uretra.

• Sistema Genital Feminino •

7- O mesovário é uma membrana que:
   a. movimenta os espermatozóides no útero;
   b. nutre o ovário;
   c. promove contração do ovário;
   d. mantém o ovário suspenso.

Questões abertas

1 – Cite os órgãos genitais femininos externos e os internos.
2 – Qual a constituição e a função do clitóris?
3 – O que é o bulbo do vestíbulo?
4 – Onde se localizam e qual a função das glândulas vestibulares maiores?
5 – Quais os pontos de delimitação do períneo?
6 – Como é feita a divisão do períneo?
7 – Que estruturas se encontram no períneo anterior?
8 – O que é o diafragma urogenital? Como é constituído? Onde se localiza?
9 – O que é o centro tendíneo do períneo? Qual sua importância?
10 – Que estruturas atravessam o diafragama urogenital na mulher?
11 – Que estrutura separa a cavidade pélvica da região do períneo?
12 – O que é a vagina? Qual sua disposição na pelve?
13 – Dê a localização do útero na pelve.
14 – Quais as partes do útero? Quais seus orifícios de comunicação?
15 – Quais os ligamentos do útero?
16 – Quais as camadas da parede do útero?
17 – Qual é a função das tubas uterinas?
18 – Do que são constituídos os ovários?
19 – Explique sucintamente as alterações que ocorrem nos ovários e no útero durante o período fértil da mulher.
20 – Como se dispõe o peritônio na pelve? Que fundos de saco forma? Qual o mais importante e por quê?

LIÇÃO 20

29

Sistema Endócrino

OBJETIVOS DO CAPÍTULO
- Diferenciar glândulas endócrinas de exócrinas
- Citar as glândulas endócrinas e situá-las
- Citar os hormônios produzidos por cada uma das glândulas endócrinas e explicar as ações de cada um

O sistema endócrino compreende as glândulas sem ductos ou endócrinas. Lançam seus produtos de secreção, os hormônios, diretamente no sangue, por meio do qual são distribuídos por todo o corpo. Hormônios são substâncias produzidas em glândulas, que atuam em outros órgãos. Dentre as glândulas endócrinas, destacaremos as seguintes: glândula ou corpo pineal, hipófise, tireoide, paratireoides, timo, ilhotas pancreáticas, suprarrenais, ovários e testículos (fig. 29.1).

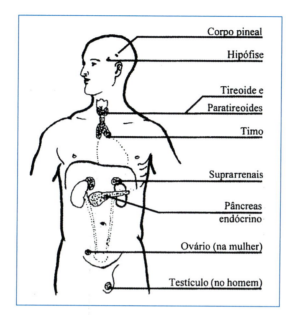

Fig. 29.1 Visão geral das glândulas endócrinas.

PINEAL

O hormônio produzido pela pineal chama-se melatonina.

É uma formação diencefálica piriforme situada sobre o teto do mesencéfalo. Apresenta uma base anterior e um ápice voltado posteriormente. A pineal produz um hormônio, a melatonina que atua na regulação dos ritmos biológicos. Admite-se que ela possua também uma ação inibidora sobre as gônadas.

HIPÓFISE

Situada na sela turca do osso esfenóide, é formada por duas porções: adeno-hipófise e neuro-hipófise (fig. 29.2).

Adeno-hipófise

A adeno-hipófise é a parte anterior da hipófise; produz vários hormônios:

Um excesso de hormônio do crescimento na infância produz o gigantismo e sua falta, o nanismo. O excesso no adulto produz a acromegalia: as extremidades crescem.

1. Hormônio do crescimento ou somatotrofina (STH), que atua nas metáfises dos ossos em crescimento.

2. Hormônio tireotrófico ou tirotrofina (TSH), que estimula a glândula tireoide.

3. Hormônio adrenocorticotrófico (ACTH), que estimula as glândulas suprarrenais.

4. Hormônio folículo-estimulante (FSH) e hormônio estimulante das células intersticiais (de Leydig) dos testículos. O FSH estimula o crescimento dos folículos vesiculosos do ovário e o hormônio estimulante das células intersticiais estimula a secreção de hormônios masculinos pelos testículos.

5. Hormônio luteotrófico (LH), que atua na maturação dos folículos ovarianos e na formação do corpo lúteo.

6. Hormônio lactogênico (LTH) ou prolactina, que estimula a secreção de leite pelas glândulas mamárias.

7. Hormônio estimulante dos melanócitos, que atua provocando um aumento da pigmentação da pele.

A liberação dos hormônios da adeno-hipófise é controlada por substâncias produzidas no hipotálamo, os chamados fatores liberadores e inibidores. Estes fatores penetram em capilares, situados nas proximidades. Os capilares vão se unir e formar as veias porta. Estas levam os fatores para novos capilares, agora situados na neuro-hipófise. Eles então saem dos capilares e vão atuar sobra as células da neuro-hipófise. Graças a este sistema de capilares e veias, os fatores vão diretamente para a neuro-hipófise sem passar pela circulação geral.

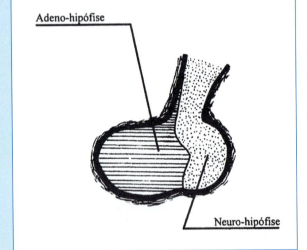

Fig. 29.2
Esquema de um corte sagital da hipófise, mostrando suas duas partes.

A neurohipófise não produz hormônios, mas armazena os hormônios produzidos no hipotálamo. Núcleos do hipotálamo estão unidos à neurohipófise através de feixes de fibras nervosas.

Neuro-hipófise

Os hormônios da neuro-hipófise são produzidos nos corpos celulares dos neurônios situados nos núcleos do hipotálamo e transportados ao longo dos axônios para a neuro-hipófise. São os seguintes:

1. Oxitocina, que estimula as contrações uterinas no parto e da musculatura lisa das glândulas mamárias.

2. Hormônio antidiurético ou vasopressina (ADH), que atua sobre as arteríolas, provocando aumento da pressão do sangue e também atua aumentando a reabsorção de água nos túbulos renais. Portanto, este hormônio aumenta a pressão arterial. A falta deste hormônio produz o diabete insípido, no qual o indivíduo elimina até 20 litros de urina por dia.

• SISTEMA ENDÓCRINO •

A hipófise está relacionada inferiormente com o seio esfenoidal, através do qual pode ser atingida por via nasal.

A irrigação sanguínea da hipófise provém da artéria carótida interna. Esta irrigação é muito importante para manter e regular a atividade da adeno-hipófise (fig. 29.3).

TIREOIDE

A glândula tireoide situa-se no pescoço, em frente das cartilagens da laringe e traqueia. Apresenta dois lobos laterais, unidos pelo istmo (fig. 29.4).

Cada lobo anatômico da glândula é constituído por vários pequenos lobos. Cada um destes é formado por muitas entidades menores denominadas lóbulos. Um lóbulo consiste de 20 a 40 vesículas ou folículos, unidos por tecido conjuntivo.

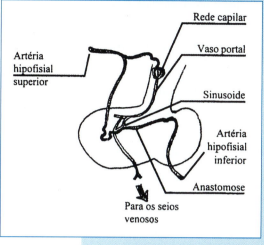

Fig. 29.3
Representação esquemática da irrigação da hipófise.

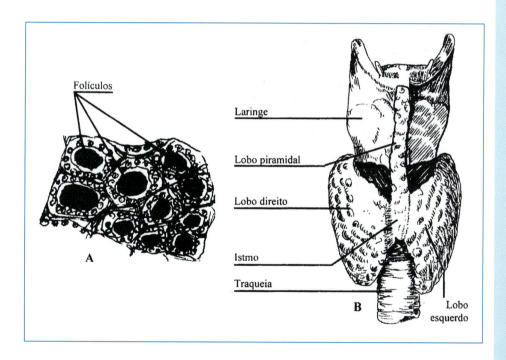

Fig. 29.4
Glândula tireoide. A – Folículos da glândula, em corte microscópico. B – Vista anterior.

A glândula tireoide secreta os hormônios triiodotironina (T3), tiroxina (T4) e calcitonina. Os dois primeiros estimulam o metabolismo celular, enquanto a calcitonina é importante no metabolismo do cálcio, atuando em conjunto com o hormônio das glândulas paratireoides. A elevação dos níveis deste hormônio provoca um aumento da deposição de sais de cálcio no esqueleto e em outros tecidos.

> No hipotireoidismo, aumenta o peso e diminui a atividade do indivíduo. Na criança produz retardamento mental (cretinismo). No hipertireoidismo, aumenta a frequência cardíaca, os olhos saltam (exoftalmia) e há perda de peso.

PARATIREOIDES

As paratireoides estão situadas na face dorsal da glândula tireoide. Geralmente constituem quatro pequenas estruturas de forma oval: duas superiores e duas inferiores. Porém, sua posição é variável (fig. 29.5).

O hormônio paratireoide aumenta os níveis de cálcio no sangue, através de vários mecanismos. Um deles é através da retirada do cálcio do osso.

No hipoparatireoidismo alteram-se o metabolismo e a formação do tecido ósseo.

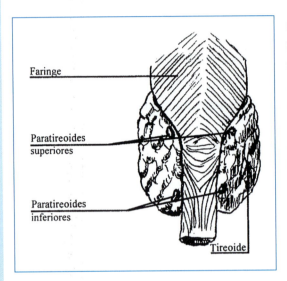

Fig. 29.5
Glândulas paratireoides. Vista posterior da faringe e glândula tireoide.

PÂNCREAS ENDÓCRINO (ILHOTAS PANCREÁTICAS)

A parte endócrina do pâncreas é representada por grupos de células dispersos ao acaso no meio do parênquima exócrino, as chamadas ilhotas pancreáticas ou ilhotas de Langerhans. Elas produzem os hormônios insulina e glucagon (fig. 29.6).

A insulina atua no metabolismo dos hidratos de carbono, facilitando sua utilização pelos tecidos e seu armazenamento no fígado e nos músculos.

O glucagon provoca a desintegração do glicogênio nas células, atuando, pois, contrariamente à insulina, ou seja, aumentando o nível de glicose no sangue.

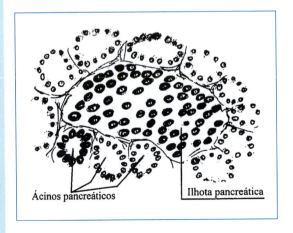

Fig. 29.6
Corte microscópico do pâncreas, mostrando uma ilhota pancreática.

> A hipofunção das ilhotas do pâncreas, com diminuição da produção de insulina, constitui o diabete. A glicose aumenta no sangue e é eliminada pela urina.

• SISTEMA ENDÓCRINO •

SUPRARRENAIS

As glândulas suprarrenais situam-se sobre os pólos superiores dos rins. A glândula tem forma triangular, possuindo uma parte externa, o córtex, e uma porção central, a medula (fig. 29.7).

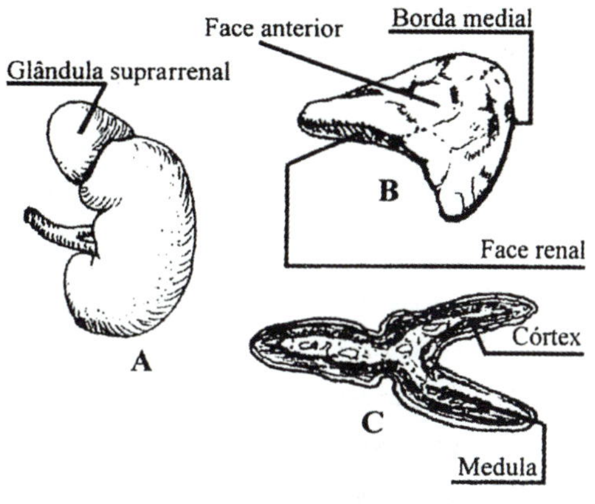

Fig. 29.7
Glândula suprarrenal. A – Glândula esquerda. Vista anterior. B– Glândula direita. Vista anterior. C – Em corte.

Além dos hormônios corticóides, o córtex suprarrenal produz quantidades pequenas de hormônio masculino (androsterona).

O córtex da suprarrenal produz os hormônios adrenocorticais, que são substâncias esteroides, como a aldosterona, a hidrocortisona etc. Estes hormônios atuam na manutenção do equilíbrio eletrolítico, hídrico e dos hidratos de carbono.

A medula da suprarrenal produz a adrenalina e a noradrenalina. Estas substâncias têm ação semelhante à parte simpática do sistema nervoso autônomo. Entre outras ações, a adrenalina aumenta a pressão arterial, pela constrição de vasos e aumenta a frequência cardíaca. Atua também no metabolismo dos hidratos de carbono, facilitando a transformação do glicogênio hepático em glicose e sua passagem para o sangue, aumentando portanto seu nível no sangue.

OVÁRIO

Os folículos ováricos e os corpos lúteos produzem estrógeno e progesterona. Estes são os hormônios femininos. Eles têm duas ações principais: a) preparam o endométrio para a nidação do ovo e b) desenvolvem e mantêm os caracteres sexuais secundários (fig. 29.8).

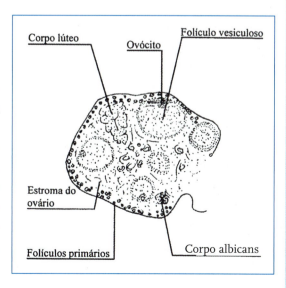

Os ovários e os testículos produzem, além dos gametas, os hormônios femininos e masculinos, respectivamente.

Fig. 29.8
Corte esquemático do ovário humano.

TESTÍCULO

As células intersticiais ou de Leydig produzem testosterona. Estes hormônios atuam no desenvolvimento sexual do indivíduo, participam na regulação do metabolismo e em outras atividades (fig. 29.9).

> O timo é um órgão linfóide mas também produz hormônios que atuam em outros órgãos linfáticos.

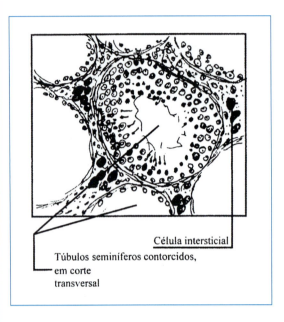

Fig. 29.9
Testículo humano. Corte microscópico mostrando as células intersticiais.

TIMO

No adulto, o timo situa-se em parte no pescoço e em parte no tórax. No timo há um córtex, rico em linfócitos, e uma medula, onde há linfócitos e corpúsculos do timo (de Hassall) formados por células epiteliais.

O timo atua especialmente na infância atingindo seu desenvolvimento máximo aos 11-15 anos de idade. Depois da puberdade o tecido glandular vai sendo substituído gradualmente por tecido adiposo (fig. 29.10).

Nos primeiros anos de vida, o timo provoca uma imagem radiográfica distinta, ao nível do mediastino superior.

Quanto à função do timo, ele age na difenciação dos linfócitos T e produz hormônios, tais como a timosina, que estimulam outros órgãos linfáticos.

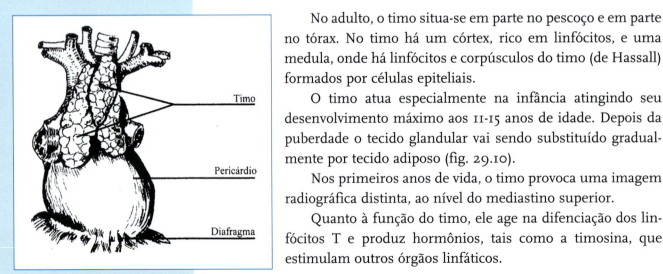

Fig. 29.10
Timo de um jovem de 12 anos.

RESUMO

Glândulas endócrinas são as que não possuem ductos e lançam seus produtos, os hormônios, diretamente no sangue. As glândulas endócrinas são a pineal, a hipófise, a tireoide, as paratireoides, o timo, as suprarrenais, as ilhotas pancreáticas, os ovários e os testículos. A pineal produz a melatonina, que atua nos ritmos biológicos. A hipófise tem duas partes, a adeno-hipófise e a neuro-hipófise. A adeno-hipófise produz vários hormônios: do crescimento, tireotrófico, adrenocorticotrófico, folículo-estimulante, luteotrófico, prolactina e hormônio estimulante dos melanócitos. Estes hormônios são liberados ou retidos por ação de fatores liberadores e inibidores, produzidos em neurônios de núcleos do hipotálamo. Os neurônios da neuro-hipófise, na verdade são produzidos em núcleos do hipotálamo e levados para a neuro-hipófise, onde são armazenados. São eles a oxitocina e o hormônio antidiurético ou vasopressina. A glândula tireoide produz a triiodotironina (T_3) a oxitocina (T_4) e a calcitonina. As paratireoides produzem o paratormônio, que ativa a ação dos osteoclastos, aumentando a disposição de cálcio. As ilhotas pancreáticas são grupos de células dispersas pelo pâncreas, que produzem dois tipos de hormônios: a insulina, que diminui o teor de glicose no sangue, e o glucagon que tem efeito inverso, aumentando o nível de glicose no sangue. As suprarrenais têm duas partes, o córtex e a medula. O córtex produz hormônios glicocorticóides e andrógenos. A medula da suprarrenal produz a adrenalina e a noradrenalina, que tem ações semelhantes às do sistema simpático. Os ovários produzem os hormônios femininos, o estrógeno e a progesterona. Os testículos produzem o hormônio masculino, a testosterona. Finalmente, o timo produz hormônios que ativam os outros órgãos linfáticos.

TESTE SEUS CONHECIMENTOS

Sistema endócrino

1- A sela turca que contém a hipófise está localizada no osso:
   a. frontal;
   b. esfenoide;
   c. etmoide;
   d. maxila;
   e. mandíbula.

2- O hormônio da glândula pineal:
   a. chama-se desmosina e atua nos ritmos biológicos;
   b. é a melatonina e atua nos ritmos biológicos;
   c. chama-se melanina e atua no sistema nervo central;
   d. é a melonina e atua no hipotálamo.

3- Em relação à glândula hipófise, assinale a alternativa correta:
   a. a neuro-hipófise produz a oxitocina e a vasopressina;

b. a adeno-hipófise produz entre outros os hormônios: do crescimento, folículo-estimulante e luteotrófico;
c. a vasopressina aumenta a pressão arterial;
d. todas estão corretas.

4- Assinale a alternativa correta:
a. os folículos da glândula tireoide produzem os hormônios triiodotironina, tiroxina e a calcitonina;
b. os hormônios triiodotironina e tiroxina estimulam o metabolismo celular;
c. o aumento da calcitonina aumenta o depósito de cálcio nos ossos;
d. o hormônio das paratireoides retira o cálcio dos ossos e o leva para o sangue;
e. todas estão corretas.

5- Assinale a alternativa errada:
a. as ilhotas pancreáticas produzem dois hormônios: insulina e glucagon;
b. a insulina facilita a utilização da glicose pelos tecidos;
c. o aumento da produção de insulina provoca o diabetes;
d. na ocorrência de diabetes, a glicose aumenta no sangue e é eliminada pela urina.

6- Assinale a alternativa errada:
a. o córtex da glândula suprarrenal produz a aldosterona e a hidrocortisona;
b. a adrenalina aumenta a frequência cardíaca;
c. os hormônios da suprarrenal atuam na manutenção do equilíbrio eletrolítico, hídrico e dos hidratos de carbono;
d. a medula da suprarrenal produz a adrenalina que diminui a pressão arterial;

7- Assinale a alternativa incorreta:
a. os ovários produzem dois hormônios: estrógeno e androsterona;
b. o estrógeno e a progesterona preparam o endométrio para a nidação do ovo;
c. o estrógeno e a progesterona mantêm as características sexuais secundárias;
d. os ovários produzem também os gametas femininos, os óvulos.

8- Assinale a alternativa correta:
a. os testículos produzem um hormônio chamado testosterona;
b. este hormônio atua no desenvolvimento sexual do indivíduo;
c. atua também na regulação do metabolismo;
d. todas estão corretas;
e. estão corretas somente a e b.

Questões abertas

1 – O que são glândulas endócrinas?
2 – O que são hormônios?
3 – Cite as glândulas endócrinas.
4 – Cite o hormônio produzido pela pineal. Qual sua ação?
5 – Cite os hormônios produzidos pela adeno-hipófise. Qual a ação de cada um?
6 – Quais os hormônios da neuro-hipófise? Onde são produzidos?
7 – O que são fatores liberadores e inibidores? Onde são produzidos?
8 – Quais os hormônios da tireoide? Quais suas ações?
9 – Quais os hormônios das paratireoides? Quais suas ações?
10 – Onde estão situadas as ilhotas pancreáticas?
11 – Quais os hormônios das ilhotas pancreáticas? Quais suas ações?
12 – Quais a partes da glândula suprarrenal?
13 – Quais os hormônios produzidos no córtex da supra-renal? Quais suas ações?
14 – Quais os hormônios da medula da supra-renal? Quais suas ações?
15 – Quais os hormônios dos ovários? Quais suas ações?
16 – Quais os hormônios dos testículos? Quais suas ações?
17 – Cite um dos hormônios produzidos pelo timo. Qual sua ação?

30

Tegumento Comum (Pele e Tela Subcutânea)

OBJETIVOS DO CAPÍTULO

- Explicar o que é tegumento comum e como se divide
- Citar as camadas e as funções da pele
- Explicar os elementos que promovem a coloração e a elasticidade da pele
- Explicar como é a inervação e a vascularização da pele
- Explicar a distribuição e as funções dos anexos da pele: pelos, glândulas sebáceas e unhas
- Explicar a constituição da tela subcutânea, de suas camadas e os fatores que influenciam a espessura destas camadas

• TEGUMENTO COMUM (PELE E TELA SUBCUTÂNEA) •

O tegumento comum é a camada externa que reveste a superfície do corpo. Consiste em duas camadas: a pele ou cútis e seus anexos e a tela subcutânea (fig. 30.1). Cada uma destas camadas tem várias funções importantes, como será visto a seguir.

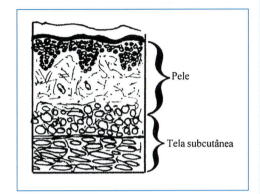

Fig. 30.1
Representação esquemática das camadas do tegumento comum.

PELE

A pele protege o corpo contra agentes químicos, físicos ou de outra natureza. Colabora também na regulação da temperatura corporal pela evaporação da água de sua superfície e produz vitamina D pela ação dos raios solares sobre ela. A pele auxilia na regulação do equilíbrio do meio interno, absorvendo e eliminando substâncias. Contém numerosas terminações nervosas sensitivas, em contato com fibras nervosas, que permitem "sentir" o tato, a temperatura e a pressão dos objetos do meio exterior.

> A pele ou cútis é a camada mais externa do tegumento comum. É constituída por duas subcamadas, a epiderme e a derme.

Camadas da pele

A pele apresenta duas camadas bem distintas uma da outra: a externa é a epiderme e a interna é a derme. A epiderme é essencialmente celular e também é formada por várias camadas ou estratos de células epiteliais: estratos córneo, lúcido e germinativo. Sua face profunda, ou seja, aquela voltada para a derme, possui saliências denominadas cristas epidérmicas, que penetram e se encaixam em depressões correspondentes da derme (fig. 30.2).

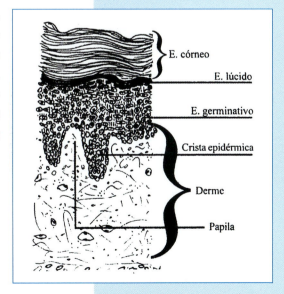

Fig. 30.2
Camadas da pele.

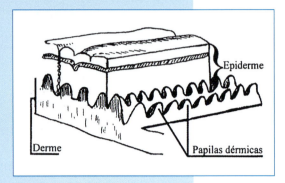

Fig. 30.3
Esquema da estrutura da pele.

A superfície da pele não é lisa, mas apresenta saliências e depressões ou sulcos.

As células da camada profunda da epiderme (estrato germinativo) multiplicam-se continuamente, para substituir as mais superficiais que se queratinizam, morrem e são eliminadas. Assim, a pele mantém sua espessura. A multiplicação das células da epiderme ocorre mais intensamente durante a noite.

A derme tem uma constituição bastante diferente da epiderme. É constituída por tecido conjuntivo, com numerosas fibras colágenas e elásticas, além de células próprias deste tecido, como os fibroblastos. Na face de contato da derme com a epiderme existem saliências da derme denominadas papilas dérmicas que se encaixam perfeitamente em depressões situadas entre as cristas epidérmicas (fig. 7.3).

Na palma das mãos e planta dos pés existem saliências da pele denominadas cristas da pele. Elas formam desenhos diferentes para cada pessoa e por este motivo podem ser utilizadas para identificar as pessoas. Constituem as conhecidas impressões digitais. As cristas da pele estão funcionalmente relacionadas com a sensibilidade táctil. Entre as cristas da pele, encontram-se sulcos. Os sulcos mais evidentes da pele são de três tipos: os sulcos cutâneos superficiais, os sulcos de movimento e os sulcos de estrutura.

Os sulcos cutâneos superficiais são finos, delimitam áreas poligonais e resultam da tensão dos músculos subjacentes que se transmite até a face profunda da pele. Estão presentes, por exemplo, no dorso da mão. Os sulcos de movimento localizam-se ao nível das articulações e têm a mesma direção do eixo de movimento da articulação. Podem ser observados na face anterior da articulaçao do punho, por exemplo. Os sulcos de estrutura constituem uma reserva de pele que pode ser solicitada nos movimentos. O sulco subglúteo, na região glútea, é um exemplo deste tipo de sulco (fig. 30.4).

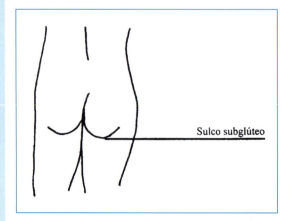

Fig. 30.4
Sulco subglúteo.

Coloração da pele

Os pigmentos que dão cor à pele são: a melanina, o melanóide e o caroteno. A melanina encontra-se nas células das camadas profundas da epiderme (fig. 30.5). Quanto maior a quantidade da melanina nas células, mais intensa será a cor negra da pele. O melanóide e o caroteno são dois outros tipos de pigmentos que estão presentes no estrato córneo da epiderme.

A epiderme não possui capilares mas logo abaixo desta camada, na derme, há uma rica rede capilar. Se o sangue que circula nessa rede vascular é rico em oxiemoglobina (combinação de oxigênio com hemoglobina), então a pele fica mais avermelhada. Se diminui esta substância, a pele torna-se pálida. Ocorrendo uma vasoconstrição (constrição da parede dos vasos sanguíneos) na rede vascular, a pele fica pálida porque diminui a quantidade de sangue que por aí passa. Contrariamente, se ocorre uma vasodilatação, a cor da pele se intensifica, caracterizando o rubor.

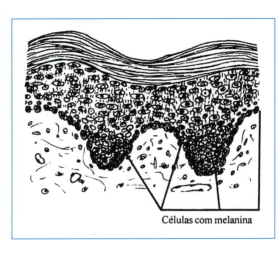

Fig. 30.5
Corte da epiderme.

> A cor da pele depende da combinação de dois fatores: presença de pigmentos nas células da epiderme e condições do sangue na rede vascular da derme.

Elasticidade da pele

A fim de verificar as direções em que a pele está distendida, em cada parte do corpo, utiliza-se um furador cilindrocônico. Quando se perfura a pele com esse objeto, não se forma um orifício circular, como se poderia esperar se a elasticidade fosse igual em todas as direções. Forma-se uma fenda cuja direção corresponde à direção dos feixes colágeno-elásticos do derma. A direção da fenda indica a direção em que a pele é menos distensível. Fazendo essa manobra em toda a extensão da pele, obtém-se uma série de linhas denominadas linhas de fenda da pele. As figuras 30.6 e 30.7 indicam as direções das linhas de fenda da pele do corpo.

> Quando se faz um corte na pele, os lábios da ferida separam-se imediatamente, mostrando que a pele está sob tensão, distendida além do seu ponto de equilíbrio elástico.

Espessura da pele

Na face anterior do corpo a pele é delgada (cerca de 0,5 mm de espessura). A pele é espessa (cerca de 1 mm) em regiões sujeitas a pressões intensas, como a planta dos pés e palma das mãos. A maior espessura (cerca de 4 mm) encontra-se no dorso.

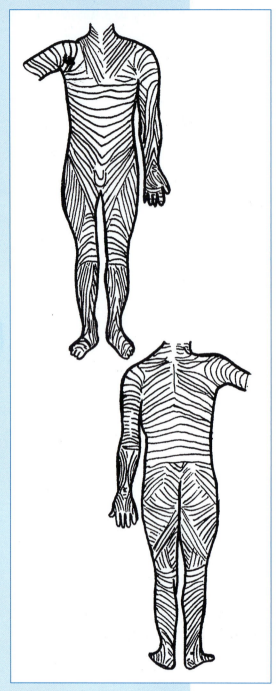

Fig. 30.6
Linhas de fenda da pele do tronco e membros.

A espessura da pele varia nas diferentes regiões do corpo. Ela é mais espessa na região do dorso.

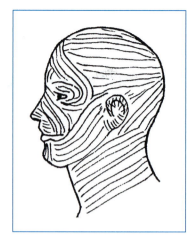

Fig. 30.7
Linhas de fenda da pele da cabeça e pescoço.

A espessura da epiderme varia de 0,04 mm a 0,4 mm e a da derme, de 0,5 a 2,5 mm.

Inervação da pele

A inervação da pele é feita por fibras aferentes e eferentes, estas últimas pertencentes ao sistema nervoso autônomo. Ao atingir a derme, as fibras nervosas ramificam-se intensamente e formam um plexo em rede. As fibras aferentes constituem terminações nervosas livres ou vão terminar fazendo contato com corpúsculos especializados, para captar os vários tipos de sensações: dor, tato, temperatura, pressão. Alguns finos ramos chegam a penetrar na epiderme. Outras fibras, as eferentes, são noradrenérgicas ou colinérgicas, e terminam inervando as glândulas sudoríparas, sebáceas, as arteríolas e os músculos eretores do pêlo.

Vasos da pele

O metabolismo das células da pele é baixo. Entretanto, a pele pode conter cerca de 5% do débito cardíaco. Isto ocorre em virtude da importante função da pele relacionada com a regulação da temperatura do corpo. Arteríolas chegam à pele e formam na derme uma rede capilar abundante, que formam alças. Elas desembocam em vênulas que drenam para veias da tela subcutânea.

Há ainda na derme uma rede de capilares linfáticos que recolhem células, macromoléculas, líquido intersticial e substâncias não captadas pelos capilares sanguíneos. Os capilares linfáticos drenam para vasos linfáticos situados no tecido subcutâneo. A linfa recolhida, movimenta-se nesses canais pela compressão dos tecidos, a qual é proporcionada pelas contrações musculares, movimentos dos membros e pulsação das artérias próximas.

Anexos da pele

Os anexos da pele são especializações das células da epiderme que se aprofundam para a derme. São: os pêlos, as unhas e as glândulas sudoríparas e sebáceas (fig. 30.8).

As glândulas sudoríparas ou sudoríferas são constituídas por um longo tubo; a porção desse tubo que produz o suor é enovelada e situa-se profundamente na derme. Os ductos para a eliminação do suor são retilíneos a abrem-se em poros situados no topo das cristas da cútis. As glândulas sudoríparas são importantes para impedir a elevação de temperatura do corpo, pois a eliminação de suor é uma forma do corpo perder calor por meio de sua evaporação na superfície da pele. Estas glândulas espalham-se pela superfície do corpo, mas são mais numerosas na palma das mãos e planta dos pés.

Existem glândulas sudoríparas modificadas como as glândulas da região da axila, as glândulas ceruminosas (que fabricam o cerúmen da orelha externa) e as glândulas mamárias.

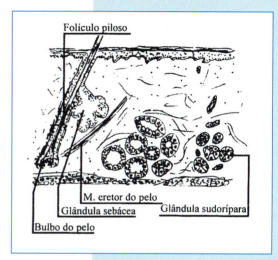

Fig. 30.8
Esquema dos anexos da pele.

GLÂNDULAS MAMÁRIAS

Localizam-se na face ventral do tórax, na camada que fica logo abaixo da pele, a tela subcutânea ou hipoderme. Desenvolvem-se especialmente no sexo feminino, onde, com o acréscimo de tecido gorduroso, determinam a formação de uma saliência de cada lado, a mama. Frequentemente, as duas mamas possuem tamanhos diferentes. Geralmente a mama direita é um pouco maior que a esquerda e está localizada em nível um pouco mais baixo. As mamas estão separadas por um sulco denominado intermamário. A pele que recobre a mama é fina e, no centro, apresenta uma área circular, pigmentada, a aréola (fig. 30.9).

Nesta, há saliências que correspondem a glândulas da aréola e uma elevação no centro, a papila mamária ou mamilo, que se projeta anteriormente; nele desembocam os canais excretores das glândulas mamárias. Estas compreendem, em uma mama, 15 a 20 glândulas ou lobos, de cada um dos quais provém um ducto lactífero que se abre no mamilo. As glândulas dispõem-se de modo radiado, no

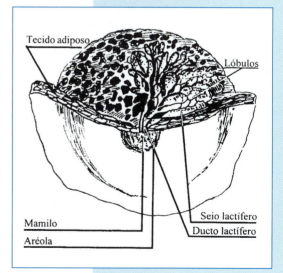

Fig. 30.9
Mama dissecada para mostrar a glândula mamária.

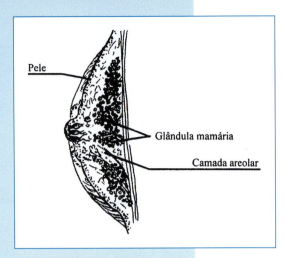

Fig. 30.10
Corte da mama mostrando a localização da glândula mamária na camada areolar da tela subcutânea.

meio de um estroma de tecido adiposo e fibroso, localizadas na tela subcutânea (fig. 30.10).

A glândula mamária pode ser estudada radiologicamente através de injeção de contraste radiopaco nos ductos lactíferos. O exame chama-se mamografia. O mamilo ou papila possui abundante inervação relacionada com vários tipos de receptores sensoriais, que estão localizados principalmente na derme.

As glândulas mamárias na mulher, a partir da puberdade, começam a sofrer a ação de hormônios; o resultado mais evidente é que as mamas crescem como um todo. Entretanto os ácinos glandulares só se desenvolvem totalmente na gravidez e puerpério, quando a ação da progesterona é mais intensa. Nesta fase, os ácinos enchem-se de secreção e, durante a lactação, as mamas ficam dolorosas e tensas. Nos primeiros dias, após o parto secretam um líquido especial, o colostro. A verdadeira secreção láctea (leite) inicia-se alguns dias depois do parto. As mamas sofrem também influências hormonais durante os ciclos menstruais: dois a três dias antes da menstruação, aumentam de volume e podem ficar mais sensíveis. Após a menopausa, a tendência é ocorrer a atrofia das glândulas, com esclerose dos ácinos glandulares.

Ocasionalmente, podem existir glândulas mamárias acessórias, tanto no homem, como na mulher. Geralmente estão localizadas ao longo de uma linha que vai da axila até a região inguinal.

PELOS, GLÂNDULAS SEBÁCEAS E UNHAS

O **pelo** é um filamento córneo constituído por células epiteliais queratinizadas. Os pelos estão espalhados por todo o corpo e presentes em maior quantidade em certos locais, constituindo os cabelos, a barba, o bigode etc. Faltam na palma das mãos e na planta dos pés.

Os pelos têm por função dificultar a perda de calor pelo corpo, auxiliar na função táctil e atuar como elementos de proteção à entrada de aberturas naturais como as das cavidades nasais, dos olhos etc.

O pelo apresenta uma haste, que sobressai na superfície, e uma raiz encravada na pele e que termina da forma abaulada, em uma dilatação, o bulbo. A haste e a raiz estão introduzidas em um tubo epitelial, continuação da epiderme para a profundidade, o qual está rodeado pelo folículo piloso (fig. 7.8). Um delicado feixe de fibras musculares lisas, o m. eretor do pelo, estende-se do folículo às papilas da derme. Tem por função endireitar o pelo ao se contrair e talvez também fazer a massagem da glândula sebácea (fig. 30.8). A cor branca dos pelos deve-se à ausência de pigmento e à presença de espaços aéreos no seu interior.

As **glândulas sebáceas** (fig. 30.8) são pequenos grupamentos celulares com ductos que desembocam no folículo piloso e aí vertem o seu produto, o sebo. Esta secreção oleosa vai para a superfície da pele, onde forma uma fina camada que contribui para dificultar a perda de calor. As glândulas sebáceas estão presentes em maior número na cabeça, depois no tronco e então nos membros.

As **unhas** são placas de queratina que recobrem a face dorsal da ponta dos dedos de mãos e pés. Dão firmeza às pontas dos dedos nos atos de pegar alguma coisa, coçar, palpar ou pisar o solo. A parte da unha que fica escondida é a raiz da unha (fig. 30.11). A parte da prega de pele que a cobre e que é corneificada é a cutícula. A parte restante da unha é o corpo da unha que adere ao leito da unha. A parte do leito que fica debaixo da raiz é a matriz, cuja função é germinar, ou seja, produzir a unha. Assim sendo, sua lesão prejudica a renovação da unha. A unha cresce mais rapidamente nas mãos do que nos pés. A unha cresce cerca de 2 a 4,5 mm por mês.

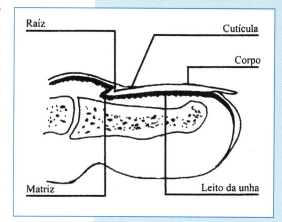

Fig. 30.11
Esquema de um corte da unha de um dedo da mão.

TELA SUBCUTÂNEA

As fibras colágenas e elásticas da tela subcutânea dispõem-se de modo a constituir um trabeculado, o qual delimita aréolas, ou seja, pequenas cavidades, onde estão depositadas as células contendo gordura (adipócitos). A tela subcutânea é também chamada hipoderme (fig. 30.12). A tela subcutânea serve como depósito de gordura, protege o corpo contra a perda excessiva de calor e prende a pele aos tecidos situados mais profundamente.

A espessura da tela subcutânea varia de acordo com a maior ou menor quantidade de células de gordura e com o volume destas células, presentes no trabeculado. Existem locais onde há tendência a um maior acúmulo de gordura na tela, como por exemplo, na parede do abdome.

A tela subcutânea apresenta três camadas, uma mais superficial, chamada areolar (fig. 30.12), onde o tecido conjuntivo forma traves com direção perpendicular à superfície da pele. Estas traves delimitam lojas onde se acumulam as células do tecido gorduroso. Quando o indivíduo emagrece, a gordura desta camada é a que desaparece por último. Abaixo da camada areolar existe uma lâmina fibrosa chamada fáscia superficial e abaixo desta está a camada mais profunda da tela, a camada lamelar. As traves conjuntivas desta camada dispõem-se paralela ou obliquamente à superfície da pele, delimitando pequenas lojas, com células de gordura. A gordura desta camada é facilmente mobilizada quando o corpo necessita. A camada lamelar representa

A tela subcutânea é a camada situada sob a derme; é constituída por tecido conjuntivo frouxo contendo fibras elásticas e colágenas.

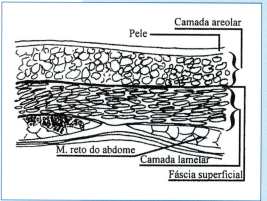

Fig. 30.12
Corte transversal da parede do abdome, mostrando as camadas da tela subcutânea.

> Somente no feto, as três camadas da tela subcutânea estão presentes no corpo todo. No adulto, esta disposição permanece apenas no tronco e raiz dos membros.

o plano de escorregamento da pele. Quanto menos gordura houver nesta camada, maior será a mobilidade da pele.

Na tela subcutânea existe uma rede vascular (arterial, venosa e linfática) da qual derivam os plexos vasculares que vão para a derme, dos quais forma-se a rede capilar da derme. Esta permanece na derme, pois na epiderme não há vasos. Tal como a pele, a tela subcutânea também possui uma rica inervação sensitiva. As fibras nervosas atingem vários tipos de receptores relacionados com diferentes tipos de sensações: dor, tato, temperatura e pressão.

RESUMO

A pele e a tela subcutânea formam o tegumento comum. A principal função da pele é proteger as estruturas profundas do corpo contra agentes do meio ambiente. Auxilia na regulação da temperatura, produz vitamina D e tem receptores para vários tipos de sensações. A pele é constituída por duas camadas: epiderme e derme. A epiderme é formada por camadas de células epiteliais e a derme é de tecido conjuntivo. A superfície externa da derme possui saliências, as papilas dérmicas que se encaixam em depressões correspondentes da epiderme. A superfície da pele apresenta vários tipos de sulcos: sulcos cutâneos superficiais, que são finos e delimitam áreas poligonais; sulcos de movimento, localizados ao nível das articulações; e sulcos de estrutura, que são uma reserva de pele. A cor da pele é dada pela presença de pigmentos em suas células, especialmente a melanina e o caroteno e pelas condições dos vasos sanguíneos da derme. A vasoconstrição e a vasodilatação tornam a pele pálida e avermelhada, respectivamente. A derme é rica em fibras colágenas e elásticas, as quais estão em estado de tensão. As direções das tensões são dadas pelas linhas de fenda da pele: ao perfurar a pele, obtêm-se fendas cujas direções correspondem às direções destas linhas. A pele é muito delgada ao nível do antebraço e mais espessa no dorso. Os chamados anexos da pele são especializações da epiderme: pelos, glândulas sudoríparas e sebáceas e as unhas. Dentre as glândulas modificadas da pele temos as glândulas da axila, ceruminosas do canal auditivo externo e glândula mamária. Na mulher, as glândulas mamárias mais o tecido gorduroso e fibroso determinam a saliência denominada mama. No centro da mama há uma área de pele pigmentada, circular, a aréola, onde se encontra uma saliência, a papila, no qual se abrem orifícios dos canais excretores das glândulas mamárias. Em cada mama, existem 15 a 20 glândulas ou lóbulos, cujos ductos se abrem na papila. As glândulas estão situadas na tela subcutânea. As glândulas mamárias, na mulher, sofrem continuamente a ação dos hormônios femininos. Somente na época da gravidez é que produzem a secreção láctea. Após a menopausa, tendem a se atrofiar. O pelo é um filamento constituído por células modificadas da epiderme. Cada pelo tem uma haste visível e uma raiz, encravada no bulbo. Está envolto pelas células da epiderme que se aprofundam e formam um ducto, o folículo piloso, onde se abre o ducto de uma glândula sebácea. Um feixe de músculo liso, o m. eretor do pelo prende-se em uma papila dérmica e no pelo. A secreção oleosa da glândula sebácea tem várias funções. A unha é uma placa de queratina formada pelas células da epiderme. A raiz da unha fica mergulhada na pele e produz continuamente nova unha. O corpo da unha adere à pele do leito da unha. A tela subcutânea ou hipoderme é a camada situada abaixo da derme. É constituída por tecido conjuntivo frouxo, com fibras colágenas e elásticas formando um trabeculado onde se encaixam as células de gordura. A espessura da tela subcutânea varia de acordo com a quantidade de gordura presente. No adulto, a tela apresenta três camadas na parede do abdome e na raiz dos membros: a mais externa é a camada areolar e a mais interna é a camada lamelar. Em ambas deposita-se a gordura. A camada do meio é uma lâmina delgada, fibrosa, a fáscia superficial. Na tela subcutânea há uma rede vascular da qual derivam capilares sanguíneos que formam uma rede capilar na derme. A epiderme não possui capilares. Os vasos da pele são importantes no mecanismo de regulação da temperatura do corpo. Na tela subcutânea e na derme existe também uma rede de capilares linfáticos, que recolhem a linfa e levam para vasos linfáticos situados na tela subcutânea. Tanto a tela subcutânea como a derme possuem uma rica inervação representada por numerosas fibras nervosas sensitivas que entram em contato com receptores de vários tipos, relacionados com os diferentes tipos de sensações: dor, tato, calor, frio e pressão.

TESTE SEUS CONHECIMENTOS

Sistema tegumentar

1- Assinale a alternativa incorreta:
   a. a pele compreende a epiderme e a derme;
   b. a epiderme é essencialmente celular;
   c. a derme é constituída por tecido conjuntivo com fibras colágenas e elásticas e poucas células;
   d. a cor da pele é dada pela presença de pigmentos nas células da epiderme e pelas condições do sangue na rede capilar da derme;
   e. a pele é mais fina em locais de poucas pressões como a planta dos pés.

2- Em relação à pele, assinale a alternativa correta:
   a. a pele tem fibras nervosas sensitivas e motoras;
   b. as fibras motoras vão para as glândulas sudoríparas e sebáceas;

c. a pele na região do dorso é mais espessa que em outras regiões;
d. a pele é ricamente vascularizada, o que está relacionado à manutenção da temperatura do corpo;
e. todas estão corretas.

3- Assinale a alternativa correta. Entre os anexos da pele temos:
a. glândulas sudoríparas;
b. glândulas sebáceas;
c. pelos e unhas;
d. todas estão corretas.

4- Assinale a alternativa errada:
a. as mamas são constituídas por tecidos adiposo e fibroso e glândulas mamárias, produtoras de leite;
b. cada mama tem cerca de 15 a 20 glândulas;
c. seus ductos desembocam em uma saliência chamada papila ou mamilo através de pequenos forames;
d. as glândulas mamárias estão localizadas no tecido subcutâneo ou tela subcutânea;
e. as mamas não sofrem nenhum tipo de influência de hormônios na mulher.

5- Assinale a alternativa correta:
a. uma das funções dos pelos da pele é dificultar a perda de calor pela pele;
b. as glândula sebáceas estão presentes em maior número na cabeça, depois no tronco e depois nos membros;
c. as unhas são placas de queratina;
d. a parte da unha que fica oculta é a raiz da unha;
e. todas estão corretas.

6- Assinale a alternativa errada:
a. a tela subcutânea ou hipoderme é formada por fibras colágenas e elásticas formando pequenas cavidades contendo células adiposas;
b. na tela subcutânea existe uma rica rede vascular e nervosa;
c. na tela subcutânea não existem fibras nervosas sensitivas;
d. a tela subcutânea serve como depósito de gordura;
e. a tela subcutânea tem três camadas bem nítidas somente no abdome e raiz dos membros.

Questões abertas

1 – Quais as camadas da pele?
2 – De que é constituída a epiderme? Quais suas camadas?
3 – Como se dá a renovação da epiderme?
4 – Como é feito o contato entre derme e epiderme?
5 – De que é constituída a derme?

6 – Quais os tipos de saliências e de sulcos existentes na superfície da pele? Exemplos.
7 – De que fatores depende a cor da pele?
8 – O que ocorre na pele se há vasoconstrição ou vasodilatação?
9 – Explique as linhas de fenda da pele.
10 – Como varia a espessura da pele?
11 – Quais os anexos da pele?
12 – Quais as funções das glândulas sudoríparas e sebáceas?
13 – Em que camada se localizam as glândulas mamárias?
14 – Qual a estrutura da mama?
15 – Descreva a constituição de uma glândula mamária. Onde se abrem seus ductos?
16 – Explique a influência dos hormônios femininos sobre as glândulas mamárias.
17 – Explique a estrutura de um pelo e de seu folículo. Quais as funções dos pelos?
18 – O que é músculo eretor do pelo? Qual sua função?
19 – Qual a estrutura da glândula sebácea? Qual sua função?
20 – Explique a estrutura de uma unha.
21 – Como é feita a renovação da unha?
22 – O que é a tela subcutânea? Quais suas funções?
23 – De que é constituída a tela subcutânea?
24 – Quais as camadas da tela subcutânea na parede ântero-lateral do abdome e na raiz dos membros?
25 – Descreva a vascularização sanguínea e linfática da pele e tela subcutânea.
26 – Como é feita a inervação da pele e tela subcutânea?

Bibliografia

Cohen BJ, Wood DL. O corpo humano na saúde e na doença. 9a. ed. São Paulo: Manole, 2002. 517p.

Dangelo JG, Fattini CA. Anatomia humana básica. 2a. ed. São Paulo: Atheneu, 2002. 184p.

Falavigna A, Tonatto AJ. Anatomia Humana. Caxias do Sul: Educs, 2013. 272p.

Giron PA. Princípios de anatomia humana: atlas e texto. 2a. ed. Caxias do Sul: Educs, 2009. 250p.

Graaff KM van de. Anatomia Humana. 6a. ed. Barueri: Manole, 2003.

Marieb EN, Wilhelm PB, Mallatt J. Anatomia humana. 7a. ed. São Paulo: Pearson, 2014.

Martini FH, Timmons MJ, Tallitsch RB. Atlas do corpo humano. Porto Alegre: ArtMed, 2009.

Palastanga N, Field D, Soames R. Anatomia e movimento humano: estrutura e função. 3a. ed. São Paulo: Manole, 2000.

Tortora GJ. Corpo humano: fundamentos de anatomia e fisiologia. 6a. ed. Porto Alegre: Artmed, 2006. 718p.

Tortora GJ, Nielsen MT. Princípios de anatomia humana. 12a. ed. Rio de Janeiro: Guanabara Koogan, 2013. 1110p

Zieri R. Anatomia Humana I. São Paulo: Pearson, 2014. 208p.

Gabarito dos Testes

Cap. 01
1. c;
2. a
3. a
4. d
5. c
6. a
7. b
8. b
9. c
10. d

Cap. 02
1. d
2. c
3. d
4. c
5. d
6. c
7. b
8. d

Cap. 03
1. b
2. d
3. b
4. c
5. b

Cap. 04
1. e
2. e
3. a
4. c
5. e

Cap. 05
1. b
2. e
3. c
4. c
5. b
6. d

Cap. 06
1. c
2. d
3. d
4. e

Cap. 07
1. d
2. d
3. d
4. d
5. a
6. e

Cap. 08
1. d
2. d
3. a
4. e
5. d
6. e
7. d
8. e

Cap. 09
1. e
2. d
3. e
4. c
5. d
6. e
7. c
8. d
9. e
10. b
11. d
12. b
13. d

Cap. 10
1. b
2. b
3. d
4. d
5. c
6. b

Cap. 11
1. b
2. c
3. a
4. c
5. d
6. c
7. d

Cap. 12
1. a
2. a
3. c
4. a
5. b
6. a
7. c
8. c
9. b

Cap. 13
1. c
2. b
3. c
4. b
5. a
6. c
7. b
8. b
9. c

Cap. 14
1. a
2. c
3. a
4. c
5. b
6. e

Cap. 15
1. c
2. b
3. d
4. d
5. a

Cap. 16
1. c
2. d
3. c
4. c
5. b
6. d
7. d
8. a
9. d

Cap. 17
1. b
2. d
3. c
4. b
5. c
6. b
7. b
8. d

Cap. 18
1. b
2. a
3. c
4. d
5. c

Cap. 19
1. d
2. e
3. c
4. c

Cap. 20
1. b
2. d
3. b
4. b
5. b
6. a
7. b
8. a
9. a
10. b
11. e

Cap. 21
1. a
2. a
3. c
4. e
5. e
6. c
7. c
8. b
9. d
10. a

Cap. 22
1. b
2. c
3. b
4. b
5. a
6. d
7. e
8. b
9. c
10. d

Cap. 23
1. e
2. a
3. c
4. d
5. a
6. d
7. d

Cap. 24
1. d

2. a
3. b
4. a
5. e
6. e

Cap. 25
1. d
2. e
3. a
4. b
5. b

Cap. 26
1. d
2. a
3. d
4. a
5. d
6. a
7. b
8. a

Cap. 27
1. c
2. c
3. c
4. b
5. d

Cap. 28
1. c
2. e
3. a
4. a
5. d
6. a
7. d

Cap. 29
1. b
2. b
3. d
4. e
5. c
6. d
7. a
8. d

Cap. 30
1. e
2. e
3. d
4. e
5. e
6. c

Índice Remissivo

A

Acidentes ósseos 49
Anastomoses arteriais 320
Anatomia 3
Anatomia regional 4
Anatomia sistêmica 4
Anexos da pele 459
Ângulo de inclinação e de torção femoral 95
Apêndices epiplóicos 391
Apêndice vermiforme 391
Aponeurose palmar 180
Apoptose 22
Arcos branquiais 40
Arcos do pé 147
Artéria aorta 320
Artéria nutrícia do osso 50
Artérias 319
   da cabeça e pescoço 323
   do membro inferior 325
   do membro superior 323
   do tórax e do abdome 324
Artérias coronárias 310
Articulações 103
   cartilagíneas 104
   conceito 103
   fibrosas 103
   nomenclatura 103
   sinoviais 104
     inervação 108
     tipos 104
     vascularização 108
Articulações dos segmentos 119
   acromioclavicular 122
   da coluna vertebral 119
   da mão 127
   da pelve 141
     lombossacral 142
     sacroilíaca 141
     sínfise púbica 142
   do cotovelo 124
   do membro inferior 142
     do joelho 143
     do pé 145
     do quadril 142
     tibiofibular 145
   do ombro 123
     esternoclavicular 121
Ascite 397
Atlas 64
Fatores de variação anatômica 5

B

Bainhas sinoviais da mão 129
Base do crânio 72
Bexiga urinária 410
Blastocisto 35
Boca 377
Brevilíneos 6
Brônquios 353, 354

C

Cálices renais 409
Canais de Volkmann 54
Canal anal 393
Canal inguinal 209
Canal medular 50
Cápsula articular 105
Carpo 84
Cartilagem 51
   elástica 51
   fibrosa 51
   hialina 51
Cartilagem articular 105
Cavidade nasal 346
Celoma extra-embrionário 37
Célula-ovo 35
Células de Leydig 419
Células de Sertoli 419
Células etmoidais 347
Centros de ossificação 51
   primários 52
   secundários 52
Cerebelo 238
Cíngulo do membro superior 79
Circulação fetal 336
Cirrose hepática 397
Classificação das artérias 320
Classificação dos ossos 48
Clavícula 79
Coanas 72, 346
Colo 392
Conceitos de
   órgão, sistema e aparelho 25
   vísceras tubulares, parenquimatosas e pseudoparenquimatosas 27
Conchas nasais 346
Conjuntiva 294
Coração 305
Cordão umbilical 41
Corpo adiposo pararrenal 408
Corpo humano 6
Córtex cerebral 243
Costelas 66
Criptorquidia 423
Curvaturas da coluna vertebral 62

D

Deglutição 385
Dente do áxis 64
Dentes 379
Diafragma 211
Diencéfalo 239
Discos articulares 105
Dissecção 3
Divisão celular 21
   meiose 21
   mitose 21
Divisões do sistema nervoso 231
Ducto deferente 420
Ducto linfático direito 338
Ductos ejaculatórios 420
Ducto torácico 337

E

Eixos do corpo humano 10
Ejaculação 421
Endósteo 50
Epônimos 6
Escápula 80
Escavação retouterina 436
Escavação vésicouterina 436
Esôfago 383
Esqueleto apendicular 47
Esqueleto axial 47
Esterno 67

F

Falanges 85
Faringe 348, 382
   arcos palatoglosso e palatofaríngeo 348
   istmo da faringe 348
   istmo das fauces 348
   óstios faríngeos das tubas auditivas 348
   recessos piriformes 349
   tonsila faríngea 348
   toro tubário 348
Feixe vásculo-nervoso 319
Fêmur 94
Fertilização 35
Feto 41
Fibras colágenas 20
Fibras de associação cerebrais 248
Fibras elásticas 20
Fíbula 95

Fígado 394
Fixação das peças anatômicas 3
Folhetos embrionários 36
Formaldeído 3
Funículo espermático 420

G

Glândula lacrimal 294
Glândulas bulbouretrais 421
Glândulas endócrinas 443
   hipófise 443
   ilhotas pancreáticas 446
   ovário 447
   paratireóides 446
   pineal 443
   suprarrenais 447
   testículo 448
   timo 448
   tireoide 445
Glândulas mamárias 459
Glândulas salivares 381
Glândulas sebáceas 460
Glândulas vestibulares 429
Glote 351
Glucagon 446
Gordura perirrenal 407

H

Haustros do intestino grosso 391
Hidrocele 423

I

Inervação dos ossos 50
Insulina 446

L

Lamelas ósseas 53
Laringe 350
   músculos e fonação 352
Lesões nas articulações 111
Ligamentos articulares 106
Ligamentos do fígado 395
Língua 378
Líquido sinovial 105
Líquor 250
Lóbulos hepáticos 397
Locomoção (marcha) 199
Loja renal 407
Longilíneos 6

M

Mamas 459
Mastigação 384
   articulação temporomandibular 384
   músculos 385

Meatos nasais 346
Mecânica respiratória 365
   articulações da caixa torácica 366
   expiração tranquila e forçada 371
   movimentos da caixa torácica 367
   músculos da respiração 368
      escalenos 369
      intercostais 370
      serrátil póstero-superior 370
Mecanismo da ereção 423
Mecanismo da micção 411
Mecanismo da termorregulação testicular 419
Mediastino 357
Medula espinal 234
Membrana sinovial 105
Meninges 248
Meniscos 105
Mesoderma 40
Metacarpo 84
Miologia 155
Movimentos nas articulações 109, 133, 148
   fatores limitantes 111
Mucosa olfatória 347
Músculo bulbo esponjoso 422
Músculo dartos 420
Músculo detrusor da bexiga urinária 410
Músculos 155
   agonistas e sinergistas 159
   anexos dos
      bainhas, bolsas e fáscias 160
   classificação 155
   inervação 158
   inserções proximal e distal 156
   nomenclatura 157
   partes do 155
   suprimento sanguíneo 159
Músculos constritores da faringe 349
Músculos da face 221
Músculos da mastigação 223
   movimentos da mandíbula 224
Músculos do assoalho pélvico 212
Músculos do dorso 213
Músculos do membro inferior 185
   aponeurose plantar 199
   canal dos adutores 196
   da coxa 187
   da perna 190
   da região glútea 187
   do pé 194

   fáscias e bainhas sinoviais 196
   trígono femoral 196
Músculos do membro superior 167
   aponeuroses 177
   do cíngulo 169
   espaços triangular e quadrangular 173
Músculos do pescoço 224
Músculos do tronco 207
   bainha do músculo reto do abdome 209
   da parede do abdome 207
   da parede do tórax 210

N

Nariz 345
   cartilagens 346
   septo nasal 346
Nervo frênico 369
Nervos cranianos 277
Nervos do membro inferior 268
Nervos do membro superior 265
Nervos espinais 261
Normal em anatomia 5

O

Órgão da visão 292
Órgãos do sistema digestório 387
   estômago 387
   intestino delgado 389
   intestino grosso 391
Órgãos dos sentidos 291
Órgãos gustatório e olfatório 292
Órgãos linfóides 337
Órgão vestibulococlear 296
Orlas articulares 105
Ossificação 50
   endocondral 50
   intramembranosa 50
Osso do quadril 91
Ossos 48
   pneumáticos 48
   sesamóides 48
Ossos da face 70
Ossos do crânio 67
Ossos do pé 96
Osteócitos 54
Osteonas 53
Ovário 435

P

Palato duro 72
Pálpebras 294
Pâncreas 397

Partes da célula 19
Patela 95
Pele 455
Pelos 460
Pelve óssea 93
Pelve renal 409
Pênis 421
Pericárdio 311
Períneo 430
Periósteo 49
Peritônio 399
  mesentério 400
  mesocolo 400
  omentos 400
Placenta 42
Plano de construção do corpo humano 11
  antimeria 11
  estratigrafia 12
  metameria 11
  paquimeria 11
Planos de delimitação do corpo 9
  plano dorsal 9
  plano inferior 9
  planos laterais 9
  plano superior ou cranial 9
  plano ventral 9
Planos de secção do corpo 9
  plano frontal 9
  plano sagital mediano 9
  plano transversal 9
Pleuras 356
Plexos nervosos 264
  braquial 264
  cervical 264
  lombossacral 267
  sacral 268
Pneumotórax 357
Posição anatômica 8
Propriedades das células 19
Próstata 421
Pulmões 354
  hilo do pulmão 354
  segmentos broncopulmonares 355

Q

Quimo 391

R

Rádio 83
Recessos pleurais 357
Regiões da coluna vertebral 61
Regiões do abdome 386
Retináculo dos membros superiores 177
Retináculos e bainhas sinoviais do membro superior 181
Reto 393
Rim 407

S

Sacro 65
Segmentação hepática 394
Seios paranasais 347
Seios venosos da dura-máter 252
Sistema circulatório 305
Sistema condutor do coração 309
Sistema digestório 377
Sistema genital feminino 429
Sistema genital masculino 417
Sistema linfático 336
Sistema nervoso autônomo 275, 282
  parte parassimpática 284
  troncos simpáticos 283
Sistema respiratório 345
Sistemas de Havers 53
Sistema urinário 407
Somitos 40
Substâncias intercelulares 20
Sulco primitivo do embrião 38
Suturas do crânio 72
  espaços suturais 72
  fontículos ou fontanelas 72

T

Tabaqueira anatômica 177
Tecido nervoso 232
Tecido ósseo 53
  compacto 53
  esponjoso 53
Tecidos 22
  adiposo 24
  areolar 24
  cartilaginoso 24
  conjuntivo 23
  epitelial 23
  fibroso 24
  hematopoético 24
  muscular 25
    cardíaco 25
    liso 25
  muscular estriado 25
  nervoso 25
  ósseo 24
Tegumento comum 455
Tela subcutânea 461
Telencéfalo 239
Tendinite de De Quervain 181
Tênias do intestino 391
Termos de posição e direção 10
Testículo e epidídimo 417
Tíbia 95
Tonsilas palatinas 383
Traquéia 353
  carina da traquéia 353
Trígono da bexiga urinária 410
Tronco encefálico 236
Tuba uterina 434
Tubo neural do embrião 38
Túnica albugínea do testículo 418

U

Ulna 82
Úmero 81
Unhas 460
Ureter 409
Uretra 411
Útero 432

V

Vagina 432
Valécula 349
Válvulas venosas 335
Varicocele 423
Vascularização do SNC 250
Vasectomia 423
Vasos do rim 408
Veia porta 396
Veias 331
  cava inferior 334
  cava superior 331
  da cabeça e do pescoço 332
  do membro inferior 334
  do membro superior 333
  safena magna e parva 334
Ventrículos laterais do cérebro 241
Vértebras 61
  cervicais 63
  lombares 63
  torácicas 63
Vesícula biliar 396
Vesículas seminais 420
Via óptica 296
Vias aferentes 244
Vias biliares 395
Vias eferentes 244